Das BLV Handbuch
Heilpflanzen

MICHEL PIERRE / MICHEL LIS

Das BLV Handbuch
Heilpflanzen

→ Erkennen, sammeln, anbauen
→ Rezepturen und ihre Anwendung

Vorwort

Die Natur kennt weder Gut noch Böse. Es wäre folglich illusorisch zu glauben, dass Pflanzen nicht schaden könnten, nur weil es Pflanzen sind. Die »guten Kräuter« unserer Heilpflanzengärten, die wir Ihnen hier vorstellen, wurden jedoch nach modernsten wissenschaftlichen Erkenntnissen untersucht, und diejenigen, um die es in dem vorliegenden Band geht, sind anerkannte Phytotherapeutika.

Dieses Buch, für das ein Heilpflanzendrogist und ein Gärtner ihr Wissen zusammenfließen ließen, ist weder ein medizinisches Werk noch eine Abhandlung über Pflanzenbiologie, wie es sie schon so zahlreich gibt. Es ist auch kein »Pflanzendoktor«, der gegen Wehwehchen jeder Art das rechte Kraut empfiehlt. Dieses Buch ist elementarer. Es ist das Tor zu dem Garten, von dem wir alle träumen.

Es wird Ihnen, neben praktischen Hinweisen zu Kultur, Sammeln und Ernten der Kräuter, eine neue, eine bessere Art zu leben offenbaren – mittels Pflanzen, die auch »die Apotheke Gottes« genannt werden und die ihre Existenz einer geheimnisvollen Alchimie verdanken: dem Zusammenwirken zwischen dem Himmel und der Erde, auf der sie wachsen.

Die Pflanzen, Blüten, Früchte, Blätter, Stängel und Wurzeln sind hier zusammengetragen, um Ihnen Gelegenheit zu geben, die ursprünglichen Rhythmen der Natur wiederzuentdecken, einer Natur, die der Mensch zu sehr zivilisieren, in blinder Weise beherrschen wollte.

Vor dem Traum kommt das Wissen. Der Pflanzendrogist Michel Pierre und der Gärtner Michel Lis besitzen dieses seit langem. Sie haben gelernt, Pflanzen zu bestimmen und die geheimnisvollen Geschöpfe, die diese Kräuter in Bezug auf ihre Heilwirkung noch bisweilen sind, zu kultivieren. Für sie bergen sie keine Geheimnisse, haben nichts Magisches mehr; sie sind einfach Hilfsmittel, unser immer hektischer, wie man heute sagt: immer »stressiger« werdendes Leben gut in den Griff zu bekommen.

Heilpflanzen steht auf dem Buchdeckel, und darum geht es auch. Führer auf dieser Reise ins geheimnisvolle Reich der Heilpflanzen sind Michel Pierre von der Heilkräuterapotheke des Palais-Royal und Michel Lis, der »Gärtner mit dem grünen Schnurrbart«, den in Frankreich Groß und Klein aus Rundfunk und Fernsehen kennt.

Neben Garten und Waldspaziergang, neben all den kleinen Freuden, die vor der eigenen Haustür liegen und die man trotzdem oder gerade deshalb nicht übersehen darf, möchten die Autoren Ihnen eine ganz einfache, aber wichtige Kunst nahebringen: die Kunst, besser zu leben, das heißt in Harmonie von Körper und Geist. Und diese Einstellung kann unter dem Einfluss dieser Pflanzen, die uns die Erde so großzügig zur Verfügung stellt, nur gewinnen.

Entdecken Sie – unter anderem – die hohe Kunst des Teeaufgusses, der die Kehle samtig auskleidet. Und lassen Sie sich entführen in die sinnlichen Freuden des Morgen- und die bodenständigeren des Abendlandes. Denn die Apotheke Gottes hat Filialen in allen Gärten der Welt.

Viel Freude beim genussvollen Ausprobieren
wünschen Ihnen
Michel PIERRE und Michel LIS

Gesundheit erringt man nicht wie einen militärischen Sieg, denn sie hat gerade den inneren Frieden zur Voraussetzung.
R. DEXTREIT
Preisträger der Académie diplomatique de la Paix, 1989

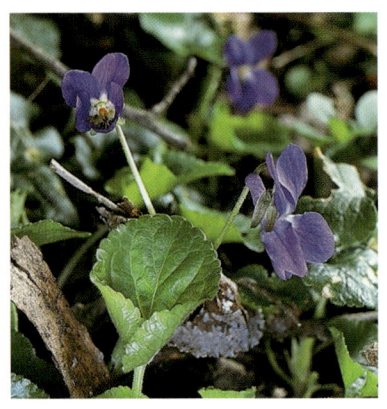
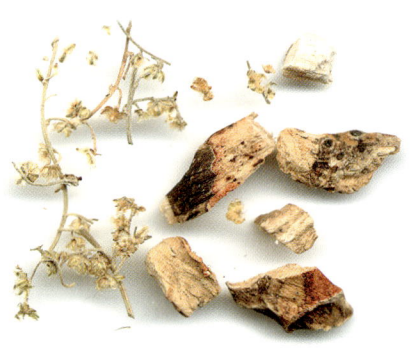
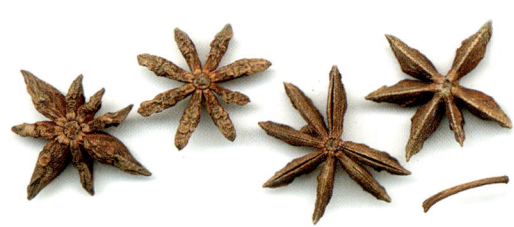
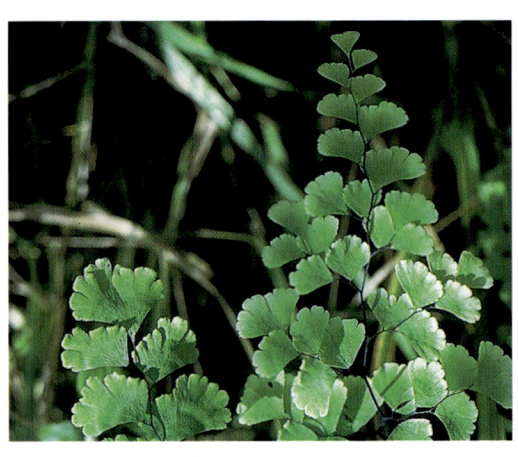
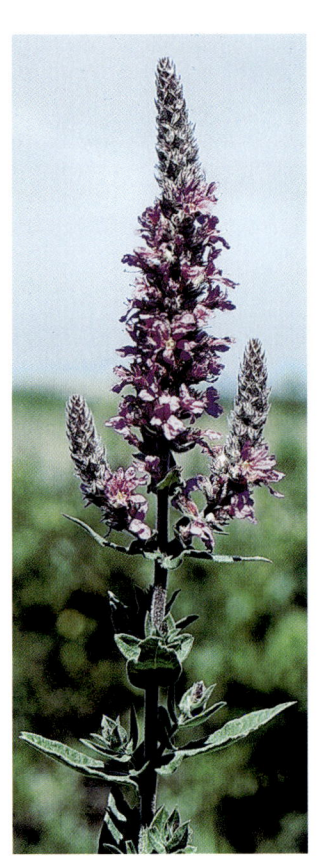

INHALT

Vorwort

Anbauen und Sammeln 12

Ein eigener Heilpflanzengarten 14

Kräuter sammeln 20

Sammelkalender 22

Fachbegriffe aus dem Heilpflanzenbereich 27

Verwendung der Pflanzen 32

Die Pflanzen von A bis Z ... 34

Die Anwendung der Pflanzen 304

Heilwirkung der Pflanzen 306

Rezepturen von gestern – Heilmittel von heute
(Übersicht S. 8–11) 316

Was hilft bei welchem Leiden? 368

Teemischungen zum Genießen 438

Register 445

Literatur 460

Inhalt

REZEPTUREN VON GESTERN – HEILMITTEL VON HEUTE

Wie die Pflanzen im Artenteil und das Kapitel »Was hilft bei welchem Leiden?« sind auch die Rezepte alphabetisch geordnet. Da aber einige Stichworte sehr lang sind (z.B. die Alkoholischen Auszüge), hier der besseren Übersicht halber das komplette Verzeichnis.

ÄTHERISCHE ÖLE UND DUFTÖLE 316
    Gartenduftöl 317
    Gewürzduftöl 317
    Cajeput-Lavendel-Essenz 317
ALKOHOLISCHE AUSZÜGE, TINKTUREN 318
    Kräuterschnäpse, Tinkturen 318
        Kräuterschnaps des Sylvius 318
        Melissengeist 319
        Wundtinktur 319
        Arnikatinktur 320
    Duftwässer 320
        »Balsamo Fioaventi« 321
        Eau de Cologne 321
        Erfrischungswasser 321
        Lavendelwasser 322
        Wasser der Königin von Ungarn 322
        Frühlingswasser 323
        Orientalisches Wasser 323
    Elixiere 323
        Liebestrank 324
        Aromatisches Elixier 324
        Mundwasser 324
        Elixier »Grande-Chartreuse« 325
        Gesundheitselixier »Palais Royal« 325
    Liköre 326
        Likör des Garrus 326
        Anis-Fenchel-Likör 327
        Schwarzer-Johannisbeer-Likör 327
        Likör »Chartreuse« 328

Inhalt

Gletscherrautenlikör 328
Izara-Likör 328
Arzneiweine 329
　Alantwein 329
　Appetitanregender Wein 330
　Blasenkirschenwein 330
　Chinarindenwein 330
　Engelwurzwein 330
　Enzianwein 331
　Wein des Hippokrates 331
　Kolawein 331
　Wermutwein 331
　Zimtweinkomposition 332
BÄDER 332
　Kräuterbäder 332
　　Babybad 332
　　Kreislaufbad 333
　　Sanftes Bad 333
　　Schlankheitsbad 333
　Ölbäder 334
　　Lavendel-Majoran-Emulsion 334
　　Rosmarin-Bohnenkraut-Emulsion 334
　　Zitronenemulsion 334
　Dampfbäder 335
　　Anregendes Dampfbad 335
BALSAME, CREMES UND SALBEN 335
　Balsame 335
　　Balsam »Sanfte Welle« 336
　　Bronchialbalsam 336
　　Birkenbalsam 337
　　Persischer Wundbalsam 337
　　Schmerzbalsam 338
　　Schrundenbalsam 338
　　Tigergrasbalsam 338
　　Venenbalsam 339
　Cremes 339
　　Frauenmantelcreme 339
　Salben 340
　　Rosen-Wachssalbe 340
　　Johanniskraut Wachssalbe 341
BIERE 341
　Ingwerbier 341
BREIUMSCHLÄGE 341
　Breiumschlag gegen Cellulitis 342
CREMES (siehe Balsame, Cremes und Salben)
DAMPFBÄDER (siehe Bäder)

Inhalt

DUFTWÄSSER (siehe Alkoholische Auszüge, Tinkturen)
EINLÄUFE 342
    Abführender Einlauf 343
    Wurmabtreibender Einlauf 343
ELIXIERE (siehe Alkoholische Auszüge, Tinkturen)
ESSIGE 343
    Fruchtessig 344
    Essig der vier Diebe 344
    Heilessig 345
    Essiglotion 345
    Essig-Duftbad 346
    Essig gegen Läuse 346
GEBÄCK 346
    Brennnesselgebäck 346
HONIGZUBEREITUNGEN 347
    Rosenhonig 347
KAPSELN, TABLETTEN UND PILLEN 347
    Kapseln 347
    Pastillen und Pasten 347
    Pillen 348
    Tabletten 348
KAUSTOFFE 348
KONFITÜREN, MARMELADEN UND KANDIERTES 348
    Rosenknospenkonfitüre 349
    Hagebuttenkonfitüre 349
    Kassienmarmelade 349
    Kandierte Engelwurz 350
KRÄUTERBRÜHE 350
LATWERGEN 350
    Venezianischer Theriak 351
LIKÖRE (siehe Alkoholische Auszüge, Tinkturen)
LOTIONEN 352
    Aknelotion 353
    Belebende Lotion 353
    Haarwasser 354
    Mückenmittel 354
MOXAS 354
ÖLBÄDER (siehe Bäder)
ÖLE 355
    Kamille-Öl 355
    Kampfer-Kamille-Öl 355
PFLANZENWASSER 356
POTPOURRIS 357
    Gewürz-Potpourri 357
    Blüten-Potpourri 357
PULVER 357

Inhalt

    Pulver »Tausend-und-eine-Nacht« 357
    Süßholzpulver-Mischung 358
    Wurmpulver 358
SÄFTE 358
SALBEN (siehe Balsame, Cremes und Salben)
SEIFEN 359
SIRUPE 359
    Sonnentau-Sirup 360
    Kiefernknospen-Sirup 361
    Fünf-Wurzel-Sirup 362
    Blutreinigungs-Sirup 362
    Rhababer-Sirup-Komposition 363
    Stechwinden-Sirup-Komposition 363
TABAK 364
TABLETTEN (siehe Kapseln, Tabletten und Pillen)
TEEMISCHUNGEN (siehe auch S. 438 ff.) 364
    Aromatischer Tee 364
    Blähungstee 365
    Brusttee 365
    Entwässerungs- oder Fünf-Wurzel-Tee 366
    Erfrischungstee 366
    Magentee 366
    Verdauungstee 367
    Wundheil- oder Schweizer Tee 367
TINKTUREN (siehe Alkoholische Auszüge, Tinkturen)

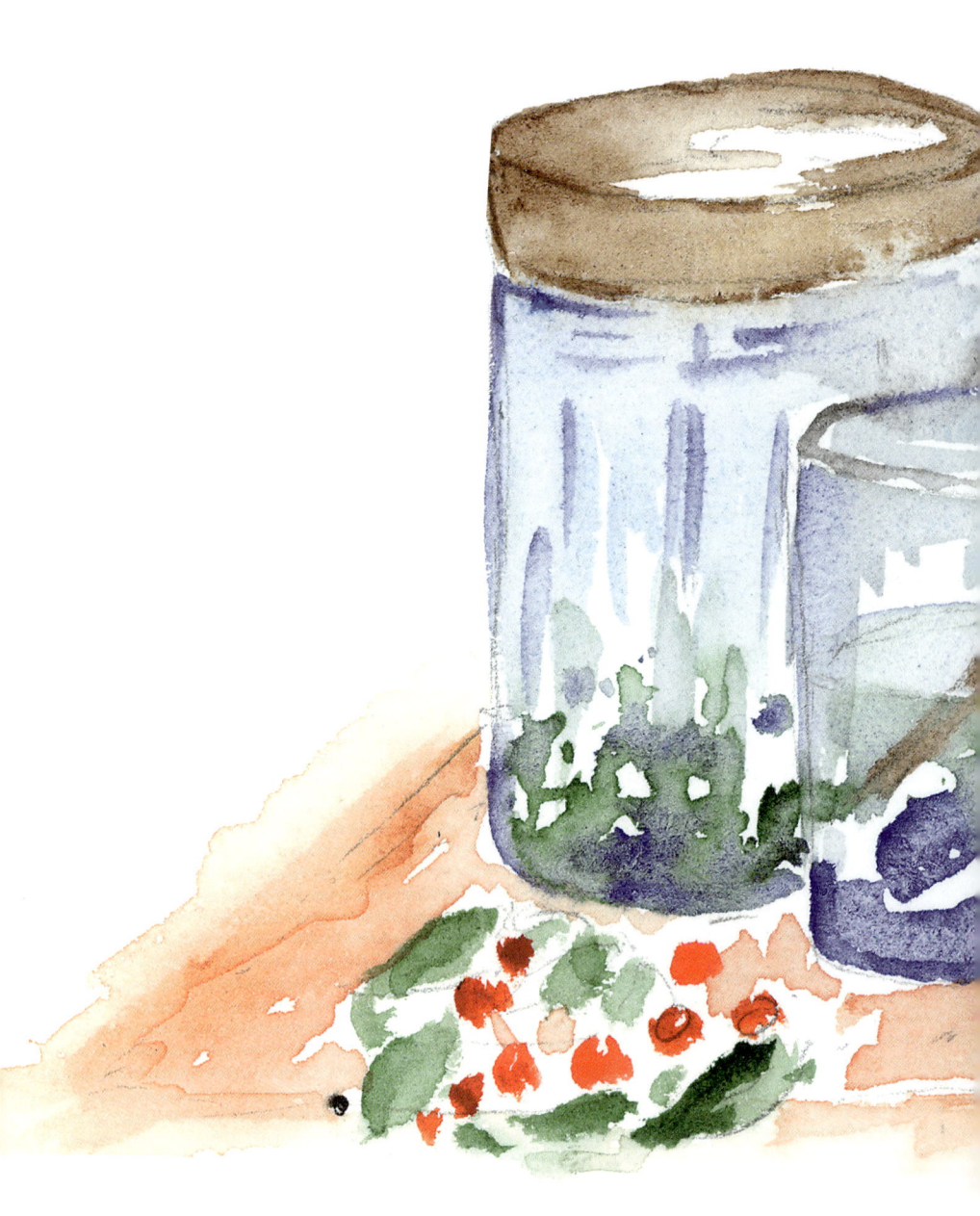

Anbauen und Sammeln

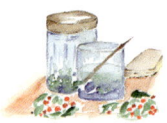

EIN EIGENER HEILPFLANZENGARTEN

In jedem von uns schlummert ein Gärtner und folglich ein Künstler, der den Geschmack, die Düfte und Farben zusammenfügt. Es gibt so viele Gärtner wie es Gärten gibt: Kein Garten gleicht dem anderen, ein jeder ist Ausdruck einer Persönlichkeit, der Persönlichkeit seines Schöpfers. Zeig mir deinen Garten und ich sage dir, wer du bist. Es ist unmöglich, sich zu verbergen, man betrügt nicht mit der Natur, und diese ruft uns das wohl in Erinnerung, wenn es nötig ist.

Die Arznei- und Gewürzpflanzen können Farben ins Spiel bringen, die auf Ihrer Palette noch fehlen. Sie fügen sich überall ein, auf dem Balkon, auf der Fensterbank, im Haus und im Garten, alleine oder in harmonischer Mischkultur mit Gemüsepflanzen. Aber der Erfolg hängt von Ihrer Pflege und dem Respekt ab, den Sie jeder Pflanze entgegenbringen. Alle Pflanzen haben ihre Gewohnheiten, gar Launen, mit denen Sie umgehen müssen.

Wenn man denn einen Garten schaffen will, muss man sich zunächst 3 Fragen stellen: Wo? Wie? Und welche Pflanzen?

Der Balkongarten

EINEN BLUMENKASTEN RICHTIG BEPFLANZEN

Ein Blumenkasten ist nicht einfach ein Behältnis, das einige Gewächse enthält, sondern eine lebendige Einheit. Ihr Mini-Garten darf an seinem Standort nicht aus dem Grund untergebracht werden, weil es ein Loch zu stopfen gilt. Sie müssen verschiedene Voraussetzungen bedenken, die das gute Gedeihen der Pflanzen begünstigen.

DER RICHTIGE STANDORT

Wählen Sie für den Blumenkasten einen Standort, der den Anforderungen der Pflanzen gerecht wird. Mehrere Faktoren sind einzubeziehen:

• **Sonneneinstrahlung**

Diese unterscheidet sich beträchtlich je nach Region und Himmelsausrichtung. Sie müssen die schattigsten und sonnigsten Bereiche feststellen. Zu stark der Sonne ausgesetzte Plätze können Sie je nach Bedarf mit Jalousien abschatten. Für Terrassen und Eckbalkone sollten Sie die Pflanzkästen mit Rollen versehen, dann können Sie sie von einer Ecke in die andere schieben.

Ein eigener Heilpflanzengarten

- **Wind**

Wind ist ein großer Feind des Pflanzenwuchses. Er hat in zweierlei Weise unheilvollen Einfluss: Zum einen trocknet er sowohl die Pflanze als auch die Erde aus. Zum anderen senkt er die Lufttemperatur. Fröste sind im 6. Stockwerk sehr viel häufiger als im Erdgeschoss. Wenn es die Vorschriften erlauben, sollten Sie an der Balkonbrüstung einen Windschutz anbringen. Es stehen im Handel verschiedene Materialien zur Auswahl.

Achten Sie besonders auf die Befestigung, denn es handelt sich um geschlossen-flächige Materialien, die dem Wind großen Widerstand entgegensetzen. Halbdurchlässige Produkte wie Windschutzmatten eignen sich hervorragend für mittelstark dem Wind ausgesetzte Bereiche. Mehrere Materialien sind empfehlenswert: gespaltene Kastanie, Schilfrohr, Bambus. Gewächse wie Thujen können einen wirksamen Schutz liefern, aber ein Schnitt ist nötig, damit sie nicht zu groß werden.

- **Frost**

Die Unterschiede von Ort zu Ort sind beträchtlich, selbst von einer Stadt zu ihren Vororten. Zum Beispiel kann der Temperaturunterschied zwischen München Stadtmitte und Baldham oder Straßlach 5 °C betragen. Die Aussaattermine und die Kulturdauer ändern sich dementsprechend. Die mittlere Frostdauer pro Jahr beträgt 108 Tage in Bad Reichenhall gegenüber 57 an der Bergstraße (Oberrhein). Zudem muss man den Frost nach seiner Intensität unterscheiden, denn dieser Unterschied hat Auswirkungen, deren Zerstörungskraft mit nichts zu vergleichen ist. In Gegenden mit geringem Frostrisiko genügt es, die Balkonkästen zum Schutz unter einen Plastik- oder Folientunnel zu stellen. Befestigen Sie die Folie gut. Wenn Sie in einem kühlen Bezirk wohnen, sind die Möglichkeiten begrenzt: Sie müssen Ihre Blumenkästen in der Wohnung überwintern. Warten Sie damit nicht bis zum letzten Moment. So wird der Freilandgarten zum Zimmergarten. Denken Sie daran, kleine Elemente anzuschaffen, damit Sie sie besser in der Wohnung verteilen können. Damit diese Verquickungen gelingen, können einige Pflanzen in Töpfe gesetzt werden, die sich leichter in der Wohneinrichtung integrieren, andere in Kübel.

- **Fest installierte Pflanztröge**

Bei manchen Gebäuden sind die Blumenkästen in die Balkons integriert; damit müssen Sie leben, denn man kann sie nicht bewegen. Vor der Bepflanzung müssen Sie sich vergewissern, dass ein Abflusssystem vorgesehen ist, wenn nicht, bohren Sie ein paar Löcher in den Boden. Weiterhin haben Sie keine Standortwahl; wenn Sie zu viel gießen, werden die Blumenkästen der unteren Stockwerke etwas abbekommen.

WELCHES PFLANZGEFÄSS SOLL MAN WÄHLEN?

Auf dem Markt werden viele Modelle angeboten. Die Wahl wird man nach ästhetischen Gesichtspunkten treffen und danach, wie pflegeleicht sie sind.

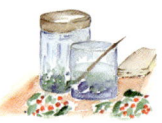

PVC (Polyvinylchlorid) scheint als stabiles, witterungsbeständiges Material ideal zu sein. Es verlangt keine Pflege, außer gelegentliches, einfaches Abwaschen, genau wie bei den Gartenmöbeln. Im Allgemeinen sind die Kästen mit Füßen ausgestattet, durch die sie zum Boden hin isoliert werden. Einige Billigmodelle haben diese nicht, man muss sie mit einem kleinen Brettchen oder mit flachen Steinen an jeder Ecke unterlegen. Eine Erhöhung um 2–3 cm genügt.

Balkonkästen aus Holz sehen natürlicher aus, auch wenn sie mit einem Anstrich versehen werden. Die kesseldruckimprägnierten Naturholzmodelle brauchen keine Vorbehandlung. Sie sind direkt bepflanzbar und unverrottbar. Sie sind alle mit Füßen ausgestattet. In den Fällen, in denen die Standardmaße nicht passen, sollten Sie sich für eine Maßanfertigung entscheiden. Die Hölzer, die von Natur aus unverrottbar sind, sind selten, sie werden also vermutlich Kästen aus Nadelhölzern bauen oder bauen lassen. Eine Schicht heißes Leinöl mit dem Pinsel aufgetragen, ist ein wirksamer Schutz. Lassen Sie das Öl im Wasserbad warm werden, bis es dünnflüssig ist. Erhitzen Sie es nach Bedarf während der Anwendung mehrmals. Es gibt so genannte seefeste Pressspanplatten. Sie sind normalerweise absolut unempfindlich gegenüber Feuchtigkeit.

- *Tontröge*

Als rohe Ware bieten sie eine Menge Vorteile, sei es auch nur durch die Herstellungsweise, die eine Gestaltung mit dekorativen Motiven ermöglicht. Ohne Glasur kann die Erde atmen, kühl bleiben oder überschüssige Feuchtigkeit abgeben. Nachteil von gebranntem Ton ist, dass er nicht sicher frostfest und zerbrechlich ist. In der gleichen Kategorie von Blumentrögen bietet Kunststein mehr dekorative als praktische Vorteile. Die Mehrzahl der Modelle weist keine Füße und keinen Abfluss auf; außerdem bleibt der Stein, wenn nicht anders ausgezeichnet, frostempfindlich und zerbrechlich.

Die klassischen Modelle für Fensterbänke messen 40–90 cm. Wenn die Fensterbank nicht allzu groß und nicht allzu tief ist, müssten Sie einen passenden Blumenkasten finden. Selbst wenn Ihre Fensterbank eine ziemlich große Kante hat, müssen Sie unbedingt eine Halterung aus sehr stabilem Metall anbringen, um jede Gefahr zu vermeiden, dass ein starker Wind den Kasten zum Absturz bringt. Aneinandergereihte Tonblumentöpfe bergen ein Unfallrisiko.

BLUMENKÄSTEN VORBEREITEN

Man muss das Material zwar nicht in besonderer Weise behandeln, dafür müssen Tröge, die schon gebraucht waren, sorgfältig gereinigt werden. Benützen Sie nach Möglichkeit die alte Erde nicht noch einmal. Waschen Sie die gebrauchten Kästen mit klarem Wasser gründlich aus und lassen Sie sie in der Sonne trocknen. Nehmen Sie einige Bruchstücke von Blumentöpfen oder schneiden Sie kleine Stücke Styropor zurecht und decken Sie damit die Löcher ab, die am Boden des Troges für den Wasserablauf sorgen. Machen Sie damit

Ein eigener Heilpflanzengarten

kleine Häufchen von 3–4 cm Höhe, damit die Deckschicht durchlässig bleibt. Legen Sie anschließend eine Schicht Split oder kleiner Kiesel, einige Zentimeter hoch. Dann nehmen Sie sauberen Sand, frei von pflanzlichen Abfällen, und decken damit die erste Drainageschicht ab: 2–3 cm genügen für einen Trog von 20 cm Tiefe. Schneiden Sie ein Stück Jute oder Store in der Größe Ihres Troges zurecht. Belegen Sie Ihre Drainage mit 1 oder 2 Stoffschichten. Dann benötigt man etwas synthetisches Material, das als Filter geeignet ist, denn dieses soll davor schützen, dass ausgeschwemmte Erde die Drainage verstopft.

WELCHE ERDE SOLL MAN NEHMEN?

Mit der Erde ist es wie mit den Diäten: Es gibt eine Grundregel und Varianten je nach Bedarf. Der reine Kompost ist zu nahrhaft; damit läuft man Gefahr, dass die Pflanzen absterben. Besser ist eine Mischung aus Gartenerde, etwas Torf und schließlich Kompost.

Vergewissern Sie sich, dass die Gartenerde gesund ist und dass es sich um krümelige Erde handelt. Sie muss sich also in der Hand zerkrümeln, nicht zusammenkleben und auch nicht zu sehr bröseln. Sie setzt sich aus pflanzlichen Abfällen zusammen, die Sie leicht noch erkennen können. Ihre Struktur lässt einen Teil des Wassers ablaufen, aber die Erde bleibt frisch und feucht. Je nach Bedarf können Sie sie mehr oder weniger locker machen, indem Sie Sand hinzufügen. Wenn Sie die Mischung sorgfältig hergestellt oder eine passende gekauft haben, bleibt nur noch, die Kästen zu bepflanzen. Dazu ist nur ein Minimum an Werkzeug nötig: eine kleine Schaufel und eine kleine Harke. Eine kleine Zimmergießkanne wird hervorragende Dienste leisten. Wenn Sie im Freilandgarten arbeiten, reicht das übliche Gärtnerwerkzeug.

Der Zimmergarten

Hier müssen Sie 2 Probleme gleichzeitig lösen: die Ästhetik und die Pflanzengesundheit. Dies ist jedoch möglich, und Sie können sogar im selben Atemzug weitere Ziele realisieren. Mit Pflanzen wird häufig eine falsche Trennwand zwischen 2 Räumen gestaltet. Nichts hindert Sie, die üblichen Zimmerpflanzen durch eine Reihe Arznei- oder Duftpflanzen zu ersetzen. Jede Schale kann Kräuter unterschiedlicher Größe und Farbe enthalten. Eine zu weite Treppenwindung wird eine harmonischere Linie annehmen, wenn die Stufen auf ihrer Außenseite mit Pflanzen bestückt sind. Die Versuchung ist groß, sehr dekorative, aber wenig praktische Töpfe zu verwenden. Sie müssen im Allgemeinen den Boden durchbohren. Wenn der Schwerpunkt des Topfes sehr hoch liegt, können Sie den Boden mit einer Schicht Stahlkugeln beschweren.

Beleuchtungsprobleme können sich ergeben, besonders wenn Sie die Blumenkästen entlang der Fensterbank oder eines großen Glasfensters stellen. Durch den Brennglaseffekt besteht die Gefahr, dass die Sonnenstrahlen die Blätter verbrennen, ohne dass Sie dies bemerken. Ein Storevorhang kann die

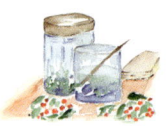

Strahlung abdämpfen. Ihre Pflanzen können sehr gut in einem dunklen Raum leben, vorausgesetzt Sie gleichen den Lichtmangel durch künstliche Beleuchtung aus, am besten durch fluoreszierende Röhren, wie sie im gewerblichen Gartenbau verwendet werden. Da Sie bei dieser Gelegenheit diesen dunklen Bereich erleuchten, schlagen Sie zwei Fliegen mit einer Klappe. Der Stromverbrauch ist zu vernachlässigen, er liegt unterhalb dem eines Aquariums.

Der Freilandgarten

KLIMATISCHE GEGEBENHEITEN

Die Witterungsbedingungen sind dieselben wie für die Balkonkästen, die Möglichkeiten, sie zu erfüllen, aber vielfältiger. Eine Mauer dient als Windschutz und speichert die Wärme während des Tages, um sie in der Nacht abzugeben. Ziegelsteine und Kalksteine sind wasserdurchlässig. Immergrüne Hecken schützen ebenfalls vor dem Wind. Sie sollten die Dauer der Sonneneinstrahlung im Winter und im Sommer beobachten, sodass Sie die Pflanzen richtig platzieren können. Bei besonderen Klimaverhältnissen müssen spezielle Schutzmaßnahmen getroffen werden:

• *Küstenklima*

Die Atmosphäre ist immer mehr oder weniger feucht, die Niederschläge fallen regelmäßig, Fröste sind selten. Sie müssen die Gewächse vor Salzwasser schützen, das der Wind mehrere Kilometer ins Landesinnere trägt.

• *Gebirgsklima*

Wind und Frost sind hier über einen großen Teil des Jahres häufig. Der Schnee ist ein ausgezeichnetes Isoliermaterial für die nicht sehr empfindlichen Gewächse, aber er ist nicht immer ausreichend. Man sollte also die Pflanzen in ein Gewächshaus stellen oder in einem hellen, frostfreien Raum überwintern. Man pflanzt also nicht direkt ins Freie, sondern in Töpfe verschiedener Größe, die man in der warmen Jahreszeit im Freien eingräbt und vor den ersten Frösten einholt.

DEN GARTEN MIT PFLANZEN UND FÜR PFLANZEN GESTALTEN

Pflanzen können verschiedene Funktionen erfüllen: mit den höchsten kann man Hecken und Abgrenzungen bilden oder man pflanzt sie als Solitär. In den meisten Fällen wird ein Schnitt nötig sein. Mit den kleineren gestaltet man schmückende Reihen. Diese Technik der Reihenpflanzung wird vor allem im Gemüsegarten verwendet, weil sie den Vorteil hat, die Bodenbearbeitung zwischen den Kulturen zu erleichtern. Für die anspruchsvolleren Arten muss die Erde in einem begrenzten Bereich verbessert oder ausgetauscht werden. Durch den Anbau in Pflanzgruppen kann man diese spezielle Pflege besser lokalisieren.

Sie können Ihren Garten mit Duftpflanzen Ihrer Wahl ausstatten, aber wenn Sie frische Pflanzen entnehmen wollen, denken Sie daran, sie so nah wie möglich an die Küche zu setzen. Wenn Sie eine Garageneinfahrt haben, nützen Sie sie, um sie mit bepflanzten Schalen auszustatten. Einfassungsmauern und die entfernten Bereiche sind eher den Pflanzenkulturen vorbehalten, deren Ernte getrocknet werden muss.

- *Der Steingarten, eine besondere Pflanzart*

Es gibt 2 Arten von Steingärten, die einen sind eben, die anderen gebirgig. Im Allgemeinen ist es ratsam, großvolumige Steine derselben Gesteinsart zu legen. Wenn sie zu klein sind, gleicht das Ergebnis eher einem Kieselsteinhaufen als einem Steingarten. Ziehen Sie nicht kalkhaltige Gesteine vor, damit nicht die Auswaschung die Eigenschaften der Erde in unerwünschter Weise verändert. In der Ebene können Sie den Eindruck von Dreidimensionalität erzeugen, indem Sie die voluminösesten Steine in die Mitte platzieren oder in den Hintergrund. Bei den gebirgigen Steingärten verfährt man wie bei der Troggärtnerei: Man beachtet die Wuchsgröße der Pflanze, die Hanglage und die Bewässerung.

DEN GARTEN MIT MATERIALIEN GESTALTEN

Bei der Ausgestaltung mit Materialien denkt man sicher zuerst daran, die Beetränder einzufassen. Treiben Sie kleine Holzpfähle so in die Erde, dass sie einige Zentimeter aus dem Boden schauen. Befestigen Sie daran ungehobelte, kurze Bretter, so wird ein allzu lineares Aussehen vermieden. Eine Behandlung mit heißem Leinöl genügt als Holzschutz. Eine Färbung mit einem Walnussschalenauszug verleiht einen rustikalen braunen Farbton. Solche Einfassungen liefern einen wirksamen Schutz gegen Eintrag von Straßensplitt, den Sie übrigens gut gegen Unkrautwuchs auf den Wegen einsetzen können. Vorgefertigte Einfassungen sind leicht aufzubauen, aber von fraglicher ästhetischen Qualität, es sei denn, es gelingt, sie teilweise durch leicht überhängende Pflanzen zu verbergen.

Bei den Steinen haben Sie die Qual der Wahl bei der Gestaltung: Alle Formen sind verwendbar. Trockenmauern sollten vorzugsweise mit flachen Steinen gebaut werden, aufeinander geschichtet mit einer Zwischenlage Erde oder Sand. Sie können bei Bedarf mit etwas Fertigzement nachhelfen. In abfallendem Gelände hält die Mauer die Erde zurück und verhindert so die zerstörerische Wirkung der Erosion. Fügen Sie auf halber Höhe ein kleines Stück nach unten gerichteten Schlauch ein, im Abstand von 1 m, um den Wasserabfluss zu erleichtern, besonders wenn Sie in einer Gegend wohnen, wo Gewitter häufig und heftig sind. Wenn Sie Gelegenheit haben, billig an Geröllsteine zu kommen, zögern Sie nicht, sie zu verwenden. Wenn man sie aufschichten will, muss man sie aufgrund ihrer ovalen Form allerdings einzementieren.

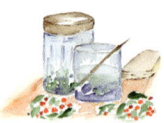

RICHTIG GIESSEN

Diese augenscheinlich belanglose Tätigkeit verdient ganz besondere Aufmerksamkeit. Ein Übermaß an Feuchtigkeit bedingt mit Sicherheit ein Kümmern, auf lange Sicht das Faulen der Wurzeln. Dagegen hat ein vorübergehender Wassermangel weit weniger schlimmer Folgen.

Das Gießen muss auf die Bedürfnisse jeder Pflanzenart abgestimmt sein. Natürlichstes Testgerät bleibt Ihr Daumen, der leicht in die Erde eindringen können muss. Sie müssen dabei die Frische fühlen. Es gibt auch kleine Geräte, die man als Feuchtigkeitsindikatoren in die Erde steckt. Man kann die Gießabstände nicht festschreiben, denn sie sind abhängig von der Jahreszeit, der Verdunstung und Austrocknung durch den Wind.

Es gibt nur eine konstante Regel: In der Winterzeit muss deutlich seltener gegossen werden. Es gibt Wasservorratsbehälter, die man an den Rand des Troges stecken kann. Ein eingegrabener Docht wird durch Kapillarwirkung das nötige Wasser zur Pflanze bringen.

• *Automatische Bewässerung*

Wasserreservoirs für Blumenkästen sollte man nur ausnahmsweise benutzen, wenn man abwesend ist, denn Pflanzen, die keine Wasserpflanzen sind, vertragen keine nassen Füße. Ihre Wurzeln faulen. Bevor Sie wegfahren, gießen Sie kräftig und decken Sie die Erde mit feuchtem Stroh ab. Es wird feucht halten und die Verdunstung verringern, aber das Regenwasser durchlassen.

Ansonsten können Sie eine automatische, programmierbare Bewässerungsanlage installieren, die das mögliche Vertrocknen verhindert. Einige Systeme sind mit Sonden ausgestattet und passen die Bewässerungsabstände den augenblicklichen Bedürfnissen an. Regeln Sie diese Geräte so, dass sie sich in der Nacht einschalten, um zu große Temperaturdifferenzen zwischen der Pflanze und dem Wasser zu vermeiden. Ideal ist es, wenn Sie die gute alte Gießkanne benutzen und einen Wasserspeicher in einem Becken oder einer Regentonne anlegen, sodass das Wasser Umgebungstemperatur hat.

KRANKHEITEN UND SCHÄDLINGE

Aufgerollte, gefleckte Blätter, welke, kümmernde Triebe sagen Schlechtes über die Gesundheit Ihrer Pflanzen aus. Häufig handelt es sich wohl in der Tat um eine Krankheit. Bevor Sie irgendeine Behandlung ausführen, sollten Sie sich allerdings die Frage stellen, ob es nicht doch »nur« Folge ungünstiger Bedingungen sein kann. Zu viel oder zu wenig von… Informieren Sie sich in der einschlägigen Literatur, was die Ursache sein kann.

Generell können Sie Krankheiten vorbeugen, wenn Sie Geräte, die mit kranken Pflanzen in Kontakt waren, desinfizieren, kranke Pflanzen verbrennen und gesunde Erde verwenden. So vermeiden Sie die Ansteckung gesunder Pflanzen durch kranke. Wenn es sich nur um einen Zweig oder zwei handelt, schneiden Sie ihn einfach ab.

Kräuter sammeln

Das Sammeln von Arzneipflanzen in der Natur oder auf Anbauflächen scheint eine einfache Sache zu sein. Jedoch gilt es einige Regeln zu beachten.

• Zu allererst muss man die gewünschte Art einwandfrei bestimmen.

• Man sammelt die Heilpflanzen an einem sonnigen oder wenigstens nicht regnerischen Tag, nachdem der Tau oder der Nebel gegebenenfalls verschwunden ist.

• Man sammelt Wildpflanzen fern von Straßen, landwirtschaftlichen Intensivkulturen oder anderen Umweltverschmutzungen.

• Nur die benötigte Menge an Pflanzen sammeln und dabei befleckte oder verdorbene Pflanzen und Pflanzenteile aussondern.

• Eine Art nach der anderen sammeln und sie im Holz- oder Weidenkorb gut voneinander trennen. Plastikmaterial auch für den Transport vermeiden.

• Das Trocknen, was nichts anderes bedeutet, als nach und nach der Pflanze ihre Feuchtigkeit zu entziehen, muss sofort nach dem Sammeln einsetzen, und zwar in einem trockenen und luftigen Raum. Man muss die Pflanzen oft aber erst abbrausen, um Staub, Insekten und andere Dinge zu entfernen.

• Man breitet die Pflanzen auf Rosten aus, in kleinen Gitterboxen, auf Verpackungspapier oder auf feinmaschigen Drahtgeflechten. Ein direkter Flächenkontakt ist zu vermeiden. Einige ganze Pflanzen kann man an der frischen Luft hängend trocknen lassen.

• Die zu trocknende Pflanzenschicht soll dünn sein. Manche Pflanzen muss man jeden Tag umschichten, um ein Erhitzen oder das Schwarzwerden einzelner Blätter zu vermeiden. Besonderer Pflege bedürfen die Blüten, die ihre ursprüngliche Farbe nach Möglichkeit behalten sollen. Die Trocknungsdauer hängt von der Jahreszeit und der Umgebungstemperatur ab. Sie beträgt etwa 3–6 Tage für Blüten und Blätter, aber sehr viel länger für Rinden und Wurzeln.

• Wenn die Pflanze getrocknet ist, lagert man sie in Materialien, die leicht luftdurchlässig sind, z. B. in Jutetüchern, Papiersäcken oder Holzkisten, jedenfalls immer lichtgeschützt.

• Da diese Pflanzen sehr verderblich sind, ist es ratsam, auf der Verpackung das Erntedatum zu vermerken. Blüten und Blätter haben eine Haltbarkeit von 18 Monaten nach der Ernte, Rinden und Wurzeln 2 Jahre.

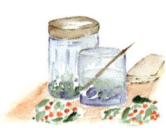

SAMMELKALENDER

Der Kalender für die Sammelzeiten ist weit davon entfernt, vollständige und genaue Angaben liefern zu können, da diese von der Gegend, den Wachstumsbedingungen, dem Wetter und anderem abhängen. Es handelt sich folglich nur um allgemeine Hinweise, die Ihnen jedoch eine Orientierung geben.

• *Blüten*
Sie sind zart und empfindlich, und wenn nicht ausdrücklich etwas anderes vermerkt ist, sammelt man sie in voller Blüte.

• *Blütenspitzen*
Man sammelt sie ganz zu Beginn der Blüte.

• *Blätter*
Man sammelt sie, wenn sie voll entwickelt sind, manche vor Erscheinen der Blütenknospen.

• *Stängel*
Man pflückt sie im Herbst oder zu Winterbeginn, in einer Zeit, da die Blätter nicht mehr aktiv sind.

• *Früchte*
Sie werden gepflückt, sobald sie reif sind, ohne die Vollreife abzuwarten.

• *Samen*
Sie werden geerntet, wenn sie vollständig reif sind und die Pflanze zu welken beginnt.

• *Rinde und Wurzeln*
Sie werden zu Winterbeginn oder im Frühjahr geerntet, in der Zeit, in der sich die Pflanzenkräfte in ihnen gesammelt haben.

Sammelkalender

JANUAR

Das ist der Monat, in dem die Vegetation schläft; man sammelt jedoch einige Rinden und Wurzeln.
Lungenflechte, Weidenrinde, Zypressenzapfen.

FEBRUAR

Wie im Januar. Wenn der Winter mild ist, kann man mit dem Sammeln weiterer Pflanzenteile beginnen.
Erdbeerbaumwurzeln, Hauhechelwurzeln, Kiefernknospen, Wurzeln der Meisterwurz, Pappelknospen, Blüten von Schlüsselblume und Veilchen.

MÄRZ

Die Vegetation beginnt aus ihrem Winterschlaf zu erwachen, die ersten Blumen erscheinen. Auch einige Wurzeln werden jetzt gesammelt.
Alantwurzeln, Bärlauchkraut, Beinwellwurzeln, Birkenrinde, Fingerkrautwurzeln, Fliederblüten, Kiefernknospen, Klettenwurzeln, Kresseblätter, Mannstreuwurzeln, Pfirsichblüten, Pappelknospen, Weißdornblüten und -blätter.

APRIL

Jetzt beginnt die Blütezeit der Blumen, die Blattknospen brechen auf. Die Ernte des März setzt sich in den April fort.
Brombeerblätter, Erdbeerblätter, Essigrosenblüten, Fieberkleeblätter, Gamanderkraut, Ginsterblüten, Kastanienrinde, Löwenzahnblätter und -wurzeln (die Wurzeln kann man auch im September sammeln), Lungenflechte, Blätter der Schwarzen Maulbeere, Nelkenwurzkraut, Orangenblütenknospen und -blütenblätter, Petersilienblätter (bis in den August), Schlehenblüten, Schöllkrautblätter, Blütentriebe der Weißen Taubnessel (während der gesamten Blütezeit), Rinde und Blätter der Weide, Blütenspitzen des Wermuts.

MAI

Die Vegetation steht in voller Pracht. Die Natur hat sich wieder in ihren Farbenschleier gehüllt. Zu ernten sind jetzt:
Andornkraut, Arnikablüten, Artischockenblätter, Bärenklau-

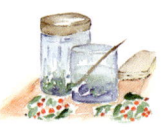

blätter, Basilikumblätter, Beinwellblätter, Kraut des Benediktenkrauts, Borretschspitzen, Engelwurzblätter, Eschenblätter, Faulbaumrinde, Geißblattblätter, Haselnussblätter, Herzgespannkraut, Himbeerblätter, Johannisbeerblätter, Katzenminzenspitzen, Kerbelblätter, Klatschmohnblüten, Klettenblätter, Passionsblumenkraut, Rainkohlkraut, Rosmarin- und Salbeiblätter (mehrmaliger Schnitt bis in den September möglich), Spitzen der Roten Schuppenmiere, Kraut des Seifenkrauts, Sellerieblätter, Walnussblätter.

MAI BIS OKTOBER

Viele Pflanzen können währende dieser 6 Monate gesammelt werden. Ackerschachtelhalmkraut, Brennnesselblätter, Erdrauchkraut, Gänseblümchenblätter, Kraut des Kleinen Habichtskrauts, Johanniskrautblütenspitzen, Blüten der Echten Kamille, Katzenpfötchenblüten, Kraut des Echten Labkrauts, Steinkleeblütenspitzen, Stiefmütterchenblüten und -blätter, Ringelblumenblüten, Storchschnabelkraut, Vogelknöterichkraut, Wasserpfefferkraut.

JUNI

Die Natur steht im vollen Schmuck ihrer Schönheit. Geerntet werden: Augentrostkraut, Beifußspitzen, Bergminzenkraut, Eibischblätter, Frauenminzenblätter, Kraut des Gänsefingerkrauts, Geißkleeblätter, Kraut des Glaskrauts (bis in den Oktober), Grindeliakraut, Gundermannblätter, Hamamelisblätter, Heidelbeerblätter, Kraut des Silberblättrigen Heiligenkrauts, Heilziestkraut, Holunderblüten, Hornkleespitzen, Johannisbeerblätter, Klatschmohnblüten, Königskerzenblüten, Kornblumenblüten, Löffelkrautblätter, Madonnenlilienblüten, Malvenblätter, Mariendistelkraut, Melissenblätter, Olivenblätter, Oreganospitzen, Quendelblätter (2. Ernte im September), Raukenblätter, Sauerkirschstiele, Kraut des Scharbockskrauts, Tausendgüldenkrautspitzen, Blätter des Teufelsabbiss, Wegwartenblätter, Ysopblätter.

JULI

Die Ernte der Blüten und Blätter setzt sich fort. Andornkraut, Bärlappkraut, Beifußspitzen, Bohnenkrautblätter, Eibischblüten, Eukalyptusblätter, Hibiskusblüten, Horn-

Sammelkalender

kleespitzen, Kamilleblüten, Kraut der Wilden Karde, Königskerzenblüten, Kornblumenblüten, Kraut der Breitblättrigen Kresse, Lavendelblüten, Lungenkraut, Maisnarbenfäden, Majoranblätter, Malvenblätter, Odermennigkraut, Rainfarnblüten, Sanikelblätter, Blüten der Weißen Seerose, Sonnentaukraut (2. Ernte im September), Steinbrechkraut, Tüpfelfarnwurzeln (Engelsüß), Wegraukenkraut, Zaunwindenblätter.

AUGUST

Viele Pflanzen des Monats Juli können weiterhin gesammelt werden; Ende August beginnt die Ernte der Samen und Früchte.

Anissamen, Blutweiderichkraut, Bockshornkleesamen, Dillsamen, Engelwurzsamen, Fenchelsamen, Heidelbeeren, Koriandersamen, Kreuzkümmelsamen, Kümmelsamen, Myrthenfrüchte, Queckenwurzeln, Wurzeln des Schlangenknöterich, Kraut des Echten Steinsamens, Venushaarfarnkraut.

SEPTEMBER

Viele der Pflanzen des Monats August sind noch zu sammeln; nun beginnt zudem das Sammeln der Wurzeln.

Blasenkirschen, Bohnenhülsen, Brennnesselwurzeln, Früchte des Christdorns *(Paliurus)*, Erdbeerwurzeln, Hirschzungenkraut, Holunderbeeren, Hopfenzapfen, Kapuzinerkressensamen, Leinsamen, Löwenzahnwurzeln, Mönchspfeffersamen, Petersiliensamen und -wurzeln, Seifenkrautwurzeln, Wurmfarnwurzeln.

OKTOBER

Der Herbst ist da, die Blätter beginnen zu welken. Es ist der große Monat für die Ernte von Wurzeln und Rinden.

Wurzeln des Echten Alants, Beinwellwurzeln, Birkenrinde, Eibischwurzeln, Eichenrinde, Wurzeln der Engelswurz, Enzianwurzeln, Erdbeerbaumwurzeln, Eschenrinde, Fenchelwurzeln, Granatapfelrinde, Hagebutten, Holunderrinde, Kastanienbaumrinde, Lungenflechte, Mannstreuwurzeln, Wurzeln des Stechenden Mäusedorns, Meerrettichwurzeln, Mistelblätter, Wurzeln der Nelkenwurz, Orangenblätter, Ratanhiawurzeln, Safranfäden, Salomonssiegelwurzeln, Sauer-

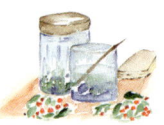

ampferwurzeln, Wurzeln der Weißen Seerose, Selleriewurzeln, Senegawurzeln (Klapperschlangenwurzel), Stechwindenwurzeln, Süßholzwurzeln, Wegwartenwurzeln.

NOVEMBER

Die Sammelarbeiten des Oktober setzen sich fort.

DEZEMBER

Die Vegetation ist im Winterschlaf, die Erde ist kalt, manchmal gefroren. Bleiben wir am warmen Ofen.

PFLANZEN, DIE MAN RUND UMS JAHR SAMMELN KANN

Bärentraubenblätter, Blatttang, Buchsblätter, Efeublätter, Erlenrinde, Hauhechelwurzeln, Irisches Moos, Isländisches Moos, Korsisches Wurmmoos, Lorbeerblätter, Thujenzweige, Ulmenrinde, Zypressennadeln.

Fachbegriffe aus dem Heilpflanzenbereich

ABLEGER: Junger, von der Pflanze abgenommener Trieb, der der Vermehrung dient. Man steckt ihn bis zur Bewurzelung ins Wasser oder in feuchte Erde.

ABSENKER oder SENKREIS: Ast einer Pflanze, den man teilweise in Erde gräbt, damit er an dieser Stelle Wurzeln schlägt.

AUGE: Keimanlage, eingesenkte Seitenknospe, z. B. bei der Kartoffel.

BALSAM: Natürliches pflanzliches Produkt, setzt sich aus Harz, ätherischem Öl und meist der aromatischen Benzoesäure zusammen. Beispiel: Perubalsam.

BLATT: Es gliedert sich in Blattgrund, Blattstiel und Spreite. Mit dem Chlorophyll fängt das Blatt das Sonnenlicht ein und baut aus Wasser und Kohlendioxid Kohlenhydrate auf, z. B. Zucker.

BLATTFIEDER: Ist die Blattspreite geteilt, bezeichnet man die Teilblättchen als Fiedern.

BLATTSTIEL: Teil des Blattes, durch den die Blattspreite mit dem Stängel verbunden ist. Manche Blätter sind stiellos (sitzend).

BLÜTE: Im Allgemeinen zweigeschlechtliches Fortpflanzungsorgan, kann aber nur ein Geschlecht enthalten. Sie gliedert sich in Kelch, Blütenblätter, Staub- und Fruchtblätter (Stempel) und liefert Früchte und Samen.

BLÜTENKÖPFCHEN: Zahlreiche, dicht beieinander stehende Einzelblüten bilden einen Blütenstand, der oft wie eine Einzelblüte wirkt. Man unterscheidet meist randständige Zungenblüten mit flach ausgebreitetem, verlängertem Blütenblatt und radiärsymmetrische Röhrenblüten. Beispiele: Kornblume, Gänseblümchen.

BLÜTENSTAND: Gesamtheit der Blüten an einem gemeinsamen Stiel. Man unterscheidet die Pflanzen nach der Form ihres Blütenstandes, wobei der Art der Verzweigung eine besondere Bedeutung zukommt.

DOLDE: Blütenstand, bei dem die Blütenstiele aller Blüten am selben Punkt des Blütenstängels entspringen. Beispiel: Fenchel.

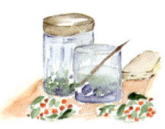

EINGESCHLECHTLICH: Blüte, die nur weibliche oder nur männliche Organe trägt.

EINHÄUSIG: Männliche und weibliche Blüten sitzen auf der gleichen Pflanze.

FLECHTE: Symbiose (Zusammenleben in gegenseitiger Abhängigkeit zum beidseitigen Vorteil) eines Pilzes mit einer Alge.

FRUCHT: Trockenes oder fleischiges Organ, Endergebnis der Reifung des Fruchtknotens. Sie enthält einen oder mehrere Samen.

FRUCHTBLATT: Weibliches Fortpflanzungsorgan der Blüte. Meist verwachsen mehrere Fruchtblätter (Karpelle) zu einer Einheit (Stempel). Man unterscheidet den Fruchtknoten mit den Samenanlagen, den dünnen Griffel und die Narbe, die den Pollen aufnimmt.

FRUCHTFLEISCH: Fleischiger Anteil der Frucht. Ist er besonders saftig, spricht man von Pulpe. Den ausgepressten, dicken Saft nennt man ebenfalls Pulpe.

GANZE PFLANZE: Pflanze mit allen ihren oberirdischen und unterirdischen Anteilen.

GRIFFEL: Meist dünn fadenförmiger Teil des Stempels zwischen Narbe und Fruchtknoten.

GUMMI: Absonderungsprodukt (Polysaccharide) einiger Gewächse; rinnt aus der Pflanze und härtet an der Luft. Beispiel: Akaziengummi.

GUMMIHARZ: Absonderungsprodukt (Milchsaft) aus Gummi und Harz; härtet an der Luft.

HAAR: Auswuchs der Außenhaut (Epidermis) eines Pflanzenorgans, z. B. Stängel oder Blatt. Es wird als »drüsig« bezeichnet, wenn es eine oder mehrere sekretorische Zellen besitzt.

HAARWURZEL: Untergeordnete, sehr dünne Wurzel.

HARZ: Zähflüssige Substanz, die oft an der Luft dicker wird. In Wasser unlöslich, im Alkohol löslich.

HOCHBLATT: Meist einfaches Blatt im Bereich des Blütenstands.

HOLZ: Innerer Anteil eines Stängels (Stamm) oder einer Wurzel, dessen Zellwände durch die Einlagerung von Lignin verholzt sind.

Fachbegriffe aus dem Heilpflanzenbereich

KAPSEL: Trockene Frucht, die sich spontan öffnet, um ihre Samen auszuwerfen.

KELCH: Äußerer Teil der Blüte, besteht aus häufig miteinander verwachsenen Kelchblättern.

KELCHBLÄTTER: Ihre Gesamtheit stellt die äußere Hülle der Blüte dar, den Kelch.

KRAUT: Bezeichnet in der Heilpflanzenkunde den Stängel und die Blätter einer Pflanze.

KNOSPE: Von oft schuppenförmigen Blattanlagen umkleideter Keim (genauer: Vegetationspunkt), der die Anlage eines Zweiges oder einer Blüte in sich trägt und in einer Blattachsel oder an der Stängelspitze steht.

LANZETTLICH: Nennt man ein längliches, mehr oder weniger schmales Blatt.

LATEX: Weißer Milchsaft, den man durch Einritzen bestimmter Pflanzen gewinnen kann.

MYZEL: Meist unterirdischer Vegetationskörper der Pilze, im Allgemeinen als fädige Hyphen ausgebildet.

NARBE: Endteil des Griffels zur Aufnahme des Pollens. Oft scheibenförmig, beim Safran fadenförmig ausgebildet.

ÖLHARZ: Zähflüssiges Produkt , das aus ätherischen Ölen und Harz zusammengesetzt ist.

PAPPUS: Haare oder Borsten an den Früchten vieler Korbblütler; hervorgegangen aus dem Kelch.

PULPE: Siehe Fruchtfleisch.

QUIRL: Gesamtheit der Blüten oder Blätter, die auf derselben Ebene entspringen.

RHIZOM: Unterirdisch wachsender Stängel, der im Winter das Überleben der Pflanze sichert. Beispiel: Quecke.

RINDE: Außengewebe der Stämme und Wurzeln. Manche kann man leicht ablösen, sie sind fast trocken, andere sind elastischer.

RISPE: Unregelmäßig verzweigter Blütenstand von konischer Form.

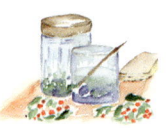

SAMEN: In der Frucht eingebettetes Organ, das den Embryo der Pflanze enthält, aus dem durch Keimung eine neue Pflanze entsteht.

SAMENMANTEL: Mehr oder weniger fleischige und mehr oder weniger vollständige Umhüllung des Samens. Beispiel: Muskatblüte (Mazis) bei der Muskatnuss.

SCHALE: Der die Frucht umhüllende und schützende Teil.

SCHÖSSLING: Wächst aus einer Wurzel.

SITZEND: Bezeichnet Blätter oder Blüten, die keinen Stiel besitzen und direkt mit dem Stängel verbunden sind.

SPLINTHOLZ: Äußere Schicht des Holzes (Weichholz), dessen lebende Zellen Wasser leiten und Stoffe speichern.

SPOREN: Winzige Vermehrungskörper einiger Gewächse. Beispiel: Farne, Moose.

STÄNGEL: Trägt die Blätter, Blüten, Früchte und Knospen, leitet die Nährstoffe und die Pflanzensäfte. Er kann oberirdisch oder unterirdisch wachsen.

STAUBBLATT: Männliches Fortpflanzungsorgan der Blüte. Besteht aus dem Staubfaden und dem Staubbeutel, der die Pollenkörner enthält.

STEMPEL: Weibliches Fortpflanzungsorgan der Blüte. Siehe auch Fruchtblatt.

STIPELN: Nebenblätter. Meist winzige, blattartige Gebilde am Blattgrund.

STOLON: Ausläufer. Kriechstängel, der sich wieder bewurzelt, um Tochterpflanzen und neue Kriechstängel hervorzubringen. Beispiel: Erdbeere.

SYNONYM: Weiterer, wissenschaftlich nicht mehr gültiger Name einer Art.

THALLUS: Wenig gegliederter, oft lappenförmig ausgebildeter Vegetationskörper von Niederen Pflanzen, z. B. Algen und Flechten.

WURZEL: Unterirdischer Teil, der die Pflanze in der Erde verankert und ihr so Stabilität verleiht. Die Wurzel nimmt aus dem Boden Wasser und Nährstoffe auf, die zu den Blättern geleitet werden. Sie kann unterschiedlich ausgebildet sein, etwa als Pfahlwurzel oder Knolle.

Fachbegriffe aus dem Heilpflanzenbereich

WURZELSTOCK: Unterirdischer Anteil des Stängels, der Wurzeln schlägt und neue Triebe hervorbringt.

ZAPFEN: Blüten- bzw. Fruchtstände der Koniferen (Nadelgehölze), immer eingeschlechtlich. Auch die Hopfenblüten werden Zapfen genannt.

ZWEIHÄUSIG: Männliche und weibliche Blüten sitzen auf verschiedenen Pflanzen.

ZWIEBEL: Verdickter unterirdischer Spross mit fleischigen Speicherblättern.

ZWITTER: Blüte, die sowohl weibliche als auch männliche Organe trägt.

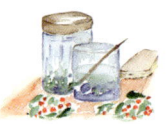

VERWENDUNG DER PFLANZEN

Die 3 grundlegenden Zubereitungsweisen für Heilpflanzen sind Aufguss (Infus), Abkochung (Dekokt) und Kaltauszug (Mazerat).

Neben diesen klassischen Verwendungsweisen kann man die Arzneipflanzen als Puder, Breiumschlag oder als Räucherwerk benutzen.

Je nach gewünschter Funktion kann man all diese Präparate als Gurgelmittel, Mundspülung, Lotion, Kompresse, Badezusatz, für Injektionen, Waschungen etc. einsetzen.

Als Trägerflüssigkeit kann Wasser, Öl, Wein, Essig oder Milch verwendet werden. Wenn Wasser verwendet wird, sollte es neutral sein, also möglichst wenig Mineralien enthalten.

AUFGUSS (INFUS)

Man gibt die Pflanzen hierzu in kochendes Wasser und lässt sie mehr oder weniger lang, etwa 3–10 Minuten, ziehen. Danach seiht man ab.
Ein Aufguss (Tee) empfiehlt sich bei empfindlichen Blüten, stark ätherischen Pflanzen und schleimhaltigen Samen.

ABKOCHUNG (DEKOKT)

Man setzt die Pflanzen kaltem Wasser zu und bringt alles mehr oder weniger lang zum Kochen: 2–3 Minuten für Stängel, Blätter und Früchte, 5 oder mehr Minuten für Rinden und Wurzeln. Danach noch kurz ziehen lassen und dann abseihen.

KALTAUSZUG (MAZERAT)

Die Flüssigkeit für den Auszug kann Wasser, Alkohol, Wein oder Essig sein. Nimmt man Wasser, so weicht man die Pflanzen in der kalten oder lauwarmen Flüssigkeit mehrere Stunden lang ein (10–12 Stunden im Allgemeinen). Die wässrigen Auszüge dürfen nicht länger als 12 Stunden stehen, weil sonst die Flüssigkeit oxydiert und in Gärung übergeht.
Nimmt man Alkohol, Wein, Essig, Öl, so kann man den Auszug ohne Schaden auf mehrere Tage lang ausdehnen. Danach abseihen.

Verwendung der Pflanzen

SÜSSEN

Zum Süßen kann man dem Teeaufguss Zucker, Fruchtsaft oder besser noch Honig hinzufügen. Wenn Sie all diese Zucker vermeiden wollen, fügen sie aromaverbessernde Pflanzen hinzu, z. B. Süßholz, Zitronenverbene, Zitronengras, Minze, Anis, Heidelbeeren oder *Stevia*.

ANWENDUNGSZEIT UND -DAUER

Der Zeitpunkt, wann man die Kräutertees zu sich nehmen soll, ist von der Wirkung und Funktion der verwendeten Pflanzen abhängig. Diejenigen, die die Leber entlasten und den Cholesterinspiegel senken sollen, nimmt man vor den Mahlzeiten ein, jene für die Verdauung nach den Mahlzeiten. Im Falle von Luftschlucken oder Blähungen trinkt man sie 10 Minuten vor oder 1 Stunde nach den Mahlzeiten. Andere wiederum je nach Bedarf.

Die Dauer einer Heilpflanzentherapie kann sehr unterschiedlich sein. Einige Pflanzenmedikamente nimmt man für einige Tage oder einmalig, immer dann, wenn es notwendig ist (Luftschlucken, Verstopfung); andere muss man fortwährend (Diabetes, Bluthochdruck); bei wieder anderen wird eine Kur von 3 Wochen empfohlen (Kreislauf, Steinleiden). Wenn Sie Fragen haben und nicht wissen, was Sie genau machen sollen, fragen Sie einen Fachmann.

MAßE UND GEWICHTE DER PFLANZEN UND FLÜSSIGKEITEN

Die Angaben für die Flüssigkeiten sind die gnauen Gewichtsangaben (in Gramm). Für die Pflanzen sind sie nur näherungsweise angegeben, denn es gibt hier große Unterschiede in der Dichte.

Messgefäß	Wasser	Sirup	Öl
1 Teelöffel	5 g	6,5 g	4,5 g
1 Esslöffel	15 g	19,5 g	13,5 g
1 Likörglas	30 g	39 g	27 g
1 Rotweinglas	70 g	91 g	63 g
1 Wasserglas	150 g	185 g	135 g
1 Tee- oder Kräuterteetasse	150 g	185 g	135 g
1 Schale	200	246 g	180 g

Bei Tinkturen rechnet man durchschnittlich 40 Tropfen je Gramm.

Die Pflanzen von A bis Z

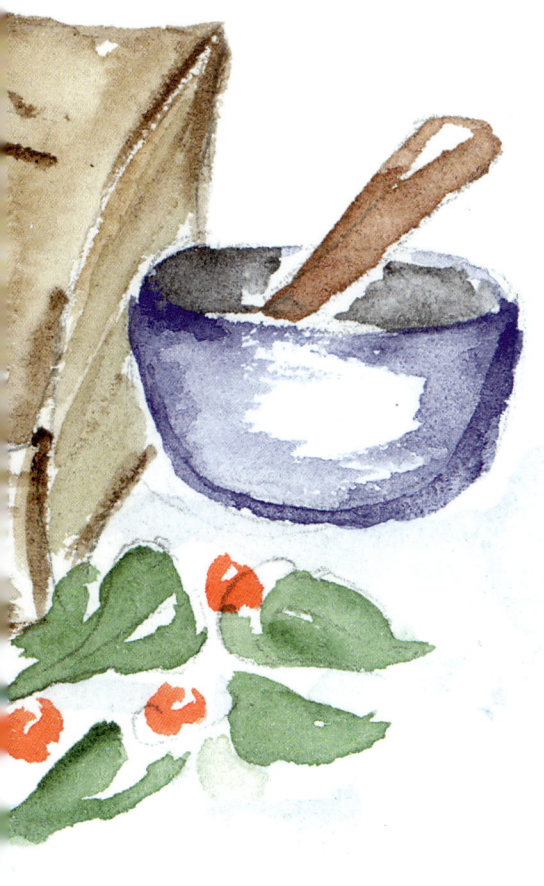

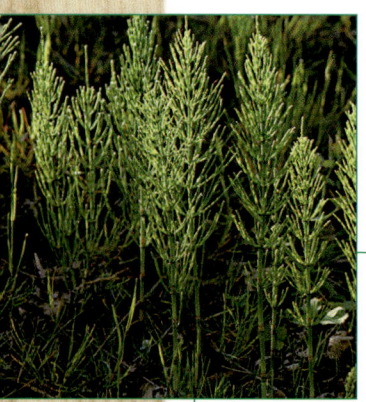

ACKERSCHACHTELHALM
***Equisetum arvense* (Equisetaceae, Schachtelhalmgewächse)**

- *Equisetum* kommt von »equus«, »Pferd«, und »seta«, »Seide«, da die Sporentriebe der Pflanze einem Pferdeschwanz ähneln; *arvense* heißt »Acker-«.

- **Volksnamen, Synonyme:** Zinnkraut, Katzenwedel, Schaftheu, Pfannenbutzer, Scheuerkraut.

- Die Stängel der sterilen Triebe dienten zum Putzen und Polieren von Zinngeschirr.

BESCHREIBUNG
Der Ackerschachtelhalm ist eine ausdauernde Pflanze mit kriechendem Rhizom, das Haarwurzeln entsendet. Er hat zweierlei Stängel: Die einen sind steril, 50 cm bis 1 m hoch, sehr kräftig, aufrecht, gerillt, hohl, knotig; sie tragen an jedem Knoten eine häutige Stängelscheide, aus der feste, aufrechte Seitenäste wachsen. Die anderen sind fruchtbar, kleiner und erscheinen vor den ersteren zu Anfang des Frühjahrs. Sie sind rotbraun, dicker, besitzen eine größere, längere, häutige Stängelscheide und tragen an ihrem Ende längliche Ähren, die von Sporenkapseln besetzt sind.

ANBAU UND SAMMELN
Der Ackerschachtelhalm ist in Europa an feuchten Stellen verbreitet und kann bis in 2500 m Höhe vorkommen. Man vermehrt ihn durch Teilung der Wurzelstöcke im Herbst oder im Frühjahr. Die grünen, sterilen Stiele sammelt man von Mai bis Oktober und lässt sie in der Sonne oder in trockenen, luftigen Räumen trocknen.

VERWENDUNG
Vor allem dient der Ackerschachtelhalm aufgrund seines Kieselsäuregehalts der Mineralstoffversorgung. Diese Eigenschaft ist für den allgemeinen Gesundheitszustand von Bedeutung, aber auch für einen gesunden Knochenbau, gesunde Zähne, Haare, Nägel und für ein besseres Gleichgewicht des Nervensystems. Seine blutgerinnende Wirkung ist nützlich bei zu starken Blutungen in den Wechseljahren, bei Nasenbluten, Hämorrhoidenblutungen. Als Entwässerungsmittel lindert er Blasenentzündung, Gicht, Arthrose, Diabetes, Arteriosklerose und Bluthochdruck. Als Lotion wendet man ihn bei Unterschenkelgeschwüren an, als Mundspülmittel gegen Aphten. Man kocht 1 Esslöffel Kraut pro Tasse 3 Minuten zum Absud und trinkt 2–3 Tassen täglich. Man kann ihn auch als Pulver verwenden, indem man 1/2–1 Teelöffel davon am Morgen zu sich nimmt.

Achtung: Für eine Durchspülungstherapie auf reichliche zusätzliche Flüssigkeitszufuhr achten, nicht anwenden bei Ödemen infolge eingeschränkter Herz- oder Nierentätigkeit.

x 1,7

Die Pflanzen von A bis Z

ALANT, ECHTER
Inula helenium (Asteraceae, Korbblütler)

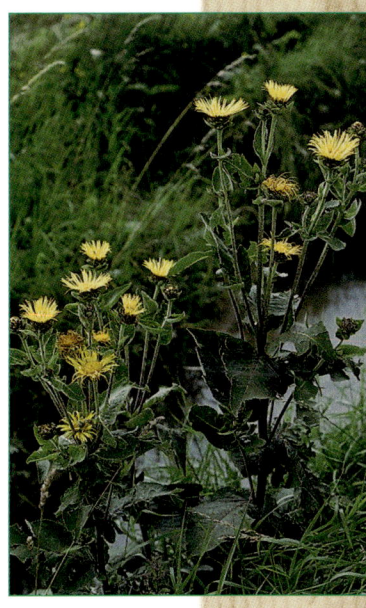

- *Inula* soll vom griechischen »ineo«, »reinigen«, kommen; *helenium* ist der griechische Name der Pflanze. Sie soll aus den Tränen der Helena, der Frau des Menelaus, welche die Ursache für den Trojanischen Krieg war, entstanden sein.

- **Volksnamen, Synonyme:** Großer oder Garten-Alant, Helenkraut, Edelherzwurz, Odinskopf.

- Obwohl die Alantwurzel unangenehm riecht, half sie, am Körper getragen, die Liebe anzuziehen. Ein Büschel im Stall aufgehängt, bewahre das Vieh vor Verhexung. Man erzählt sogar, dass die Derwisch-Tänzer die Pflanze auf glühender Kohle brennen lassen, um sich noch schneller drehen zu können.

BESCHREIBUNG

Der Alant ist eine schöne, ausdauernde Pflanze von 1–1,50 m Höhe, deren Wurzel dick, im Inneren weißlich, außen rötlich, rübenförmig ist. Der Stängel ist aufrecht, fest, rauhaarig und zur Spitze hin verzweigt. Die Blätter sind wechselständig, an der Basis sehr groß, zur Spitze hin kleiner werdend. Sie sind länglich-oval, gezähnt, grün-weißlich, an der Unterseite filzig behaart, sie umfassen den Stängel. Die gelben Blüten erscheinen von Mai bis September und bilden große, endständige, einzelne Köpfchen. Der längliche Samen trägt ein Federschirmchen, den Pappus.

ANBAU UND SAMMELN

Der Alant ist in allen Ländern Europas verbreitet; er zieht die Wälder, die feuchten Wiesen, die Hecken und Grabenränder vor. Sein Anbau verlangt eine frische und feuchte Erde. Dann lässt er sich leicht im Frühjahr durch Aussaat oder Teilung des Wurzelstocks vermehren. Die Wurzel sammelt man nach 2 oder 3 Jahren, im Frühjahr oder im Herbst. Man wäscht sie, schneidet sie und trocknet sie in der Sonne oder in warmen Räumen.

VERWENDUNG

Die Alantwurzel ist krampflösend und verdauungsfördernd, sie lindert Sodbrennen und Übelkeit und vermehrt die Gallesekretion. Durch ihre kräftigende Wirkung ist sie appetitanregend und stärkend. Sie beruhigt in hervorragender Weise die Atemwege, löst den asthmatischen Husten. Man stellt aus ihr einen Wein her (S. 329), die **Potio paulina**.
Man bereitet mit 1 Teelöffel Wurzeln pro Tasse einen Absud. Gewöhnlich trinkt man davon 2–3 Tassen täglich.
Achtung: Erhöhte Lichtempfindlichkeit, in höherer Dosierung Nebenwirkungen wie Erbrechen möglich.

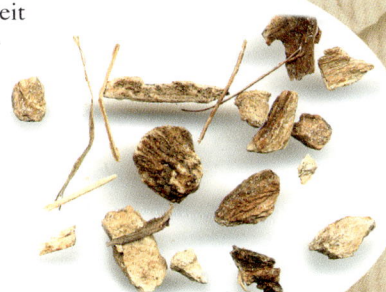

x 1

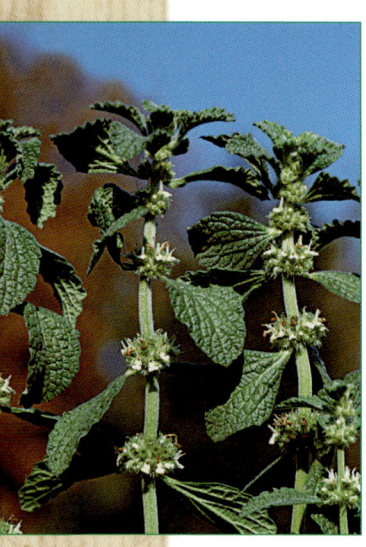
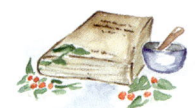

ANDORN, WEISSER
Marrubium vulgare **(Lamiaceae, Lippenblütler)**

- *Marrubium* könnte vom hebräischen »marrob«, »bitterer Saft« kommen. Der Saft der Pflanze schmeckt sehr bitter.

- **Volksnamen, Synonyme:** Antonitee, Dorant, Mauerandorn, Berghopfen, Mariennessel, Helfkraut.

- Der Andorn war bei den Ägyptern schon bekannt und wurde von diesen bei Bronchialerkrankungen und als Gegengift bei pflanzlicher Vergiftung genommen. Die Römer setzten ihn in der Malariabehandlung ein. Im Mittelalter wurde er auch im Kindbett empfohlen als wehen- und nachwehenauslösende Droge.

BESCHREIBUNG
Der Weiße Andorn ist eine ausdauernde Pflanze mit dicken, holzigen, weißlichen Wurzeln. Die 40–70 cm hohen Stängel sind fest, weißlich, rauhaarig, aufrecht und wenig verzweigt. Die gegenständigen, gestielten, ovalen, zugespitzten, gekerbten, krausen und faltigen Blätter sind graugrün und filzig behaart. Die weißen Blüten, die von Mai bis September zu sehen sind, sitzen quirlig in den Blattachseln. Die Frucht ist von dem fortbestehenden Kelch eingeschlossen.

ANBAU UND SAMMELN
Der Andorn ist in ganz Europa verbreitet; er wächst auf Ödland und an den Straßenrändern. Zur Vermehrung sät man ihn im Frühjahr in einem Anzuchtbeet an. 2 Monate später pikiert man die Pflanzen ins Freiland.
Man sammelt die Pflanzen kurz vor Blühbeginn, bindet Sträuße und hängt sie in trockenen, luftigen Räumen auf.

VERWENDUNG
Der Andorn ist ein Fiebermittel und lässt auch hohes Fieber sinken. Als bitteres Tonikum erleichtert er die Verdauung, das Einsetzen der Menstruation und lindert die damit verbundenen Schmerzen. Er ist galleabflussfördernd, aktiviert die Leber, bekämpft Herzarrhythmien, fördert den Schlaf. Bei bronchialen Infekten erleichtert er das Abhusten, beruhigt den Husten. Man kocht 1 Esslöffel Kraut pro Tasse 2 Minuten zum Absud und trinkt 2 oder 3 Tassen täglich.

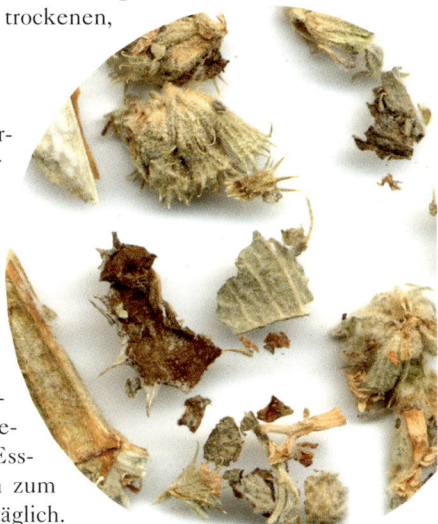

x 2

Die Pflanzen von A bis Z

ANIS
Pimpinella anisum (Apiaceae, Doldenblütler)

- *Pimpinella* bezeichnete früher die Pimpernelle, die dem Anis sehr ähnlich ist; *anisum* ist der in verschiedenen Sprachen verwendete Name.
- **Volksnamen, Synonyme:** Anis-Bibernelle, Brotsame, Runder Fenchel, Süßer Fenchel, Süßer Kümmel, Taubenanis.
- Um Alpträume zu überwinden und einen glücklichen Schlaf zu finden, füllte man lange Zeit in England in die Kopfkissen der Schlaflosen 3 gehäufte Hand voll Anissamen.

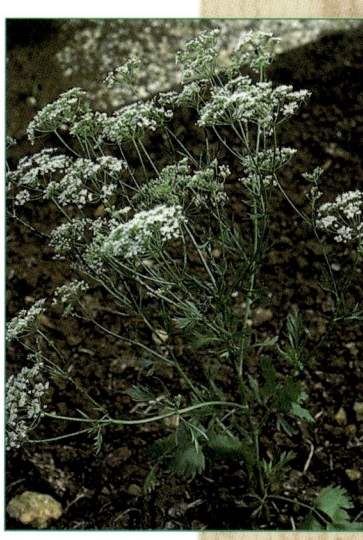

BESCHREIBUNG
Anis ist eine einjährige Pflanze mit spindelförmiger, leicht verzweigter, weißlicher Wurzel. Der Stängel ist 50 cm oder mehr hoch, aufrecht, rund, verzweigt. Er trägt wechselständige, leicht fleischige, grüne, gelappte, gezähnte und zugespitzte Blätter. Die kleinen, weißen Blüten erscheinen im Juli und bilden Dolden. Sie liefern ovale, gestreifte, graugrün-weißliche Früchte.

ANBAU UND SAMMELN
Als Pflanze aus dem Mittelmeerraum liebt der Anis trockene und offene Plätze. Eine leichte, besonnte Erde ist vorzuziehen. Man sät im Frühjahr in der Reihe oder breitwürfig und deckt die Saat nur dünn ab; oder man walzt die Saat fest. Die Pflänzchen werden nach einiger Zeit ausgelichtet, und die Pflanzen, die man behalten will, häufelt man an.
Die Samen erntet man bei ihrer Reife im August. Man schneidet die Pflanze oder reißt sie aus und drischt den Samen aus.

VERWENDUNG
Anis ist das bekannteste und gebräuchlichste, sehr wirksame blähungstreibende Mittel. Er sorgt aber nicht nur für eine gute Verdauung, indem er die verschluckte Luft aus dem Magen treibt und die krampfhaften Blähungen löst. Er regt auch die Milchbildung der stillenden Mütter an, beruhigt Asthma, den nervösen Husten, die Koliken des Säuglings (gemeinsam mit Dill und Fenchel). Er ist Bestandteil verschiedener Mischungen (siehe Blähungstee, S. 365).
Man kocht 1 Teelöffel Samen pro Tasse 3 Minuten zum Absud. Wie bei blähungstreibenden Mitteln üblich, trinkt man davon 10 Minuten vor den Mahlzeiten oder 1 Stunde danach.
Achtung: Allergische Reaktionen sind möglich.

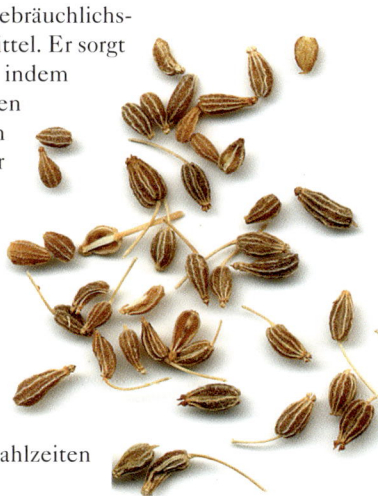

x 1,8

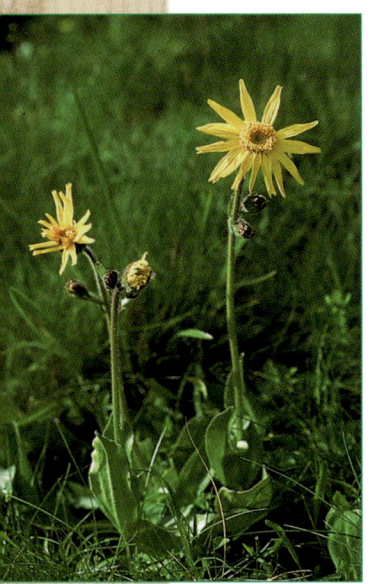

ARNIKA, BERGWOHLVERLEIH
Arnica montana (Asteraceae, Korbblütler)

- Der Ursprung des Pflanzennamens ist schwierig zu definieren, vielleicht liegt er im griechischen »arnos«, »Lamm«, oder in »ptarnica«, »die zum Niesen bringt«. (Die Pflanze ist erst seit der Neuzeit sicher belegt.
- **Volksnamen, Synonyme:** Kraftwurz, Fallkraut, Wundkraut, Mutterkraut, Engelkraut, Stichkraut.
- Die Arnika hat auch den Volksnamen »Johannisblume«, weil sie zu den Sonnwendkräutern gehörte. Sie sollte vor Blitzschlag schützen und böse Geister abwehren.

BESCHREIBUNG

Die Arnika ist eine Gebirgspflanze mit schwärzlicher, mit faserigen Würzelchen besetzter Kriechwurzel. Der etwa 50 cm hohe Stängel ist rund und behaart. Die Blätter entspringen fast alle am Stängelgrund. Sie sind sitzend, oval, ganzrandig, dick, mit hervortretenden Blattadern, leicht behaart.
Die Blüten sitzen einzeln oder in Gruppen endständig am Stängel. Sie sind orangegelb, mit langgestreckten Zungenblüten. Sie erblühen von Mai bis Juli.

ANBAU UND SAMMELN

Arnika wächst in 600–2400 m Höhe, zwischen den Felssteinen und auf Böden, die reich an Heideerde sind. Sie liebt Schutz und Schatten.
Man vermehrt sie durch Aussaat im Herbst oder im Frühjahr und pikiert die jungen Pflanzen im August oder im Herbst. Der Anbau ist schwierig.
Die Blüte sammelt man ganz zu Beginn der Blütezeit; sie ist empfindlich und wird in sehr trockenen Räumen getrocknet.

VERWENDUNG

Die Arnika hat eine leichte Wirkung auf Kreislauf, Leber, Niere, Därme; man benutzt sie als leichtes Beruhigungsmittel und um Asthma zu lindern. Am wertvollsten ist sie jedoch, wenn man ihre Wirkstoffe in Alkohol auszieht, also eine Tinktur herstellt. Diese ist wohltuend bei Verletzungen. Wenn man Umschläge auf Stoßverletzungen macht, ist es ratsam, die Tinktur vor der Anwendung mit etwas Wasser zu verdünnen.
Achtung: Arnika nicht innerlich anwenden. Bei der äußerlichen Anwendung kann es zu allergischen Reaktionen kommen.

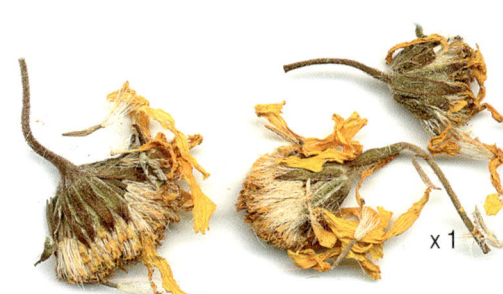

x 1

Die Pflanzen von A bis Z

ARTISCHOCKE
Cynara scolymus (Asteraceae, Korbblütler)

- *Cynara* kommt vom griechischen »kinara«, was Distel bedeutet, und *scolymus* von »skolos« (Stachel).

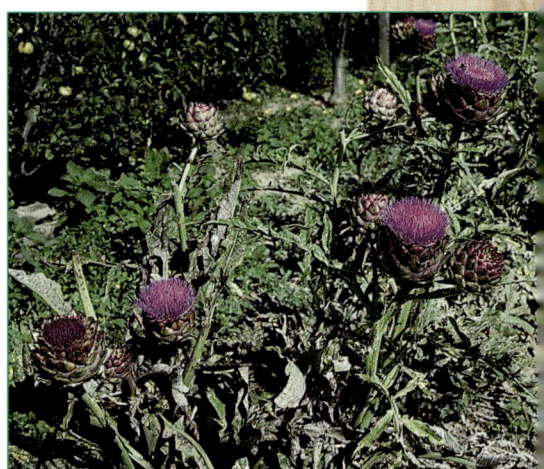

BESCHREIBUNG
Die Artischocke ist eine ausdauernde Pflanze mit einer dicken, fleischigen und harten Wurzel. Der etwa 1 m hohe, wenig verzweigte Stängel trägt sehr große, tief in gezähnte Lappen geteilte Blätter, die blassgrün an der Oberseite, weißlich an der Unterseite sind. Die Blüten bilden sehr dicke Köpfchen von 6–15 cm Durchmesser, welche von zahlreichen spitzen, kräftigen und an der Basis fleischigen Deckblättern umhüllt sind. Diese fleischigen Deckblätter sind eine Delikatesse. Der Samen trägt ein Federschirmchen, den Pappus.

ANBAU UND SAMMELN
Sie ist im Süden Europas beheimatet, existiert aber nicht als Wildpflanze, sondern wird in Gemüsegärten angebaut.
Im Herbst oder im Frühjahr nimmt man die Schösslinge ab, die sich am Fuß des Wurzelstocks entwickeln. Man mulcht sie mit Mist, Stroh oder Torf.
Man pflanzt die Ableger in ziemlich tief ausgehobene und stark mit Mist angereicherte Erde, mit ziemlich großem Abstand zwischen den Pflanzen.
Die Blüten sammelt man vor dem Aufblühen, von Mai bis Juni. Sie werden zum Trocknen ausgebreitet oder in Sträußen aufgehängt.

VERWENDUNG
Das samtig, wattige Aussehen der für den Arzneibedarf geschnittenen Artischockenblätter erweckt einen wenig appetitanregenden Eindruck. Das trügt, denn obschon der Tee etwas bitter schmeckt, gehört er doch zu den wunderbaren Pflanzentees für die Leber, deren Galleproduktion und -sekretion er stimuliert, wodurch die Cholesterin-, Harnstoff- und Harnsäurewerte gesenkt werden. Er regt die Verbrennung der Zucker und Fette an. Die Artischocke wirkt auch bei Arteriosklerose, Atheromen (Grützbeutel), Nierenentzündungen und anderen Nierenleiden, Diabetes II, einigen Hautkrankheiten.
Um Dickmilch (siehe S. 42) herzustellen, nimmt man eher die lila Blütchen der **Kardone**. Aus den Artischockenblättern bereitet man einen Absud, indem man 1 Esslöffel Blätter pro Tasse 2 Minuten kocht. Man trinkt 2–3 Tassen täglich. Während des Stillens ist vom Genuss der Artischocke als Gemüse wie auch als Tee abzuraten, da sie den Milchfluss erschwert.
Achtung: Nicht anwenden bei Allergie gegen Korbblütler, bei Gallensteinen oder Verschluss der Gallenwege.

DICKMILCH

Cynara cardunculus oder **Kardone** enthält ein Ferment, das den Vorteil hat, Milch ab 35 °C dick zu legen. Es wird bei 65 °C zerstört.

In ein Säckchen oder feines Leinen bindet man 20 g Kardonen und legt das Ganze in 1 Liter Milch ein, die man auf über 35 °C erwärmt, 65 °C dürfen nicht überschritten werden; anschließend 30 Minuten auf der gewünschten Temperatur halten. Dann entfernt man das Säckchen und lässt die Milch abkühlen.

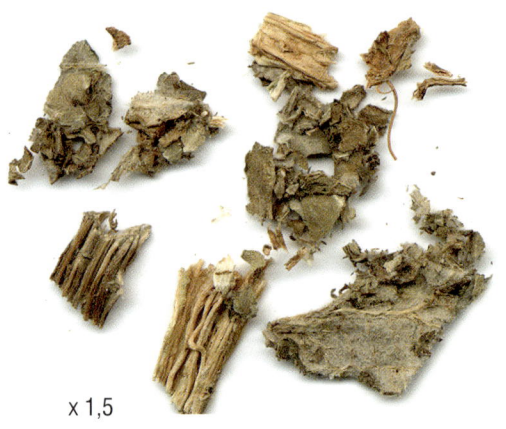

x 1,5

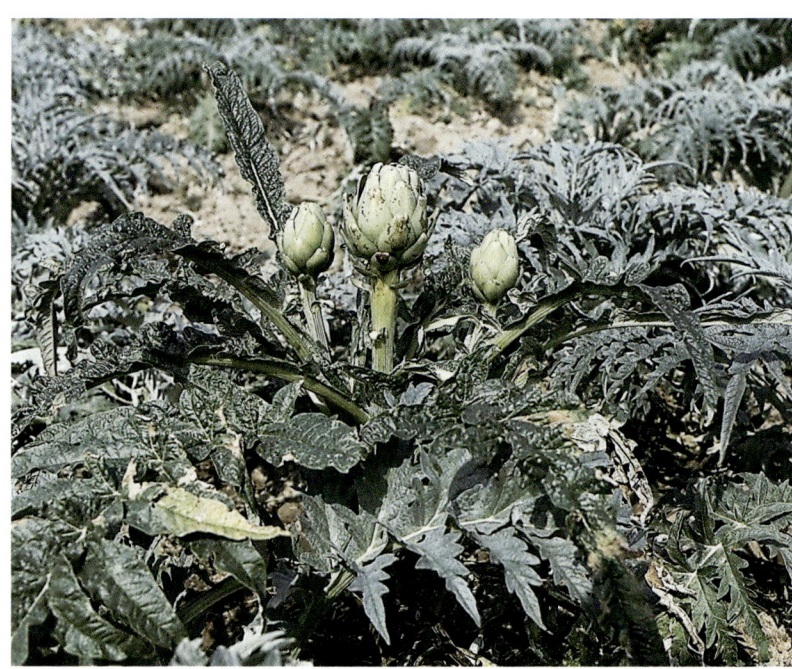

Die Pflanzen von A bis Z

AUGENTROST, GEWÖHNLICHER

Euphrasia rostkoviana (Scrophulariaceae, Rachenblütler)

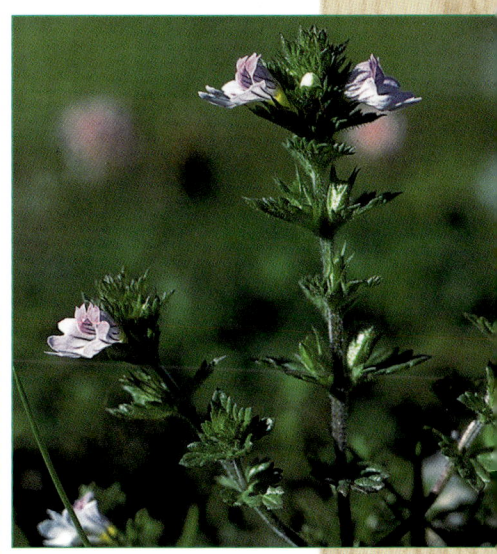

- *Euphrasia* bedeutet im Griechischen »Wohlbefinden, Frohmut«, weil derjenige, der diese Pflanze benützt, in heitere Stimmung kommt; *rostkoviana* kommt vom Namen eines deutschen Arztes Ende des 18. Jh.s
- **Volksnamen, Synonyme:** Augendank, Augustinuskraut, Grummetblume, Herbstblümle, Milchschelen, Wegleuchte, Wiesenwolf.
- Die Pflanze ist ein Halbschmarotzer auf vielen anderen Pflanzen, denen sie mit den Wurzeln die Nährstoffe entzieht.

BESCHREIBUNG

Der Augentrost ist eine einjährige, 20–30 cm hohe Pflanze mit einem aufrechten, runden, von der Basis ab verzweigten Stängel. Die sitzenden, ovalen, gezähnten Blätter sind frisch grün. Die von April bis Oktober sichtbaren Blüten sind weiß, lila geädert und sitzen in den oberen Blattachseln. Die Frucht ist eine eiförmige Kapsel, die zahlreiche kleine, spindelförmige Samen enthält.

ANBAU UND SAMMELN

In Europa ist der Augentrost häufig. Er bevorzugt Weiden, trockene Rasenflächen und Waldränder. Es handelt sich um eine Halbschmarotzerpflanze, deren Anbau schwierig ist. Man kann sie dennoch über Samen vermehren, wenn das Gelände von Wirtspflanzen bewachsen ist. Man erntet kurz vor dem Aufblühen, bindet die Stängel zu Sträußen und lässt sie trocknen.

VERWENDUNG

Der Augentrost wirkt entzündungshemmend. Sein Absud in gesalzenem Wasser entstaut die Nebenhöhlen, lindert Entzündungen durch Heuschnupfen, Nebenhöhleninfekte, Schnupfen und bekämpft das Nasentröpfeln.
Am berühmtesten ist Augentrost in seiner Verwendung für die Augen; bei tränenden Augen, Bindehautentzündungen, Gerstenkörnern, Lidrandentzündungen macht man Spülungen oder Umschläge.
Man kocht 1 Esslöffel geschnittenes Kraut pro Tasse 3 Minuten und seiht ab. Mit einer Augenbadewanne macht man mehrmals täglich Augenbäder. Die Nase behandeln man mit ca. 10 Tropfen in jedes Nasenloch mehrmals am Tag.
Achtung: Bei Augenbädern Gefahr der Augenreizung durch Drogenpartikel.

x 1,8

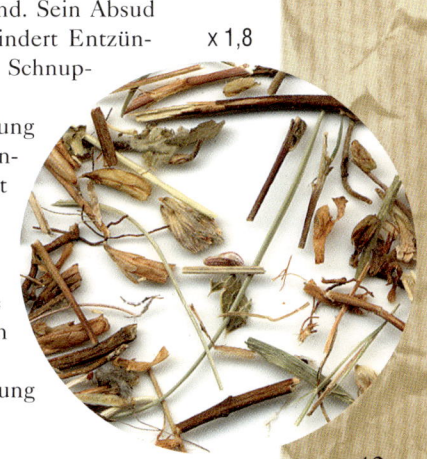

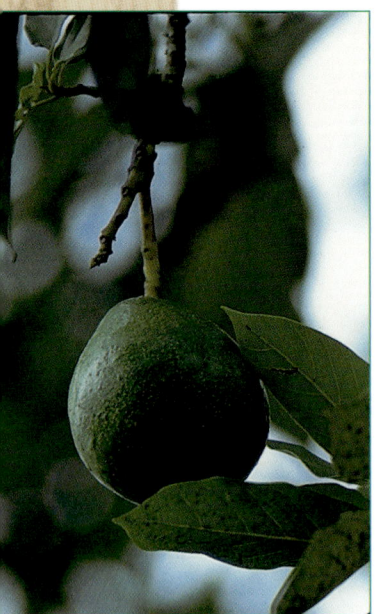

AVOCADOBAUM
Persea americana (Lauraceae, Lorbeergewächse)

- *Persea* ist vom griechischen Halbgott Perseus abgeleitet; *americana* zielt auf die Herkunft: Sämtliche Arten der Gattung sind in den Tropen Amerikas beheimatet.

- Die alte Kulturpflanze wurde schon in der Aztekenzeit angebaut. Ihr aztekischer Name ist »ahuacatl«. Wenn ein Avocadokern keimt, den man in der Wohnung auf einen Wasserkrug gelegt hat, wird er als einer der wirksamsten Glücksbringer erachtet.

BESCHREIBUNG
Der Avocadobaum ist ein Baum aus der Familie der Lorbeergewächse und liefert die bekannte, mehr oder weniger ovale Frucht, die von der Form her an eine Birne erinnert.

ANBAU UND SAMMELN
Der Avocadobaum kommt in unserem Klima nicht vor. Er liebt warme Böden und die Sonne Afrikas, des Orients, der Martinique, von Guadeloupe etc. Man sammelt die Blätter ganzjährig, wählt dabei die jüngsten aus.

VERWENDUNG
Die Avocadoblätter wirken verdauungsfördernd und erleichtern das Einsetzen der Menstruation. Sie lindern die damit verbundenen Schmerzen. Aber man verwendet sie hauptsächlich wegen ihrer antidiabetischen Eigenschaften.
Man lässt 2–3 Minuten 1 Esslöffel geschnittene Blätter pro Tasse kochen und anschließend 10 Minuten ziehen.
Täglich trinkt man 2–3 Tassen.

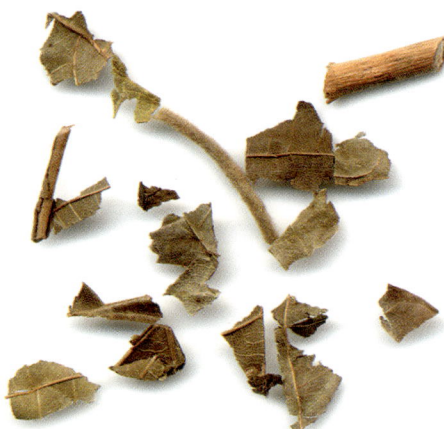

x 1,5

Die Pflanzen von A bis Z

BALDRIAN
Valeriana officinalis (Valerianaceae, Baldriangewächse)

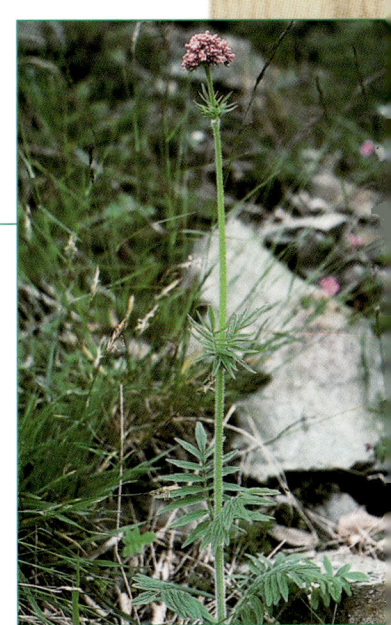

- *Valeriana* bedeutet »sich wohl fühlen«, da die Pflanze entspannt und die Psyche ausgleicht. Baldrian wurde schon in mittelhochdeutschen Schriften erwähnt, als im Lateinischen der Baldrian noch »phu« hieß. Möglicherweise geht der deutsche Name auf den Lichtgott Baldur zurück. Baldur hat ebenfalls ein friedliches, ausgeglichenes Wesen.

- **Volksnamen, Synonyme:** Augenkraut, Katzenkraut, Balderjan.

- Baldrian galt in der Frühen Neuzeit als Theriak des kleinen Mannes, also als billiges Allheilmittel. Besonders wurde damals eine sehkraftverstärkende Wirkung geschätzt, und Baldrian war zusammen mit anderen Kräutern in den Schweizer »Augenbündeli«, kleinen Kräutersträußchen, die sich Augenleidende um den Hals hängten. Man war auch der Meinung, dass gemeinsames Baldrianteetrinken Frieden und Freundschaft fördere.

BESCHREIBUNG
Der Baldrian ist eine ausdauernde Pflanze mit senkrechtem Wurzelstock und braun-fahlgelben, dicken Wurzeln. Der Stängel, der 1 m hoch werden kann, ist rund, gerillt, aufrecht, im Gipfel ein wenig verzweigt. Die gegenständigen Blätter sind in 7–20 längliche, zugespitzte, tief gezähnte Teilblättchen gefiedert. Die kleinen, altrosa Blüten, die von Mai bis August zu sehen sind, bilden am Stängel endständige Doldentrauben. Die Frucht ist oval und trägt einen Pappus.

ANBAU UND SAMMELN
Der Baldrian ist in Europa weit verbreitet. Er zieht frische und feuchte Böden vor und wächst nicht über 1000 m Höhe. Man vermehrt ihn durch Aussaat der Samen im Frühjahr oder durch Teilung der Wurzelstöcke im Herbst. Man sammelt die Wurzeln im Herbst, wäscht sie, schneidet sie und legt sie in warmen Räumen zum Trocknen aus. Während der ziemlich langen Trocknungszeit entwickelt sich ein starker, eigenartiger Duft. Um zu vermeiden, dass dieser das ganze Haus durchdringt, bewahrt man das Trockengut nach der Trocknung in fest verschlossenen Behältern auf.

VERWENDUNG
Baldrian wirkt beruhigend, schlaffördernd, entspannend und erholend. Er hat damit eine wohltuende Wirkung auf die Psyche und bekämpft Depressionen. Er ist ein Anaphrodisiak. Einige Autoren haben eine Wirkung gegen Urämie und Diabetes festgestellt. Man kocht 1 Teelöffel Kraut pro Tasse 3–4 Minuten. Wenn nötig, trinkt man mehrere Tassen am Tag, eine abends vor dem Schlafengehen.
Achtung: Bei längerer Verwendung können Nebenwirkungen wie Kopfschmerzen auftreten.

x 1,7

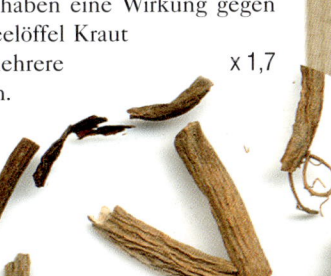

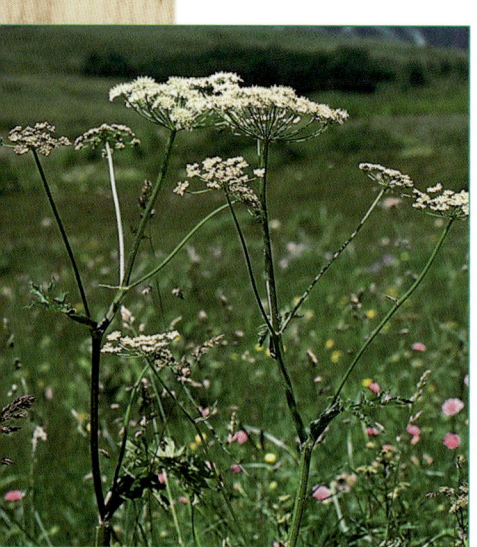

BÄRENKLAU, WIESEN-
Heracleum sphondylium (Apiaceae, Doldenblütler)

- *Heracleum* kommt vom griechischen Helden Herakles, dem die Pflanze aufgrund ihrer Stärke gewidmet ist; *sphondylium* kommt vom griechischen »sphondulos«, »Wirbel«.
- **Volksnamen, Synonyme:** Bärentatze, Herkuleskraut, Wiesenrhabarber.
- Der Name Wiesenrhabarber kommt daher, dass die jungen Stängel als Kompott zubereitet werden können.

BESCHREIBUNG

Der Bärenklau ist eine zweijährige oder ausdauernde Pflanze mit einer wenig verzweigten, weißen Pfahlwurzel. Der aufrechte, 1–2 m hohe Stängel ist dick, rund, gerillt, behaart. Die gegenständigen Blätter sind sehr groß, behaart, drei- bis fünffach gelappt, gezähnt, an den Stängelspitzen herzförmig. Die weißen Blüten bilden große, endständige Dolden. Die Frucht ist eiförmig, gedrungen, längs gefurcht.

ANBAU UND SAMMELN

Der Bärenklau kommt in ganz Europa ziemlich häufig vor. Er bevorzugt kühle Standorte, Hecken und Bachufer. Die Wildpflanze deckt den Bedarf der Heilpflanzenkunde bei weitem, aber man kann den Bärenklau auch im Frühjahr aussäen und, sobald die Pflänzchen entwickelt sind, versetzen. Man kann ihn auch durch Teilung des Wurzelstocks vermehren. Man sammelt die Blüten vor dem Aufblühen und breitet sie in trockenen, luftigen Räumen aus.
Achtung: Bärenklau nur bei bedecktem Himmel mit Handschuhen sammeln, denn er enthält photosensibilisierende, stark hautreizende Substanzen.

VERWENDUNG

Der Bärenklau ist ein gutes Diuretikum, wirkt gegen Bluthochdruck, erleichtert schmerzhafte Monatsblutungen, rheumatische Beschwerden, die Verdauung. Aber vor allem ist seine aphrodisische Kraft von Interesse: Er wirkt kräftigend, stimulierend, erregend.
Man bereitet mit 1 Esslöffel geschnittener Blätter pro Tasse eine leichte Abkochung und trinkt 1– 2 Tassen täglich.
Achtung: Nach dem Genuss von Bärenklaudroge sollte man sich nicht der Sonne aussetzen, denn es könnte zu Hautreizungen und Schwellungen kommen. Es sind nur junge Pflanzen zu verwenden, da ältere leicht giftig sind. Verwechslungsgefahr mit Riesen-Bärenklau, Hundspetersilie und Geflecktem Schierling!

x 1,3

Die Pflanzen von A bis Z

BÄRENTRAUBE

Arctostaphylos uva-ursi (Ericaceae, Heidekrautgewächse)

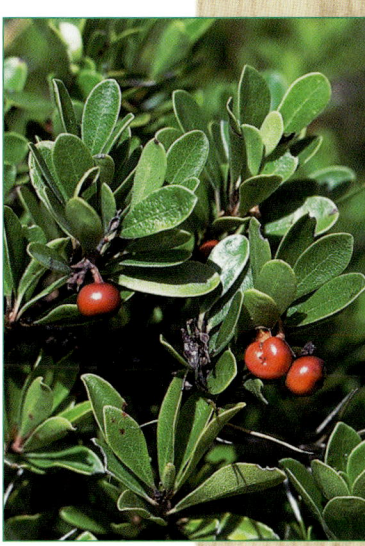

- *Arctostaphylos* kommt vom griechischen »arctos«, »Bär«, und »staphyle«, »Traube«; *uva-ursi*, vom lateinischen »uva«, »Weinstock«, und »ursi«, »Bär«. Die Bären schwärmen für diese Frucht.
- **Volksnamen, Synonyme:** Harnkraut, Moosbeere, Wolfsbeere.
- Die Bärentraube ist eine Färberpflanze und wurde von den Indern bevorzugt für die Bemalung der heiligen Tücher und Kleider verwendet. Die Farbe ist ein schönes, dunkles Ocker.

x 1,5

BESCHREIBUNG

Die Bärentraube ist ein Ausläufer treibender Kleinstrauch, dessen niederliegende Zweige zwischen 50 cm und 2 m lang werden, verzweigt und rötlich sind. Er trägt wechselständige, kurz gestielte, ovale, ganzrandige, dicke, glänzende, an der Oberseite dunkelgrüne, an der Unterseite blassere, immergrüne Blätter. Die weißen oder rosa Blüten bilden endständige Trauben und bringen eine rote, fleischige Frucht hervor, die die Samen enthält.

ANBAU UND SAMMELN

Die Bärentraube bevorzugt trockene, steinige und schattige Plätze zwischen 600 und 2400 m Höhe. Man vermehrt sie durch Aussaat ihrer Samen. Im Frühjahr pikiert man in Töpfe oder ins Freiland. Man kann auch Schösslinge abstechen oder Absenker machen. Die Blätter der Triebspitzen sammelt man das ganze Jahr über. Man trocknet sie in der Sonne oder im Schatten.

VERWENDUNG

Die Bärentraube ist adstringierend, antiseptisch und diuretisch, alles Eigenschaften, die bei Harnwegserkrankungen wie Blasenentzündung, Inkontinenz und Harnverhalt, Prostatahypertrophie, zu hohem Harnstoffgehalt und Harnröhrenentzündung geschätzt sind. Durch den hohen Gehalt an Tannin wird sie bei Durchfällen und zu starken Regelblutungen empfohlen.
Man bereitet eine Abkochung, indem man 1 Esslöffel Blätter pro Tasse oder 4 Esslöffel pro Liter 3 Minuten kochen lässt. Empfindliche Personen sollten die Blätter kalt ansetzen. Man trinkt 1 Liter am Tag. Eine braun-grünliche Verfärbung des Urins ist nach der Einnahme normal.
Achtung: Bärentraubenblätter können Magenbeschwerden auslösen. Sie sollten über längere Zeit nur auf ärztlichen Rat, von Schwangeren, Stillenden und Kindern unter 12 Jahren gar nicht verwendet werden.

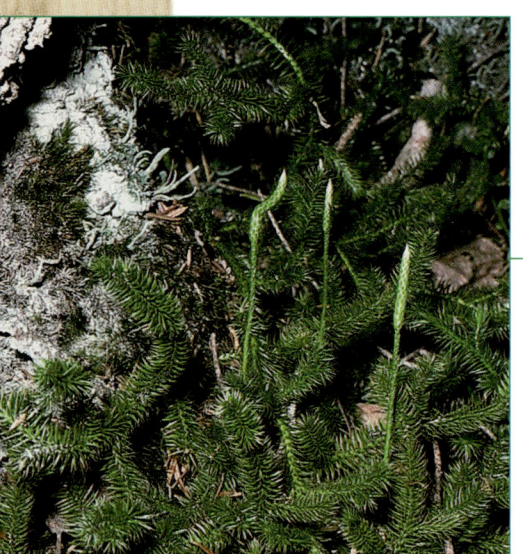
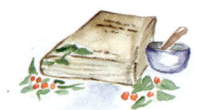

BÄRLAPP, KEULEN-
Lycopodium clavatum (Lycopodiaceae, Bärlappgewächse)

- *Lycopodium* kommt vom griechischen »lycos«, »der Wolf«, und »podion«, »kleiner Fuß«, dies spielt auf die Form seiner Verzweigungen an; *clavatum* kommt vom lateinischen »clava«, »Keule«, die Ähre gleicht einer Keule.

- **Volksnamen, Synonyme:** Alpenmehl, Blitzpulver, Drudenfuß, Erdschwefel, Gichtmoos, Harnkraut, Hexenmehl, Keulenförmiger Bärlapp, Schlangenmoos, Wolfskraut.

- Das Sporenpulver des Bärlapps wurde und wird vielseitig genutzt: Als die Pillen noch nach Arztanweisung vom Apotheker gefertigt wurden, hat man sie, nachdem sie gedreht waren, mit Bärlappsporenpulver überstreut, damit sie nicht zusammenkleben.

BESCHREIBUNG

Der Bärlapp ist eine ausdauernde Pflanze mit einem kriechenden Stängel, der manchmal mehr als 1 m lang wird und sich in zahlreiche, aufwärts strebende Verzweigungen teilt. Die wechselständigen, sitzenden, linealischen, schmalen, kleinen Blätter bedecken die Stängel vollkommen und geben ihnen ein struppiges Aussehen. Die Sporangien bilden 2–3 längliche, walzige, endständige Ähren, die dachziegelartig von dreieckigen Hochblättern umhüllt werden.

ANBAU UND SAMMELN

Der Bärlapp ist in Mitteleuropa selten und steht in Deutschland unter Naturschutz. Er kann bis in 2500 m Höhe wachsen. Man vermehrt ihn durch Teilung des Wurzelstocks. Die Sporen erntet man, sobald sie reif sind, von Juli bis August. Man schneidet die Ähren und schüttelt sie, um das Pulver zu gewinnen. Man sammelt die Pflanzen gleichzeitig, bündelt sie und lässt sie flach in trockenen, luftigen Räumen trocknen.

VERWENDUNG

Das Sporenpulver des Bärlapps hat den Vorteil, dass es Fettmoleküle aufsaugt. Man verwendet es als Trockenshampoo und als Ersatz für Talkpuder, um Hautreizungen bei Fettleibigkeit zu beruhigen, Wundliegen zu verhindern und in der Babypflege. Die Pflanze wirkt entwässernd, antirheumatisch, antidiarrhöisch.

Man kocht 1 Esslöffel Kraut pro Tasse leicht 2 Minuten und trinkt 2–3 Tassen täglich.

Achtung: Bärlappkraut ist giftig; daher nicht überdosieren oder über längere Zeit verwenden.

x 2,5

Die Pflanzen von A bis Z

BÄRLAUCH
Allium ursinum (Liliaceae, Liliengewächse)

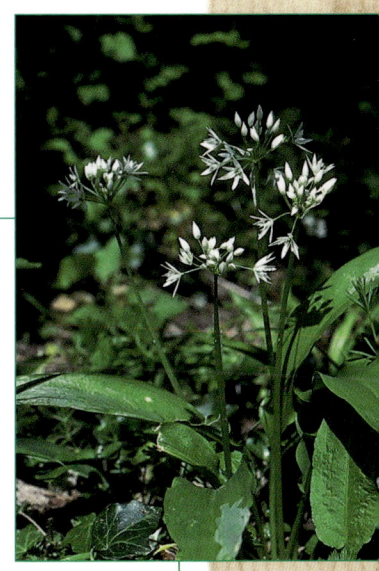

- *Allium* ist ein von Virgil verwendetes Wort, das »brennend« bedeutet, zweifellos aufgrund der Eigenschaften der Pflanze; *ursinum* bedeutet »Bär«. Der Ausdruck »Bärlauch« kommt von der Tatsache, dass die Bären nach ihrem Winterschlaf Bärlauch fressen, um ihren Darm zu reinigen.

- **Volksnamen, Synonyme:** Hexenknofel, Hexenzwiebel, Ramsel, Waldknoblauch, Wilder Knoblauch, Wurmlauch, Zigeunerlauch.

- Alle Knoblaucharten haben sehr starke magische Kräfte. In Savoien pflegte man den Brauch, Stücke davon in die Flüsse zu werfen, um das Wasser zu reinigen. Eine Quelle aus dem 18. Jh. besagt, dass man mit einer Halskette aus Knoblauchzehen, die man 13 Tage lang trägt, die Gelbsucht heilen kann.

BESCHREIBUNG

Der Bärlauch ist eine krautige Pflanze von 15–30 cm Höhe. 2 grüne, ovale und zugespitzte Blätter entspringen am Stängelgrund, welcher ein wenig weich ist. Die reinweißen Blüten erscheinen von Mai bis Juni und bilden endständige Scheindolden. Die Frucht ist eine dreikantige Kapsel, die schwärzliche, runde Samen enthält.
Achtung: Verwechslungsgefahr mit Maiglöckchen und Herbstzeitlose. Bärlauchblätter duften knoblauchartig!

ANBAU UND SAMMELN

Der Bärlauch ist in feuchten Wäldern und Gebüschen weit verbreitet. Man beginnt die Kultur im Herbst, indem man Zwiebeln vereinzelt und sie pflanzt. Man kann ihn auch im Frühjahr in leichte Erde säen und pikieren, sobald sich die ersten Zwiebeln bilden.
Die Blätter werden im Frühjahr gesammelt und zu Sträußen gebunden. Man trocknet sie in luftigen Räumen. Seltsamerweise ziehen sie in trockenem Zustand Spinnen an.

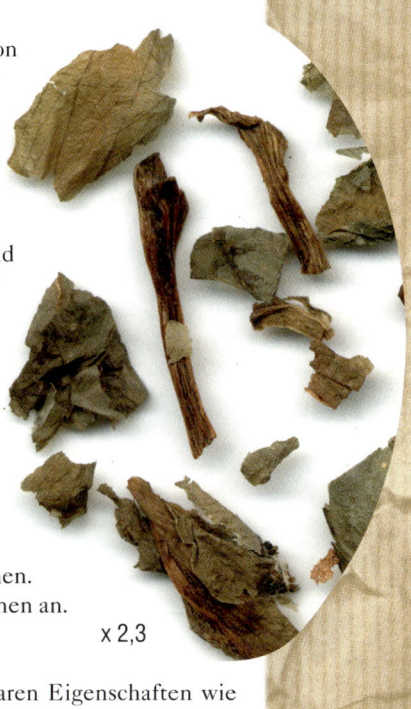

x 2,3

VERWENDUNG

Im Bärlauch finden sich dieselben wunderbaren Eigenschaften wie im Kulturknoblauch: Er ist bakterienhemmend, keimtötend, fäulnishemmend. Man nimmt ihn zur Verdauungsförderung, um Bronchialspasmen zu beruhigen, gegen Bluthochdruck, Durchfälle und andere Schwächen des Darmsystems, als Blutreinigungsmittel bei Hautproblemen, bei Schlafstörungen, wenn diese ihre Ursache in der Verdauung haben.
Man kocht 1 Esslöffel geschnittenes Kraut 2 Minuten und trinkt davon täglich 2 Tassen.

BASILIKUM
Ocimum basilicum **(Lamiaceae, Lippenblütler)**

- *Basilicum* kommt vom griechischen »basilicon«, »königlich«, sein Geruch ist sehr angenehm.

- **Volksnamen, Synonyme:** Basilienkraut, Königskraut, Königsbalsam, Josefskräutlein, Hirnkraut, Pfefferkraut.

- Im Mittelalter glaubte man, Basilikum könne Basilisken abwehren. Man verstand darunter schlangenartige, bekrönte Ungeheuer, die von einer Kröte ausgebrütet wurden und die allein durch ihren Blick töten können. Es ist die Redewendung geblieben, dass jemand »Basiliskeneier ausbrüte«. In den Dörfern Kroatiens sagte man, wenn ein bisher unbescholtenes Mädchen sich in einen jungen Mann mit weniger gutem Ruf verliebte: »Er hat sie mit Basilikum bekommen.«

BESCHREIBUNG
Das Basilikum ist eine einjährige Pflanze mit einem aufrechten, verzweigten und leicht behaarten Stängel von etwa 40 cm Höhe. Die gegenständigen Blätter sind herzförmig, dick, dunkelgrün, leicht gezähnt, bedeckt mit drüsigen Pünktchen. Die weißrötlichen Blüten erscheinen im Juni. Sie sind quirlständig, in ihrer Gesamtheit erscheinen sie als lange, endständige Ähren. Die ovale, braune Frucht wird vom Kelch eingeschlossen.

ANBAU UND SAMMELN
Das Basilikum ist in Indien beheimatet und liebt deshalb die sonnigen Böden des Mittelmeerraums. Es hat eine Vorliebe für Trockenheit. Man vermehrt es durch flache Aussaat im Frühjahr, dann versetzt man die Pflänzchen in eine angefeuchtete Erde. Zur Ernte schneidet man die Pflanze kurz vor der Blüte. Man lässt sie in Sträußen aufgehängt in luftigen Räumen trocknen. Um den Duft zu erhalten, bewahrt man die Blätter in gut verschließbaren Behältern auf.

VERWENDUNG
Das krampflösende und verdauungsfördernde Basilikum zeigt gute Wirkung bei langsamer und schwieriger Verdauung, Aerophagie (Luftschlucken), krampfhaften Blähungen, Magenschleimhautentzündung und anderen Magenbeschwerden sowie bei einigen leichten Formen der Verstopfung. Man vermahlt einige Blätter zu Pulver und schnupft es, um Katarrh zu bekämpfen. Man bereitet einen Aufguss, indem man 1 Teelöffel Kraut pro Tasse 10 Minuten ziehen lässt, und trinkt 1 Tasse nach den Mahlzeiten.
Achtung: Nicht bei Schwangeren, Stillenden, Säuglingen und Kleinkindern sowie über längere Zeiträume anwenden.

x 2

Die Pflanzen von A bis Z

BEIFUSS
Artemisia vulgaris (Asteraceae, Korbblütler)
(siehe auch Wermut, S. 291)

- *Artemisia* ist das alte griechische und lateinische Wort für verschiedene Pflanzen dieser Art. Für einige Autoren sind sie, aufgrund ihres Gebrauchs in der Gynäkologie, der Artemis geweiht, der griechischen Diana. Für andere geht der Name auf Artemise zurück, die Tochter des Königs von Karien, die die Beifußgewächse in der Medizin nutzte; der Name könnte auch vom griechischen Wort »artemes« kommen, was »wohlbehalten, unverletzt« bedeutet.

- **Volksnamen, Synonyme:** Wilder Wermut, Sonnwendgürtel, Jungfernkraut, Thorwurz, Mugwurz, Flohkraut.

- Beifuß war eines der beliebtesten Johanniskräuter. Man band sich Gürtel aus Beifuß (Gurtenkraut), die man zur Johannisfeier trug und am Ende mit der Bitte um Fruchtbarkeit ins Feuer warf.

BESCHREIBUNG
Der Beifuß ist eine ausdauernde Pflanze mit holziger, faseriger und Ausläufer treibender Wurzel. Der Stängel, der 1,5 m hoch werden kann, ist krautig, rund, gerillt, rötlich, etwas behaart, aufrecht und verzweigt. Die Blätter sind wechselständig, fiederteilig, mit lanzettlichen Abschnitten, an der Oberseite dunkelgrün, weißfilzig behaart an der Unterseite.
Die gelben Blüten, die kleine Köpfchen bilden, sind in den Blattachseln wie kleine Ähren angeordnet, deren Gesamtheit eine lange Rispe bildet. Die Frucht ist oval und glatt.

ANBAU UND SAMMELN
Der Beifuß findet sich in der Natur in großer Menge, bevorzugt aber leichte Erde und offene Stellen. In der Kultur sät man seine Samen im Frühjahr aus und setzt die Pflanzen auf einen Abstand von ca. 60 cm, sobald sie dazu stark genug sind, oder man teilt einfach den Wurzelstock im Frühjahr. Zur Verwendung als Heilkraut schneidet man die Triebspitzen zu Beginn oder während der Blütezeit (Juni bis August) und hängt sie zu Sträußen gebunden in luftigen Räumen zum Trocknen auf.

x 1,3

VERWENDUNG
Der Beifuß ist eine kräftigende, anregende, krampflösende und menstruationsfördernde Pflanze. Er erleichtert das Einsetzen der Menstruation und lindert die Schmerzen dabei. Ein volkstümliches Gerücht hat dem Beifuß abortive Fähigkeiten zugeschrieben, die er aber nicht hat. Moxastäbchen (S. 354) werden aus Beifußkraut hergestellt. Man kocht 1 gehäuften Esslöffel geschnittenes Kraut pro Tasse 3 Minuten und trinkt 2–3 Tassen täglich.
Achtung: Nicht überdosieren. Während der Schwangerschaft meiden.

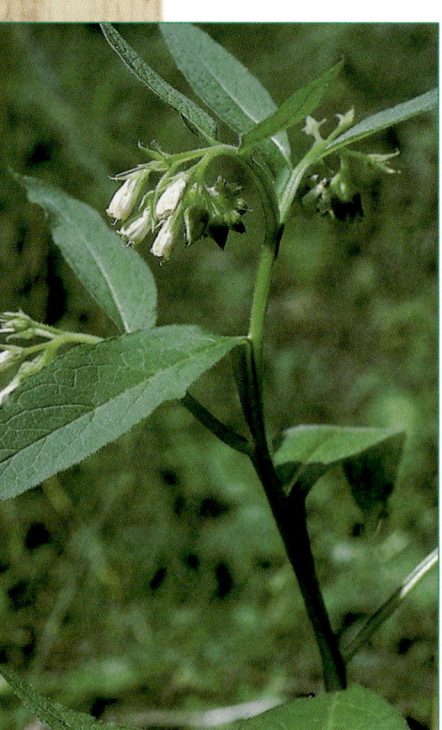

BEINWELL, GEWÖHNLICHER

Symphytum officinale **(Boraginaceae, Raublattgewächse)**

- *Symphytum* kommt vom griechischen »symphytos«, »zusammengewachsen, zugeheilt«, was sich zusammensetzt aus »syn«, »zusammen«, und »phyein, phyestai«, »wachsen«, da die Pflanze in der Tat die Heilung von Knochenbrüchen unterstützt.

- **Volksnamen, Synonyme:** Arznei-Beinwell, Beinwurz, Bienenkraut, Hasenlaub, Milchwurz, Schwarzwurz, Wallwurz, Komfrei, Wundallheil.

- Der Beinwell ist eine Pflanze, die gebrochene Knochen verbindet und Wunden, insbesondere eiternde Beingeschwüre heilt. Die Wissenschaft hat diese Heilwirkung bestätigt. Das Allantoin, das Beinwell enthält und das man Anfang des 20. Jh.s entdeckte, ist dafür verantwortlich. Der Beinwell diente aber schon bei den Griechen der Antike als Mittel gegen Bluthusten, zur Wundbehandlung und zur Heilung von Knochenbrüchen.

BESCHREIBUNG

Der Beinwell ist eine ausdauernde Pflanze mit langer, dicker, schwärzlicher, fleischiger Pfahlwurzel. Aus ihr entspringt ein Stängel von 50 cm bis 1 m Höhe; er ist mit abstehenden Haaren besetzt und kräftig. Die wechselständigen Blätter sind eiförmig bis lanzettlich, spitz, ganzrandig, an den Rändern leicht gewellt, dunkelgrün. Die purpurvioletten oder weißen Blüten, die von Mai bis Juni zu sehen sind, sind büschelig hängend. Die Frucht wird von einem persistierenden Kelch umhüllt.

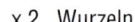

x 2 Wurzeln

ANBAU UND SAMMELN

Der Beinwell zieht feuchte Standorte vor und ist an Flussufern, auf frischen, humusreichen Wiesenböden häufig. Er ist in ganz Europa verbreitet, wächst aber nicht in großen Höhen. Er ist zwar in der Natur im Überfluss vorhanden, aber man kann ihn durch Aussaat der Samen, sobald diese reif sind, vermehren. Dann lichtet man ihn aus, indem man zu dicht stehende Pflanzen ausreißt.

Man sammelt die Wurzeln im Frühjahr, sobald die Pflanze austreibt, oder im Herbst nach Ende der Vegetationszeit. Nachdem man sie ausgegraben hat, wäscht man sie, um die Erde zu entfernen, schneidet sie in Stücke von 1–2 cm Länge und lässt sie in trockenen, luftigen Räumen trocknen. Die Blätter kann man während der gesamten Vegetationsperiode ernten.

Die Pflanzen von A bis Z

VERWENDUNG

Durch seine erweichenden und hustenlösenden Eigenschaften beruhigt der Beinwell den Husten, erleichtert die Bronchien und das Abhusten.
Seine leicht adstringierende Wirkung ist gefragt, um Darmverstimmungen, Durchfälle, Weißfluss, zu starke Regelblutungen, Blut im Urin, Hämorrhoiden zu bekämpfen.
Seine wundheilende, erweichende und beruhigende Wirkung kommt in Breiumschlägen aus der gepulverten Beinwellwurzel zur Geltung bei Hautschrunden am Brustkorb, Unterschenkelgeschwüren, Verbrennungen, Schuppenflechte, Verstauchungen, Rheuma, Gicht.
Man kocht 1 Teelöffel Kraut pro Tasse 5 Minuten und trinkt 2–3 Tassen täglich. Für die Breiumschläge mischt man das Pulver mit ein wenig Wasser und vermengt es zu einem Brei, den man auf die zu behandelnde Stelle auflegt.

BEINWELLBALSAM
Er ist nützlich, um Verbrennungsschmerzen zu lindern und Wunden zu heilen, bei Sonnenbrand, verschiedenen Hauterkrankungen, wie Flechten, Ekzem, Schuppenflechte, er hilft Geschwüre zu heilen und lindert rheumatische Beschwerden.

Beinwellwurzelpulver	100 g
Palmfett	250 g

Man lässt das Palmfett schmelzen und fügt den Beinwell zu. Das Ganze 30 Minuten leise am Herd köcheln lassen und ca. 12 Stunden zur Ruhe stellen. Dann die Masse wieder erhitzen, bis sie sich verflüssigt hat, und durch ein sehr feines Tuch abseihen.

Achtung: Beinwell nur äußerlich, nur bei intakter Haut, nicht während der Schwangerschaft oder über längere Zeit anwenden.

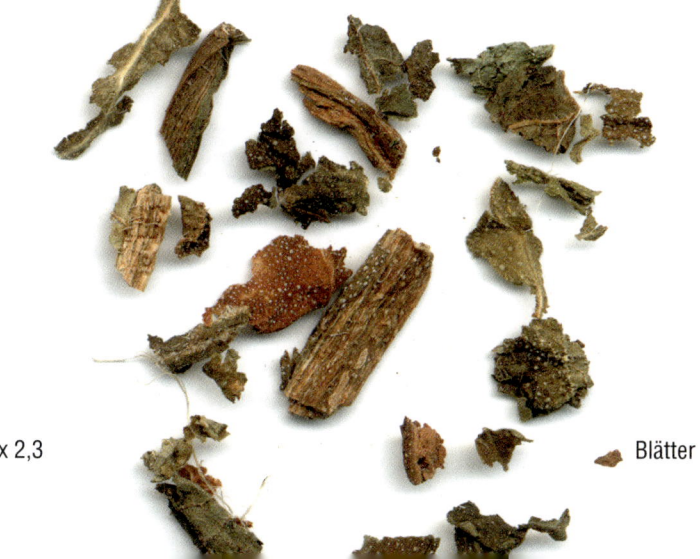

x 2,3

Blätter

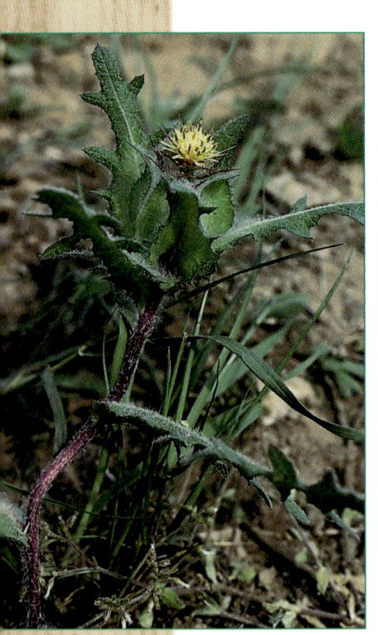

BENEDIKTENKRAUT
Cnicus benedictus (Asteraceae, Korbblütler)

- *Cnicus* kommt vom griechischen Namen »knekos« für die Färberdistel, »knizein« heißt »kratzen, verletzen«. *Benedictus* heißt »gesegnet«, wegen seiner bizarren Schönheit und seiner Wirksamkeit.

- **Volksnamen, Synonyme:** Kardobenedikte, Benediktendistel, Benediktenwurz, Bitterdistel, Bernhardinerwurzel.

- Seit dem Mittelalter werden dem Benediktenkraut eine Vielzahl an Zauberkräften zugeschrieben. Wenn die Gärtner diese Disteln am Karfreitag ausreißen, können sie sicher sein, dass sie in diesem Jahr nicht mehr wachsen.

BESCHREIBUNG

Das Benediktenkraut ist eine einjährige Pflanze mit einer zerbrechlichen Pfahlwurzel von 20–60 cm Länge. Der aufrechte, behaarte Stängel hat zahlreiche, abgespreizte Verzweigungen. Die langen, gelappten, welligen und stacheligen Blätter haben keine Nebenblättchen. Die gelben Blüten, die von April bis Juli sichtbar sind, bilden ein behaartes, wolliges, mit Blättern und Deckblättern, die sich innen und außen herum befinden, besetztes Köpfchen. Die walzigen, fein gerippten Früchte tragen seidige Haare.

ANBAU UND SAMMELN

Das Benediktenkraut bevorzugt trockene, sandige Böden und kommt im gesamten Mittelmeerraum vor. Vermehrung durch Aussaat im Frühjahr in leichte, gut mit Mist versorgte Erde. Man sammelt diese Pflanze kurz vor dem Aufblühen und bindet Sträuße, die man in trockenen, luftigen Räumen trocknen lässt.

VERWENDUNG

Das Benediktenkraut ist verdauungswirksam und regt dadurch auch den Appetit an, bekämpft die Müdigkeit und die Migräne. Es hilft gegen Magenübersäuerung und bei Aerophagie (Luftschlucken), wirkt entwässernd und fiebersenkend, lindert rheumatische Beschwerden und beruhigt die Nerven. Da es herzstärkend wirkt, ist es, regelmäßig angewendet, auch blutdrucksenkend.

Man kocht 1 Esslöffel geschnittenes Benediktenkraut pro Tasse 2 Minuten leicht und trinkt 2–3 Tassen täglich.

Achtung: Alle Pflanzenteile sind schwach giftig. Es kann zu einem Brennen im Rachenraum, Übelkeit und Durchfall kommen. Zudem besteht die Gefahr einer allergischen Kontaktdermatitis.

x 1,8

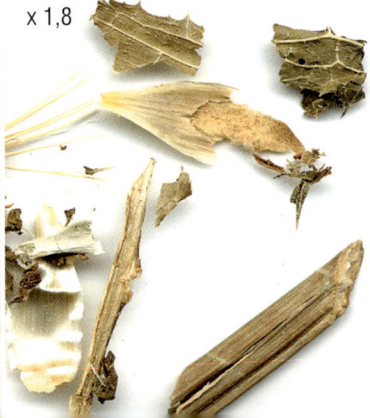

Die Pflanzen von A bis Z

BERGMINZE, ECHTE
Calamintha officinalis (Lamiaceae, Lippenblütler)

- *Calamintha* kommt vom griechischen »cale«, »schön«, und »menthe«, griechischer Name einer Nymphe. Die Pflanze war in der Antike sehr berühmt.
- **Volksnamen, Synonyme:** Steinquendel, Steinminze, Kölme, Wald-Bergminze.

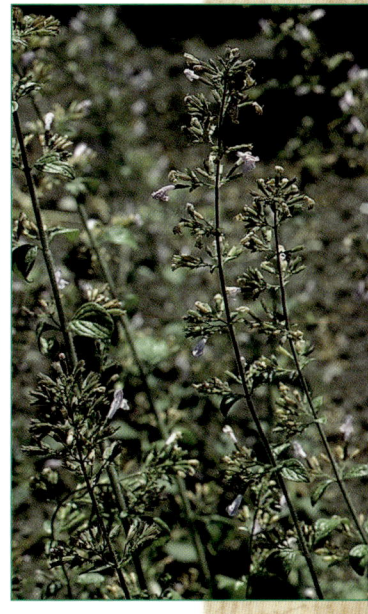

BESCHREIBUNG
Die Bergminze ist eine ausdauernde Pflanze mit kriechender Wurzel. Die Stängel sind weich und behaart. Sie tragen gegenständige, mittellang gestielte, leicht gezähnte Blätter. Die von Juli bis Oktober sichtbaren, rosa- oder purpurfarbenen Blüten teilen sich zu zweit oder dritt einen Blütenstiel. Die Frucht wird aus 4 ovalen und glatten Nüsschen gebildet.

ANBAU UND SAMMELN
Die Bergminze kommt im Süden Deutschlands zerstreut vor. Man vermehrt sie durch Aussaat im Frühling in eine leichte Erde.
Man sammelt die Blütentriebe von Juni bis Juli zur Hauptblütezeit. Sie werden schnell getrocknet, indem man sie von Zeit zu Zeit wendet, und man bewahrt sie in fest verschlossenen Behältern lichtgeschützt auf.

VERWENDUNG
Die Bergminze gehört zu den verdauungsfördernden Pflanzen, die man wegen des sehr angenehmen Minzgeschmacks auch zum Genuss verwendet. Bergminze lindert die Beschwerden bei Luftschlucken, aktiviert zu träge Verdauung, bekämpft den Schluckauf und lindert Migräne, deren Ursprung in Verdauungsproblemen oder in Nervenbelastung liegt.
Man bereitet mit 1 Esslöffel Kraut pro Tasse einen Aufguss, den man 10 Minuten ziehen lässt.
Man trinkt 1 Tasse nach den Mahlzeiten, bei Migräne mehrere Tassen täglich.

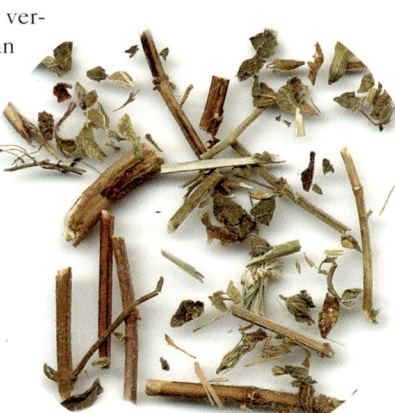

x 1,6

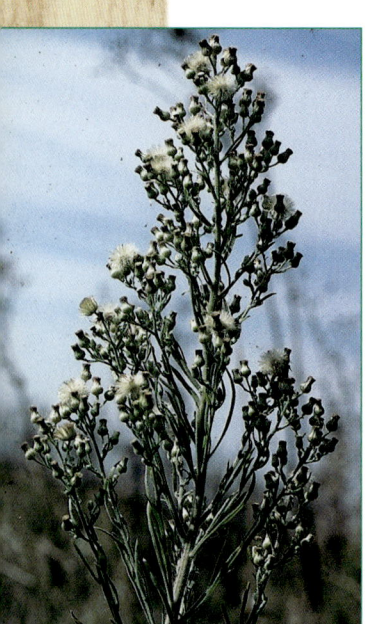

BERUFKRAUT, KANADISCHES

Erigeron canadensis **(Asteraceae, Korbblütler)**

- *Erigeron* kommt von griechisch »eri«, »früh«, und »geron«, »Greis«, eine Anspielung auf die weißen Haare an den früh verwelkenden Blüten.
- **Volksnamen, Synonyme:** Hexenbesen, Dürrwurz, Scharfkraut, Widerruf, Wilder Hanf, Feinstrahl, Franzosenstängel.
- Wie die Namen Berufkraut, Beschreikraut und Widerruf besagen, wurden Berufkraut-Arten verwendet, um Hexenzauber zu lösen. Die Pflanze kam erst im 18. Jh. zu uns.

BESCHREIBUNG

Das Berufkraut ist eine krautige Pflanze mit faseriger Pfahlwurzel, die 1 m lang werden kann. Der aufrechte, behaarte Stängel trägt wechselständige, lanzettliche, schmale, im unteren Teil größere Blätter, sodass sich das Erscheinungsbild einer schmalen Pyramide ergibt. Die vielen kleinen Blütenköpfchen bilden eine beblätterte, endständige Rispe. Der Pappus ist 3-mal so lang wie die Frucht.

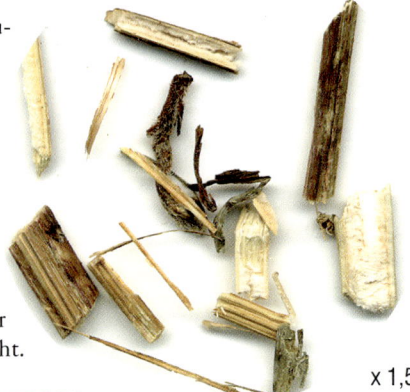

x 1,5

ANBAU UND SAMMELN

Das Berufkraut stammt zwar aus Kanada, hat sich aber in Europa eingebürgert. Man vermehrt es durch Aussaat im Frühjahr.
Man sammelt die Pflanzen zu Beginn der Blütezeit. Sie werden zu Sträußen gebunden, aufgehängt und in trockenen, luftigen Räumen getrocknet.

VERWENDUNG

Aufgrund seiner adstringierenden Wirkung wird das Berufkraut bei Durchfall, Weißfluss, zu starker Monatsblutung, Fibromblutung und bei Bronchitis verwendet.
Als Diuretikum wird es mit Erfolg bei Blasenentzündung eingesetzt. Durch seine entzündungshemmende Eigenschaft lindert es Gicht, Rheuma und Arthritis. Abwechselnd mit Teufelskralle angewandt, ergibt sich eine sehr wirkungsvolle Therapie.
Man kocht 1 Esslöffel Kraut pro Tasse 2 Minuten und trinkt 2–3 Tassen täglich während einer Behandlungsdauer von 3 Wochen.

Die Pflanzen von A bis Z

BESENGINSTER
Cytisus scoparius (Fabaceae, Schmetterlingsblütler)

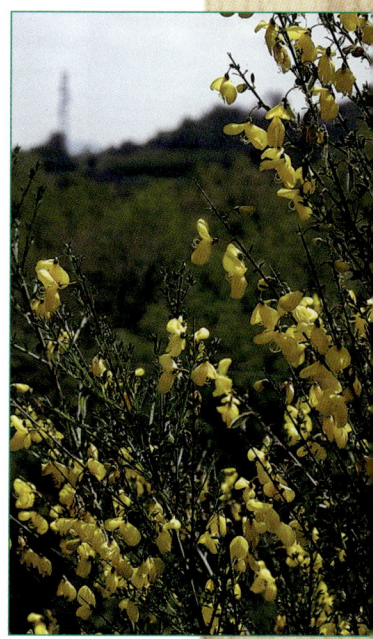

- *Cytisus* kommt vom griechischen »kytisos«, »Geißklee«, dem er zum Verwechseln ähnlich sieht; manche Botaniker rechnen den Besenginster zu den Geißkleearten; *scoparius* kommt von »scopae«, »Besen«. Die Pflanze wurde zum Besenbinden benutzt.

- **Volksnamen, Synonyme:** Bremme, Brem, Brimme, Pfriem.

- Der Ginster blüht wie die Pfingstrose an Pfingsten. Deshalb gilt er als Pfingstpflanze. Es wurde ein Pfingstbesen gebunden, mit dem das Haus vor Pfingsten gereinigt und frisch gestrichen wurde. Die Fasern der Ginsterstängel verarbeitete man zu Seilen und groben Stoffen. Die Ruten wurden für Flechtwerk und Abdeckungen verwendet. Der Volksname Brem leitet sich vom althochdeutschen »bram« für Dorn ab; Brimme, Pfriem ist der Eisendorn.

BESCHREIBUNG
Der Besenginster ist ein nicht stacheliger, stark verzweigter Strauch, der 2 m hoch werden kann. Die wechselständigen Blätter sind klein, oval, mehr oder weniger behaart. Die goldgelben Blüten sind von April bis Juli sichtbar, stehen einzeln oder paarig. Die Frucht ist eine schwarze Hülse, an der Kante mit langen Wimpern besetzt, die mehrere glänzende Samenkörner enthält.
Verwechseln Sie ihn nicht mit anderen Ginster-Arten, die nicht ungefährlich sind.

x 1,3

ANBAU UND SAMMELN
Der Besenginster ist in ganz Europa verbreitet, in Südeuropa ist er selten. Er bevorzugt die sandigen und sonnigen Standorte und wächst kaum über 600 m Höhe. Man vermehrt ihn durch Aussaat im Herbst und versetzt die Pflanzen im Frühjahr ins Freiland.
Die Blüten sammelt man vor ihrem Aufblühen und lässt sie im Schatten in warmen Räumen trocknen, wobei man sie regelmäßig bewegt, damit sie nicht schwarz werden.

VERWENDUNG
Der Besenginster ist ein gutes Entwässerungsmittel. Er steigert die Harnmenge, ist nützlich gegen Gicht, Rheumatismus, Albuminurie (Eiweißausscheidung im Urin), Lungenentzündung und Ödeme. Man bereitet ihn als Aufguss, indem man 1 Esslöffel Kraut pro Tasse ziehen lässt. Täglich trinkt man 2–3 Tassen.
Achtung: Bei Bluthochdruck, Herzproblemen, während der Schwangerschaft und bei Behandlung mit MAO-Hemmern nicht verwenden.

BIBERNELLE, KLEINE
Pimpinella saxifraga (Apiaceae, Doldengewächse)

- Die Herkunft des Namens *Pimpinella* ist unklar. Manche Autoren leiten ihn der gefiederten Blätter wegen vom lateinischen »bipinella« (doppelt geflügelt) ab. Das Art-Epitheton *saxifraga* stammt von lat. »saxum« (Fels) und »frangere« (brechen).
- **Volksnamen, Synonyme:** Bockwurz, Pfefferwurz, Pimpernelle, Pimpinelle.
- Weit verbreitet in Mitteleuropa sind Sagen, nach denen in Pestzeiten Vögel, Zwerge, Moosfräulein oder eine geheimnisvolle Stimme den bedrängten Menschen empfahlen, Bibernelle als Heilmittel zu verwenden.

BESCHREIBUNG
Die lange Wurzel der ausdauernden Kleinen Bibernelle riecht unangenehm. Ihr entsprießt ein runder, 20–60 cm hoher, fein gerillter, verzweigter Stängel. Die Grundblätter tragen 3–7 Fiederpaare; Fiederblättchen sitzend, eiförmig und am Rand gezähnt oder gelappt; die Stängelblätter haben meist schmale oder fiederteilige Blättchen. In endständigen Dolden erscheinen von Juli bis September die kleinen, weißen oder rosa Blüten; Hülle und Hüllchen fehlen.

Achtung: Verwechslungsgefahr mit anderen, auch stark giftigen Doldengewächsen wie Hundspetersilie *(Aethusa cynapium)* oder Gefleckter Schierling *(Conium maculatum)*.

Arzneilich in gleicher Weise verwendet wird die **Große Bibernelle** *(Pimpinella major)*: scharfkantig gefurchte, bis zur Spitze beblätterte Stängel.

ANBAU UND SAMMELN
Die Kleine Bibernelle besiedelt als Magerkeitszeiger trockene Wiesen, Wälder, Feldraine und Weiden. Man kann sie im März oder April im Freiland an einem sonnigen Platz mit trockenem, kalkhaltigem Boden im Reihenabstand von 30 cm aussäen. Man erntet die Wurzel im Herbst oder im Frühjahr, wäscht sie, trocknet sie ab, spaltet sie längs, reiht sie auf Bindfaden und hängt sie an einen luftigen Ort zum Trocknen. Es empfiehlt sich, nach einer Woche bei 30–40 °C (Backofen oder Dörrgerät) nachzutrocknen.

VERWENDUNG
Bibernellwurzel wirkt vor allem schleimlösend, auswurffördernd sowie leicht entzündungshemmend. Tee, alkoholische Auszüge und Fertigpräparate werden bei Katarrhen der oberen Atemwege und als Gurgelmittel gegen Entzündungen im Mund- und Rachenraum verwendet. Volksmedizinisch nutzt man die Wurzel auch bei Verdauungsstörungen und als harntreibendes Mittel.

Zur Teebereitung übergießt man 1 Esslöffel Bibernellwurzel mit 1 Tasse kaltem Wasser, erhitzt langsam zum Sieden, lässt 1 Minuten kochen und seiht ab. Man trinkt täglich 3–4-mal 1 Tasse, mit Honig gesüßt; zum Gurgeln ungesüßt.

Die Pflanzen von A bis Z

BIRKE, HÄNGEBIRKE
Betula pendula (Betulaceae, Birkengewächse)

- *Betula* geht auf das keltische Wort »betua«, »Leim, Kitt, Teer« zurück, denn es wurde schon in der Steinzeit Birkenteer gewonnen. Auch »Bitumen« und »Beton« haben dieselbe Herkunft.

- **Volksnamen, Synonyme:** Besenbirke, Frühlingsbaum, Maibaum, Raubirke, Sandbirke, Warzenbirke, Weißbirke.

- In allen nördlichen Ländern genießt die Birke zu Recht den Ruf, ein Zauberbaum zu sein. Aus ihrem Holz stellen die russischen Schulmeister auch die berühmten, schneidenden Peitschen her; von daher die Bezeichnungen »Szepter der Schulmeister« und »Baum der Folgsamkeit«.

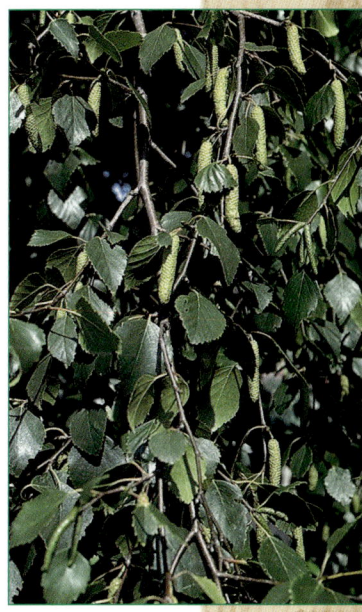

x 1,5

BESCHREIBUNG
Die Birke ist ein Baum, der 25 m hoch werden kann. Die Rinde ist in der Jugend silbrig weiß, wird später braun und rissig. Die biegsamen Äste hängen herab und geben dem Baum ein graziles Aussehen. Die Blätter sind wechselständig, dreieckig, lang gestielt, stark gezähnt, an der Oberseite glänzend grün. Die eingeschlechtlichen, gelbgrünlichen Blüten bilden Kätzchen. Die ovale Frucht ist an gegenüberliegenden Seiten mit einem hautartigen Flügel behaftet.

ANBAU UND SAMMELN
Die Birke ist ein weit verbreiteter Baum und zieht sandige Böden vor. Man vermehrt die Birke durch Samenanzucht in leichter Erde unter Glas und pikiert, sobald die Pflänzchen entwickelt sind.
Man sammelt die jungen Blätter von Juni bis September. Die Rinde wird im Herbst oder Frühjahr gesammelt, die Kätzchen, sobald sie im Frühjahr erscheinen. Das Sammelgut muss gründlich getrocknet werden, bevor man es in Säckchen abfüllt.

VERWENDUNG
Die Blätter, die Kätzchen und die Rinde der Birke sind hervorragende Diuretika. Man nimmt die Rinde auch bei Hautproblemen wie z.B. Ekzem oder Flechten oder mischt sie am allerbesten mit den Blättern.
Die genannten Pflanzenteile wirken gegen Blasenentzündung, Rheuma, Arthritis, Gicht, Steinleiden und Nierenablagerungen sowie Cellulitis.
Die Blätter, Rinden und Kätzchen kocht man 3 Minuten, mit 1 Hand voll Pflanzen pro Liter Wasser. Man trinkt davon so viel man will in einer 3-wöchigen Kur. Das Birkenwasser wirkt gut bei Schuppen.

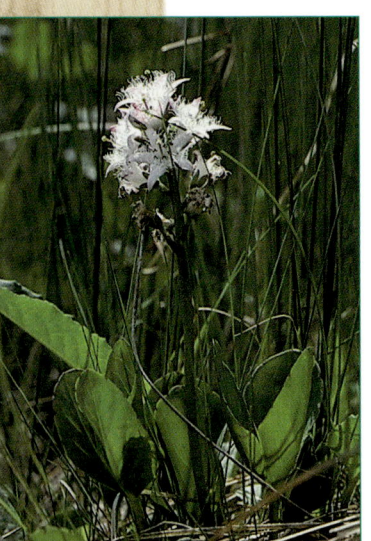

BITTERKLEE

Menyanthes trifoliata (Menyanthaceae, Fieberkleegewächse)

- *Menyanthes* kommt vom griechischen »men«, »Monat«, und »anthos«, »Blüte«, also Blüte des Monats, entweder ein Bezug auf die Blütezeit des Bitterklees oder auf seine Wirkung auf den Menstruationszyklus.

- **Volksnamen, Synonyme:** Bocksbohne, Dreiblatt, Fieberklee, Scharbocksklee, Sumpfdreiblatt, Ziegenlappen, Butterklee, Gallkraut, Biberklee, Magenklee.

- Man sagt, dass eine Tasse Bitterkleetee am Tag das Leben verlängern könne. Er ist Likörzusatz, in Schweden wurde er auch zum Bierbrauen verwendet.

BESCHREIBUNG

Der Bitterklee ist eine ausdauernde Pflanze mit walziger, dicker und verzweigter Wurzel, die Schuppen und weißliche Faserwurzeln trägt. Die wechselständigen, lang gestielten Blätter sind an ihrer Basis häutig stängelumfassend und in 3 längliche, ungeteilte, leicht gezähnte Teilblättchen gefiedert. Der 20–40 cm hohe Stängel, der aus der Mitte der Blattrosette aufwächst, ist kahl; er endet in einer altrosafarbenen Blütentraube. Die Frucht ist rundlich und trägt einen fortbestehenden Griffel. Sie enthält zahlreiche, gelbliche, glänzende Samen.

ANBAU UND SAMMELN

Der Bitterklee ist in Europa verbreitet. Man findet ihn an feuchten Stellen, auf überschwemmten Wiesen, in Gräben; er zieht lehmig-kalkige Böden vor. Man vermehrt ihn durch Steckreiser. Dazu bricht man ein Stück Stängel ab und gräbt es an einem überschwemmten Ort, am Rand eines Sumpfes oder in einem Graben ein. Die Blätter und die Blütentriebe sammelt man zu Beginn der Blütezeit von April bis Mai und lässt sie in warmen, luftigen Räumen trocknen.

VERWENDUNG

Der Bitterklee ist kräftigend, verdauungsanregend und hebt den Allgemeinzustand. Diese Wirkung auf die Verdauung ist bei Seekrankheit willkommen. Er leitet die Menstruation ein, erleichtert sie und die damit verbundenen Schmerzen. Aufgrund seiner blutreinigenden Wirkung ist sein Gebrauch bei allen Hautkrankheiten gerechtfertigt, so bei Akne und Ekzem. Wenn man ihn in Zigaretten dreht oder in die Pfeife stopft, lindert er Asthma.

Man kocht 1 Esslöffel Kraut pro Tasse 2 Minuten zum Absud und trinkt 2–3 Tassen täglich.

Achtung: Bei Magen- und Darmgeschwüren nicht verwenden.

x 2,3

Die Pflanzen von A bis Z

BITTERORANGENBAUM
Citrus aurantium (Rutaceae, Rautengewächse)

- *Citrus* kommt vom griechischen »kitron«, »Zitrone«, aufgrund der Fruchtform.
- **Volksnamen, Synonyme:** Saure Orange, Sevilla-Orange, Pomeranze.
- Die Bitterorange findet vielfache Verwendung. Die Schale wird zu Orangeat verarbeitet, das Fruchtfleisch zu Bitterer Orangenmarmelade. Aus den Blüten wird das Neroliöl gewonnen und das Orangenblütenwasser. Auch in Eau de Cologne und andere Parfums ist Bitterorangenöl eine der Ingredienzien. Weiterhin bekannt sind das Petitgrainöl und das Eau de Brouts.

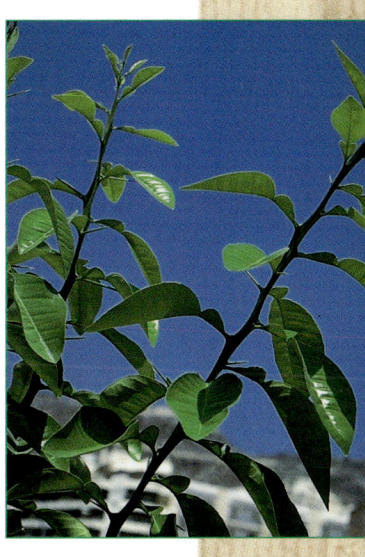

x 1,5

BESCHREIBUNG
Die Bitterorange ist ein mittelgroßer Baum mit Kriechwurzel. Der aufrechte, runde Stamm verzweigt sich oft schon an der Basis. Der Blattstiel der dunkelgrün glänzenden Blätter sieht durch seine Nebenblätter wie geflügelt aus. Die großen, weißen, duftenden Blüten sitzen als kleine Sträußchen im Gipfel der Zweige. Die rundliche Frucht hat eine raue Schale.

ANBAU UND SAMMELN
Der Bitterorangenbaum stammt aus Ostasien und ist so widerstandsfähig, dass er für alle Zitrusbäume als Veredelungsunterlage verwendet wird. Wenn man ihn durch Samenanzucht vermehren will, sollte man sich an eine Baumschule wenden.
Die Früchte sammelt man, wenn sie noch grün sind. Man schält sie mit einem Messer und lässt die Schale ausgebreitet oder aufgehängt trocknen. Knospen und Blüten der Pomeranze werden von April bis Juni morgens nach dem Tau geerntet, indem man Leintücher unter den Baum legt und ihn schüttelt. Die Blätter sammelt man im Herbst und lässt sie in trockenen Räumen trocknen. Sie rollen sich leicht ein.

VERWENDUNG
Knospen, Blüten und Blätter sind beruhigend und krampflösend. Sie fördern den Schlaf und lindern Angstzustände.
Man bereitet einen Aufguss, indem man 1 Teelöffel Blüten pro Tasse 10 Minuten ziehen lässt. Aus den Knospen bereitet man auch einen Aufguss. Man nimmt 7–8 Knospen pro Tasse, die man zerreibt, damit sie ihren Duft entfalten. Aus den Blättern bereitet man eine Abkochung, indem man 4–5 Blätter pro Tasse 3 Minuten kochen lässt. Je nach psychischer Befindlichkeit trinkt man 2–3 Tassen täglich, 1 davon am Abend.
Achtung: Bei Magen- und Darmgeschwüren nicht verwenden.

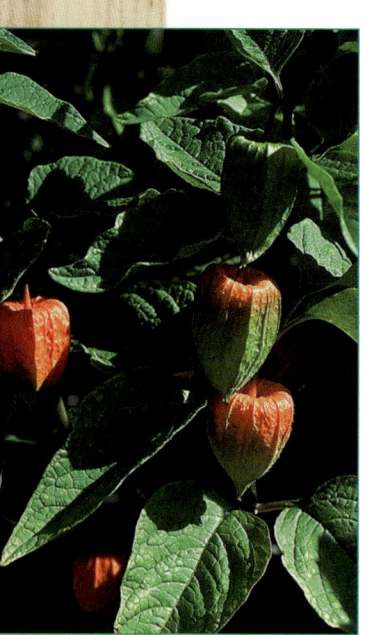

BLASENKIRSCHE

Physalis alkekengi (Solanaceae, Nachtschattengewächse)

- *Physalis*, wegen der Kelchform, bedeutet »Blase« im Griechischen.
- **Volksnamen, Synonyme:** Lampionsblume, Schlutte, Judenkirsche, Teufelskirsche, Jungfernpalme, Mägdebaum.

BESCHREIBUNG

Die Blasenkirsche ist eine ausdauernde Pflanze mit aufrechtem Stängel, deren paarige, lang gestielte, ovale und leicht gezähnte Blätter einen welligen Rand haben. Die Blüten, die von Mai bis Oktober zu sehen sind, sind ziemlich groß und befinden sich in den Blattachseln. Sie liefern eine Frucht, eine Art kugelige und fleischige Beere, die in einem aufgeblasenen Kelch eingeschlossen ist. Pergamentartig und schön orangerot gefärbt, erscheint sie wie ein sehr dekorativer Lampion.

ANBAU UND SAMMELN

Die Blasenkirsche findet man im südlichen Mitteleuropa selten in Hecken und Feldern. Man kann sie auch in den Gärten als herbstliche Zier- und Heilpflanze kultivieren.
Hierzu teilt man die Wurzelstöcke oder sät sie im Frühjahr in leichte, sandige und besonnte Erde. Nach 2 Monaten versetzt man sie ins Freiland. Sie zieht kalkhaltige Böden vor.
Man erntet nur die reifen Früchte im September. Sie werden in trockenen, luftigen Räumen getrocknet.

VERWENDUNG

Die Blasenkirsche ist ein hervorragendes Entwässerungsmittel. Sie wird bei Gicht, Nierensteinen, Rheuma, Albuminurie (Eiweißausscheidung im Urin) und Harnwegserkrankungen im Allgemeinen angewandt. Man kann die Früchte frisch essen oder einen **Wein** (S. 330) daraus herzustellen. Die Blasenkirsche wird auch als Zutat für Zichoriensirup benötigt.
Man kocht 1 Esslöffel pro 1/4 Liter Wasser 5 Minuten zum Absud. Diese Dosis trinkt man 3- oder 4-mal am Tag. In einigen Fällen genügt eine Behandlung über wenige Tage.
Achtung: Die grünen Anteile der Blasenkirsche sind leicht giftig. Es kann zu Darmreizungen kommen.

Die Pflanzen von A bis Z

BLASENTANG
Fucus vesiculosus (Fucaceae, Braunalgen)

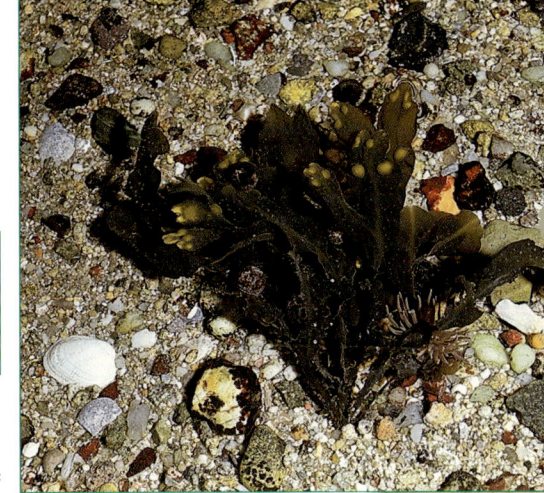

- *Fucus* kommt vom griechischen »phukos«, dem Namen einer Alge.
- **Volksnamen, Synonyme:** Höckertang, Meereiche, Schweinetang.

BESCHREIBUNG
Der Blasentang ist eine Alge, die im frischen Zustand grün, im getrockneten braun ist; er besitzt flache, blattartige, linealische Thalli, die mit kleinen, luftgefüllten, in den häutigen Teil eingeschlossenen Schwimmblasen besetzt sind. An den Spitzen einiger Zweige befinden sich taschenartige Gebilde, die Vermehrungsorgane. Der Thallus ist mit seiner hakenbesetzten Basis an Felsen verankert.

ANBAU UND SAMMELN
Der Blasentang wird nicht kultiviert, da er in der Natur häufig vorkommt. Man findet ihn im Atlantik, im Ärmelkanal, an felsigen Stellen. Man erntet die Algen im Sommer, indem man sie vom Felsen loslöst. Man hängt die Thalli auf oder breitet sie in der Sonne bis zur vollständigen Trocknung aus. Sie werden braun und zerbrechlich.

VERWENDUNG
Im Blasentang sind die mineralischen Elemente des Meeres angereichert. Er wirkt deshalb kräftigend, anregend, ausgleichend. Er ist die Meerespflanze, der die Thalassotherapie ihren Erfolg verdankt.
Durch seinen hohen Jodgehalt wirkt er gegen den Kropf. Er ist etwas abführend und liefert gute Ergebnisse bei Schuppenflechte. Hauptsächlich verwendet man ihn gegen Fettsucht, als Tee getrunken, in Form von Tabletten oder Gelatinekapseln, Umschlägen (S. 342) oder Bädern. Diese Umschläge oder Bäder lindern ebenfalls rheumatische Beschwerden. Der Blasentang schmeckt einzeln nicht besonders gut. Man fügt ihn deshalb anderen Pflanzen bei, die seine Wirkung vervollständigen.
Man kocht 1 Teelöffel geschnittene Thalli 2 Minuten und trinkt 2–3 Tassen am Tag.
Achtung: Blasentang wird nicht mehr zur medizinischen Anwendung empfohlen, da er zu schadstoffhaltig ist und eine unkontrollierte Jodaufnahme bzw. der Versuch, über eine Aktivierung der Schilddrüse abzunehmen, gefährlich ist. Äußerliche Jodanwendung ist bei Adipositas (Fettleibigkeit) nutzlos.

x 1,2

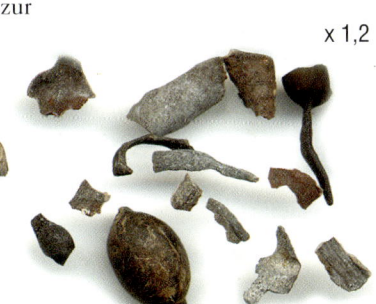

BLATTTANG

Laminaria flexicaulis (Laminariaceae, Braunalgen)

- *Laminaria* kommt vom lateinischen »lamina«, »Blatt«, aufgrund der Form des Thallus.
- Es bedeutete niemals Gutes, wenn Fischer bei ihrer ersten Ausfahrt zu viel Blatttang mit ihren Netzen heraufzogen. Das war ein schlechtes Zeichen für die gesamte Fangsaison.

BESCHREIBUNG

Es gibt verschiedene Arten von *Laminaria*-Algen. Wir sprechen hier nur von der Art, die gewöhnlich im Handel ist. Diese Art hält sich mit Fasern an den Felsen fest.
Der Thallus ist walzenförmig, lang und flexibel, von horniger und elastischer Beschaffenheit, olivgrün, bei der Trocknung bräunend. Er teilt sich beim Trocknen in mehrere Streifen und wird fächerförmig.

ANBAU UND SAMMELN

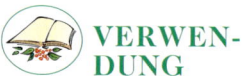

Eines Tages werden Meereslandwirte vielleicht Kulturen dieser Braunalgen-Art anlegen; im Augenblick deckt die Natur bei weitem unsere Bedürfnisse.
Man erntet Blatttang bei Ebbe, reißt ihn mit einem Rechen aus und lässt ihn im Freien trocknen.

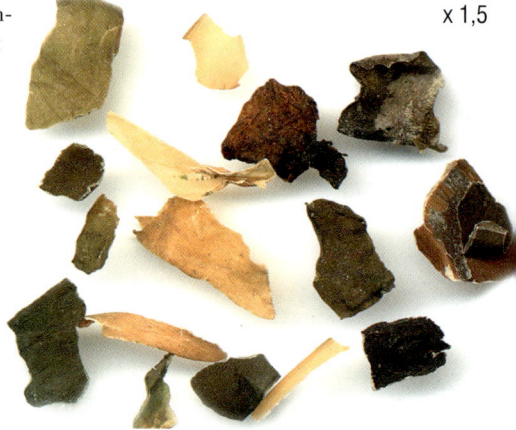

x 1,5

VERWENDUNG

Alle Braunalgen haben dieselben Eigenschaften: Sie sind aufgrund ihres ausgeglichenen Gehalts an Vitaminen und Mineralstoffen anregend und kräftigend, also z. B. während der Wechseljahre, aber auch willkommen zur Stärkung der Arterien, der allgemeinen Verfassung, des Gleichgewichts, des Wohlbefindens, und um das Altern zu verlangsamen. Durch ihren Jodgehalt unterstützen sie erfolgreich Schlankheitskuren, in Form von Tees oder Bädern, in denen sie auch ihre anregende Kraft entfalten.
Man kocht 1 Teelöffel pro Tasse 5 Minuten lang und trinkt 2–3 Tassen täglich.
Man kann die Braunalgen auch als Pulver zu sich nehmen, indem man 1/2 Teelöffel am Abend in Yoghurt oder 1 Glas Wasser rührt.
Achtung: Arzneiliche Verwendung der *Laminaria*-Arten wird heute nicht mehr empfohlen (siehe Warnung bei Blasentang S. 63)

Die Pflanzen von A bis Z

BLUTWEIDERICH
Lythrum salicaria **(Lythraceae, Weiderichgewächse)**

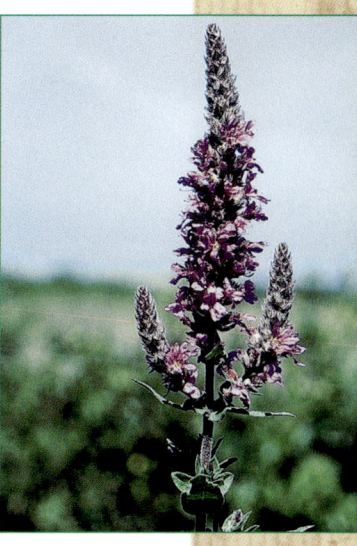

• *Lythrum* kommt vom griechischen »luthron«, »Blut«, möglicherweise, weil die Blüten purpurrot sind und rot färben oder weil er blutstillend wirkt; *salicaria*, kommt von »salix«, »Weide«, da die Blätter der Weide ähneln.

• **Volksnamen, Synonyme:** Stolzer Heinrich, Blutkraut.

• Wenn man den Blutweiderich ums Haus herum sät, hält er die Dämonen fern, aber darüber hinaus ist er auch die Pflanze der Versöhnung. Wenn man einen Zweig einem Menschen anbietet, mit dem man im Streit lag, so wird er sich zum Freund wandeln.

BESCHREIBUNG

Der Blutweiderich ist eine ausdauernde Pflanze mit sehr dicken, bräunlichen, mit Haarwurzeln besetzten Wurzeln. Der Stängel, der über 1 m hoch werden kann, ist aufrecht, rötlich, im Gipfel verzweigt. Die gegenständigen, lanzettlichen, am Blattgrund herzförmigen Blätter ohne Nebenblätter sind an der Oberseite grün, an der Unterseite blasser. Die purpurrosa Blüten, die von Juni bis September sichtbar sind, sitzen in kleinen Gruppen, deren Gesamtheit eine große, endständige Ähre bildet. Die Frucht ist eine eiförmige, längliche Kapsel, die zahlreiche Samen enthält.

x 1,6

ANBAU UND SAMMELN

Der Blutweiderich ist in den gemäßigten Regionen Europas an feuchten und sumpfigen Stellen verbreitet. Man vermehrt ihn durch Aussaat der Samen im Herbst oder im Frühjahr. Man sammelt die Blütentriebe im Sommer, zur Blütezeit der Pflanze. Nachdem sie abgeschnitten und gebündelt sind, hängt man sie bis zur vollständigen Trocknung in trockenen, luftigen Räumen auf.

VERWENDUNG

Der Blutweiderich hat einen hohen Tanningehalt und ist deshalb kräftigend und adstringierend. Man empfiehlt ihn bei Durchfall, verschiedenen Darmentzündungen, Magenentzündungen, Weißfluss, zu starker Monatsblutung, Fibromblutungen, Hämorrhoidenblutungen und Beingeschwüren. Man kocht 1 Esslöffel Kraut pro Tasse 3 Minuten und trinkt 1–4 Tassen täglich, je nach Schwere der Krankheit.

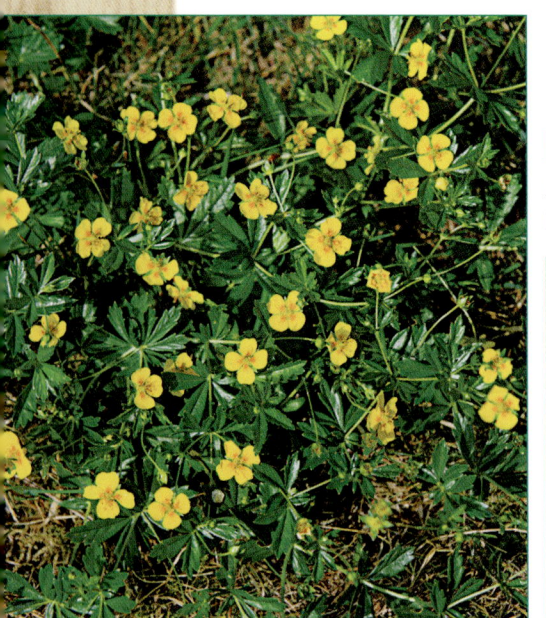

BLUTWURZ
Potentilla tormentilla (Rosaceae, Rosengewächse)

- *Potentilla* kommt von »potens«, »kräftig«, da sie von bedeutender Wirkkraft ist; *tormentilla* kommt von »tormen«, »Kolik, Leibschmerz«, da die Pflanze Koliken heilt.
- **Volksnamen, Synonyme:** Dilledapp, Rotwurz, Ruhrwurz, Siebenfingerkraut, Tormentill.
- Im Mittelalter wurde die Blutwurz als Pestkraut verwendet: »Esst Tormentill und Bibernell, dann sterbt Ihr nit so schnell!« Im Bayerischen Wald wird ein Schnaps aus Blutwurz gebrannt.

BESCHREIBUNG
Die Blutwurz ist eine ausdauernde Pflanze mit dicker, kurzer, runzeliger, bräunlicher, Ausläufer treibender Wurzel, die mit kleinen Wurzeln besetzt ist. Die 20–40 cm hohen Stängel sind zahlreich, verschlungen, liegend oder aufwärts strebend, verzweigt. Die wechselständigen, sitzenden, in 3 oder 5 gezähnte Teilblätter gefiederten Blätter sind auf beiden Seiten grün. Die kleinen, gelben, gestielten, endständigen Blüten erscheinen von Mai bis Juli. Die Frucht enthält zahlreiche Nüsschen.

ANBAU UND SAMMELN
Die Blutwurz ist in Europa verbreitet, in Südeuropa selten. Sie kann bis 1500 m Höhe wachsen und zieht kieselhaltige Böden vor.
Man vermehrt sie durch Stecklinge. Die Wurzel erntet man im Frühjahr, entfernt Stängel und Haarwürzelchen, wäscht sie, schneidet sie und lässt sie an der Sonne oder in warmen, luftigen Räumen trocknen.

VERWENDUNG
Die Wurzel der Blutwurz ist unbestreitbar die beste adstringierende Pflanzendroge. Sie wirkt schnell und durchgreifend bei chronischen oder vorübergehenden Darmentzündungen, Durchfällen, Hämorrhoiden, Weißfluss, Harninkontinenz. Sie wird als Mundbad empfohlen bei Entzündungen des Zahnfleisches, der Mundhöhle oder des Halses. Sie wirkt kräftigend und anregend und gibt die Energie zurück (siehe Wein, S. 329). Man kocht 1 Teelöffel geschnittene Wurzeln pro Tasse 5 Minuten und trinkt 1–3 Tassen täglich.
Achtung: Bei empfindlichen Personen Magen-Darm-Beschwerden möglich.

x 1,2

Die Pflanzen von A bis Z

BOCKSHORNKLEE
Trigonella foenum-graecum (Fabaceae, Schmetterlingsblütler)

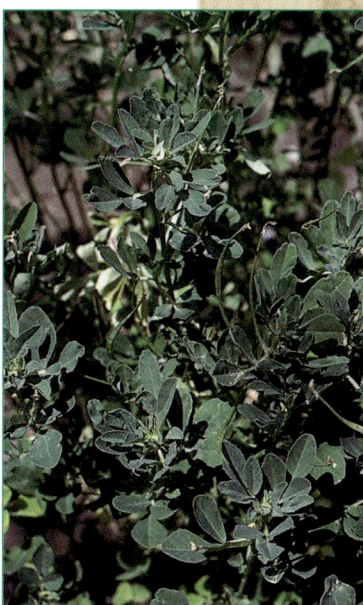

- *Trigonella* kommt vom griechischen »trigonos«, »dreieckig«, sicherlich aufgrund der Form der Blütenkrone; *foenum-graecum* bedeutet »griechisches Heu«, ein Hinweis auf den intensiven Heuduft und die Herkunft aus Griechenland.
- **Volksnamen, Synonyme:** Griechisches Heu.
- Im Orient war Bockshornklee ein Frauengewürz. Er sollte eine üppige Schönheit verleihen.

BESCHREIBUNG
Der Bockshornklee ist eine einjährige Pflanze mit zarter, stark verzweigter Wurzel. Der 20–50 cm hohe Stängel ist gerillt, aufrecht, oftmals unverzweigt, fast hohl. Er trägt wechselständige, kurz gestielte Blätter, die in 3 ovale und gezähnte Teilblättchen gefiedert sind. Die weißlichen Blüten, die von April bis Juni erscheinen, sind einzeln oder paarig endständig. Die Frucht ist eine sehr lange Hülse, die rund ein Dutzend etwas gedrungene, buckelige, bräunliche Samen enthält.

ANBAU UND SAMMELN
Den Bockshornklee trifft man im südlichen Europa an; er wächst nicht in höheren Lagen. Will man ihn anbauen, so muss man eine lockere, warme Erde an einem sonnigen Standort auswählen. Man sät ihn im Herbst oder Frühjahr in Reihe aus; sobald die ersten Blättchen erscheinen, dünnt man ihn aus. Die Hülsen erntet man, wenn sie reif sind, und drischt die Samen aus, die dick, dunkelgelb und intensiv im Geruch sein sollten.

VERWENDUNG
Bockshornkleesamen wirken appetitanregend, gegen Blutarmut, Müdigkeit, Trägheit und senken den diabetischen Zuckerspiegel. Mundspülungen und Kompressen helfen bei Aphten und spröden Lippen. Aber am wichtigsten ist er, wenn man zunehmen, eine üppigere Figur erlangen möchte. In äußerlicher Anwendung ist Bockshornklee reizlindernd und erweichend; man macht Umschläge bei Cellulitis, um einen Abszess zu erweichen, bei Nagelbettentzündungen und Furunkeln. Man kocht 1 Teelöffel Samen pro Tasse 5 Minuten zum Absud und trinkt 2–3 Tassen täglich.

Achtung: Bei wiederholter äußerlicher Anwendung unerwünschte Hautreaktionen möglich.

x 2

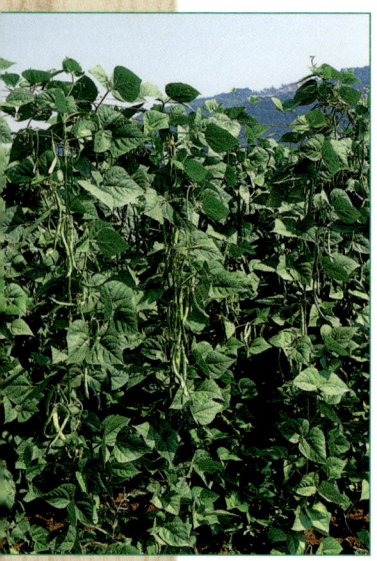

BOHNE, GARTEN-
Phaseolus vulgaris (Fabaceae, Schmetterlingsblütler)

- *Phaseolus* kommt vom griechischen »phaselos«, »Kahn«, wegen der kahnförmigen Hülse.

- **Volksnamen, Synonyme:** Fisolen, Prinzessbohnen, Keniabohnen.

- Sie ist im Rumpf der Schiffe des Christoph Columbus aus der Neuen Welt zu uns gekommen und nannte sich auf Aztekisch »Ayacotl«, auf Französisch wurde daraus »haricot«. In Europa gab es aber eine viel ältere Bohne, die die Griechen und Römer »faseolus« nannten, die Kuhbohne oder Augenbohne, die schon 3000 vor Chr. in Abessinien kultiviert und von den Römern verbreitet wurde.

BESCHREIBUNG

Die Bohne ist eine krautige Pflanze von unterschiedlicher Größe, deren Stängel sich um Stangen und Gerüste windet. Sie ist mehr oder weniger mit Haaren bedeckt. Die wechselständigen Blätter haben einen langen Blattstiel und sind in 3 zugespitzte Teilblättchen gefiedert. Die Blüten, die von Juli bis Oktober sichtbar sind, bilden an den blütentragenden Zweigen Trauben. Die Frucht ist eine längliche, buckelige Hülse, die mehrere Samen enthält.

ANBAU UND SAMMELN

Die Bohne ist in Europa eine Gartenpflanze. Man kann sie bis zu 1600 Höhenmeter kultivieren. Man sät sie im April in lockeren, frischen, nicht übermäßig feuchten Boden. Sobald die Hülsen trocken sind, werden sie gepflückt. Nachdem man sie entkernt hat, lässt man sie in trockenen, luftigen Räumen in dünnen Schichten nachtrocknen. Um ihren späteren Gebrauch zu erleichtern, schneidet man die Hülsen in kleine Stücke. Die Samen (Bohnen) finden in der Küche Verwendung.

VERWENDUNG

Man verwendet die grüne Bohnenschale natürlich als köstliches, etwas schwer verdauliches Gemüse, aber darüber hinaus getrocknet als Entwässerungsmittel, insbesondere in Ergänzung anderer Herztherapien und bei Bluthochdruck; sie wird bei Gicht und Rheuma empfohlen.
Am häufigsten verwendet man die Bohne jedoch gegen Diabetes II. Sie lässt die Zuckerausscheidung im Urin sinken. Man kocht 6 Esslöffel pro Liter Wasser 10 Minuten und trinkt an 4 Tagen in der Woche davon. Bohnenpulver oder Gelkapseln sollten nicht genommen werden; es sind Verdauungsstörungen beobachtet worden. Der Tee jedoch zeigt keine Nebenwirkungen.

x 1,4

Die Pflanzen von A bis Z

BOHNENKRAUT
Satureja hortensis (Lamiaceae, Lippenblütler)

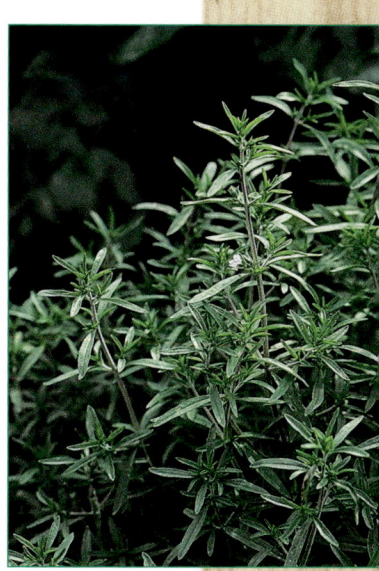

- *Satureja* stammt vermutlich nicht von dem Planeten Saturn ab, sondern von der Bezeichnung »satar/zatar« aus dem türkisch-arabischem Raum für aromatische Blattgewürze; *hortensis* heißt »Garten-«.
- **Volksnamen, Synonyme:** Aalkraut, Josefle, Kölle, Pfefferkraut, Weinkraut, Käsekraut, Wurstkraut.
- Das Bohnenkraut war bereits den Römern bekannt. Es wurde von Karl d. Großen in seinem Reich verbreitet und war als Leber- und Magenmittel, Aphrodisiakum und uterusreinigendes Mittel geschätzt.

BESCHREIBUNG
Das Bohnenkraut ist eine einjährige Pflanze mit leicht behaarter Wurzel. Die 20–40 cm hohen Stängel sind grünrötlich, verzweigt, verschlungen und, obwohl einjährig, schon im unteren Bereich verholzt. Die gegenständigen, kurz gestielten, kleinen, schmalen Blätter sind matt grün. Die rot gepunkteten, manchmal weißen Blüten sitzen zu zweien oder dreien am Blattgrund und erscheinen von Juli bis Oktober. Die Frucht ist rundlich, von einem Kelch umgeben.

ANBAU UND SAMMELN
Das Bohnenkraut ist in Südeuropa auf dürren, steinigen, offenen Böden verbreitet. Man vermehrt es durch Samenaussaat im Frühjahr. Man erntet die Pflanzen zur Hauptblütezeit. Zu Sträußen gebunden hängt man sie bis zur vollständigen Trocknung in trockenen, luftigen Räumen auf; anschließend rebbelt man die Blättchen ab.

VERWENDUNG
Das Bohnenkraut erleichtert die Verdauung stärkehaltiger Nahrungsmittel, von Wildgerichten und anderen schweren Speisen und verhindert dabei Blähungen. Menschen mit Darmentzündungen sollten täglich Bohnenkrauttee trinken.
Es war auch schon immer als Aphrodisiakum bekannt.
Man kocht 1 Esslöffel Blätter pro Tasse 2 Minuten leicht und trinkt 2–3 Tassen täglich.
Achtung: Nicht überdosieren.

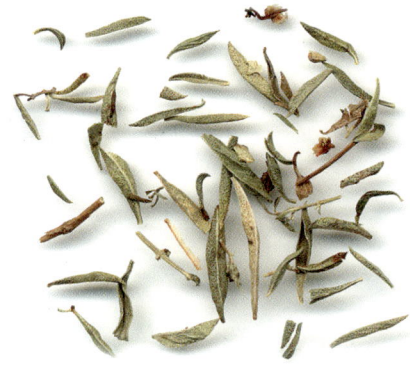

x 1,4

BOLDO
Peumus boldus (Monimiaceae, Monimiengewächse)

• Boldoblätter wurden in Chile traditionell als Küchengewürz verwendet.

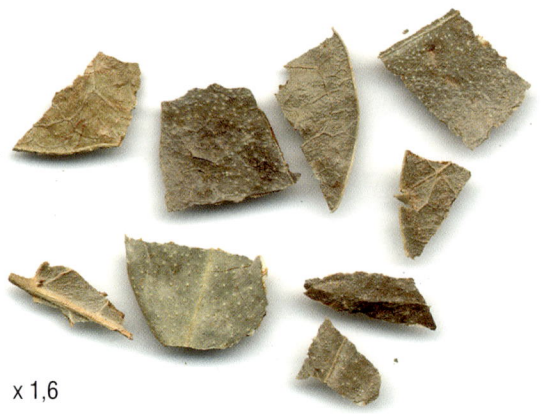

x 1,6

BESCHREIBUNG
Der Boldo ist ein bis 6 m hoher Baum oder Strauch und in Chile beheimatet. Seine ziemlich großen Blätter gleichen denen des Immergrüns. Sie sind oval, zugespitzt, ziemlich kurz gestielt. Im frischen Zustand sind sie mit Haaren besetzt, welche aber abfallen. Im trockenen Zustand sind sie ziemlich rau und zerbrechlich. Sowohl Geschmack wie Geruch sind sehr aromatisch.

ANBAU UND SAMMELN
Der Boldo kann in unserem Klima nicht kultiviert werden; er wird ausschließlich aus Chile importiert.

VERWENDUNG
Der Boldo ist die Leberpflanze par excellence. Er aktiviert die Leberfunktion, vermehrt die Galleproduktion, erleichtert den Gallefluss und wirkt daher auch als leichtes Abführmittel.
Man kocht 1 Esslöffel Kraut pro Tasse 3 Minuten und trinkt 2 oder 3 Tassen täglich vor den Mahlzeiten.
Achtung: Nicht überdosieren. Während der Schwangerschaft, bei Verschluss der Gallenwege und schweren Lebererkrankungen meiden, bei Gallensteinen nur auf ärztlichen Rat verwenden.

Die Pflanzen von A bis Z

BORRETSCH
Borago officinalis (Boraginaceae, Raublattgewächse)

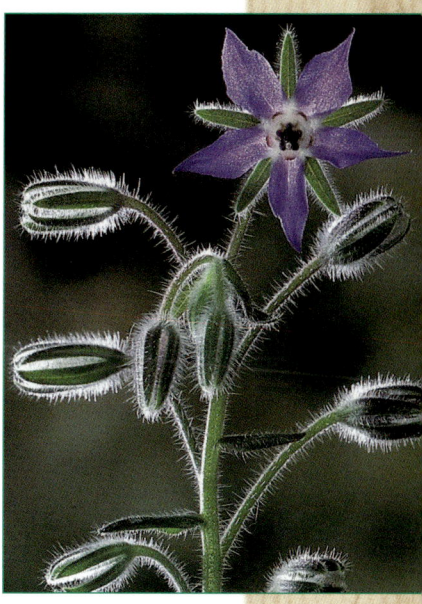

- Der Name könnte seinen Ursprung in einer Entstellung der arabischen Worte »abou«, »Vater«, und »rach« »Schweiß«, haben. Das könnte eine Anspielung auf die schweißtreibende Wirkung der Pflanze sein.

- **Volksnamen, Synonyme:** Boretsch, Borach, Gurkenkraut, Wohlgemutkraut.

- Die Zauberkräfte dieser Pflanze entfalten sich nur in ihrem frischen Zustand. Tragen Sie immer eine frische Pflanze bei sich, um aus den Gefahren des Lebens als Sieger hervorzugehen.

BESCHREIBUNG

Der Borretsch ist eine einjährige Pflanze mit spindelförmiger, schwärzlicher, dicker, zarter und fleischiger Wurzel. Der Stängel, der 50 cm hoch werden kann, ist rund, aufrecht, fleischig, ein wenig geflügelt, im Gipfel verzweigt, mit rauen Haaren besetzt. Die wechselständigen Blätter sind sehr groß, oval, mit welligen Rändern, mehr oder weniger faltig; sie sind wie der Stängel mit Haaren bedeckt. Die blauen, manchmal auch rosa oder weißen, nickenden Blüten öffnen sich von Mai bis September. Ihre 5 Blütenblätter sind um die Staubbeutel herum verwachsen, welche in der Mitte einen Kegel bilden.

x 1,3

ANBAU UND SAMMELN

Der Borretsch stammt aus dem Mittelmeergebiet. Er ist stellenweise verwildert und kommt auf Ödland, an Bahndämmen, in der Nähe gut mit Stickstoff gedüngter Kulturen vor. Man vermehrt ihn durch Aussaat im Frühjahr und dünnt aus, sobald sich Wurzelbällchen gebildet haben.
Man sammelt die Blütentriebe, die man 30 cm von oben abschneidet, sobald die Blütezeit beginnt.

VERWENDUNG

Der Borretsch ist diuretisch, schweißtreibend, blutreinigend. Diese drei Eigenschaften machen ihn zum geeigneten Mittel für eine ausleitende Frühjahrskur bei Hauterkrankungen, wie z.B. Ekzem, Herpes u.a.
Seine schweißtreibende Wirkung ist im Falle von Grippe, Rheuma, Bronchitis, Röteln, Fieber erwünscht; er lindert nebenbei auch sehr gut den Husten. Man lässt einen Aufguss aus 1 Esslöffel geschnittener Blütentriebe pro Tasse 10 Minuten ziehen und trinkt 2–3 Tassen heißen Borretschtee täglich.
Achtung: Sollte nicht angewendet werden von stillenden Müttern oder über eine längere Dauer, da die im Borretsch enthaltenen Pyrolizidinalkaloide leberschädigend und krebserregend sind.

BREITWEGERICH
Plantago major (Plantaginaceae, Wegerichgewächse)

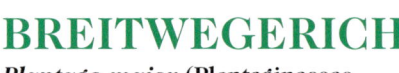

- *Plantago* kommt vom lateinischen »planta«, »Fußsohle« und »ago«, einem Suffix für Ähnlichkeit, wegen des Vergleichs der Blätter mit der Fußsohle.

- **Volksnamen, Synonyme:** Wegebreit, Wegeblatt, Wegetritt, Rippenblatt, Saurüssel.

- Der Breitwegerich kam mit den europäischen Siedlern nach Nordamerika. Die eingeborenen Indianer beobachteten sehr schnell, dass diese Pflanze auf den von Tritt und Wagenspur verdichteten Wegen wächst und nannten sie »Fußstapfen des Weißen Mannes«. Überall in Europa ist man überzeugt, dass die Pflanze vor Schlangenbissen schützt. Man musste nur einen frischen Breitwegerichstängel am Hosenbein befestigen, wenn man schlangenbewohnte Gegenden durchquerte.

BESCHREIBUNG
Der Breitwegerich ist eine ausdauernde Pflanze mit weißlicher Faserwurzel. Die ovalen Blätter ordnen sich alle zu einer grundständigen Blattrosette. Die Blüten bilden walzige, aufrechte Ähren, deren Länge zwischen 10 und 60 cm variiert. Die Frucht ist eine ovale Kapsel.

ANBAU UND SAMMELN
Der wild vorkommende Breitwegerich deckt den Bedarf der Pflanzenmedizin, aber man kann ihn durch Aussaat der Samen im Frühjahr in leichte Erde vermehren.
Man erntet die Blätter von Frühjahr bis Herbst und trocknet sie in trockenen, luftigen Räumen.
Die Art *Plantago psyllium*, **Flohsamen**, von der man die Samen nutzt, wird in Mittelmeergegenden kultiviert. Diese werden, sobald sie reif sind, im Herbst gesammelt.

VERWENDUNG
Aufgrund seiner adstringierenden Wirkung wird der Breitwegerich gegen Durchfälle, Darmentzündungen, als Gurgelmittel bei Halsentzündungen, Zahnfleischentzündung, als Augenbad bei Bindehautentzündung, als Lotion oder Salbe gegen Rosazea-Akne und Flechten eingesetzt. Einige Tassen täglich lindern den Raucherhusten. Es ist auch dokumentiert, dass Breitwegerich eine Abneigung gegen Tabak hervorruft und deshalb bei Nikotinentzug hilfreich ist.
Als allgemein aufbauende Pflanze bekämpft er Schwäche und Müdigkeit, sogar bei Kindern, deren Wachstum er fördert. Man bereitet aus ihm Lotionen und Kompressen, die man auf Unterschenkelgeschwüre und Insektenstiche legt.

Die Pflanzen von A bis Z

Die Samen von *Plantago psyllium*, **Flohsamen**, sind aufgrund ihrer Schleimstoffe ein hervorragendes, sanft wirkendes Abführmittel, das für die empfindlichsten Därme, z. B. von Colitis-Ulcerosa-Patienten, geeignet ist.
Man kocht 1 Esslöffel Breitwegerichblätter pro Tasse 2 Minuten zum Absud. Wenn Sie Augenbäder machen, achten Sie darauf, dass Sie alle Schwebstoffe gut abfiltern. Vom Flohsamen weicht man 1 Teelöffel voll Samen in 1 Tasse kochendem Wasser 15 Minuten lang ein. Nehmen Sie die eingeweichten Samen samt Wasser am Abend vor dem Schlafengehen zu sich.

BREITWEGERICH–GESICHTSMASKE
Wenn man die Haut porentief reinigen will, sollte man einmal pro Woche folgende Maske machen:

Breitwegerichblätterpulver . . . .   20 g
Eichenrindenpulver . . . .   20 g
Thymianblätterpulver . . . .   20 g
Rosenpulver . . . .   20 g
Malvenwurzelpulver . . . .   20 g
Rassoul-Wascherdepulver . . . .   20 g
Weißes Heilerdepulver . . . .   20 g

Zu 2 Esslöffeln dieser Pulvermischung fügt man je 5 Tropfen Salbeiöl, Thymianöl und Verbenenöl zu und vermengt alles mit so viel Wasser, dass sich eine pastöse Beschaffenheit ergibt. Man bestreicht das Gesicht mit dieser Paste und lässt sie 15 Minuten einwirken. Dann wäscht man sie mit kaltem Wasser ab.

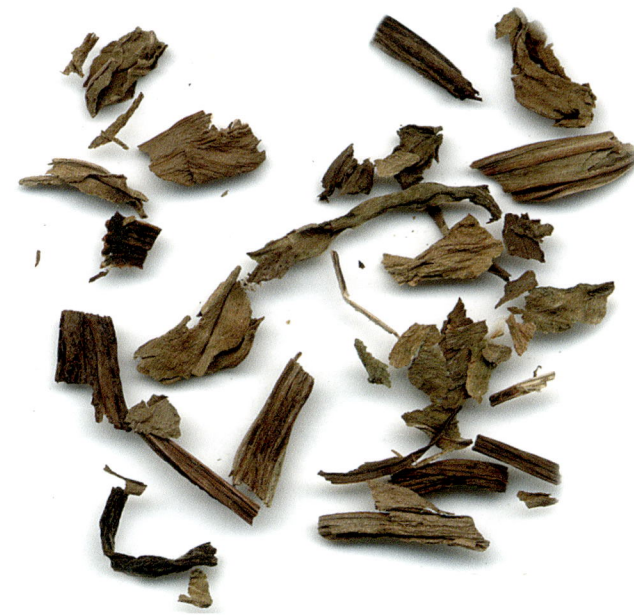

x 2,3

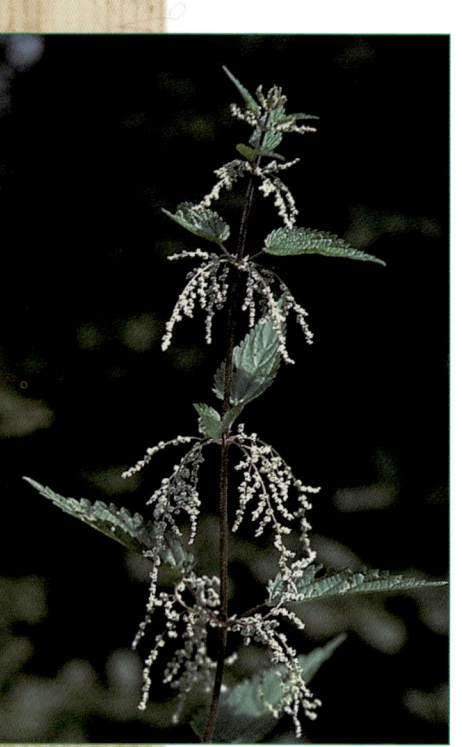
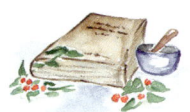

BRENNNESSEL

Urtica dioica (Urticaceae, Brennnesselgewächse)

- *Urtica* kommt von »urere«, »brennen«. Die Haare der Pflanzen stechen die Ungeschickten.
- **Volksnamen, Synonyme:** Haarnessel, Hanfnessel, Nessel.
- Auch diese wichtige Heilpflanze hatte ihre Bedeutung am Johannistag: Wenn man einen Brennnesselpfannenkuchen aß, sollten einem Nixen- und Elfenzauber nichts anhaben können. Eine größere Bedeutung aber hatte die Brennnessel durch ihre vielfältige Verwendbarkeit: Aus den Fasern der Stängel wurden Stoffe hergestellt, die fester als Leinen waren, ebenso Netze und Stricke. Es gibt inzwischen wieder Nesselstoffe auf dem Naturtextilienmarkt. Man konnte aus der Brennnesselwurzel und dem Kraut auch die Farben Gelb und Graugrün zum Färben von Wolle herstellen.

BESCHREIBUNG

Die Brennnessel ist eine einjährige Pflanze mit faseriger, weißlicher Pfahlwurzel. Der 50 cm bis 1 m hohe Stängel trägt gegenständige, längliche, zugespitzte, gezähnte Blätter mit Nebenblättchen. Blätter und Stängel sind mit brennenden Härchen bedeckt. Die grünlichen, eingeschlechtlichen, zweihäusigen Blüten sind von Juni bis September sichtbar und bilden lange Trauben, die zu zweien den Blattachseln entspringen. Die Frucht ist oval, gedrungen und glatt.

ANBAU UND SAMMELN

Die Brennnessel ist in Europa bis zu einer Höhe von 2500 m verbreitet. Die Natur bietet uns eine so ausreichende Menge an, dass wir nicht gezwungen sind, sie anzubauen. Man kann dies jedoch durch Samenanzucht oder Teilung der Wurzelstöcke tun.
Man sammelt die Blätter den ganzen Sommer über mit Handschuhen, die Früchte, wenn sie nach dem Sommer reif sind, die Wurzeln im Herbst. Alle Pflanzenteile lässt man gründlich in trockenen, luftigen Räumen trocknen.

VERWENDUNG

Die Brennnessel wirkt adstringierend. Man verwendet sie bei zu starken Regelblutungen, Uterusfibromen, Darmentzündungen, als Gurgelmittel gegen Halsentzündungen, als Mundspülung bei Zahnfleischentzündung. Als hervorragendes Blutreinigungsmittel ist sie bei Hautkrankheiten angeraten, wie Ekzem, Schuppenflechte, Akne, Flechten (meist Pilzinfektionen), Schuppen. Sie regt die sekretorische Tätigkeit der Verdauungsorgane an, also des Magens, der Bauchspeicheldrüse, der Leber, der Därme, verringert den Harnsäuregehalt des Blutes, lindert rheumatische Beschwerden und

Die Pflanzen von A bis Z

Ischiasschmerzen. Sie schwemmt die Gallensteine aus, hilft bei Hepatitis und ist bei Wechselbeschwerden willkommen. Gegen das kindliche Bettnässen bäckt man **Brennnesselplätzchen** (S. 346), die mit Erfolg wirken. Bei Müdigkeit und Blutarmut gibt eine regelmäßige Einnahme Lebenskraft und Spannkraft zurück.

Achtung: Nicht anwenden bei Ödemen infolge eingeschränkter Herz- oder Nierentätigkeit.

BRENNNESSELESSIG
Man reibt damit die Kopfhaut täglich ein, um Haarausfall zu bekämpfen.

    Brennnesselblätter . . . . 80 g
    Thymianblätter . . . . 20 g
    Rosmarinblätter . . . . 20 g
    Apfelessig . . . . 500 ml
    Eau de Cologne 70 % . . . . 500 ml

Die Pflanzen werden in ein Gefäß zusammen mit dem Essig und dem Eau de Cologne gegeben und das Ganze 8 Tage ziehen gelassen. Danach seiht man ab.

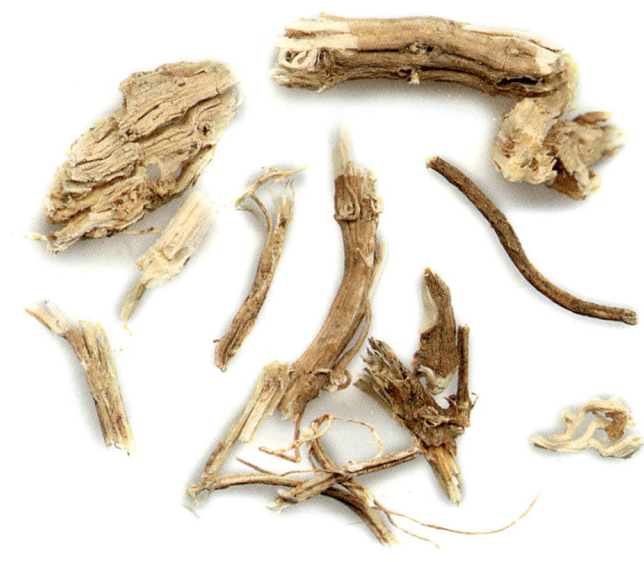

x 2,2

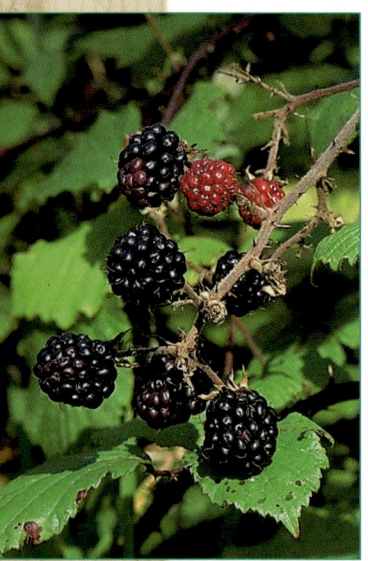

BROMBEERE

Rubus fruticosus (Rosaceae, Rosengewächse)

- *Rubus* kommt von »ruber«, »rot«, *fruticosus* ist abgeleitet vom lateinischen »frutex«, »Strauch«. Die Ruten des Brombeerstrauchs sind rot. »Brom-« kommt vom althochdeutschen Wort »bram«, »Dorn«.

- **Volksnamen, Synonyme:** Brämel, Bramberi, Brohmbeere, Katzenbeere, Kratzenbeere, Schwarzbeere, Hirschbollen, Schwarze Haubeere.

- Einer Legende zufolge ist die Brombeere aus dem Blut entstanden, das die Titanen im Kampf gegen die Götter vergossen haben.

BESCHREIBUNG

Die Brombeere ist ein Kleinstrauch, dessen rötliche, bogig überhängende Ruten 4 m lang werden können und mit zahlreichen Dornen besetzt sind. Die wechselständigen, gestielten, in 3–7 Teilblättchen gefiederten Blätter sind groß, oval, gezähnt, an der Oberseite grün, an der Unterseite filzig behaart. Die von Mai bis August sichtbaren Blüten sind groß, weiß oder rosa und befinden sich an den Spitzen der Zweige. Die fleischige, eiförmige Frucht setzt sich aus kleinen Steinfrüchten zusammen.

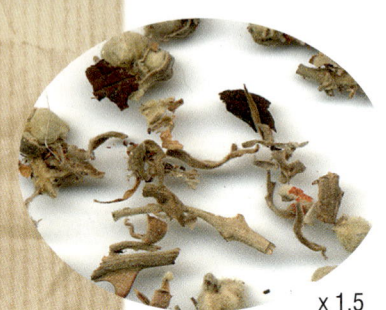

x 1,5 Knospen

ANBAU UND SAMMELN

Die Brombeere ist in Europa verbreitet und in den Gärten, sofern es sich nicht um dornenlose Zuchtformen handelt, meist nicht sehr beliebt. Wenn man unbedingt will, kann man sie durch ihre Schösslinge vermehren. Man sammelt die jungen Blätter oder die Knospen, sobald sie sich bilden, und lässt sie in trockenen, luftigen Räumen trocknen.

VERWENDUNG

Brombeerblätter wirken adstringierend. Man verwendet sie bei Durchfall, Weißfluss, Hämorrhoiden, zu starken Monatsblutungen, Gicht, Rheuma, Anämie, Harnsteinen, Diabetes II, aber am häufigsten und mit Erfolg als Gurgelmittel bei Halsentzündungen, als Mundbad bei Aphten, Mundschleimhautentzündung oder anderen Entzündungen im Mundraum. Man kocht 1 Esslöffel geschnittene Blätter pro Tasse 2 Minuten und trinkt 1–3 Tassen täglich oder gurgelt mehrmals am Tag.

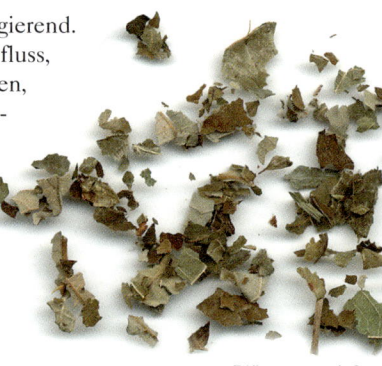

Blätter x 1,3

Die Pflanzen von A bis Z

BRUNNENKRESSE
Nasturtium officinale (Brassicaceae, Kreuzblütler)

- *Nasturtium* kommt – wegen des scharfen Geruchs – vom lateinischen »nasus«, »Nase«, und »torquere«, »reizen«.
- **Volksnamen, Synonyme:** Bornkass, Bornkersch, Kasse, Kersche, Bittersalat, Wassersenf, Bachkresse.

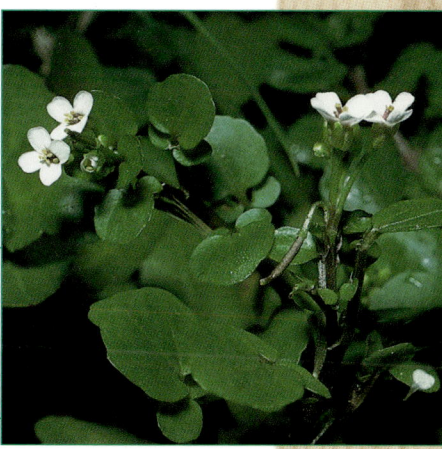

BESCHREIBUNG
Die Brunnenkresse ist eine ausdauernde Pflanze mit weißer, faseriger Wurzel. Die 30–40 cm langen Stängel sind kantig, Tochterpflanzen bildend, ausgebreitet und am Ende der Zweige aufgerichtet, oft schwimmend, ab und zu Wurzeln bildend. Die wechselständigen Blätter sind in rundliche, dicke Teilblätter gefiedert, von denen die an der Triebspitze größer als die anderen sind. Die kleinen, weißen Blüten bilden endständige Trauben.

ANBAU UND SAMMELN
Die Brunnenkresse ist in Europa in klaren, fließenden Gewässern weit verbreitet. Man kann sie leicht vermehren, indem man den kriechenden Stängel abschneidet, denn jedes Teilstück bildet eine neue Pflanze. Man sammelt die Blätter und Stängel vor der Blütezeit und trocknet sie an einem trockenen und luftigen Ort.

VERWENDUNG
Brunnenkresse sollte vor allem frisch verwendet werden. Sie ist sehr reich an Vitaminen und Mineralstoffen und das Gemüse, das man den Müden, Trägen, Antriebsarmen sowie Diabetikern, die den Zuckerspiegel senken wollen, empfiehlt. Sie wirkt schleimlösend und hustenstillend, gegen Herpes oder – als Breiauflage – gegen Ödeme. Mit dem Saft reibt man die Kopfhaut ein, um die Haare zu stärken und die Schuppen zu entfernen. Das Kauen der Blätter stärkt und festigt die Mundschleimhaut. Durch ihre entwässernden Eigenschaften ist sie zur Ausschwemmung von Nierensteinen zu empfehlen und um die Blase zu entstauen.
Achtung: Bei übermäßigem Genuss Gefahr von Reizungen im Harn- und Verdauungstrakt. Für Kleinkinder ungeeignet. Bei Magen- oder Darmgeschwüren sowie Nierenleiden nicht verwenden.

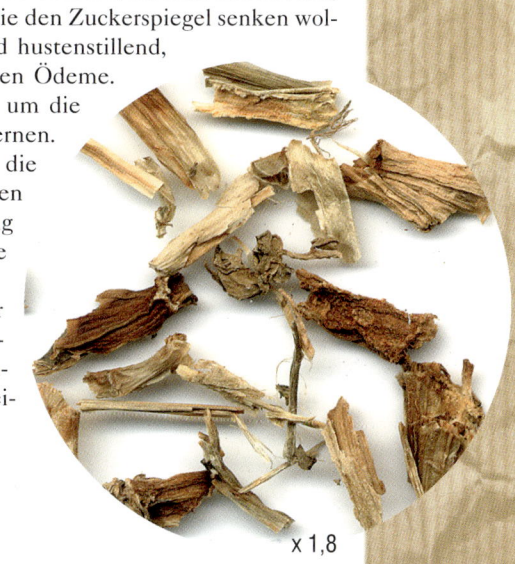

x 1,8

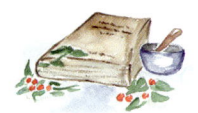

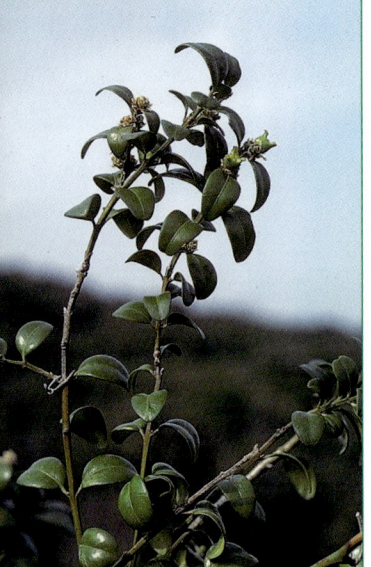

BUCHSBAUM

Buxus sempervirens (Buxaceae, Buchsbaumgewächse)

- *Buxus* kommt von dem griechischen Namen »pyxos« der Pflanze. Er bedeutet »fest« und ist ein Hinweis auf das harte Holz. *Sempervirens* bedeutet im Lateinischen »immergrün«.

- **Volksnamen, Synonyme:** Bux, Mägdebaum, Jungfernbaum.

BESCHREIBUNG

Der Buchs ist ein Strauch mit holziger, gedrehter und verzweigter Wurzel. Der Stamm, der 4–5 m hoch werden kann, ist ebenfalls gewunden, verzweigt, vierkantig. Die gegenständigen, fast sitzenden Blätter sind eiförmig, fest, ledrig, grün. Die weißen oder gelblichen Blüten erscheinen im April in den Blattachseln. Sie bilden kleine Knäuel aus mehreren männlichen und 1 endständigen weiblichen Blüte. Die Frucht ist eine rundliche, gelbliche Kapsel.

ANBAU UND SAMMELN

Südliche Art, die in Mitteleuropa nur an wenigen Stellen Südwestdeutschlands vorkommt. Der Buchs bevorzugt kalkhaltige Böden und kann bis in 1600 m Höhe wachsen. Man vermehrt ihn durch Aussaat der Samen und pikiert, sobald die Pflänzchen entwickelt sind. Der Buchs hält Temperaturen unter −20°C aus. Man kann die Blätter zwar ganzjährig sammeln, aber der Herbst ist als Sammelzeit vorzuziehen. Man lässt sie auf Zeitungen oder feinem Gittergewebe ausgebreitet trocknen, sollte aber nicht vergessen, das Trockengut oft zu wenden, damit es nicht schwarz wird.

VERWENDUNG

Der Buchs ist gegen Virusinfektionen aktiv, wirkt schweißtreibend und ist deshalb bei jeder Art von Fieber interessant, besonders zu Beginn einer Grippe. Er ist gleichermaßen eine hervorragende Leberpflanze und aktiviert den Gallefluss. Er wird bei Gicht, Rheuma, insbesondere aber bei rheumatischer Polyarthritis und bei Gürtelrose empfohlen.

x 1,5

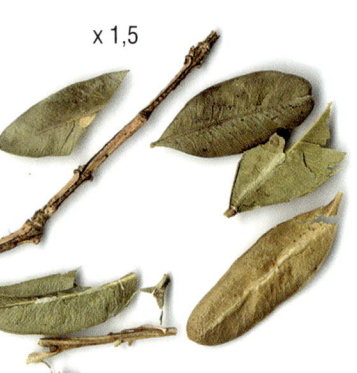

Die Buchsblätter werden zudem bei Haarausfall eingesetzt: Man bereitet hierfür eine konzentrierte Lösung mit 60 g Blättern pro Liter, die man 20 Minuten kochen lässt. Für den Tee kocht man 1 gehäuften Esslöffel Blätter pro Tasse 5 Minuten und trinkt 2–4 Tassen am Tag.

Achtung: Alle Teile der Pflanze, vor allem die Blüten und die Rinde, enthalten Alkaloide. Die Symptome einer Vergiftung sind Erbrechen, Durchfall, Übererregbarkeit und Krämpfe. Es kann zum Tod durch Atemlähmung kommen.

Die Pflanzen von A bis Z

BUKKO
Agathosma crenulata (Rutaceae, Rautengewächse)

- *Barosma* kommt von »baros«, »schwer, drückend«, möglicherweise aufgrund seines intensiven Geruchs.
- **Volksnamen, Synonyme:** Buchu, Feinzähnige Duftraute; *Barosma crenulata*.
- Wenn Bukko nach der Ernte beim Kräuterhändler angeliefert wird, ist sein Geruch so intensiv, dass es unmöglich ist, im Laden zu bleiben, ohne großzügig zu lüften. Das ätherische Öl, das aus Buchu extrahiert wird, entfaltet einen starken Geruch nach Pfefferminze. Deshalb wird er in Afrika und Südamerika als Desinfektionsmittel verwendet. Achtung! Es heißt, dass er auch halluzinogen wirkt.

BESCHREIBUNG
Der Bukko-Baum ähnelt einer kleinen Birke. Der aufrechte, braune oder gräuliche Stamm teilt sich in Äste auf, die wechselständige, gestielte, ovale, gekerbte, hellgrüne, leicht glänzende Blätter tragen. Die weißen oder sehr blass blauen Blüten sind entweder achselständig oder endständig. Die Frucht ist eine ovale Kapsel.

ANBAU UND SAMMELN
Da der Bukko Heideerde und helle Standorte benötigt, kultiviert man ihn in unseren Gegenden nur unter Glas: durch Aussaat der Samen und späteres Verpflanzen.
Die Blätter sammelt man zur Blütezeit, sie werden sorgfältig getrocknet. Ihr Geruch ist sehr stark, warm und aromatisch.

VERWENDUNG
Durch seinen balsamischen und antiseptischen Charakter ist der Bukko sehr gut geeignet, den Atemwegen Erleichterung zu verschaffen, besonders bei chronischer Bronchitis. Diese antiseptische Wirkung ist auch bei Harnwegserkrankungen willkommen, z.B. bei Blasenentzündung und um die Prostata zu entstauen.
Ideal ist es, ihn in Mischung mit anderen Pflanzen gleicher Eigenschaften zu verwenden. Man lässt 1 Esslöffel Kraut pro Tasse 3 Minuten kochen und dann 10 Minuten ziehen.

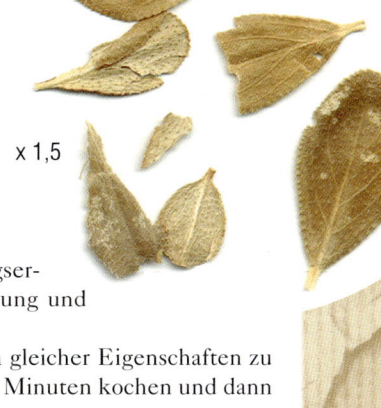

x 1,5

CHINARINDENBAUM, ROTER
Cinchona pubescens (Rubiaceae, Rötegewächse)

- Das Wort »China-« kommt von »kina-kina«, so nannten die Peruaner diesen Baum, »Rinde der Rinden«. Die botanische Bezeichnung *Cinchona* geht angeblich auf die Gräfin von Cinchon zurück, die Gattin des spanischen Vizekönigs von Peru.

- **Volksnamen, Synonyme:** Chinarinde, Perurinde.

- Die Chinarinde stand bei den Ärzten des 17. Jh.s in Verruf und erwarb sich erst einen Platz auf der therapeutischen Liste, nachdem La Fontaine sein berühmtes Gedicht »Poême du Quinquina« schrieb. Die Chinarinde war auch der Ursprung der Homöopathie: Hahnemann bemerkte, dass der Chinarindenextrakt, der Fieberkranke heilte, bei ihm als gesundem Menschen Fieber hervorrief: »Similia similibus curantur«.

BESCHREIBUNG
Der Rote Chinarindenbaum ist ein großer, verzweigter Baum mit gegenständigen, ovalen, zugespitzten Blättern. Die weißen, kleinen, gestielten Blüten bilden an den jungen Zweigen endständige Dolden. Die Frucht ist eine Kapsel, die von einem fortbestehenden und verhärteten Kelch überragt wird.

ANBAU UND SAMMELN
Die Rote Chinarinde unterscheidet sich deutlich von anderen Arten. Man findet den Baum in Europa in den Gewächshäusern. In Peru ist er weit verbreitet.

VERWENDUNG
Die Chinarinde wirkt keimtötend, fäulnishemmend, fiebersenkend und hat, seit sie in Europa im 17. Jh. auftauchte, viele glorreiche Stunden erlebt. Anfang des 20. Jh.s verarbeitete man noch 28 000 t pro Jahr.

Man verwendet sie hauptsächlich wegen ihrer anregenden Wirkung, als Tee oder Wein-Auszug (Mazerat), pur oder zusammen mit anderen Pflanzen (S. 330).

Man kocht 1 kleinen Teelöffel pro Tasse 5 Minuten und trinkt 1 Tasse vor den Mahlzeiten.

Achtung: Nicht überdosieren. Während der Schwangerschaft, bei Magen- und Darmgeschwüren sowie bei Chinin-Überempfindlichkeit nicht verwenden.

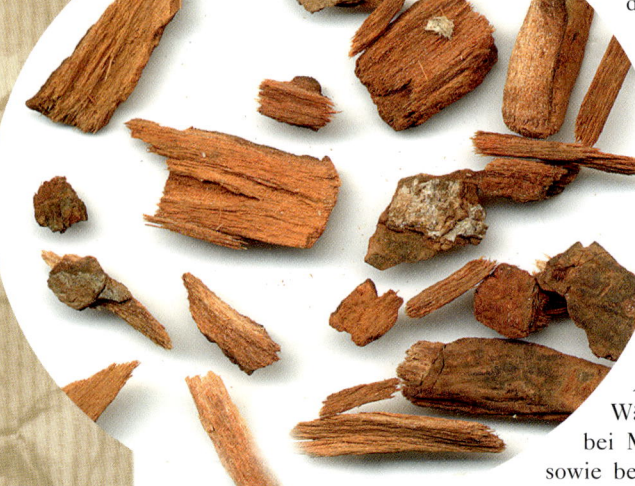

x 2

Die Pflanzen von A bis Z

CHRISTDORN
Paliurus spina-christi (Rhamnaceae, Kreuzdorngewächse)

- *Paliurus* ist abgeleitet vom griechischen »paliourus«, »harntreibend«.
- **Volksnamen, Synonyme:** Kreuzdorn, Stechdorn, Bocksdorn.

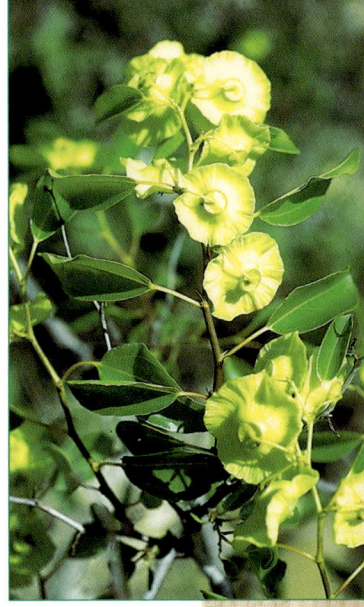

BESCHREIBUNG
Der Christdorn ist ein dorniger, buschiger Strauch mit gewundenen, verzweigten Stämmen mit gräulicher Rinde. Die wechselständigen, ovalen, sägeblattähnlich gezähnten Blätter sind an ihrer Oberseite dunkelgrün. Die kleinen, gelben Blüten bilden verzweigte Dolden. Die Frucht ist zäh, trocken, rund und gedrungen. Sie ist von einem welligen, gerieften, häutigen Rand umgeben.

ANBAU UND SAMMELN
Der Christdorn ist in den Mittelmeerregionen Europas verbreitet und wächst in Hecken, im Unterholz und auf Ödland. Man vermehrt ihn durch Stecklinge oder Samenanzucht.
Die Früchte werden im Herbst, sobald sie vollständig reif sind, gesammelt und in trockenen, luftigen Räumen getrocknet.

VERWENDUNG
Durch seine entwässernde Wirkung kann der Christdorn den Harnstoff- und Harnsäuregehalt senken und ist deshalb bei Gicht nützlich. Auch Cholesterinspiegel und Bluthochdruck werden durch diesen diuretischen Effekt gesenkt. Man kocht 1 Esslöffel Früchte pro Tasse 5 Minuten und trinkt 2–3 Tassen täglich.

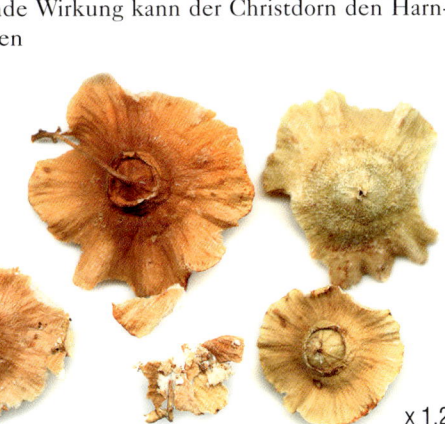

x 1,2

CHRYSANTELLUM AMERICANUM
(Asteraceae, Korbblütler)

> • *Chrysantellum* kommt von »Chrysantheme«, der Pflanze mit den gelben Blüten.
>
> • *Chrysantellum americanum* stammt aus Zentralafrika und ist in der Pflanzenheilkunde eine junge Pflanze. Trotzdem bezeugen die jüngsten Forschungen der Pflanze eine große Nützlichkeit aufgrund ihres Gehalts an Flavonoiden, die leberschützend sind und die Mikrozirkulation anregen.

VERWENDUNG

Chrysantellum americanum ist verdauungswirksam und schützt die Leberzellen, die sie gleichzeitig zu höherer Sekretionsleistung anregt. Sie erleichtert den Abgang der Nieren-, Gallen- und Speichelsteine.
Sie ist vorbeugendes Leberschutzmittel; es ist wünschenswert, nach einer Hepatits eine regelrechte Kur damit zu machen.
Chrysantellum americanum lässt den Cholesterinspiegel und den Triglyceridspiegel sinken. Ihre Wirkung auf Arterienentzündungen der unteren Gliedmaßen ist beachtlich, da sie der Brüchigkeit der Gefäße entgegenwirkt und die periphere Mikrozirkulation fördert.
Die Pflanze ist einsetzbar bei Bein- und Knöchelödemen sowie bei schweren Beinen. Manche Krankheiten, die durch eine Verschlechterung der Durchblutung hervorgerufen werden, sprechen gut auf diese Pflanze an.
Man kocht 1 Esslöffel Kraut pro Tasse 3 Minuten und lässt dann 10 Minuten ziehen. Täglich sollten 2–3 Tassen getrunken werden, vor oder gleich nach den Mahlzeiten.
Zur akuten Behandlung macht man am besten eine dreiwöchige Kur. Zur Vorbeugung genügt eine Kur über 10 Tage pro Monat.

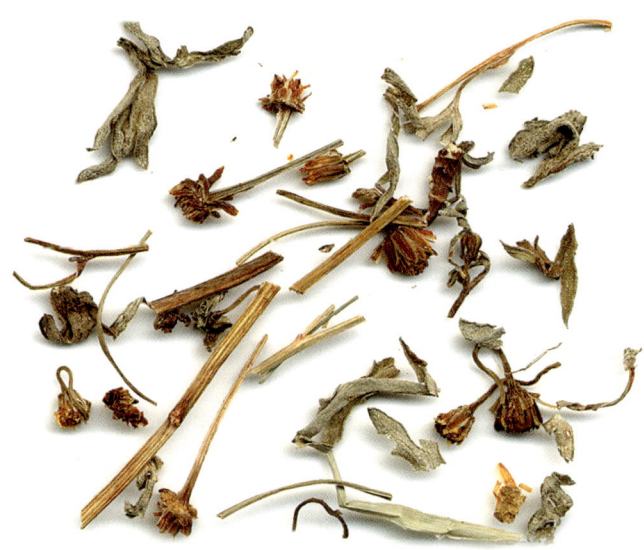

x 2

Die Pflanzen von A bis Z

CURCUMA, GELBWURZEL
Curcuma longa (Zingiberaceae, Ingwergewächse)

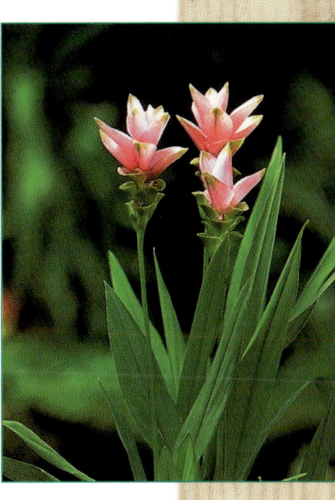

- *Curcuma* ist die lateinische Adaptation von arabisch »kurkum«, »Safran«, biblisch-hebräisch »karkom«.
- **Volksnamen, Synonyme:** Kurkuma, Indischer Safran, Gelbwurz.
- Im Pazifik weisen einige Volksstämme der Curcuma magische Kräfte zu, die die schlimmen Geister vertreiben. Für die Birmanen ist das Universum aus dieser Pflanze entstanden. In Indien färbt man sich den Körper mit Curcuma und streut geweihte Curcumawurzeln auf geheiligte Orte.

BESCHREIBUNG
Die Curcuma ist eine ausdauernde Pflanze mit knolligem, weißlichem, knotigem Speicherrhizom, dem nach unten Faserwurzeln entwachsen, nach oben lanzettliche, stängelumfassende Blätter. Im Zentrum der Blattbündel entspringen dicke Schäfte, die die Blütenähren tragen.

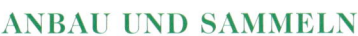

ANBAU UND SAMMELN
Die Curcuma stammt aus Indien. Man findet sie auch in China, Vietnam, den Antillen, Mittelamerika. Man vermehrt sie durch Teilstücke des Rhizoms, das mit Triebknospen ausgestattet ist. Zu Beginn des Winters bringt man die dicken, innen gelben Knollen ins Haus.

x 1,2

VERWENDUNG
Ob nun die Curcuma als Gewürz oder als Speisefarbe verwendet wird, sie regt die Verdauung an, aktiviert die Leberfunktionen und die Gallenblase. Man kocht 1 Teelöffel Wurzeln pro Tasse 5 Minuten und trinkt 1 Tasse vor den Mahlzeiten. Curcuma ist der wichtigste Bestandteil von Curry.
Achtung: Überdosierung vermeiden; bei Gallenleiden nur nach ärztlicher Beratung verwenden.

CURRYPULVER

Curcumapulver	3 Essl.
Ingwerpulver	1 Essl.
Bockshornkleesamenpulver	1 Essl.
Kreuzkümmelpulver	1 Essl.
Cayennepfefferpulver	1 Essl.

Man mischt die Gewürzpulver und bewahrt den Curry lichtgeschützt auf.

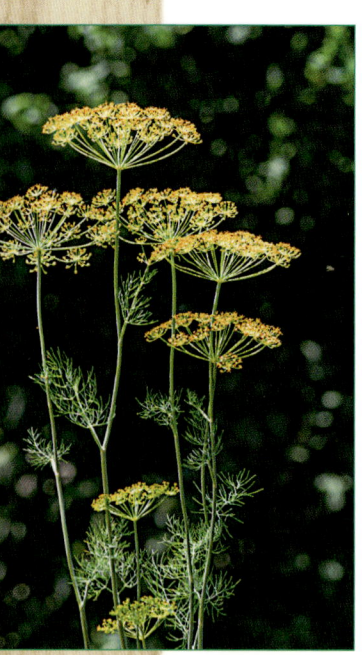

DILL

Anethum graveolens (Apiaceae, Doldenblütler)

- *Anethum* ist vom griechischen »anêthon« abgeleitet, was »Anis« bedeutet, Anis ist dem Dill ähnlich; *graveolens*, kommt von »grave«, »stark«, und »olens«, »riechend«: Die gesamte Pflanze ist dem Anis ähnlich und von intensivem Geruch.

- **Volksnamen, Synonyme:** Fencheldill, Däll, Gurkenkräutel, Kapernkraut, Till.

- Die Schule von Salerno lehrte: »Der Dill ist blähungslösend, dämpft die Launen und nimmt einem fülligen Bauch die Dicke«. Er hat einen Ruf als Aphrodisiakum, und diese vor allem kulinarische Pflanze wurde von den Größten dieser Welt genossen. Man erzählt, dass Rasputin Dillkörner in sein Badewasser warf und in jenes der Damen, die er verführen wollte. Auf dem Lande gibt man nicht selten den Kindern Dill zum Riechen, wenn sie Schluckauf haben.

BESCHREIBUNG

Der Dill ist eine einjährige Pflanze mit spindelförmiger, faseriger und weißlicher Wurzel. Der 50 cm bis 1 m hohe Stängel ist gerillt, wenig verzweigt, innen hohl. Die wechselständigen, grünen Blätter sind in linealische Segmente gefiedert. Von April bis Juli erscheinen die kleinen gelblichen Blüten, die große, endständige Dolden bilden und etwas gedrungene, abgeflachte, ovale Früchte mit 10 länglichen Rippen hervorbringen.

ANBAU UND SAMMELN

Da der Dill aus dem Orient kommt, verlangt er einen warmen Standort und eine lockere Erde. Sobald die Samen reif sind, kann man sie säen. Im Frühjahr gelingen die Aussaaten selten, da die Erde noch zu kalt ist.
Die Samen erntet man, wenn sie jeweils reif sind. Man kann Anfang August beginnen – sobald sie bräunlich geworden sind –, sie nach dem Morgentau zu sammeln. Man lagert sie feuchtigkeitsgeschützt in Säckchen.

x 2,3

VERWENDUNG

Die Wirkung des Dillsamens ist in erster Linie blähungslösend. Er erleichtert bei Aerophagie (Luftschlucken), befördert den Abgang der Darmgase, dämpft den krampfartigen Schluckauf. Dillsamen regt die Milchbildung bei stillenden Müttern an. Seine krampflösende Wirkung wird in Südamerika bei Hämorrhoiden genutzt: Man wendet ihn innerlich als Teegetränk und äußerlich als Waschung an. Die Blätter kann man für dieselben Zwecke einsetzen.
Man bevorzugt sie jedoch frisch in Getränken und anderen Küchenrezepten. Man kocht 1 Teelöffel Samen pro Tasse leicht. Der Einnahmezeitpunkt ist wichtig: entweder 15 Minuten vor der Mahlzeit oder nach dem Essen.

Die Pflanzen von A bis Z

DIPTAM-DOST
Amaracus (Origanum) dictamnus
(Labiaceae, Lippenblütler)

- *Amaracus* ist auf Altgriechisch der Name für Majoran; *dictamnus* ist der Name einer Gewürzpflanze, auf Griechisch »dictamnos«, die vor allem im Dicte-Gebirge wächst.

- **Volksnamen, Synonyme:** Kretischer Diptam, Kretischer Majoran.

- Venus hat die Wunde des Äneas auf dem Berge Ida mit Kretischem Majoran verbunden. Die Pflanze hat nichts mit dem Diptam *(Dictamnus albus)*, einem giftigen Rautengewächs, zu tun.

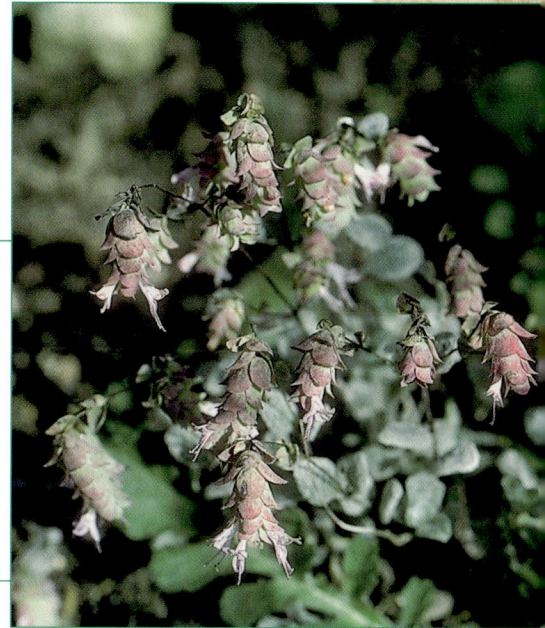

BESCHREIBUNG
Der Diptam-Dost ist eine ausdauernde Pflanze von 30–40 cm Höhe mit rötlichem Stiel. Die runden, fast sitzenden Blätter sind hellgrün und stark befilzt. Die kleinen Blüten erscheinen von Juni bis Juli und bilden endständige, hängende Ähren.

ANBAU UND SAMMELN
Der Kretische Diptam will, wie alle griechischen Pflanzen, warme, trockene Böden; er fürchtet die Fröste. Man vermehrt ihn im Frühjahr durch Samen oder durch Ableger.
Die Blätter werden den ganzen Sommer über gesammelt und in trockenen, luftigen Räumen getrocknet.

VERWENDUNG
Der Kretische Diptam regt die Verdauung an, befördert das Einsetzen der Regel, erregt und verleiht Spannkraft.
Man kocht 1 Esslöffel Blätter pro Tasse 2 Minuten und trinkt am Tag, wenn nötig, mehrere Tassen.

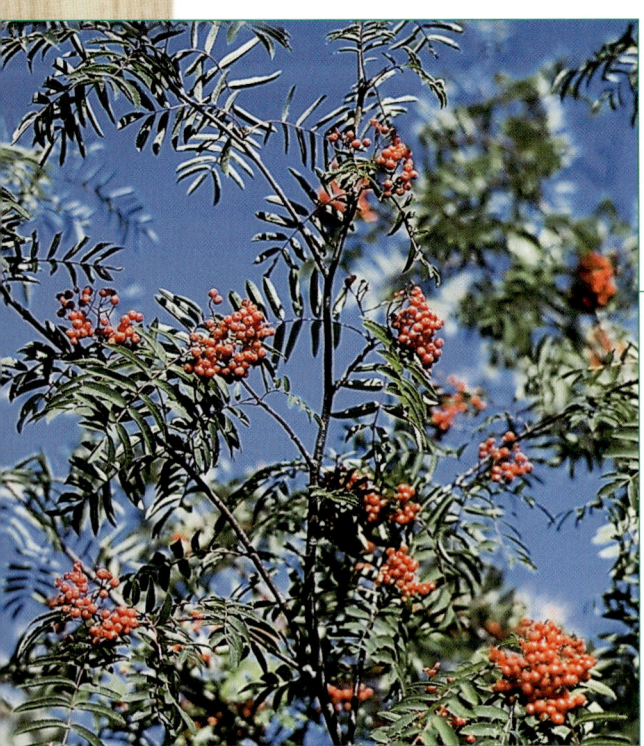

EBERESCHE

Sorbus aucuparia
(Rosaceae, Rosengewächse)

• *Sorbus* kommt von »sorbere«, »schlürfen«; *aucuparia* kommt von »aves capere«, »Vögel fangen«, da man mit der Eberesche die Drosseln in die Netze und auf die Leimruten gelockt hat.

• **Volksnamen, Synonyme:** Vogelbeere, Drosselbeere, Quitsche, Krammetsbeerbaum, Vogelbeerbaum.

• Die Eberesche war bei den Germanen dem Thor geweiht und heilig. Im Brauchtum heißt es, wenn sie neben das Haus gepflanzt wird, hält sie die Blitze fern, auf einem Friedhof hindert sie die Toten daran, nachts aus den Gräbern zu steigen. Wenn man sich aus dem Holz einen Stock schnitzt, kann man reisen, ohne Angst haben zu müssen, angegriffen zu werden. Wenigstens glaubte man dies in England.

BESCHREIBUNG

Die Eberesche ist ein Baum mit Pfahlwurzeln, von denen seitlich zahlreiche Kriechwurzeln abzweigen. Sie kann 10–15 m hoch werden. Der Stamm ist gerade, mit einer bräunlichen Rinde. Die wechselständigen Blätter sind in längliche, gezähnte Teilblättchen gefiedert. Die weißen Blüten, die von Mai bis Juni sichtbar sind, bilden Doldentrauben. Die Frucht ist kugelig und fleischig. Sie hat die Form eines kleinen Apfels.
Es gibt verschiedene andere *Sorbus*-Arten, darunter der Speierling und die Mehlbeere.

ANBAU UND SAMMELN

Die Eberesche ist in Mitteleuropa weit verbreitet; man findet sie selten über 700 m Höhe. Sie wird durch Samenanzucht ab Frühjahrsbeginn unter Glas oder im Freiland vermehrt.
Man trocknet die Früchte, sobald sie reif sind, in trockenen, luftigen Räumen.

VERWENDUNG

Die Eberesche wirkt entwässernd und aufgrund ihres Vitamin-C-Gehalts gegen Skorbut, aber vor allem ist sie im Falle von Durchfällen und Darmentzündungen adstringierend. Man verwendet sie oft zusammen mit der Quitte. Man kocht 1 Teelöffel getrockneter Früchte pro Tasse 3 Minuten und trinkt 1–3 Tassen täglich.
Die Sorten *Sorbus aucuparia edulis* oder *rosina* kann man in der Küche zur Herstellung von vitaminreichen Säften, Gelees und Kompotten verwenden.

Die Pflanzen von A bis Z

EFEU, GEWÖHNLICHER
Hedera helix **(Araliaceae, Efeugewächse)**

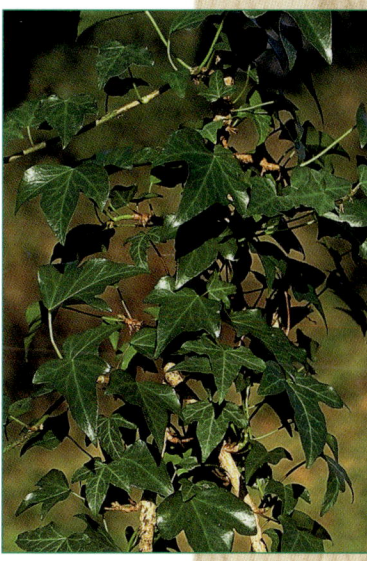

- *Hedera* kommt vom griechischen »hedra«, »das Sitzen«, *helix* vom griechischen »elein«, »sich winden«.

- **Volksnamen, Synonyme:** Eppich, Baumtod, Immergrün, Mauerefeu, Mauerranke, Rankenefeu.

- Als immergrüne, sich festklammernde Pflanze wurde der Efeu zum Symbol der Treue. Am 1. Mai trugen die Mädchen Efeukränze, um mit seiner Zauberkraft den Geliebten anzuziehen. Tristan und Isolde wurden an verschiedenen Seiten der Kirche begraben, um sie auch im Tod zu trennen. Da wuchsen aus den Gräbern Efeuranken hoch, die einander begegneten und Tristan und Isolde doch noch im Tod vereinten.

BESCHREIBUNG
Der Efeu ist ein Strauch mit windenden, kletternden oder kriechenden Stängeln von unterschiedlicher Länge und Dicke, die auf ihrer ganzen Länge eine fast ununterbrochene Reihe an Haftwurzeln entsenden. Die wechselständigen Blätter sind gestielt, fest, zäh, glänzend, in 3 oder 5 dreieckige Lappen geteilt, sehr schön dunkelgrün. Die gelbgrünlichen Blüten sind gestielt und bilden kugelige Dolden. Die Frucht ist eine kugelige, zähe, schwarze Beere.

ANBAU UND SAMMELN
x 1,6   Der Efeu ist in ganz Europa verbreitet und liebt die kalten Stellen im Unterholz, in den Hecken, den Gebüschen, den Mauern. Manchmal kriecht er, manchmal klettert er. Man vermehrt ihn durch Samen, Steckreiser oder bewurzelte Triebe.
Man kann die Blätter das ganze Jahr über sammeln und trocknet sie in trockenen, luftigen Räumen.

VERWENDUNG
In der Cellulitisbehandlung ist Efeu nicht mehr wegzudenken. Man macht feuchte oder trockene Pflanzenauflagen und trinkt mehrmals täglich den Tee. Er entspannt das Gewebe, lindert die von der Cellulitis hervorgerufenen Schmerzen, strafft und macht die Haut geschmeidig. Seine krampflösenden Eigenschaften sind wirksam bei Keuchhusten und spastischer Bronchitis, aber man zieht hier den Gundermann dem Efeu vor. Er normalisiert die Funktionen der Leber und der Gallenblase. Mit in Essig eingelegtem Efeu macht man Umschläge auf die Hühneraugen, um sie zu entfernen. Man kocht 1 Esslöffel geschnittene Blätter 3 Minuten und trinkt 2–3 Tassen am Tag.
Achtung: Efeu ist giftig und kann Allergien hervorrufen; insbesondere die Beeren sind gefährlich. Alle Anwendungen, vor allem innerliche als Tee, sollten nur unter ärztlicher Aufsicht erfolgen.

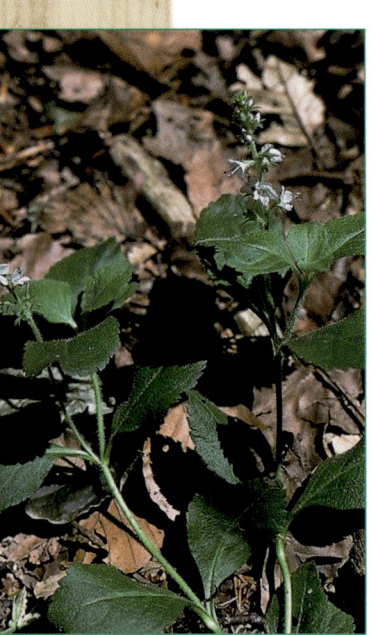

EHRENPREIS, ECHTER
Veronica officinalis **(Scrophulariaceae, Braunwurzgewächse)**

- *Veronica* ist benannt nach der Heiligen Veronika, die das Antlitz Jesu mit ihrem Schleier abtrocknete; manche Autoren führen den Namen auch auf »vera unica medica« zurück, »das einzig wahre Heilmittel«.

- **Volksnamen, Synonyme:** Waldehrenpreis, Grundheil, Heil aller Welt, Männertreu, Wasserehrenpreis, Wundkraut

BESCHREIBUNG

Der Ehrenpreis ist eine ausdauernde Pflanze. Die 15–30 cm hohen Stängel sind rund, steif, verzweigt, behaart, liegend, am Stängelende aufsteigend. Die liegenden Stängelteile schlagen Wurzeln, sodass sich die Pflanze kissenartig ausbreitet. Die gegenständigen, kurz gestielten, ovalen Blätter sind leicht zugespitzt und gezähnt. Die blassblauen oder altrosa Blüten stehen über kleinen Tragblättern und bilden achselständige lockere Trauben. Die Frucht ist eine drüsige, dreieckige Kapsel.

ANBAU UND SAMMELN

Der Ehrenpreis ist in Europa an den bewaldeten Küsten, in den Wiesen, seltener in der Mittelmeerregion verbreitet und wächst nicht über 1000 m Höhe. Man vermehrt ihn durch Aussaat oder durch Abnahme der Tochterpflanzen.
Man sammelt die Pflanzen zur Blütezeit; zu Sträußen gebunden werden sie in luftigen Räumen bis zu ihrer vollständigen Trocknung aufgehängt.

VERWENDUNG

Der Ehrenpreis ist anregend und kräftigend, aktiviert die Verdauungsfunktionen, den Magen, die Leber, beruhigt Migräne; er wirkt entgiftend. Mit seiner auswurffördernden Eigenschaft wirkt er auf die Bronchien, beruhigt den Husten, erleichtert das Atmen bei Asthma.
Wie das Stiefmütterchen wird er bei einigen Hautkrankheiten angewendet: Ekzem, Juckreiz, Flechten (meist Pilzinfektionen), Schuppenflechten.
Man kocht 1 Esslöffel Kraut pro Tasse leicht 2 Minuten und trinkt 2–3 Tassen täglich.

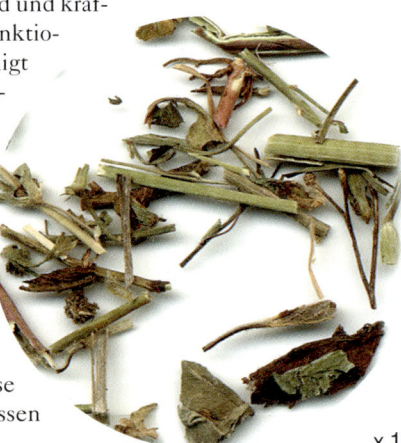

x 1,8

Die Pflanzen von A bis Z

EIBISCH, ECHTER
Althaea officinalis (Malvaceae, Malvengewächse)

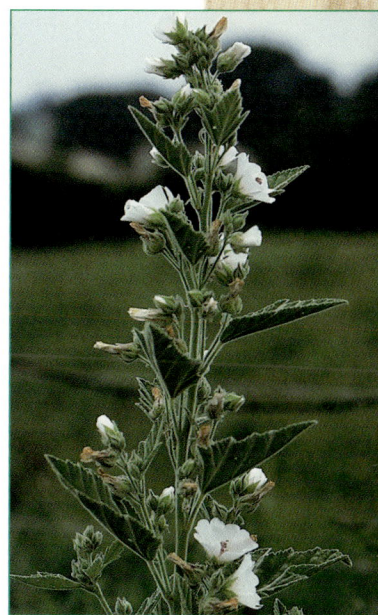

- *Althaea* kommt vom griechischen »althaia«, »Heilung«, aufgrund der heilenden Eigenschaften.
- **Volksnamen, Synonyme:** Adewurz, Alter Thee (Althaea!), Weiße Malve, Schleimwurzel.
- Einfach eine rundum gute Pflanze. Wenn man nur einen Malvenstock im Haus aufhängte, zog man damit nur die wohlwollenden Geister an. In den Ställen ging man genauso vor, um das Vieh zu schützen.

BESCHREIBUNG
Der Eibisch ist eine ausdauernde Pflanze mit einer 30–50 cm langen, daumendicken, spindelförmigen, fleischigen, schleimstoffhaltigen, weißen, manchmal verzweigten Wurzel. Der Stängel, der 1,50 m hoch werden kann, ist rund, filzig behaart, verzweigt, aufrecht und fest. Die wechselständigen, gestielten, herzförmigen, spitzen, gezähnten, weißlichgrünen Blätter sind in 3 oder 5 wenig markante Lappen geteilt und fühlen sich weich an. Die weißlichen oder rosa Blüten sitzen in den oberen Blattachseln, die obersten bilden endständige Trauben. Die Frucht ist aus zahlreichen Kammern zusammengesetzt.

ANBAU UND SAMMELN
Der Eibisch ist in ganz Europa verbreitet und liebt Felder, Bachufer, frische und feuchte Böden.
Man vermehrt ihn im Frühjahr durch Aussaat und pikiert von April bis Mai. Man kann im Herbst Stecklinge abstechen. Man schlägt sie ein und zerlegt sie so, dass jedes Triebstückchen 1 oder 2 Augen hat.
Man sammelt die Blätter von Juni bis Juli, die Blüten als Ganzes zu Beginn der Blütezeit, mit der von Juli bis September zu rechnen ist. Die Wurzel wird im Spätherbst vor den ersten Frösten ausgegraben, wenn die Pflanze verwelkt ist. Man wäscht sie, schneidet sie, und lässt sie in trockenen, luftigen Räumen trocknen. Alle Pflanzenteile sind empfindlich, man achte während des Trocknens darauf.

VERWENDUNG
Der Eibisch ist eine der am besten reizlindernden und erweichenden Pflanzen der Pflanzenheilkunde. Man verwendet ihn als reizlindernde Augentropfen, gegen Entzündungen im Hals, im Mund und am Zahnfleisch, bei Husten und Bronchitis, wobei er auswurffördernd wirkt. Er beruhigt das gesamte Verdauungssystem, also Magen und Darm. Man empfiehlt auch Pflanzenbreiauflagen und Umschläge bei Furunkeln und anderen Wunden.

Alle Pflanzenteile werden verwendet, für die Bronchien bevorzugt man die Blüten.

Man kocht 1 Teelöffel geschnittene Wurzeln 5 Minuten, 1 Esslöffel Blätter 2 Minuten. Aus den empfindlicheren Blüten bereitet man mit 1 Esslöffel pro Tasse einen Aufguss.

Eine ganze, ziemlich gerade Wurzel einer ausreichenden Dicke gibt man den Babies wie eine Rassel in die Hand. Sie kauen darauf herum, wodurch das Zahnfleisch elastisch wird und die Schmerzen beim Zahnen gelindert werden.

Die **Stockmalve**, *Althaea rosea*, eine sehr schöne Gartenpflanze, kann wie Eibisch verwendet werden. Allenfalls ist ihre Wurzel weniger schleimstoffhaltig. Ihre schönen, violettroten Blüten färben verschiedene Getränke oder schmücken kulinarische Platten.

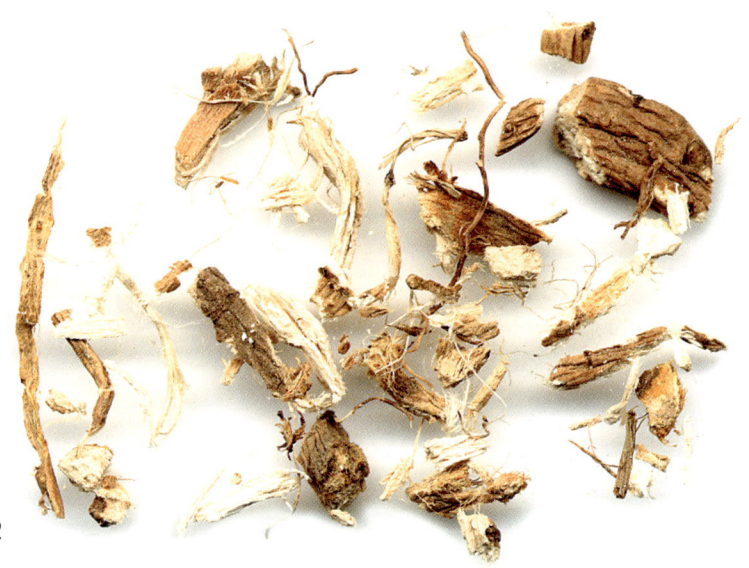

x 2

Die Pflanzen von A bis Z

EICHE, STIEL-
Quercus robur (Fagaceae, Buchengewächse)

- *Quercus* kommt vom keltischen »kaer ques«, »schöner Baum«. Die Sprachwurzel »kar« für »Baum, Wald« scheint allerdings vorindogermanischen Ursprungs zu sein. Es gibt 600 verschiedene Arten, davon 25 in Europa.

- Auf dem Lande versichert man noch heute, dass Eicheln der Stieleiche auf jedes Fensterbrett eines Hauses gelegt, dieses vor Blitzeinschlag schützen. Wenn man eine Frucht dieses Baumes bei Vollmond zur Erntezeit pflanzt und diese schnell keimt, kündigt sich üppiger Gelderlös an.

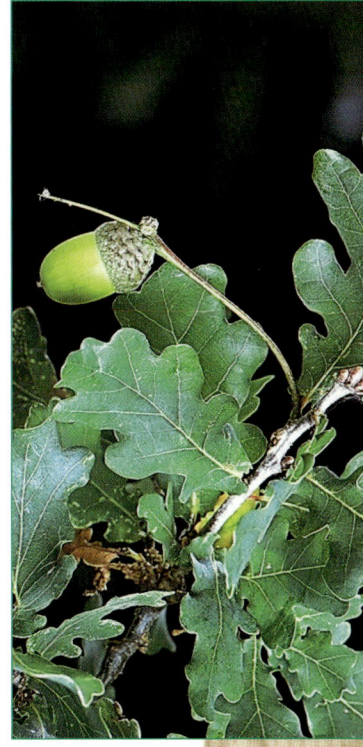

BESCHREIBUNG
Die Stieleiche ist ein großer Baum mit einer starken Pfahlwurzel. Der Stamm, der beträchtliche Dimensionen in der Höhe und im Durchmesser erreicht, teilt sich in zahlreiche, gewundene Äste auf. Die wechselständigen, nur ganz kurz gestielten, ovalen und gewellten Blätter haben ungleiche, stumpfe Lappen. Die Blüten sind grünlich, die männlichen bilden Kätzchen, die weiblichen sind lang gestielt, genau wie die Frucht, die Eichel.
Die **Traubeneiche** *(Quercus petraea)* unterscheidet sich durch die ganz kurz gestielten Blüten und Früchte. Ihre Blätter sind deutlich gestielt.
Die **Korkeiche** *(Qercus suber)* hat stachelige Blätter und vor allem eine sehr dicke Rinde. Sie ist immergrün.

ANBAU UND SAMMELN
Die Eiche ist die Königin der Wälder und ihre Kultur gehört zum Aufgabenbereich des Försters.
Man sammelt die Rinde im Frühjahr vor der Blüte von den jungen Ästen und lässt sie an der Sonne oder in warmen, luftigen Räumen trocknen. Die Blätter werden während des ganzen Sommers gesammelt und beim Trocknen von Zeit zu Zeit gewendet, damit sie nicht schwarz werden.
Die Eiche lebt 500 Jahre, manchmal 1000–2000 Jahre. Sie ist ein Wirt der Mistel.

x 1 Rinde

VERWENDUNG
Die Eiche ist eines der Gewächse, die am meisten Tannin enthalten. Ihre Rinde wirkt anregend und adstringierend. Dieser adstringierende Effekt ist willkommen, um Durchfälle zu bekämpfen; Teewaschungen, Auflagen oder Sitzbäder wirken gegen Hämorrhoiden, Fußbäder bei übermäßigem Fußschweiß, Vaginalspülungen bei Weißfluss, und mit einem Gurgelmittel kann man Halsentzündungen heilen.

Dabei ist die Rinde den Blättern vorzuziehen, welche weit weniger wirksam sind.
Die gerösteten Eicheln sind Bestandteil der meisten Kaffeesurrogate, zusammen mit Gerste, Hafer und Feigen.
Man kocht die Eichenrinde 10 Minuten und nimmt 1 Esslöffel pro Tasse oder 4 pro Liter. Man trinkt 1 – 3 Tassen am Tag oder gebraucht die Abkochung nach Wunsch als Gurgelmittel, Mundbad, Sitzbad.

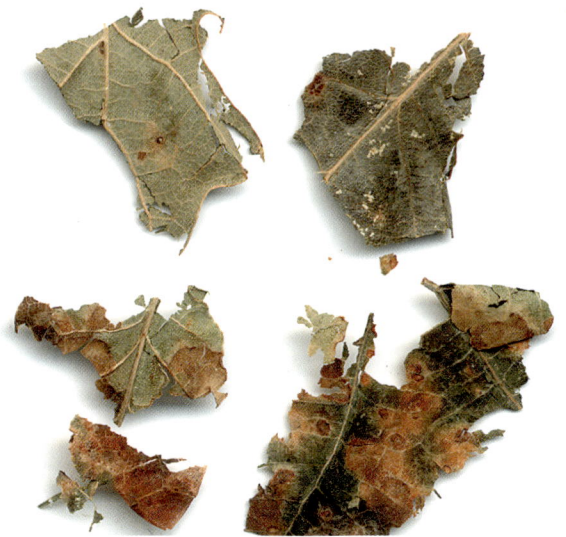

x 2 Blätter

Achtung: Wegen der starken Gerbstoffwirkung nur äußerlich, nicht bei großflächigen Hautschäden und nicht über längere Zeit verwenden.

Die Pflanzen von A bis Z

EISENKRAUT
Verbena officinalis **(Verbenaceae, Eisenkrautgewächse)**

- *Verbena* heißt auf Lateinisch »belaubter Zweig«.
- **Volksnamen, Synonyme:** Taubenkraut, Katzenblutkraut, Sagenkraut, Wunschkraut.
- Das Eisenkraut hat seinen Namen, weil es bei der Eisenverhüttung zugesetzt wurde. Es wurde schon in ältesten Zeiten kultisch verwendet zur Altar- und Tempelreinigung, für Beschwörungszeremonien und Teufelsbann.

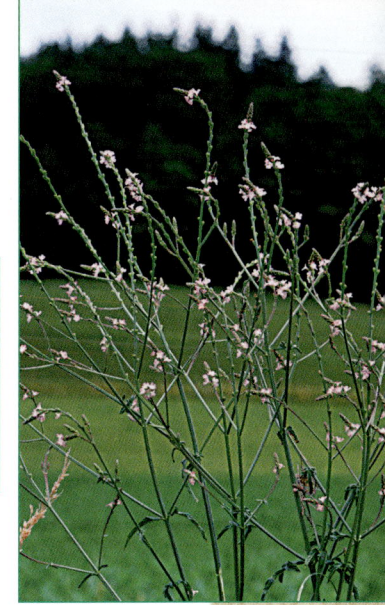

BESCHREIBUNG
Das Eisenkraut ist eine ausdauernde Pflanze mit spindelförmiger, gelblicher, behaarter Wurzel. Der 30–60 cm hohe Stängel ist steif, aufrecht und verzweigt. Die gegenständigen, länglich-ovalen Blätter sind tief in gezähnte Lappen geteilt. Die blass violetten Blüten, die von Juni bis Oktober zu sehen sind, bilden lockere, endständige Ähren. Die Frucht setzt sich aus 4 Nüsschen zusammen.

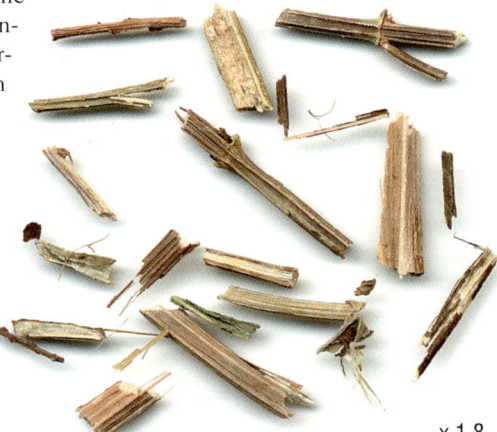

x 1,8

ANBAU UND SAMMELN
Das Eisenkraut ist in Europa weit verbreitet; es wächst nicht über 1500 m Höhe. Man vermehrt es durch Aussaat im Herbst oder im Frühjahr oder durch Ausgraben der Wurzelschösslinge. Die Pflanzen werden kurz vor der Blütezeit gesammelt. Man bindet Sträuße, die man in trockenen, luftigen Räumen aufhängt.

VERWENDUNG
Das Eisenkraut unterscheidet sich durch seine Geruchlosigkeit von der Zitronenverbene. Es wirkt verdauungsfördernd, regt den Magen an, bekämpft Schwindel und Migräne. Es wird vor allem bei Rheuma empfohlen, wo es hervorragende Dienste leistet. Es ist ebenfalls hilfreich bei Schmerzen, den Folgen von Schlag oder Stoß, bei Prellungen und Verstauchungen. Man kocht 1 Esslöffel geschnittenes Kraut pro Tasse 2 Minuten und trinkt 2–3 Tassen täglich.

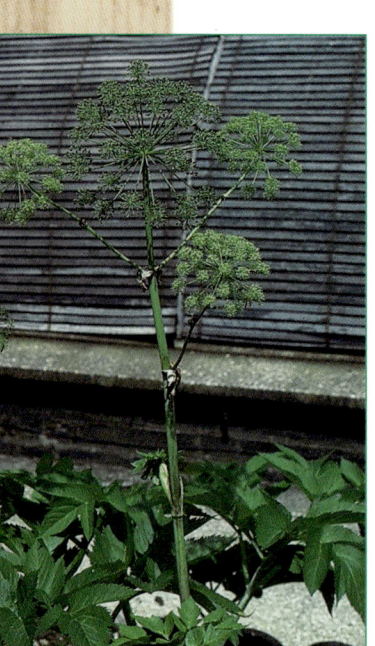

ENGELWURZ, ECHTE
Angelica archangelica (Apiaceae, Doldenblütler)

- *Angelica* kommt vom griechischen »angelos«, »Botschafter«. Man sagt, dass der Erzengel Raphael die Pflanze den Menschen bekannt machte.

- **Volksnamen, Synonyme:** Theriakwurz, Zahnwurzel, Erzengelwurz, Brustwurz.

- Schon im Mittelalter gingen Villon und seine Freunde nicht in die Spielhöllen, ohne eine frische Engelwurz mit sich zu tragen. Die »gamblers« vom Mississippi der Eroberungszeit hatten den gleichen Glauben, so ein sicheres Spiel zu haben. Den ungewöhnlichsten Gebrauch der Engelwurz machten jedoch die Bettler des Court des Miracles (Gilde, in der sich unangepasste Menschen vereinigten): Mit dem reizenden Saft der Engelwurz verursachten sie sich selbst Geschwüre auf der Haut, um so das Mitleid der Menschen zu wecken.

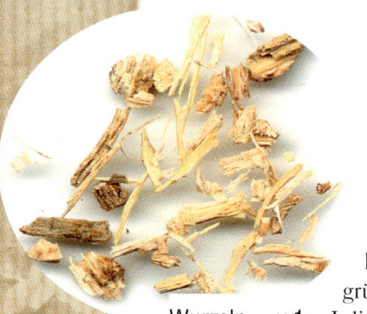

Wurzeln   x 1

BESCHREIBUNG

Die Engelwurz ist eine sehr schöne, ausdauernde Pflanze, die 2 m hoch werden kann. Die Wurzel ist dick, fleischig, schwärzlich, stark verzweigt. Sie trägt einen dicken, runden, aufrechten, ebenfalls stark verzweigten Stängel, der innen hohl ist. Die Blätter sind wechselständig, sehr groß, zwei- oder dreilappig, mit ovalen bis lanzettlichen, zugespitzten und gezähnten Teilblättern. Die gelbgrünlichen Blüten bilden große Dolden und erscheinen von Juli bis August. Die Frucht, cremegelb oder hellkastanienfarben, ist länglich-oval, abgeflacht, mit hervorspringenden Rippen.

ANBAU UND SAMMELN

Die Engelwurz ist in nördlichen Breiten beheimatet und kam erst im Mittelalter nach Mitteleuropa; sie wächst an Bachufern, in feuchten Gräben, in Wiesen.
Für ihren Anbau sollte man leichte, warme und feuchte oder gut bewässerbare Erde aussuchen. Man sät die Samen, sobald sie reif sind, in leichten und feuchten Humus. Im Herbst versetzt man die Pflänzchen im Abstand von 80 cm ins Freiland. Die Wurzel erntet man nicht vor Ende des zweiten Jahres. Sie wird gewaschen, geschnitten und in trockenen, im Winter leicht beheizten Räumen getrocknet. Die Blätter sammelt man, sobald sie im Mai oder Juni sprießen. Man hängt sie gebündelt im Schatten zum Trocknen auf. Die Dolden schneidet man Ende August, um so die Früchte, die leicht ausfallen, zu ernten.
Die Stängel sind für die Süßwarenherstellung bestimmt und werden am Ende des ersten und des zweiten Jahres geschnitten.

VERWENDUNG

Die Wurzel der Engelwurz ist Bestandteil einer Vielzahl von Mischungen, z. B. der Theriaktinktur oder des **Melissengeists** (S. 319); die Wur-

Die Pflanzen von A bis Z

zeln wurden auch von den Likörherstellern für den Vespetro (Verdauungslikör) **Grande Chartreuse** gebraucht.
Die sehr wohlschmeckende Engelwurz, insbesondere ihre Samen, wirkt krampflösend und eignet sich für die ängstlich Überempfindlichen, die Asthmatiker, die Nervösen, die Gestressten mit Verdauungsproblemen sowie bei prämenstruellem Syndrom. Die Wurzel ist wegen ihrer belebenden, kräftigenden und ausgleichenden Wirkung bei psychischer Erschöpfung zu empfehlen. Bei Grippebeginn nimmt man sie als beruhigendes Inhalationsmittel (vor allem die Samen), die Blätter und die Wurzeln beruhigen den Husten.
Man kocht 1 Esslöffel Wurzeln pro Tasse gut 5 Minuten, 1 Esslöffel Samen 2 Minuten. Bei Verdauungsbeschwerden und zur Beruhigung trinkt man den Tee nach den Mahlzeiten, zur Kräftigung 10 Minuten vor dem Essen. Aus den Wurzeln kann man einen herrlichen **Wein** (S. 330) herstellen.

ENTSPANNUNGSTEE
Zur Beruhigung, Entspannung, Erholung und Kräftigung des Organismus trinke man 1–2 Tassen täglich folgender Mischung:

Triebspitzen des Waldmeisters	20 g
Taigawurzel	20 g
Kraut der Escholtzie (Goldmohn)	20 g
Triebe des Gemeinen Hornklees	20 g
Blätter, Samen und Wurzeln der Engelwurz	20 g

Man kocht 1 Esslöffel der Mischung pro Tasse 2 Minuten und lässt den Tee dann 10 Minuten ziehen.

ENGELWURZLIKÖR
Den köstlichen Engelwurzlikör nimmt man nach den Mahlzeiten in kleinen Mengen zur Verdauungsanregung.

Frische oder kandierte Engelwurzstängel	150 g
Zimtstangen aus Ceylon	10 g
Gewürznelken	5 g
Bourbonvanille	1 Stange
Schnaps oder Rum	1 l

Früchte x 1,8

Man übergießt die Pflanzenteile mit Schnaps oder Rum, die Vanillestange ist längs zu schlitzen. Das Ganze lässt man 10 Tage ausziehen, bewegt das Gefäß von Zeit zu Zeit und seiht den Likör ab.
Achtung: Überdosierungen sowie Verwendung bei Magen- oder Darmgeschwüren sind zu vermeiden. Hautreizungen und erhöhte Lichtempfindlichkeit können auftreten.

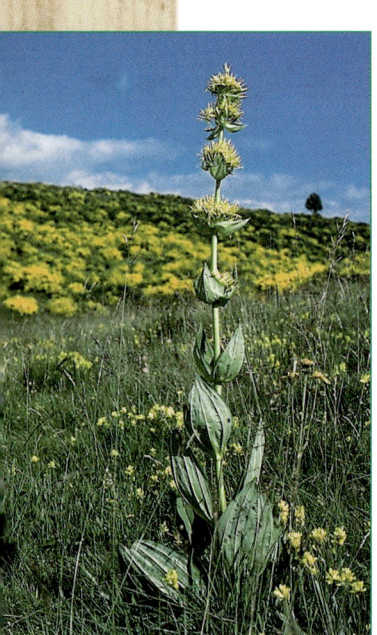

ENZIAN, GELBER

Gentiana lutea (Gentianaceae, Enziangewächse)

- *Gentiana* kommt von »Gentius«, einem Illyrerkönig, der im 2. Jh. v. Chr. die Wirkung dieser Pflanze entdeckt haben soll; *lutea*, »gelb«, ist die Farbe der Blüten.

- **Volksnamen, Synonyme:** Bergfieberwurzel, Jäuse, Jänzene, Sauwurz, Zinalwurz.

- Die Wurzel soll die Liebe zurückkehren lassen, man muss sie nur ins Badewasser streuen. Ob man dann allein oder zu zweit baden soll, das verrät das Rezept nicht.

BESCHREIBUNG

Der Gelbe Enzian ist eine hübsche, ausdauernde Pflanze mit walziger, langer, dicker, fleischiger, schwammiger, verzweigter, gelblichbrauner Wurzel. Der ca. 1 m hohe Stängel ist rund, aufrecht. Er trägt gegenständige, große, ganzrandige, stängelumfassende Blätter. Die zahlreichen gelben Blüten sind von Juni bis August zu sehen und bilden in den oberen Blattachseln Büschel. Die Frucht ist eine ovale, abgerundet-vierkantige Kapsel.

ANBAU UND SAMMELN

Der Gelbe Enzian ist in Mitteleuropa heimisch und liebt gebirgige Orte, kalkhaltige Böden und Wälder zwischen 800 und 2000 m Höhe. Man vermehrt ihn durch Samenanzucht im Frühjahr und lichtet aus, sobald die Pflänzchen 10 cm hoch sind.

Man sammelt die Wurzeln der 2–5 Jahre alten Stöcke im Herbst, befreit sie von anhaftenden Würzelchen und Schuppen, wäscht sie, schneidet sie in Stücke und spaltet die zu dicken noch einmal. Man lässt sie in der Sonne einige Tage lang trocknen, dann im Schatten in warmen Räumen.

VERWENDUNG

Der Gelbe Enzian wird auch als Fiebermittel benutzt, aber vor allem ist er eines der besten bitteren und verdauungsanregenden Tonika. Er kämpft gegen Müdigkeit, gibt die Energie zurück und stärkt so die körperlichen Abwehrkräfte. Er regt die Leber und die Gallenblase an und ist auch ein gutes Wurmmittel. Man stellt aus ihm einen sehr guten **Wein** her (S. 331). Der Gelbe Enzian hilft bei Müdigkeit, Untergewicht, Blutarmut, Appetitmangel, in der Rekonvaleszenz. Man kocht 1 Teelöffel Wurzeln pro Tasse 5 Minuten lang und trinkt 1 Tasse vor den Mahlzeiten.

Achtung: Nicht überdosieren, bei Magen- oder Darmgeschwüren meiden.

x 1

Die Pflanzen von A bis Z

ERDBEERBAUM
Arbutus unedo (Ericaceae, Heidekrautgewächse)

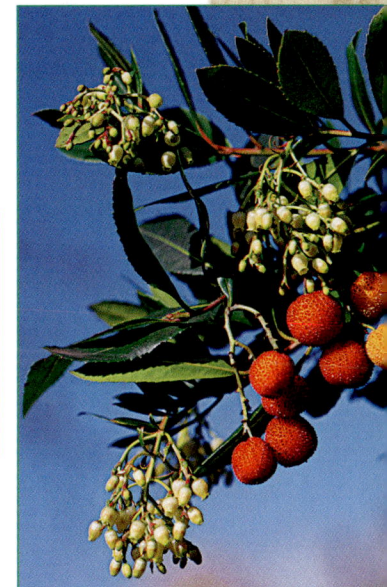

- *Arbutus* ist abgeleitet von »arbos«, dem alten lateinischen Namen für »Baum«; *unedo*, von »unum edo«, »ich esse eine einzige«, da die Frucht nicht eine der schmackhaftesten ist.
- Bei den Römern war der Erdbeerbaum heilig und der Nymphe Carna, der Gattin des Janus (dem Gott mit den 2 Gesichtern) geweiht. Bei den Berbern sieht man nicht selten auch heute noch Erdbeerbäume mit Stofffetzen behangen: Die Kranken suchen auf diese Weise eine magische Heilung.

BESCHREIBUNG

Der Erdbeerbaum ist ein kleiner Baum mit knotigem, verzweigten Stamm, der bis zu 10 m hoch werden kann. Die Rinde ist unten graubräunlich und wird weiter oben rötlich. Die Blätter sind wechselständig, länglich-oval, gekerbt, derb, an der Oberseite grün, an der Unterseite blasser. Die weißen, duftenden Blüten, die von Oktober bis Januar erscheinen, bilden glockenförmige, endständige, kleine Trauben. Die kugeligen, 1–2 cm großen Früchte haben eine warzige Haut und sind zunächst gelb, im reifen Zustand dann orangerot.

ANBAU UND SAMMELN

Der Erdbeerbaum ist im ganzen Mittelmeerraum sehr verbreitet, vor allem im Südwesten, an der Atlantikküste. Er liebt gebirgige Gegenden und trockene Wälder. Diese Pflanze wächst im Wesentlichen wild und wird selten angebaut. Man vermehrt den Erdbeerbaum, indem man seine Samen, sobald sie reif sind, in eine Erdschicht im Gewächshaus aussät. Man schützt die Saat im Winter; im Frühjahr pikiert man die jungen Pflanzen. Die Blätter erntet man im Herbst, das Holz und die Wurzeln ebenfalls dann oder im Frühjahr. Die Früchte, die im Januar reif werden, werden eingesammelt, wenn sie rot sind.

VERWENDUNG

Man kann aus den Früchten des Erdbeerbaums, wie in den arabischen Ländern, Marmelade bereiten. Sie entwässern und gerben, sind also bei Durchfall geeignet. Die Wurzel, wie die gesamte Pflanze, ist adstringierend und wird gegen Bluthochdruck, für eine bessere Durchblutung, im Kampf gegen die Arteriosklerose und gegen Weißfluss verwendet. Die Blätter wirken wie die Früchte entwässernd. Aus Blättern und Wurzeln bereitet man eine Abkochung, indem man 1 Esslöffel pro Tasse 5 Minuten kocht. Davon sollten 2–3 Tassen täglich getrunken werden.

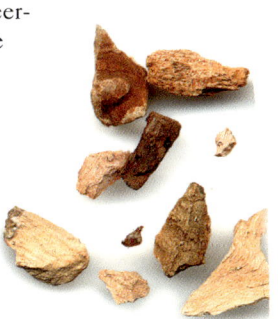

x 1,3

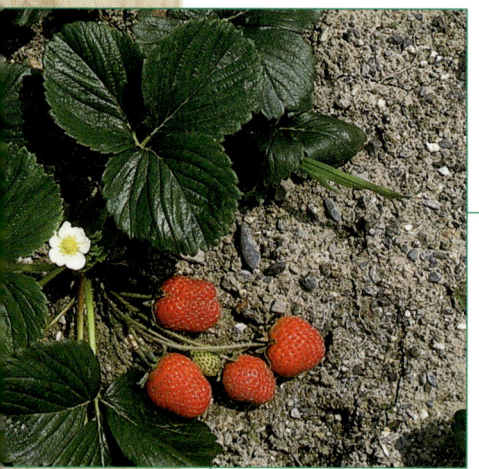

ERDBEERE, WALD-
Fragaria vesca (Rosaceae, Rosengewächse)

• *Fragaria* kommt vom lateinischen »fragrans«, »duftend«, und spielt auf das duftende Fruchtfleisch an, die Erdbeere hieß schon bei den Römern »fregum«; das Wort *vesca* kommt von »vescere«, »sich ernähren«, da die Frucht essbar ist.

• **Volksnamen, Synonyme:** Ardbeere, Besingkraut, Bresling, Darmkraut, Flohbeere, Knickbeere, Rotbeere, Waldbeere.

• Die Walderdbeere war bei Griechen und Römern bekannt, es ist aber eine heilkundliche Verwendung erst ab dem 14. Jh. belegt. Eine bewegende Legende erzählt, dass Mütter, deren Kinder klein verstorben sind, am Vorabend von Johannis keine Erdbeeren essen, denn man glaubte, dass die Kinder in Walderdbeeren versteckt in den Himmel kommen.

BESCHREIBUNG
Die Walderdbeere ist eine ausdauernde Pflanze, die man in Wäldern, Hecken und Gebüschen findet. Sie bildet lang gestielte Blattbüschel. Die Blätter sind dreigelappt, gezähnt, mehr oder weniger gefaltet, an der Unterseite mit einem seidigen Flaum bedeckt. Die weißen Blüten erblühen von April bis Juli und bringen saftige Früchte hervor. Nach der Blüte entwickelt sich am Grunde des Blütenstängels ein kleiner, spindelförmiger Trieb, ein Stolon, der über der Erde wächst und kriecht, wieder Wurzeln schlägt und eine neue Pflanze für das folgende Jahr bildet.

ANBAU UND SAMMELN

x 1,6

Die Walderdbeere ist in Europa, in Asien, in Nordafrika, in Nord- und Südamerika bis zu 1600 Höhenmeter verbreitet. Man vermehrt sie durch Samenanzucht von Mai bis Juni und pikiert im Frühjahr des Folgejahres. Es ist aber üblicher, die Tochterpflanzen, die sich nach der Blüte an den Stolonen entwickelt haben, abzunehmen, sie über Winter in Töpfchen zu setzen und sie im Frühjahr auszupflanzen.
Man sammelt die jungen Blätter gleich nach ihrer Entfaltung, die Wurzeln vorzugsweise im September oder Oktober, und trocknet sie.

VERWENDUNG
Die Wurzel der Walderdbeere ist reich an Tannin, also adstringierend, und wird deshalb bei Durchfällen und Darmentzündungen verwendet sowie als Gurgelmittel bei Halsentzündungen. Sie wirkt auch entwässernd und lindert deshalb rheumatische Beschwerden, Gicht, Arthritis, Arteriosklerose, Blasenentzündung. Ebenso hilft sie bei Steinleiden, entstaut die Leber und unterstützt die Therapie bei Hepatitis. Man kocht 1 Esslöffel Blätter 2 Minuten, 1 Teelöffel Wurzeln 5 Minuten und trinkt 2–4 Tassen davon täglich.
Achtung: Nicht bei bestehender Allergie gegen Erdbeerfrüchte verwenden.

Die Pflanzen von A bis Z

ERDRAUCH
Fumaria officinalis (Fumariaceae, Erdrauchgewächse)

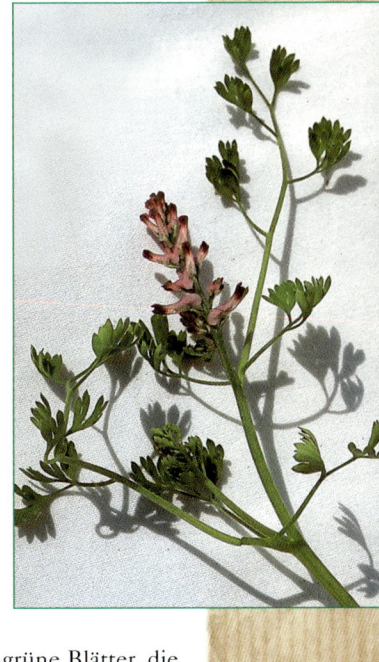

- *Fumaria* kommt vom lateinischen »fumus«, »Rauch«, da die Pflanze, aus der Ferne besehen, aussieht wie Rauch, der aus der Erde aufsteigt.
- **Volksnamen, Synonyme:** Ackerraute, Erdgalle, Erdraute, Grindkraut, Taubenkropp, Traubenkerbel.
- Der Erdrauch ist ein Kulturbegleiter seit der jüngeren Steinzeit; Plinius hat ihn bereits erwähnt. Er wurde früher bei Leber- und Gallenleiden verwendet.

BESCHREIBUNG
Der Erdrauch ist eine einjährige Pflanze mit weißlicher, behaarter Pfahlwurzel. Die 30–80 cm langen Stängel sind stark verästelt, geneigt oder liegend, zart, zerbrechlich, manchmal rötlich. Sie tragen wechselständige, gestielte, hellgrüne Blätter, die in ausgebreitete, schmal gelappte Teilblätter gefiedert sind. Die kleinen Blüten, die von April bis Oktober erscheinen, bilden endständige, ziemlich dichte Trauben. Die Frucht ist eine kleine, eiförmige Kapsel.

ANBAU UND SAMMELN
Der Erdrauch ist in ganz Europa verbreitet und kann bis in einer Höhe von 1700 m wachsen.
Man sammelt Erdrauch in der Natur oder vermehrt ihn, indem man ihn im Frühjahr ins Freiland aussät. Man erntet die oberirdischen Teile der Pflanze während der Blütezeit und bindet sie zu Sträußen, die in trockenen, luftigen Räumen aufgehängt werden.

VERWENDUNG
Der Erdrauch wirkt diuretisch, anregend und entgiftend und ist somit die geeignete Pflanze für eine Frühjahrs- und Herbstkur. Er durchspült die Nieren. Seine anregende Eigenschaft macht sich 10 Tage lang bemerkbar; wenn die Kur länger durchgeführt wird, wirkt er dagegen beruhigend. Da er entgiftet, verleiht er einen reinen Teint und bekämpft alle Hautkrankheiten wie Flechten, Herpes, Ekzem, Akne; er ist Bestandteil des **Rhabarbersirup** (S. 363). Er fördert den Gallefluss und lindert dadurch Migräne intestinalen Ursprungs. Gegen zu hohen Cholesterinspiegel und Arteriosklerose bietet es sich an, von Zeit zu Zeit eine 20-Tage-Kur zu machen. Man kocht 1 Esslöffel geschnittenes Kraut pro Tasse 2 Minuten und trinkt davon 1 Tasse vor den Mahlzeiten.
Achtung: Nicht überdosieren.

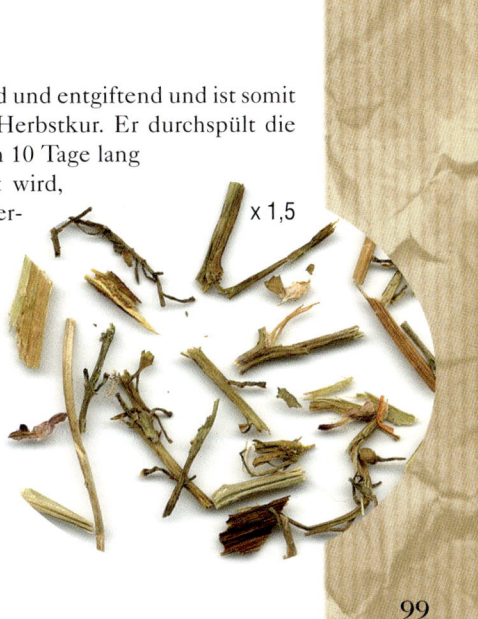

x 1,5

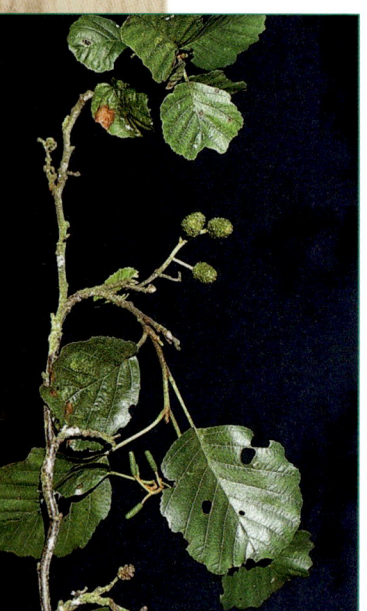

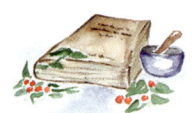

ERLE, SCHWARZERLE
Alnus glutinosa (Betulaceae, Birkengewächse)

- *Alnus* kommt vom keltischen »al lan«, »Nachbar der Flüsse«, da die Pflanze die feuchten Orte bevorzugt; *glutinosa*, weil die jungen Triebe klebrig sind.
- **Volksnamen, Synonyme:** Mooserle, Kleberle, Roterle.
- Aus dem Holz der Erle schnitzte man die Holzschuhe. Das Erlenholz ist rot, weil der Teufel damit seine Großmutter geprügelt hat. Die Hexen benutzen Erlenholz zum Wettermachen.

BESCHREIBUNG

Die Erle ist ein schöner Baum, der 20 m hoch werden kann. An den Wurzeln sitzen Knoten, die mit behaarten Fasern gefüllt sind, dazu bestimmt, in Symbiose mit einem Strahlenpilz Stickstoff aus der Luft zu binden. Die ziemlich kurz gestielten Blätter sind rundlich, an den Rändern gezähnt, dunkelgrün an der Oberseite, an der Unterseite heller. Wie die Blüten der Birke und des Haselnussstrauches sind die Blüten bei der Erle grünlich, zu Kätzchen gruppiert. Sie erscheinen im Herbst, um sich im Frühjahr zu öffnen. Männliche und weibliche Blüten befinden sich am selben Baum, die männlichen lang und hängend, die weiblichen rundlich. Die flachen Nüsschen reifen in verholzenden, eiförmigen Zapfen und tragen je 2 zähe, schmale Flügel.

ANBAU UND SAMMELN

Die Erle ist in ganz Europa verbreitet; sie kann bis in 1200 m Höhe gedeihen. Man vermehrt sie durch Aussaat in die lockere Erde eines Gewächshauses. Am einfachsten ist es, in eine Baumschule zu gehen.
Die Blätter sammelt man während der Vegetationszeit, die Rinde fast im ganzen Jahr. Das Sammelgut wird in bekannter Weise in trockenen, luftigen Räumen getrocknet.

VERWENDUNG

Häufig verwendet man die Erlenrinde. Sie wirkt adstringierend und ist deshalb als Gurgelmittel zur Linderung von Halsschmerzen nützlich; Mundbäder mit Erle kräftigen die Mundhöhle und die Schleimhäute.
Als fiebersenkende Droge kann die Erle Chinin ersetzen. Man bereitet aus ihr eine Abkochung, indem man 1 Teelöffel pro Tasse 5 Minuten kocht.
Man trinkt 2–3 Tassen täglich oder gurgelt bzw. spült den Mund, wann immer das nötig ist.

Die Pflanzen von A bis Z

ESCHE
Fraxinus excelsior (Oleaceae, Ölbaumgewächse)

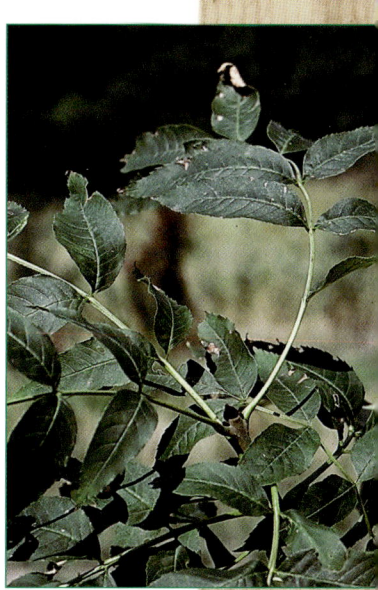

- *Fraxinus* kommt vom lateinischen »frangere«, »brechen«; *excelsior*, »höher«, »emporragend«. Die Esche ist ein großer, derber Baum.
- **Volksnamen:** Asche, Geisbaum, Oesch, Wundbaum.
- Im Elsass verwendete man hauptsächlich Eschenholz für das Weihnachtsfeuer. Es garantierte dem ganzen Haushalt Wohlstand. Im Volksglauben soll die Esche auch gegen Schlangenbisse schützen. Hintergrund ist wohl, dass der Wanderstab früherer Nomadenführer aus Eschenholz war und vorne, wie der Merkurstab es zeigt, gegabelt war. Durch diese Gabel konnte man z. B. auch eine Schlange hinter dem Kopf zu Boden halten, sodass sie nicht angreifen konnte.

BESCHREIBUNG
Die Esche ist ein hoher Baum mit sehr tiefer Pfahlwurzel. Der 20–25 m hohe Stamm ist gerade und mit gräulicher Rinde bedeckt. Die Zweige tragen schwarze Triebknospen und gegenständige, große Blätter, die in 9–13 ei-lanzettliche, tief gezähnte, zugespitzte Fiedern geteilt sind. Die grünlichen Blüten erscheinen vor den Blättern im April und Mai. Sie ordnen sich zu paarigen, mit Hochblättern versehenen Rispen, die sich beim Verblühen neigen. Die Früchte sind längliche, an der Basis gerundete, geflügelte Nüsse die in Rispen lange am Baum hängen.

ANBAU UND SAMMELN
Die Esche ist in den gemäßigten Zonen Europas verbreitet. Sie liebt frischen, lehmigen und tiefgründigen Boden. Die Vermehrung ist Aufgabe des Försters. Er sät sie im Herbst und pflanzt sie im Frühling an Ort und Stelle. Man sammelt die jungen Blätter im Mai oder Juni, sobald sie eine klebrige, zähe Substanz absondern, die Rinde im Herbst. Man lässt alles in trockenen, luftigen Räumen trocknen.
Aus der im Mittelmeerraum heimischen **Manna-Esche** *(Fraxinus ornus)* wird Eschenmanna hergestellt Dazu wird der sehr zuckerreiche Saft, der spontan oder nach Insektenstich aus dem Stamm austritt, durch Einschneiden der Rinde gesammelt und getrocknet. Eschenmanna wird in Sizilien und Süditalien produziert.

VERWENDUNG
Die diuretisch wirksamen Eschenblätter schwemmen Wassereinlagerungen und Ödeme aus; sie helfen bei Blasenentzündung, Arthritis, Gicht und Rheuma.
Die Esche ist auch schweißtreibend und kann deshalb als Fiebermittel an Stelle von Chinin eingesetzt werden. Sie ist auch ein sehr mildes Abführmittel für zarte Gedärme, z. B. bei Colitis ulzerosa.
Man bereitet mit 1 Esslöffel geschnittener Blätter pro Tasse eine Abkochung von 3 Minuten und trinkt 2–3 Tassen täglich.

Eschenmanna ist ein geeignetes Abführmittel für Kinder, alte Menschen und jene mit empfindlichen Därmen. Man isst davon die 1 Teelöffel oder Esslöffel entsprechende Menge am Abend vor dem Schlafengehen.

ENTWÄSSERUNGSTEE
Ein großer Gastronom, der für seine delikate Küche berühmt ist, empfiehlt in seinem Wellnesscenter einen Entwässerungstee in ähnlicher Rezeptur. Man trinkt davon so viel man will im Laufe des Tages.

Eschenblätter .... 30 g
Johannisbeerblätter .... 30 g
Birkenblätter .... 30 g
Maisbart (Narbenfäden) .... 30 g
Sauerkirschstiele .... 30 g

Man rechnet 4 Esslöffel Pflanzen pro Liter, lässt alles 2–3 Minuten kochen und dann 10 Minuten ziehen.

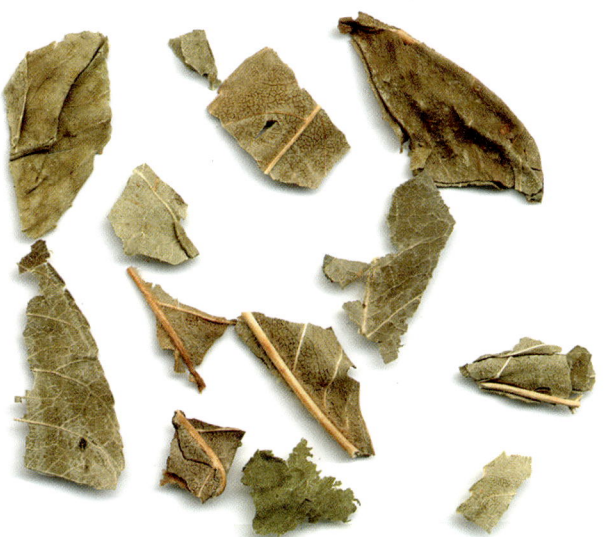

x 2

Die Pflanzen von A bis Z

ESSIGROSE
Rosa gallica (Rosaceae, Rosengewächse)

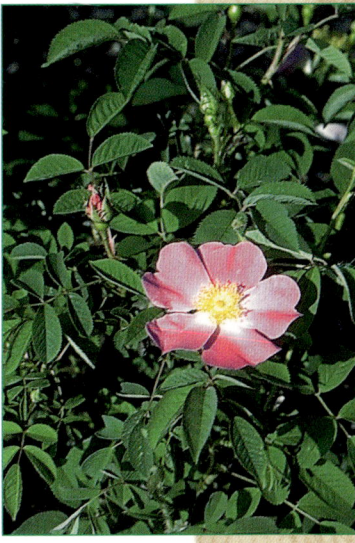

- *Rosa* kommt von »rhodon«, dem griechischen Namen der »Rose«; *gallica* heißt »französisch«.
- **Volksnamen, Synonyme:** Gallische Rose, Apothekerrose für die Unterart *Rosa gallica officinalis*.
- Die Essigrose wurde schon auf den sumerischen Tontafeln abgebildet; sie ist die Urform unserer Edelrosen. Von der Frühgeschichte bis ins Mittelalter galt die Rose als Allheilmittel. Plinius empfahl, sie in den Salat zu mischen, um so schwere Depressionen zu heilen.

BESCHREIBUNG
Die Essigrose ist ein Strauch mit langen Flachwurzeln. Die Äste, die 2 m lang werden können, sind aufrecht, ausgebreitet, rund, verzweigt und von zahlreichen Stacheln besetzt. Die wechselständigen, mit Nebenblättern (Stipeln) versehenen Blätter sind gestielt, in 5 ovale Teilblätter gefiedert, zugespitzt, gezähnt und an der Oberseite dunkelgrün. Die Blüten sind die wohlbekannten Rosen; sie sind klein, rot und erblühen im Sommer.

ANBAU UND SAMMELN
Die Essigrose stammt aus dem Vorderen Orient und wurde zur Zeit der Kreuzzüge in der Gegend von Provins eingeführt. Sie vermehrt sich selten von selbst; man setzt im Frühjahr Steckreiser. Die Knospen sammelt man, sobald sie im Frühjahr erscheinen. Man löst sie vorsichtig aus dem Kelch und lässt sie in trockenen und luftigen Räumen trocknen.

VERWENDUNG
Die Essigrose ist adstringierend und keimtötend; man bereitet aus diesen Rosen den **Rosenhonig** (S. 347), den man als Gurgelmittel bei allen Entzündungen im Hals und Mundraum verwendet. Man bereitet aus Essigrosen Augenbäder oder Umschläge, die bei verschiedenen Augenentzündungen hilfreich sind. Die Essigrose wirkt keimtötend auf Staphylokokken, Colibakterien und bei verschiedenen mikrobiellen Entzündungen der Bronchien, der Haut, der Harnwege, besonders bei Blasenentzündung (siehe **Blutreinigungs-Sirup**, S. 362). Man bereitet einen Aufguss, indem man 1 Teelöffel je Tasse 10 Minuten ziehen lässt und 2–3 Tassen täglich trinkt. In derselben Konzentration wird der Tee für Augenbäder und als Gurgelmittel verwendet.
Aus der **Provence-Rose** *(Rosa centifolia)* stellt man das Rosenwasser her, welches ebenso beruhigend und abführend wirkt. Die **Damaszenerrose** *(Rosa × damascena)* wird wie andere Rosen vor allem für hübsche Duft-Potpourries verwendet.

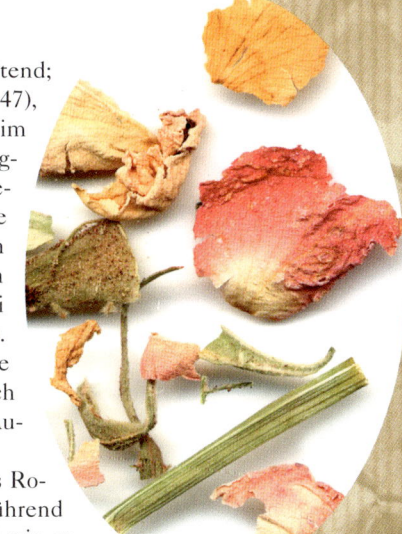

x 2

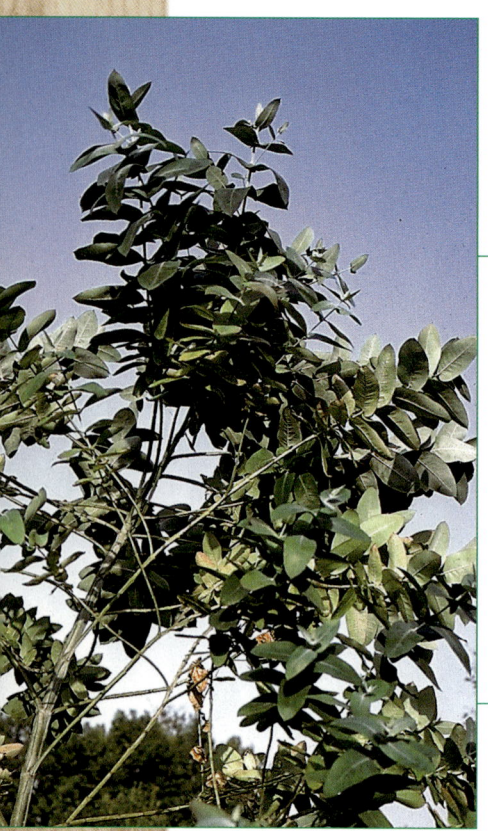

EUKALYPTUS
Eucalyptus globulus (Myrtaceae, Myrtengewächse)

- *Eucalyptus* hat die griechischen Worte »eu«, »gut«, und »kalyptein«, »verhüllen, bedecken«, zum Ursprung; *globulus*, da die Blüte kugelig und von Kelchblättern eingeschlossen ist.

- **Volksnamen, Synonyme:** Fieberbaum, Tasmanischer Gummibaum.

- Aufgrund seines schnellen Wachstums, seines Dufts, der Insekten fern hält, und seiner Fähigkeit, Feuchtigkeit aufzusaugen, hat man ihn im 19. Jh. in den Mittelmeergegenden eingeführt, um weitläufige Sümpfe trocken zu legen. Als die ersten weißen Eroberer in Sichtweite der australischen Küsten kamen, nannten sie das Land mit den riesigen Eukalyptuswäldern, die sie entdeckten, das »Land der blauen Nebel«.

BESCHREIBUNG

Der Eukalyptus ist ein sehr schöner, 30–35 m hoher Baum mit aufrechtem, glatten, gräulichen Stamm, der ebenfalls aufgerichtete Äste trägt. Die jungen Zweige tragen gegenständige, sitzende, ovale Blätter; die älteren Zweige wechselständige, gestielte, schmal-längliche, zugespitzte, auf beiden Seiten gleiche Blätter. Die Blüten erscheinen im Frühjahr und entspringen den Blattachseln. Der Kelch hat die Form eines buckeligen Kreisels, der größtenteils von einem Deckel bedeckt ist, der sich beim Aufblühen ablöst und zahlreiche Staubbeutel erscheinen lässt. Die Frucht ist die eckige Kapsel des Kelches; sie beinhaltet 2 verschiedene Samenarten.

ANBAU UND SAMMELN

Der Eukalyptus, der in Australien und Tasmanien beheimatet ist, ist im Süden Frankreichs und anderen gemäßigt heißen Gegenden gut akklimatisiert. Er hält Temperaturen unter +4 °C nicht aus.
Die Blätter werden während des ganzen Sommers geerntet. Man pflückt die schmälsten und länglichsten der ältesten Zweige und lässt sie im Schatten an luftigem Ort trocknen.

VERWENDUNG

Die Eukalyptusblätter sind kräftigend, adstringierend, balsamisch, antiparasitär, fiebersenkend. Verwenden Sie den Eukalyptus gegen Fieber, Grippe, alle Erkrankungen der Bronchien, des Halses, der Nasennebenhöhlen.

Die Pflanzen von A bis Z

Bei Fieber und Grippeerkrankungen gibt er neue Energie. Er wird als Wurmmittel verwendet und um den Zuckergehalt im Urin zu senken.
Wenn man die Blätter als Zigaretten raucht, sind sie ein gutes Mittel gegen Asthma. Man kann die antiseptisch wirkenden Blätter auch verräuchern oder verkochen, um mit dem Rauch oder Dampf die Luft im Haus zu desinfizieren. Man lässt 2–3 Blätter pro Tasse 3 Minuten kochen und trinkt je nach Fall 2–4 Tassen täglich.

ÄTHERISCHES DUFTÖL
Das ist eine Mischung aus ätherischen, antiseptischen Ölen, die man inhaliert, um die Bronchien und die Nasennebenhöhlen zu befreien, oder man desinfiziert die Raumluft im Winter, indem man einige Tropfen in einen Verdampfer, einen Luftbefeuchter oder einfach in eine Schale gibt.

Eukalyptusöl	20 ml
Wacholderöl	10 ml
Kajeputöl	10 ml
Pinienöl	10 ml
Thymianöl	10 ml

Man vermischt die Öle und bewahrt sie in braun getönten Fläschchen auf.

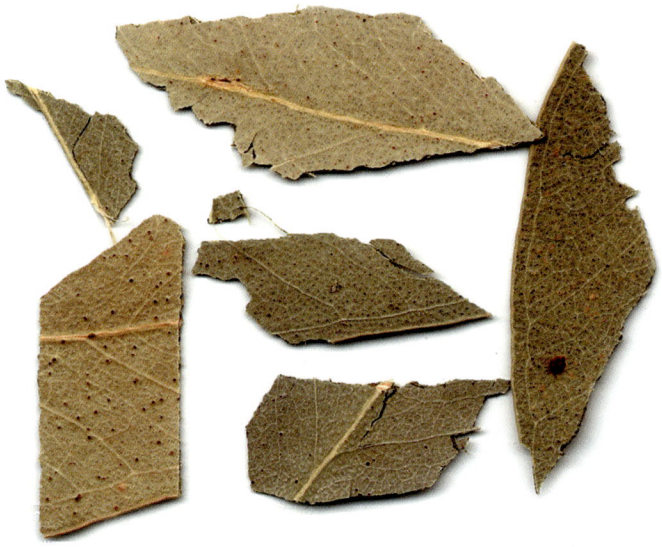

x 1,8

Achtung: Eukalyptus kann die Wirkung anderer Arzneimittel abschwächen und sollte von Säuglingen, Kleinkindern und empfindlichen Personen gemieden werden. Innerlich dürfen Eukalyptusblätter und -öl bei Entzündungen im Magen, Darm oder in den Gallenwegen nicht verwendet werden.

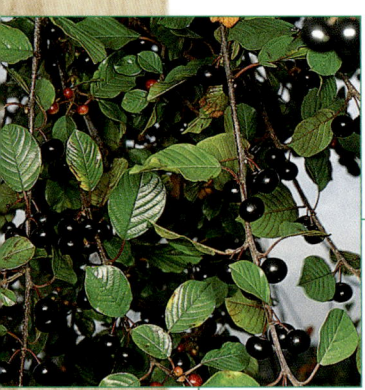
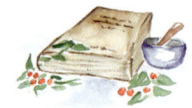

FAULBAUM

Rhamnus frangula (Rhamnaceae, Kreuzdorngewächse)

• **Rhamnus** kommt von »ramnos«, so hieß der Faulbaum im Griechischen; *frangula* vom lateinischen »frangi«, »brechen«, da seine Äste wirklich sehr zerbrechlich sind.

• **Volksnamen, Synonyme:** Amselbaum, Brechwegdorn, Zapfenholz, Zweckenholz.

• Wenn man einen Wunsch mit Sicherheit erfüllt haben will, zeichnet man im Wald, an dem Ort, wo der Faulbaum wächst, einen Kreis und tanzt, bis ein Kobold auftaucht, der den Wunsch erfüllen wird. Außerdem sollte man nie vor Gericht zu einem Prozess auftauchen, ohne ca. 10 Faulbaumbeeren in der Tasche zu haben. Der Erfolg ist einem dann sicher.

BESCHREIBUNG

Der Faulbaum ist ein dichter Busch oder kleiner Baum mit einem 3–4 m hohen, aufrechten, verzweigten und biegsamen Stamm, der mit einer schwärzlichen Rinde bedeckt ist. Die wechselständigen Blätter sind gestielt, oval, ganzrandig, manchmal zugespitzt, glatt, glänzend hellgrün. Die kleinen, altrosa Blüten sitzen büschelig in den Blattachseln. Die Frucht ist eine rundliche, rote, im reifen Zustand schwarze Beere.

ANBAU UND SAMMELN

Der Faulbaum kommt in den gemäßigten Zonen Europas vor. Er bevorzugt Sümpfe, Feucht- und Niederwälder als Standort. Man kann ihn kultivieren, indem man die Samen, sobald sie reif sind, aussät, Schösslinge absticht oder Absenker macht.
Man sammelt die Rinde während der Blütezeit von den 2- bis 3-jährigen Ästen; von denen löst sie sich leicht ab. Sie wird schnell in trockenen, luftigen Räumen getrocknet. Man achte darauf, diese Droge nur bis zu 1 Jahr nach dem Sammeln zu verwenden.

VERWENDUNG

Die Faulbaumrinde ist eines der effektivsten sanften Abführmittel. Wenn man sie in Mischungen in niedriger Dosierung verwendet, regt sie die Leberfunktion und den Gallefluss an; in sehr starker Dosierung ist sie ein Abführmittel. Dosieren Sie nach Ihren Bedürfnissen.
Als Abführmittel für eine Normalperson gedacht, nimmt man 1 Teelöffel geschnittene Rinde pro Tasse und kocht diese 3 Minuten.
Man trinkt 1 Tasse am Abend vor dem Schlafengehen, wenn man es für nötig hält.
Achtung: Die Faulbaumrinde nicht während der Schwangerschaft, bei Kindern unter 12 Jahren, bei Darmerkrankungen oder Bauchschmerzen unbekannter Ursache verwenden. Nicht in höheren Dosen und über längere Zeit anwenden. Vergiftungserscheinungen: Übelkeit, Erbrechen, Koliken, blutige Durchfälle.

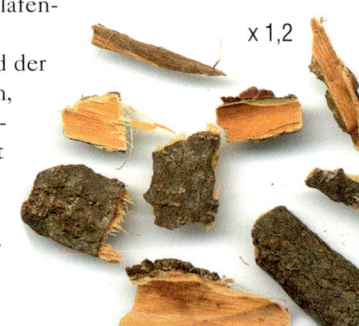

x 1,2

Die Pflanzen von A bis Z

FENCHEL

***Foeniculum vulgare* ssp. *vulgare* (Apiaceae, Doldenblütler)**

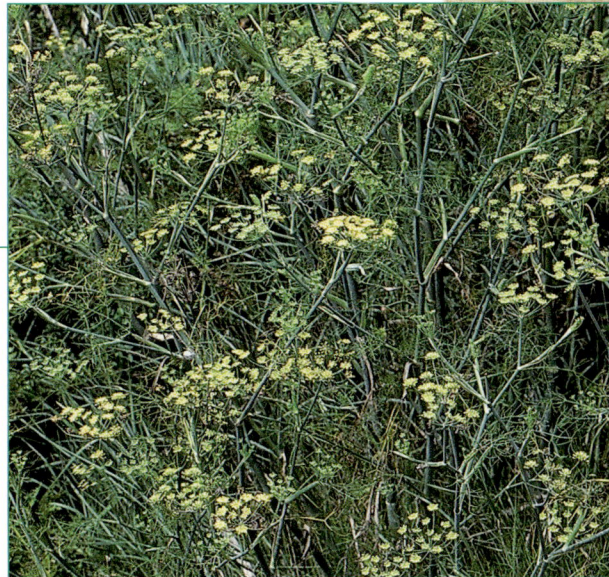

- *Foeniculum* kommt vom lateinischen »foenum«, »Heu«, was sich auf die sehr feinen, nach Heu duftenden Blätter bezieht.

- **Volksnamen, Synonyme:** Brotanis, Brotsamen, Fenikel, Langer Anis, Fencheldill, Frauenfenchel.

- Als Romulus seinen Krieg gegen die Sabiner gewann, ließ er nahe Rom einen Tempel errichten, den er mit Fenchelfeldern umgeben wollte. Der Fenchel scheint immer wohltuende Wirkung zu haben; wenn man nur ein frisches Fenchelblatt in seinen linken Schuh steckt, kann man durch die zugewachsenen Felder streifen, ohne dass man von Insekten zerstochen wird.

BESCHREIBUNG

Der Fenchel ist eine zwei- oder mehrjährige Pflanze mit spindelförmiger, daumendicker, runder und weißlicher Wurzel. Der Stängel, der 2 m hoch werden kann, ist rund, manchmal leicht abgeflacht, etwas gerillt, verzweigt, frisch grün. Er trägt sehr große, wechselständige, Blätter, deren Blattstiel den Stängel weit umfasst, und die in eine Vielzahl sehr feiner Segmente zergliedert sind. Die gelben, kleinen Blüten sind von Juni bis September sichtbar und bilden endständige Dolden. Sie bringen längliche Früchte mit hervortretenden, gleichmäßigen Rippen hervor.

ANBAU UND SAMMELN

Der Fenchel kommt häufig in den wärmeren Zonen Europas vor und ist bei uns stellenweise verwildert; er zieht kalkhaltige und trockene Böden vor. Man vermehrt ihn durch Aussaat direkt ins Freiland im Oktober, sobald die Samen reif sind. In den Folgejahren sät er sich selber aus.
Die Wurzeln erntet man im September des ersten Pflanzjahres, wäscht und schneidet sie und lässt sie in trockenen, geschützten Räumen trocknen.
Die Blätter und Stängel werden von April bis Juni geschnitten, zu Sträußen gebunden und im Schatten getrocknet. Die Samen werden nach und nach gesammelt, sobald sie reif sind. Man schneidet die Stängel, lässt sie in der Sonne trocknen, schlägt die Samen aus und lässt diese im Schatten weiter trocknen.

VERWENDUNG

Fenchel wirkt entblähend, hilft gut bei langsamer und schwieriger Verdauung und Luftschlucken, ist krampflösend bei Leberleiden und Säuglingskoliken.
Man verwendet Fencheltee auch als Augenbad bei Bindehautentzündung. Der Fenchel gehört zusammen mit Anis, Kümmel und Kreuzkümmel zu den **war-**

men, entblähenden Kräuterarten (S. 382), und ist Bestandteil der **Süßholzpulver-Mischung** (S. 358).

Die Wurzel wirkt eher entwässernd, ergänzt eine Abmagerungskur bei Cellulitis oder bekämpft Arthritis und Rheuma; sie ist Bestandteil des **Fünf-Wurzel-Sirups** (S. 362)

Man kocht 1 Teelöffel Fenchelsamen pro Tasse 2 Minuten und trinkt 1 Tasse 15 Minuten vor oder 1 Stunde nach den Mahlzeiten.

Für Säuglinge genügen 4–5 Körner in 5 Esslöffel kochendem Wasser, die man 10 Minuten ziehen lässt. Man gibt davon mehrmals täglich, wenn nötig auch den Allerjüngsten, zu trinken.

Man bereitet die Wurzeln, indem man 1 Esslöffel pro Tasse oder 4 pro Liter 5 Minuten kochen lässt. Man trinkt davon, so oft man Lust hat, im Laufe des Tages.

Einige Fenchelarten werden in der Küche verwendet. Beim Florentiner Fenchel oder **Gemüsefenchel** (var. *azoricum*) verzehrt man den verdickten Stängelteil an der Basis, der roh oder gekocht köstlich schmeckt.

Der Salzfenchel, den man an den Meeresküsten, vor allem am Atlantik, im Überfluss antrifft, ist sehr geschätzt und wird in Essig eingelegt verwendet.

Achtung: Allergische Reaktionen möglich.

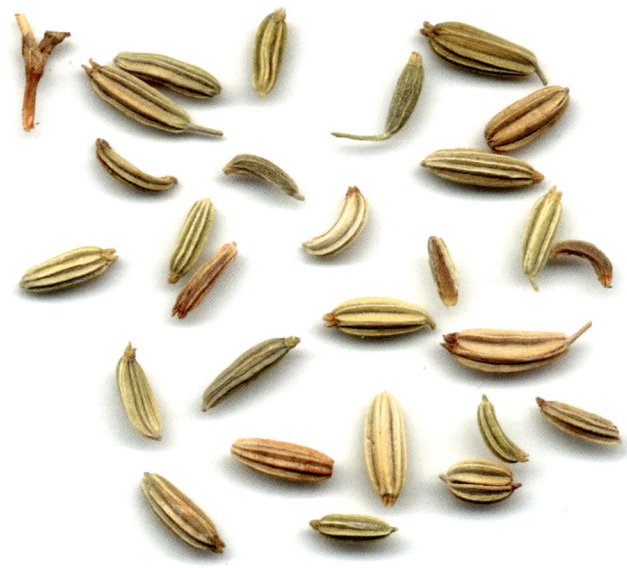

x 2,3

Die Pflanzen von A bis Z

FLIEDER
Syringa vulgaris (Oleaceae, Ölbaumgewächse)

- *Syringa* kommt vom griechischen »syrinx«, »Flöte, Pfeife, Röhre«, da man aus den jungen Stängeln Flöten herstellte.
- Der Flieder hieß im Türkischen »Lilak«, von daher stammt die Bezeichnung »lila« für die Farbe. Der Flieder gilt als Symbol für romantische Liebe.

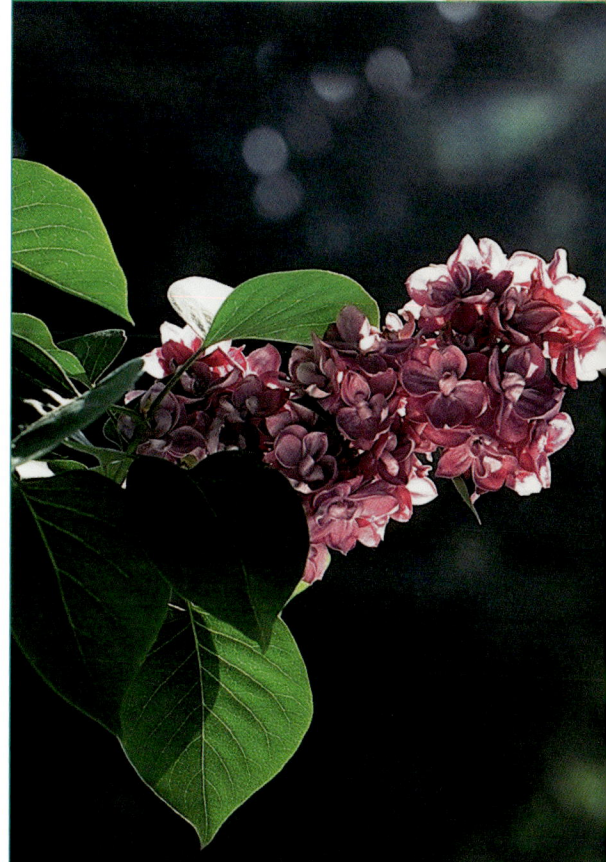

BESCHREIBUNG
Der Flieder ist ein Strauch, dessen Stamm 3–4 m hoch werden kann und sich dabei dichasial verzweigt. Jeder Zweig weist 2 endständige Triebknospen auf. Die gegenständigen, gestielten, ovalen und zugespitzten Blätter sind beidseitig grün. Die weißen oder violetten Blüten erblühen von April bis Mai. Sie bilden sehr dichte, endständige Trauben. Die Frucht ist eine längliche, feste, zugespitzte Kapsel.

ANBAU UND SAMMELN
Der Flieder stammt aus Südosteuropa. Man vermehrt ihn durch Samenanzucht oder besser durch Teilung des Wurzelstocks im Herbst. Er zieht frische, lehmige Böden vor und passt sich schattigen ebenso wie voll sonnigen Lagen an.
Man sammelt die Blätter kurz vor Beginn der Blütezeit und lässt sie flach ausgebreitet in trockenen, luftigen Räumen trocknen.

VERWENDUNG
Der Flieder wirkt leicht fiebersenkend, aber vor allem benutzt man ihn, um nach zu üppigen Speisen die Leber zu entlasten.
Man kocht 1 Esslöffel geschnittene Blätter pro Tasse 2 Minuten und trinkt 2–3 Tassen täglich.
Man stellt aus ihm ein **Öl** her (S. 355), das in östlichen Ländern traditionell gegen rheumatische Beschwerden angewandt wird.

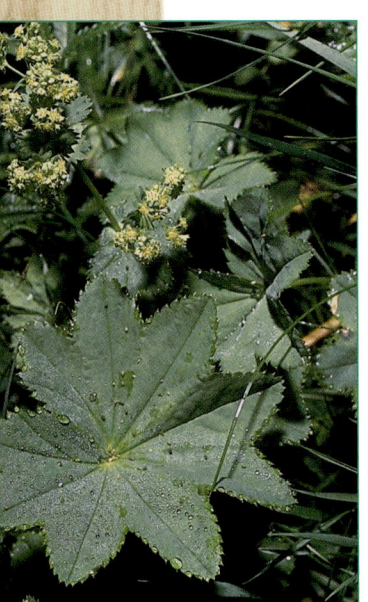

FRAUENMANTEL
Alchemilla vulgaris (Rosaceae, Rosengewächse)

- Der Frauenmantel verdankt seinen lateinischen Namen den Alchimisten, die von seinen Blättern den Tau für die Bereitung des Steins der Weisen sammelten.

- **Volksnamen, Synonyme:** Goldraute, Heidnisches Wundkraut, Taubecherl, Liebfrauenmantel, Tränenschön, Sinau.

- Als Eigenart des Frauenmantels erscheint, dass er die Tautropfen sehr lange auf den Blättern hält. Es handelt sich aber nicht nur um Tau, sondern um abgesondertes Pflanzensekret. Die Alchimisten nannten diesen Tau Himmelswasser. In der Umgebung von Nogent-le-Retrou hat man bis zum Ende des 19. Jahrhunderts hartnäckig geglaubt, dass der Frauenmantel die Kraft besäße, die verletzten Jungfernhäutchen wiederherzustellen. Das war leider nur eine Legende.

BESCHREIBUNG

Der Frauenmantel ist eine ausdauernde Pflanze mit dicker, holziger und schwärzlicher Wurzel, aus der zahllose Haarwürzelchen entwachsen. Der ca. 30–50 cm hohe Stängel ist glatt und verzweigt. Die unteren Blätter sind groß, gestielt und gelappt; weiter oben sind sie schmäler und haben kürzere Blattstiele. An der Oberseite sind sie gelbgrün, an der Unterseite heller. Die kleinen, zahlreichen, grünlichen Blüten erscheinen von Mai bis August als endständige kleine Doldentrauben. Die Frucht ist rundlich, gelblich und glänzend.

ANBAU UND SAMMELN

Der Frauenmantel kommt in ganz Europa, vorzugsweise in Wäldern und gebirgigen Regionen vor. Man vermehrt ihn durch Aussaat im Frühjahr. Während der gesamten Vegetationsperiode kann die Pflanze geerntet werden. Man schneidet die oberen 20–30 cm ab und hängt diese Sträuße zum Trocknen in trockenen, luftigen Räumen auf.

VERWENDUNG

Da der Frauenmantel reich an Tannin ist, hilft er gut bei Koliken, Durchfällen, Weißfluss, zu starker Regelblutung, Harninkontinenz. Scheidenspülungen erleichtern und befördern die Regel, als Lotion benutzt man ihn gegen Juckreiz an der Vulva. Man kocht 1 Esslöffel geschnittenes Kraut pro Tasse 2–3 Minuten und lässt den Tee 10 Minuten ziehen. Täglich werden ca. 2–3 Tassen getrunken. Für Scheidenspülungen nimmt man die Menge von 2 Tassen.

x 2

Die Pflanzen von A bis Z

GÄNSEBLÜMCHEN
Bellis perennis (Asteraceae, Korbblütler)

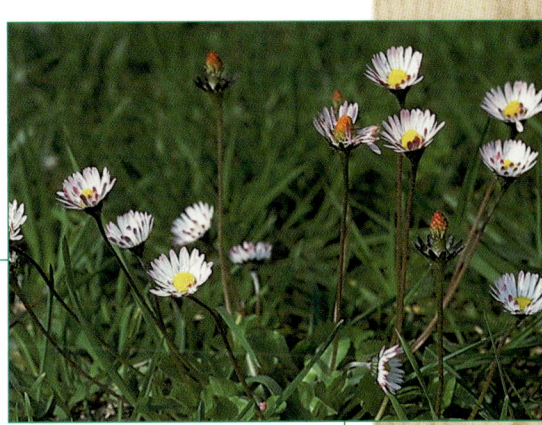

- *Bellis* kommt von »bellus«, »hübsch«, *perennis* heißt »mehrjährig«. Eine Pflanze, die mehrere Jahre lang hübsch ist.

- **Volksnamen, Synonyme:** Augenblümchen, Himmelsblume, Maiblumen, Marienblümchen, Maßliebchen, Tausendschön, Wundkraut.

- Wenn jemand die ersten 3 Gänseblümchen im Frühjahr isst, soll er angeblich das restliche Jahr von Zahnschmerzen, Augenleiden und Fieber verschont bleiben. Doch wo sind die ersten 3? Wer getrocknete Gänseblümchen bei sich trägt, die an Johannis zwischen 12 und 13 Uhr gepflückt wurden, dem sollte jede wichtige Arbeit gelingen. Angeblich sollte der Genuss von Gänseblümchen wachstumshemmend sein, und man gab sie deshalb Welpen zu fressen, damit sie keine zu großen Hunde werden sollten.

BESCHREIBUNG

Das Gänseblümchen ist eine kleine, ausdauernde Pflanze mit kurzer, verzweigter Wurzel, die mit zahlreichen Haarwurzeln besetzt ist. Die länglich-ovalen, gekerbten, dicken Blätter bilden an der Basis eine Rosette. Die weißen bis altrosa Blütenköpfe, die einen großen Teil des Jahres über zu sehen sind, werden von runden Stängeln getragen, die aus der Blattrosettenmitte entspringen. Die Frucht ist oval, etwas gedrungen, behaart.

ANBAU UND SAMMELN

Das Gänseblümchen wächst in Europa auf Wiesen, an Wegrändern und Hängen bis zu einer Höhe von 2200 m. Man vermehrt es durch Samenanzucht oder Teilung des Wurzelstocks.
Man sammelt die Pflanze, wenn sie blüht, wäscht sie (diese kleine Pflanze ist oft mit Erde behaftet) und trocknet sie zuerst an der Sonne, dann in trockenen, luftigen Räumen.

VERWENDUNG

Das Gänseblümchen beruhigt und entspannt die Menschen, die an Bluthochdruck leiden, und lindert die Kopfschmerzen. Es wird bei Atemwegserkrankungen, Bronchitis und Husten verwendet.
Innerlich als Tee und äußerlich als Kompresse hilft es, Blutergüsse nach Schlag oder Sturz zu resorbieren, die Schmerzen bei steifem Nacken und Verbrennungen zu lindern, bei Furunkeln und Schwellungen verschiedenster Art.
Für die äußerliche Anwendung sind Auszüge in Weißwein (S. 329) oder Öl (S. 355) vorzuziehen. Für die innerliche Anwendung bereitet man einen Aufguss mit 1 Teelöffel Kraut pro Tasse, den man 10 Minuten ziehen lässt. Man trinkt 1–3 Tassen täglich.

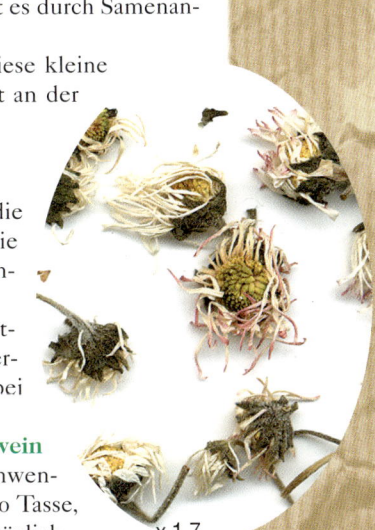

x 1,7

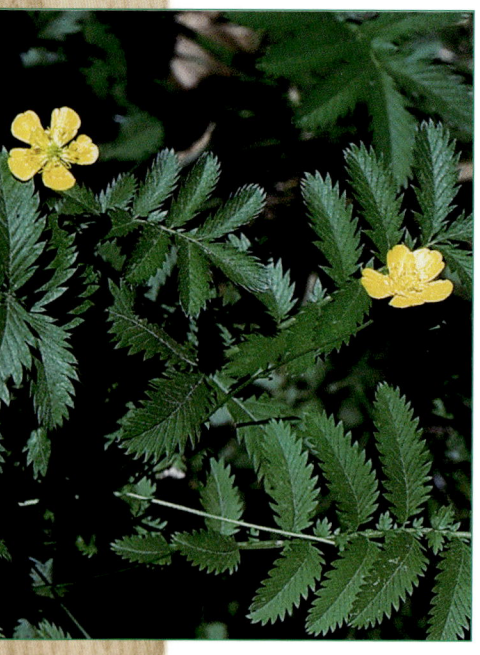

GÄNSEFINGERKRAUT
Potentilla anserina (Rosaceae, Rosengewächse)

- *Potentilla* kommt von »potens«, »kräftig«, da ihre Wirkung beachtlich ist; *anserina* kommt von »anser«, »Gans«, »Kraut für die Gänse«; im Gegensatz zum Gänsekraut (Beifuß) wird das Gänsefingerkraut von den Gänsen gerne gefressen. Manche sehen in der Blattform auch einen Gänsefuß.

- **Volksnamen, Synonyme:** Anserine, Butterblume, Fingerkraut, Gänsegarbe, Gänsekraut, Gänserich, Krampfkraut, Krammetkraut, Silberchrut, Säukraut.

- Früher wurde Gänsefingerkraut in Milch gekocht, um damit die Wunden der Tiere zu versorgen. Man hat das Kraut den Tieren auch gefüttert.

BESCHREIBUNG
Das Gänsefingerkraut ist eine ausdauernde Pflanze mit Ausläufer treibendem, dickem Stängel und dünnen, behaarten, bräunlichen Wurzeln. Die Blätter sind in 15–25 gezähnte, an der Oberseite dunkelgrüne, an der Unterseite hellgrüne Teilblättchen gefiedert. Die großen, gelben Blüten sind von Juni bis September zu sehen und sitzen einzeln an mehr oder weniger langen Blütenstielen. Die Frucht ist eiförmig.

ANBAU UND SAMMELN
Das Gänsefingerkraut ist in Europa an Grabenrändern und auf feuchten Stellen verbreitet und kann bis 1700 m Höhe vorkommen. Man vermehrt es durch Aussaat der Samen im Frühjahr oder durch Abnahme der Tochterpflanzen.
Man sammelt die Blätter von Juni bis Juli, bindet Sträuße und hängt diese an Leinen in trockenen, luftigen Räumen zum Trocknen auf.

VERWENDUNG
Durch seinen hohen Tanningehalt bekämpft das Gänsefingerkraut Durchfall, Hämorrhoiden, Weißfluss, zu starke Regelblutungen, Harninkontinenz. Man empfiehlt es als Gurgelmittel bei Halsentzündungen, als Mundspülmittel bei Entzündungen im Mundraum. Es wirkt krampflösend und lindert so die Schmerzen bei der Menstruation.
Man kocht 1 Esslöffel Pflanzen pro Tasse 2 Minuten und trinkt 2 oder 3 Tassen täglich.
Das **Kriechende Fingerkraut** *(Potentilla reptans)* hat dieselben Eigenschaften wie das Gänsefingerkraut.
Achtung: Die durch Reizmagen verursachten Beschwerden können verstärkt werden.

Die Pflanzen von A bis Z

GEISSBLATT, WOHLRIECHENDES
Lonicera caprifolium (Caprifoliaceae, Geißblattgewächse)

- *Lonicera* zu Ehren von Lonicer, einem deutschen Botaniker; *caprifolium* von »capra«, »Ziege«, und »folium«, »Blatt«, da die Ziegen diese Blätter mögen.
- **Volksnamen, Synonyme:** Gartengeißblatt, Jelängerjelieber.
- Früher las man aus den wild aufgegangenen Pflanzen eines Ortes, ob man hier ein Haus bauen konnte. Das Geißblatt zeigte an, dass an diesem Ort die Erdströme günstig waren.

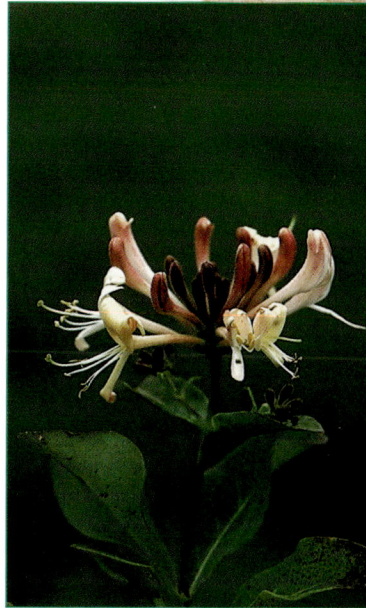

BESCHREIBUNG
Das Geißblatt ist ein Strauch mit faserigen Kriechwurzeln. Der mehrere Meter lange, windende Spross klettert und umklammert die Gegenstände, die er vorfindet, genauso die langen, runden, rötlichen und glatten Seitenzweige. Die Blätter sind gegenständig, sitzend, eiförmig, zugespitzt, an der Unterseite blaugrün. Die Blüten erscheinen von Mai bis Juli. Sie duften stark, sind rot und gelb geflammt und bilden endständige Büschel. Die Frucht ist eine kleine, fleischige, hellrote Beere.

ANBAU UND SAMMELN
Das Geißblatt findet man gewöhnlich in den Wäldern und Hecken. Für seine Kultur zieht man frische, lehmige und tiefgründige Böden vor. Es wird durch Samenanzucht, Schösslinge oder Absenker vermehrt.
Man sammelt die Blätter vor der Blütezeit, pflückt sie von den Stängeln und lässt sie in trockenen, luftigen Räumen trocknen.

VERWENDUNG
Da es diuretisch und schweißtreibend wirkt, verwendet man das Geißblatt bei heftigen Blasenentzündungen, um gegen Bronchitis zu kämpfen und um Halsschmerzen durch Gurgeln mit Geißblatttee zu lindern. Man bereitet aus den Blättern eine Abkochung, indem man 1 Esslöffel pro Tasse oder 4 pro Liter 2–3 Minuten kochen lässt. Man trinkt 2–5 Tassen täglich.
Achtung: Die Verwendung der Pflanze wird heutzutage aufgrund ihrer Giftigkeit nicht mehr empfohlen. Vor allem sind Kinder von den roten Beeren fernzuhalten.

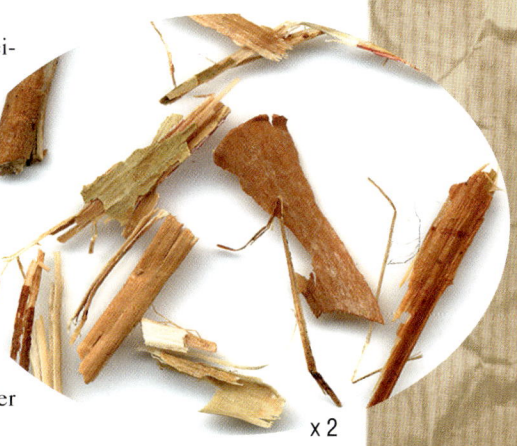

x 2

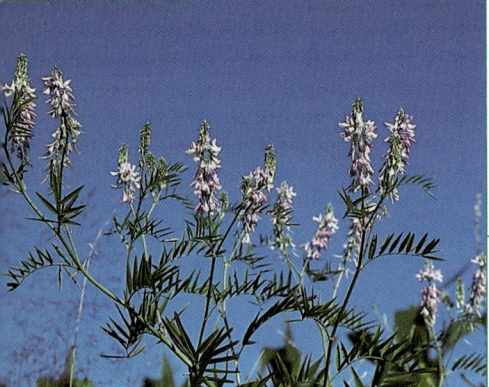

GEISSRAUTE
Galega officinalis (Fabaceae, Schmetterlingsblütler)

- *Galega* kommt vom griechischen »gala«, »Milch«, und »agein«, »bringen, treiben«, da die Pflanze die Milchproduktion erhöht.
- **Volksnamen, Synonyme:** Geißklee, Ziegenkraut, Ziegenraute, Fleckenkraut, Pockenkraut, Galei, Suchtkraut, Pestilenzkraut.

- Diese Pflanze könnte Ihrem Garten einen ländlichen Ausdruck verleihen. Man behauptet, dass Geißrautensalbe das Rheuma in den Beinen heilt, und früher schätzten es die stillenden Mütter, weil Geißraute die Milchproduktion erhöht.

x 1,6

BESCHREIBUNG
Die Geißraute ist eine krautige, etwa 50 cm bis 1 m hohe Pflanze. Der aufrechte, innen hohle Stängel wird sehr hart und verzweigt sich im Gipfel buschig. Die wechselständigen Blätter sind in 9–11 längliche, am Ende zugespitzte Teilblättchen gefiedert. Die bläulichen, seltener weißlichen Blüten, die von Juni bis August erscheinen, bilden endständige, lange Trauben. Die Früchte sind längliche Hülsen, die braune Samen enthalten.

ANBAU UND SAMMELN
Die aus Südosteuropa stammende Geißraute ist in Mitteleuropa stellenweise verwildert und findet sich ziemlich auf allen Böden, wächst aber nicht in großer Höhe.
Sie zieht lockere und lehmige Erde vor. Man vermehrt sie durch Samenanzucht im Frühjahr oder durch Teilung der Wurzelstöcke.
Man sammelt die Pflanze ganz zu Beginn der Blütezeit, bindet Sträuße und lässt diese in trockenen, luftigen Räumen trocknen.

VERWENDUNG
Die Geißraute wurde seit jeher zur Förderung der Milchbildung bei stillenden Müttern verwendet. Man empfiehlt sie auch, um Diabetes II zu bekämpfen.
Man kocht 1 Esslöffel Kraut pro Tasse 2 Minuten und trinkt 2–3 Tassen täglich.
Achtung: Die Wirkung gegen Diabetes ist nicht ausreichend belegt. Auch wegen der Giftigkeit der Guanidinderivate sollte auf Selbstbehandlung verzichtet werden.

Die Pflanzen von A bis Z

GEWÜRZNELKE
Syzygium aromaticum (Myrtaceae, Myrtengewächse)

- *Syzygium* kommt vom griechischen »syzyga«, »Verbindung, Verwachsung«, aufgrund der verklebten Kronblätter.
- **Volksnamen, Synonyme:** Nelken, Nägeli.
- Die chinesischen Höflinge mussten Nelkennägel kauen, wenn Sie vor dem Herrscher erschienen. In Indonesien enthalten die Zigaretten einen hohen Anteil an Nelken.

BESCHREIBUNG
Der Nelkenbaum ist ein mittelhoher Baum, dessen 8–10 m hoher Stamm sich in Äste verzweigt, die eine pyramidenförmige Krone bilden. Die gegenständigen, an der Basis leicht miteinander verwachsenen Blätter sind ganzrandig, oval, zugespitzt, immergrün. Die rosa Blüten bilden endständige Doldentrauben. Die Frucht ist eine trockene Steinfrucht.

ANBAU UND SAMMELN
Die Kultur ist sehr anspruchsvoll. Der Nelkenbaum liebt schwere, tiefe, frische und nach Osten gerichtete Standorte. Man vermehrt ihn durch Samenanzucht oder durch Wurzelschösslinge. In Europa gedeiht der Nelkenbaum nur im beheizten Gewächshaus. Die Nelken kommen hauptsächlich von den Inseln Réunion und Cayenne.
Die Knospen werden gepflückt, bevor sich die Blütenblätter zeigen. Man lässt sie in der Sonne trocknen, wodurch sie braun werden.

VERWENDUNG
Nelken wirken verdauungsfördernd und anregend. Ihre keimtötende Wirkung ist eine der stärksten unter den Pflanzendrogen. Man nützt ihre schmerzlindernden Eigenschaften üblicherweise bei Zahnschmerzen.
Dieses Gewürz wird häufig verwendet, um die Verdaulichkeit mancher Speisen zu fördern, Blähungen zu vermeiden oder einfach um zu würzen.
Ihr starker Gehalt an keimtötenden Wirkstoffen macht es möglich, eine Orange mit Nelken zu bestecken und sie mehrere Jahre zu konservieren.
Man bereitet selten die Nelken alleine zu, sondern mischt sie mit anderen Pflanzen (S. 399). So ergibt sich ein herrliches, grippeabwehrendes Getränk.
Achtung: Nicht überdosieren. Allergische Reaktionen sind möglich.

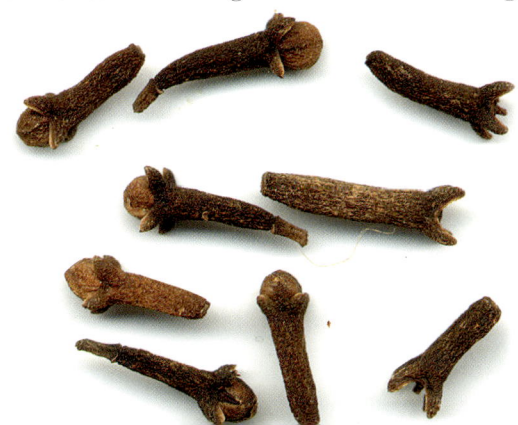

x 1,8

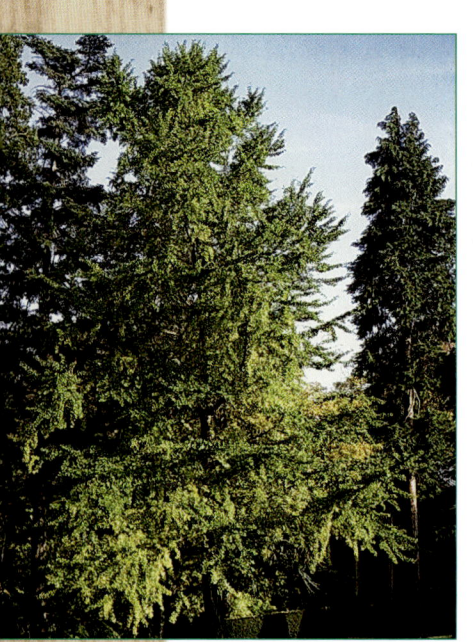

GINKGO

Ginkgo biloba (Ginkgoaceae, Ginkgogewächse)

- *Ginkgo* ist der asiatische Name der Pflanze und bedeutet »Silberne Aprikose«; *biloba*, »zweilappig«, wegen der zweilappigen Blattform.
- **Volksnamen, Synonyme:** Silberpflaume, Ginkgobaum, Fächerblattbaum, Fächerbaum.
- Der Baum stammt aus Ostasien, wo er auch wegen seiner Früchte kultiviert wird. In Europa wird er seit Mitte des 18. Jh.s als Zierpflanze gezogen. Ein Ginkgo war in Hiroshima einer der ersten Bäume, der wieder auf den Ruinen wuchs. Der Baum gilt seit jeher in Asien als Symbol der Harmonie, der Widerstandsfähigkeit und Anpassungsfähigkeit.

BESCHREIBUNG

Der Ginkgo ist ein sehr schöner Baum aus China, der 40 m hoch werden kann. Die waagrechten Äste mit ausgebreiteten Zweigen bilden eine lange, konische Krone. Die wechselständigen, an den Langtrieben zweigelappten, unregelmäßig gekerbten Blätter in Fächerform sind hellgrün und färben sich im Herbst gelb. Es gibt Bäume mit ausschließlich männlichen und solche mit weiblichen Blüten. Die männlichen Kätzchen erscheinen im Mai.

ANBAU UND SAMMELN

Der Ginkgo kann mehr als 2000 Jahre alt werden. Da er sandige Erde liebt, hat man in den französischen Landes (Gegend südlich von Bordeaux) Plantagen angelegt, um die leicht entflammbaren Pinien zu ersetzen.
Man vermehrt ihn durch Samenanzucht, Stecklinge und Absenker. Man sammelt die Blätter den ganzen Sommer über, bis sie gelb werden, und trocknet sie in trockenen, luftigen Räumen.

x 2

VERWENDUNG

Der Ginkgo wirkt gefäßstärkend auf Venen und Arterien und wird deshalb zur Anregung des Blutkreislaufs im Allgemeinen verwendet. Er bekämpft mangelnde Viskosität des Blutes und den Verlust an Spannkraft der Arterien, ist also hilfreich bei Arteriosklerose und schlechter Hirndurchblutung. Wie der Weißdorn und das Immergrün sollte er ab einem Alter von 50 Jahren täglich angewendet werden.
Man kocht 1 Esslöffel geschnittene Blätter pro Tasse 2 Minuten und trinkt 2–3 Tassen davon täglich. Zu Pulver vermahlen, nimmt täglich man 1/2 Teelöffel davon mit Honig, Marmelade oder Yoghurt vermischt.

Die Pflanzen von A bis Z

GINSENG
Panax ginseng (Araliaceae, Araliengewächse)

- *Ginseng* kommt vom chinesischen »renshen« und bedeutet Kraftwurzel; *panax*, weil es die Chinesen als Allheilmittel betrachtet haben, das Wort geht auf Panakeia, die Tochter des Asklepios zurück.

- Roter Ginseng wurde in Korea zum ersten Mal im Jahre 1080 hergestellt. Es gibt heute ein Anbaugebiet in Walsrode-Bockhorn in Brandenburg.

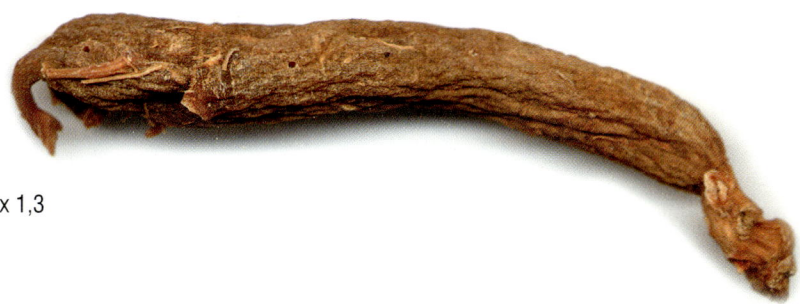

x 1,3

BESCHREIBUNG
Der Ginseng ist eine ausdauernde Pflanze mit spindelförmiger, gegabelter Wurzel, die menschlichen Schenkeln gleicht. Der runde, unverzweigte, glatte, 40–50 cm hohe Stängel trägt lang gestielte Blätter, die in 5 ovale, gezähnte Teilblättchen gefiedert sind. Die weißen Blüten bilden endständige Dolden.

ANBAU UND SAMMELN
Der wilde Ginseng ist im europäischen Handel sehr selten zu finden. Er kommt hauptsächlich aus Korea: in Form von 6–8 Jahre alten Wurzeln, deren Verpackungen einen Stempel mit Herkunftsgarantie tragen. Diese Wurzeln sind sehr schön, weißlich, mit einem Geruch und einem Geschmack ähnlich Süßholz. Die Wurzeln, die aus China kommen, sind rotbraun und sehr hart.

VERWENDUNG
Der Ginseng regeneriert den Organismus und gibt die Lebenslust zurück: Die Müdigkeit verschwindet, die Energie kehrt zurück, die Liebeslust wird wieder erweckt. Er ist auch bei Diabetes II nützlich.
Man isst 1 Stück Wurzel am Tag, ungefähr 2 g. Eine Ginsengwurzel aus Korea von guter Qualität wiegt 10 g; man teilt sie in 5 Stücke (= 5 Tagesrationen). Von der pulverisierten Wurzel nimmt man 1/2 Teelöffel täglich.
Achtung: Es kann zu allergischen Reaktionen oder Magenbeschwerden kommen. Eine Wirkungsverstärkung blutgerinnungshemmender Medikamente ist möglich. Bei Bluthochdruck oder vor einer längeren Ginseng-Kur ist ärztlicher Rat einzuholen.

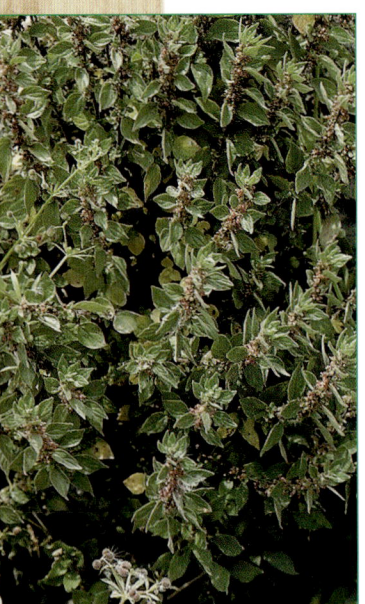

GLASKRAUT
Parietaria officinalis (Urticaceae, Brennnesselgewächse)

- *Parietaria* kommt von »paries«, »Mauer«; das ist der Ort, an dem es oft wächst.
- **Volksnamen, Synonyme:** Wandkraut, Mauerspinat.
- Das Glaskraut hat seinen Namen daher, dass man früher mit ihm die Gläser reinigte.

BESCHREIBUNG
Das Glaskraut ist eine zweijährige Pflanze mit zerbrechlicher, rötlicher Faserwurzel. Die 40–60 cm langen Stängel liegen oder stehen, sind fleischig, zerbrechlich, behaart und zahlreich. Die grünlichen Blüten, die von Mai bis Juli erscheinen, stehen büschelig in den Blattachseln. Die zentrale Blüte ist weiblich, die umgebenden sind männlich oder zwittrig. Die Frucht ist länglich, gedrungen, glatt und glänzend.

ANBAU UND SAMMELN
Das Glaskraut stammt aus dem Mittelmeerraum und ist bei uns verwildert. Es wächst am Fuße von Mauern, an Schuttplätzen, aber selten über 1000 m Höhe.
Zur Vermehrung sät man es oder teilt die Wurzelstöcke. Man sammelt die Pflanzen von Juni bis Oktober, bindet Sträuße und hängt diese in trockenen, luftigen Räumen auf.

VERWENDUNG
Glaskraut ist ein hervorragendes Diuretikum, und man verwendet es bei Nierensteinen. Es wirkt reizlindernd und erweichend auf die Harnwege, bekämpft die Blasenentzündung, die Nierenentzündung und alle Wasseransammlungen im Allgemeinen.
Man kocht 1 Esslöffel geschnittenes Kraut 3 Minuten und trinkt 2–3 Tassen täglich.

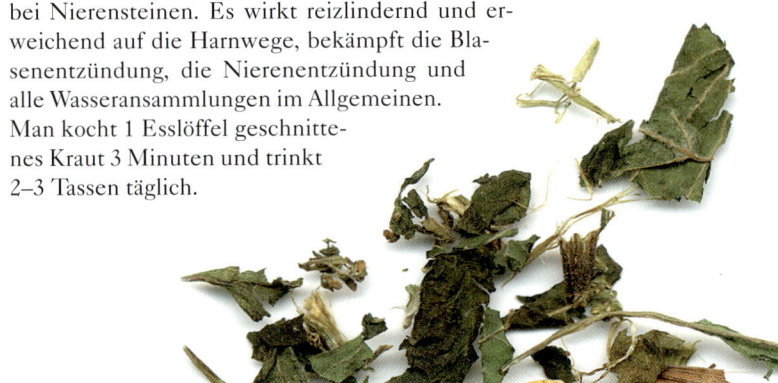

x 1,8

Die Pflanzen von A bis Z

GLETSCHER-RAUTE

Artemisia glacialis (Asteraceae, Korblütler)

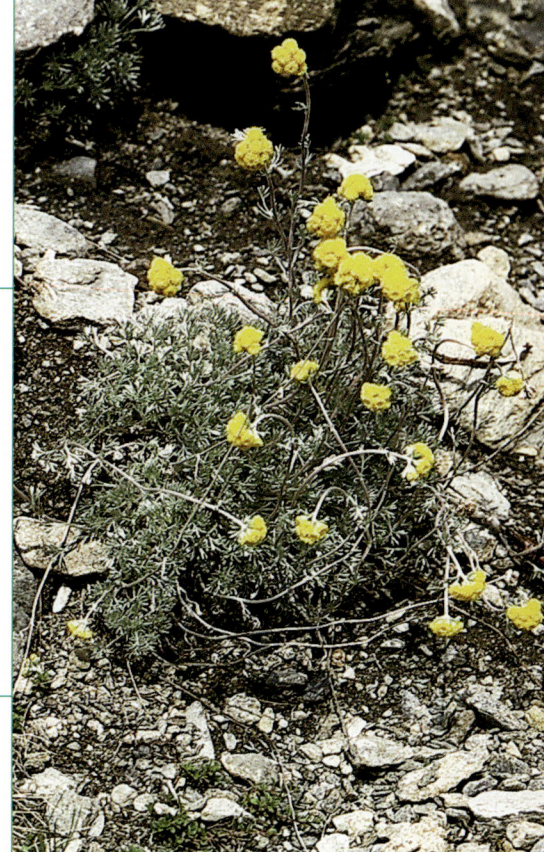

- *Artemisia* ist der alte griechische und lateinische Name für verschiedene Pflanzen dieser Art. Einige Autoren halten sie für der Artemis, der griechischen Diana, geweiht, aufgrund ihrer medizinischen und gynäkologischen Verwendung; andere der Artemisia, der Tochter des Königs von Karien, die sie medizinisch nutzte; wieder andere glauben, dass das Wort auf das griechische »artemes«, »wohlbehalten«, zurückgeht, wegen ihrer ausleitenden Eigenschaften; *glacialis*, »Gletscher-«, weil die Gletscherraute in großer Höhe wächst.

- **Volksnamen, Synonyme:** Gebirgswermut.

BESCHREIBUNG

Die Gletscherraute ist eine kleine, ausdauernde, 5–20 cm hohe Pflanze, deren unterirdischer Stängel kriecht und Tochterpflanzen entsendet. Die Blätter sind lanzettlich, spindelförmig, weißlich und gestielt. Die Blütenstängel tragen am Ende eine Doldentraube goldgelber Blüten. Diese sind von Juli bis August zu sehen.

ANBAU UND SAMMELN

Die Gletscherraute ist eine geschützte, sehr seltene Westalpen-Pflanze. Man findet sie zwischen 1900 und 3000 m Höhe. Sie liebt kalkhaltige und sandige Böden. Man vermehrt sie durch Teilung der unterirdischen Kriechstängel. Bei der Ernte ist darauf zu achten, dass man die oberirdischen Stängel nimmt, ohne den Kriechstängel zu entwurzeln. Man trocknet die Pflanzen in trockenen Räumen.

VERWENDUNG

Die Gletscherraute verwendet man, um Erkältungen, Husten, Rheuma und die verschleimten Nebenhöhlen zu heilen.
Man bereitet aus ihr einen Likör (S. 328), der in den Alpenregionen und in den Vogesen sehr beliebt und im Winter auch sehr nützlich ist.
Man kocht 1 Teelöffel geschnittenes Kraut pro Tasse 2 Minuten leicht und trinkt 1–3 Tassen täglich.
Um wie die Savoyer den Winter gut zu überstehen, kostet man ein kleines Likörglas von deren Regionalgetränk vor oder nach der Mahlzeit.

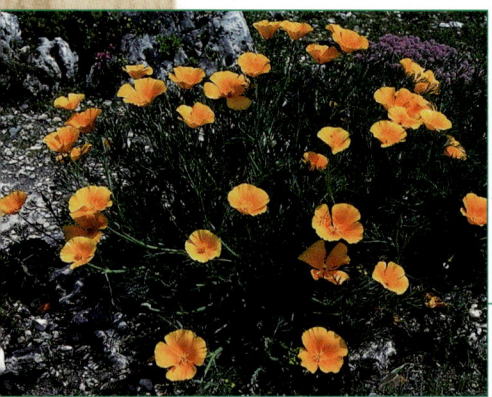

GOLDMOHN, KALIFORNISCHER

Eschscholtzia californica (Papaveraceae, Mohngewächse)

- Der Pflanze wurde der Name *Eschscholtzia* von Aldalbert von Camisso und Otto von Kotzebue gegeben, die sie auf ihrer Reise durch Kalifornien fanden, zu Ehren des gemeinsamen Freundes und deutsch-baltischen Biologen Johann Friedrich von Eschscholtz.

- **Volksnamen, Synonyme:** Eschscholtzia, Kalifornischer Kappenmohn, Schlafmützchen, Gelber Mohn, Kalifornischer Mohn.

BESCHREIBUNG

Der Goldmohn wächst in unseren Gärten als einjährige Pflanze, wird 30–60 cm hoch, hat blaugrüne, gefiederte Blätter und bildet von Juni bis Oktober gelborange Blüten, anschließend gerippte Samenkapseln.

ANBAU UND SAMMELN

Der Goldmohn ist in Amerika beheimatet und wird weltweit als Zierpflanze angebaut. Geerntet wird die gesamte Pflanze ohne Wurzeln zur Blütezeit sowie die Samenkapseln.

VERWENDUNG

Der Goldmohn besitzt krampflösende, beruhigende und schmerzlindernde Eigenschaften. Er dämpft Stresswirkungen, Ängste und Schmerzen und eignet sich für Teemischungen gegen Migräne oder andere Schmerzzustände, z. B. rheumatische Beschwerden, Arthritis, Arthrose.
Man kocht 1 Teelöffel Kraut pro Tasse 2 Minuten, lässt es 10 Minuten ziehen und trinkt 1–2 Tassen am Abend.
Achtung: Wegen der enthaltenen Akaloide nur nach ärztlicher Beratung verwenden.

ANTIMIGRÄNETEE

Man trinkt je nach Schmerzintensität 1 oder mehrere Tassen am Tag.

Kraut der Bergminze	20 g
Lavendelblüten	20 g
Majoranblätter	20 g
Pfefferminzblätter	20 g
Kraut des Goldmohns	80 g

Man lässt 1 Esslöffel Kräuter pro Tasse 2–3 Minuten kochen, dann 10 Minuten ziehen.

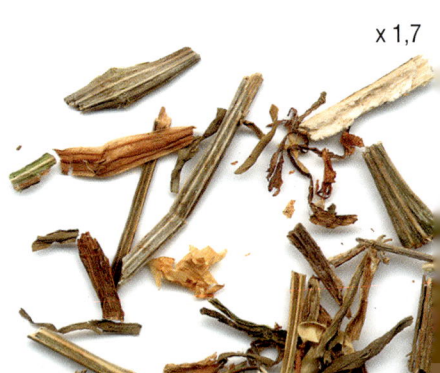

x 1,7

Die Pflanzen von A bis Z

GOLDRUTE, GEWÖHNLICHE
Solidago virgaurea (Asteraceae, Korbblütler)

- *Solidago* kommt von »solidum agere«, »heilsam wirken«; *virgaurea* kommt von »virga«, »Rute«, und von »aurea«, »golden«, aufgrund der Anordnung und der Farbe der Blüten.
- **Volksnamen, Synonyme:** Unsegenkraut, Heilwundkraut, Machtheilkraut, Güldenwundkraut, Petrusstab, Himmelsbrand, Pferdskraut, Ochsebrot.
- Die Germanen benutzen die Goldrute zur Wundheilung und als Räucherpflanze.

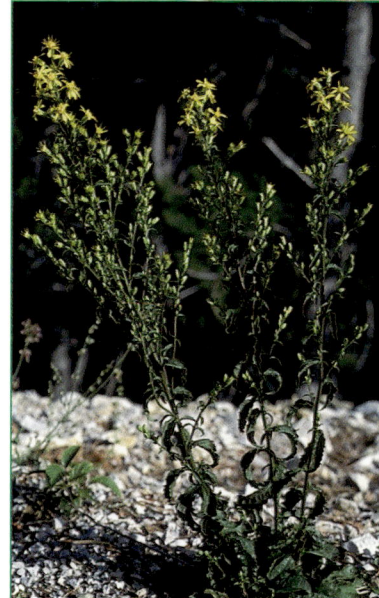

BESCHREIBUNG
Die Goldrute ist eine ausdauernde Pflanze mit kriechender und faseriger Speicherwurzel. Der bis 1 m hohe, unverzweigte Stängel ist hellgrün. Die länglich-ovalen Blätter sind ein wenig rau. Die goldgelben Blüten erscheinen von Juli bis Oktober; ihre Köpfchen stehen eng in Rispen zusammen. Die Frucht ist walzig und trägt einen kurzen, weißen Pappus.

ANBAU UND SAMMELN
Die Goldrute ist in Europa verbreitet, liebt sandige, frische Böden und kann bis 2500 m Höhe wachsen. Man vermehrt sie durch Samenanzucht oder Teilung der Wurzelstöcke im Herbst oder im Frühjahr.
Man sammelt die obere Hälfte der Pflanzen zu Beginn der Blütezeit, bevor noch die Knospen aufgebrochen sind, und bindet Sträuße, die man bis zur vollständigen Trocknung in trockenen, luftigen Räumen aufhängt.

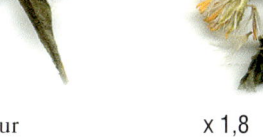

x 1,8

VERWENDUNG
Die Goldrute wirkt entwässernd, fäulnishemmend, keimtötend. Sie ist nützlich gegen Colibakterien, Prostataerkrankungen, Albuminurie, Steinleiden und alle Krankheiten und Stauungen in den Harnwegen. Sie hat eine leicht ausleitende Wirkung auf die Leber; man verwendet sie gegen Cellulitis und als wirksames Antiallergikum. Mit ihrer adstringierenden Eigenschaft heilt sie Durchfälle und Darmentzündungen.
Man kocht 1 Esslöffel geschnittenes Kraut pro Tasse leicht 2 Minuten und trinkt 2–3 Tassen täglich.
Achtung: Bei chronischen Nierenleiden nur nach ärztlicher Beratung, bei Ödemen infolge eingeschränkter Herz- oder Nierentätigkeit nicht verwenden.

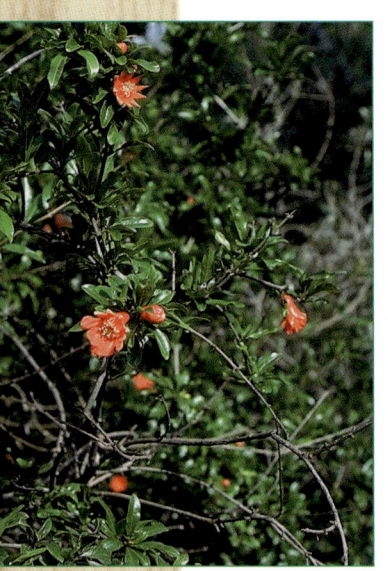

GRANATAPFELBAUM
Punica granatum (Punicaceae, Granatapfelgewächse)

- *Punica* kommt vom griechischen »phoinikos«, »phönizisch«, da die Phöniker diesen Baum verbreitet haben; *granatum* bedeutet »kernreich«. Es handelt sich um eine phönizische Frucht mit vielen Kernen.

- **Volksnamen, Synonyme:** Grenadine.

- In der christlichen Symbolik steht der Granatapfel für den Priesterstand, die harte Schale für die Askese, die reiche Frucht birgt. Wenn man die Schalen kocht, entsteht eine schwarze Tinte, die zum Färben der Orientteppiche verwendet wurde. Mit anderer Technik wurde aus derselben Pflanze auch gelbe, rote und blaue Farbe hergestellt.

BESCHREIBUNG

Der Granatapfelbaum ist ein 5–7 m hoher Baum mit gewundenem Stamm, der sich fast schon an der Basis in zahlreiche bedornte Äste verzweigt. Die gegenständigen Blätter sind kurz gestielt, lanzettlich, glatt, glänzend, grün. Die roten Blüten sind meist einzeln endständig. Die Frucht ist eine kugelige, faustgroße Kapsel, die mit gezähnten Kelchblättern bekrönt ist. Im Inneren findet sich eine große Anzahl an Kammern, die jeweils eine Menge saftiger Samen enthalten.

ANBAU UND SAMMELN

Der Granatapfelbaum wird in den heißen Gegenden der Welt im Freiland gezogen und durch Absenker, Wurzelschösslinge und Triebknospen im Frühjahr vermehrt; man kann ihn auch säen.
Die Wurzelrinden sammelt man im Herbst, die Fruchtschalen, wenn die Früchte reif sind. Man trocknet sie in trockenen, luftigen Räumen.

VERWENDUNG

Mit der Wurzelrinde des Granatapfelbaums kann man wirksam Bandwürmer und andere Parasiten, etwa Spulwürmer, bekämpfen. Die Spulwürmer kann man auch mit der Fruchtschale bekämpfen, die milder wirkt.
Für ein Bandwurmmittel kocht man 60 g Wurzelrinde in 3/4 Liter Wasser auf leiser Flamme 10 Minuten. Man lässt die Lösung 12 Stunden ziehen und kocht sie dann nochmals auf leiser Flamme 10 Minuten.
Man trinkt 3–4 große Schlucke, wenn der Vollmond erscheint. 2 Stunden später nimmt man Rhizinusöl als Abführmittel zu sich.
Achtung: Die Verwendung der Droge kann zu Magenreizungen, Blutdruckanstieg, bis hin zu tödlichen Vergiftungen führen. Granatapfelrinde sollte deshalb nicht mehr verwendet werden.

x 1,3

Die Pflanzen von A bis Z

GREISKRAUT, GEWÖHNLICHES
Senecio vulgaris (Asteraceae, Korbblütler)

- *Senecio* kommt vom griechischen »senex«, »Greis«, die weißen Pappi erinnern an die Haare alter Menschen.
- **Volksnamen, Synonyme:** Gemeines Kreuzkraut.
- In manchen Gegenden erzählt man, dass, wenn man einen Greiskrautstängel mit einer daran hängenden Spinne in die Tasche eines Freundes gleiten lässt, dieser mit Sicherheit im Lotto gewinnen wird.

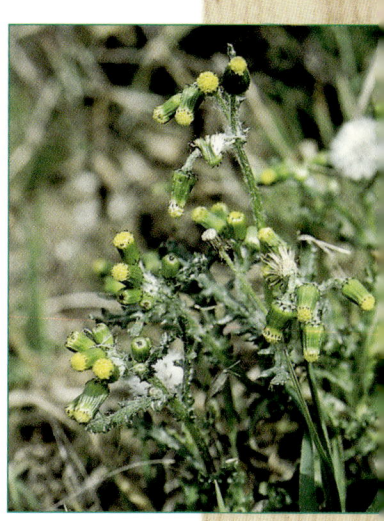

BESCHREIBUNG
Das Greiskraut ist eine einjährige Pflanze mit kurzer Pfahlwurzel, die zahlreiche, weißliche Haarwurzeln entsendet. Der 20–40 cm hohe, rundliche, gerillte, aufrechte Stängel ist stark verzweigt. Die wechselständigen, dicken Blätter sind unregelmäßig in eckige Lappen geteilt. Die gelben Blüten, die fast das ganze Jahr über zu sehen sind, bilden an der Spitze der Zweige sehr zahlreiche Köpfchen. Die Frucht ist ein braunes, behaartes Nüsschen; sie sieht wie ein weißer Schopf aus.

ANBAU UND SAMMELN
Das Greiskraut ist in Europa verbreitet und für den Gärtner ein Unkraut; es wächst bis 2000 m Höhe. Man kann es durch Aussaat der Samen im Frühjahr vermehren.
Man sammelt die Pflanzen, bevor die Blütenknospen voll aufgeblüht sind. In Sträuße gebunden hängt man sie in trockenen, luftigen Räumen auf oder legt sie zum Trocknen aus.

VERWENDUNG
Das Greiskraut hat alle Eigenschaften einer menstruationsbefördernden Pflanze: Es erleichtert das Einsetzen der Menstruation, normalisiert sie, lindert die Unannehmlichkeiten, die die Regel begleiten, wie Krämpfe, Becken- und Lendenschmerzen.
Es ist auch als Wurmmittel nicht zu verachten.
Man kocht 1 Esslöffel geschnittenes Kraut pro Tasse leicht 2 Minuten lang und trinkt 1–3 Tassen täglich.
Achtung: Die Inhaltsstoffe des Greiskrautes sind leberschädigend und krebserregend. Die Pflanze eignet sich deshalb nicht für die Selbstmedikation.

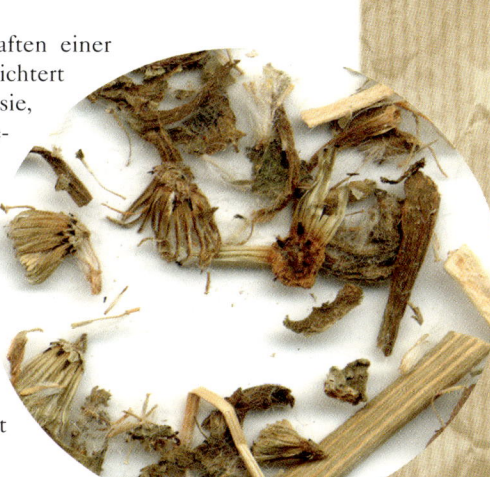

x 2,2

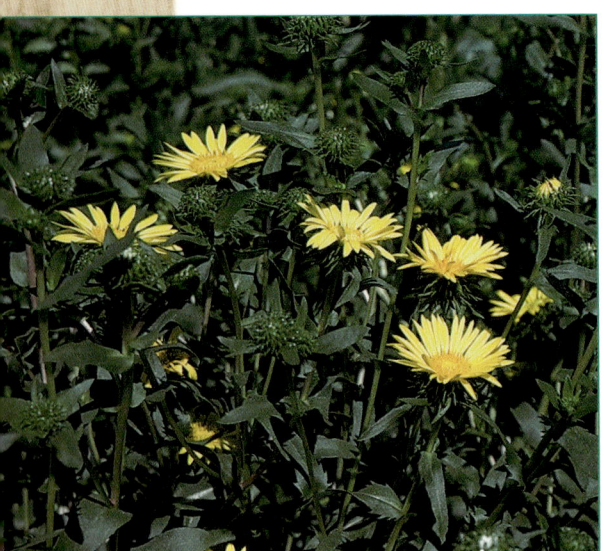

GRINDELIE

Grindelia robusta (Asteraceae, Korbblütler)

• Die Grindelie ist nach David Hieronymus Grindel (1776–1836), einem baltischen Arzt und Botaniker, benannt.

• **Volksnamen, Synonyme:** Milzkraut.

BESCHREIBUNG

Die Grindelie kann 80 cm hoch werden. Die Blätter sind länglichlanzettlich, gelbgrünlich, gezähnt und tragen an beiden Seiten drüsige Haare, die die Pflanze klebrig machen. Die Blüten sind gelb.

ANBAU UND SAMMELN

Die Grindelie ist in Kalifornien beheimatet, man findet sie aber auch in Europa. Man sammelt sie den ganzen Sommer über und trocknet sie in trockenen, luftigen Räumen.

VERWENDUNG

Durch ihren Gehalt an schleimlösendem balsamischem Harz erleichtert Grindelie den Rauchern das Atmen, beruhigt Keuchhusten und nervösen Husten. Man bereitet aus ihr eine leichte Abkochung von 2 Minuten und lässt dann 10 Minuten ziehen. Davon trinkt man 2–3 Tassen täglich.

Achtung: Magenschleimhautreizungen möglich. Während Schwangerschaft und Stillzeit nur nach ärztlicher Beratung verwenden.

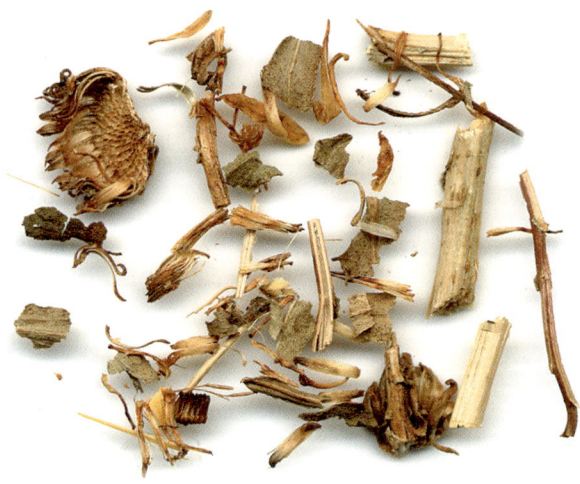

x 1,8

Die Pflanzen von A bis Z

GUARANA
Paullinia cupana (Sapindaceae, Seifenbaumgewächse)

- *Paullinia*, weil die Pflanze dem berühmten deutschen Arzt Christian Franz Paullini gewidmet ist. Der Name Guarana kommt von dem Namen eines brasilianischen Indianerstammes, den Guaranis, welche die Samen schälen, auf einem flachen, heißen Stein rösten und zerreiben. Sie mischen Wasser, Kakao und Maniok bei und geben der Masse verschiedene Formen.
- **Volksnamen, Synonyme:** Brasilianische Schokolade, Brasilianischer Kakaobaum, Cupana.
- Eine Legende erzählt, dass Onhiamuacabe, eine hübsche Frau des Stammes Mauès, ihrem toten Sohn ein Auge ausriss, es in die Erde legte und dabei den Geist der Bäume anrief. Wenige Tage später wuchs eine anmutige Pflanze, deren Früchte wie die Augen ihres Sohnes aussahen.

BESCHREIBUNG
Die Guarana ist eine schlingende, kletternde Liane, mit wechselständigen Fiederblättern, deren spitz-ovale Teilblättchen gezähmt sind. Die grünlichen Blüten bilden Trauben, deren Hauptstiel den Blattachseln entspringt. Die Frucht ist eine häutige, rote Kapsel, die 1 oder 2 ovale Samen enthält.

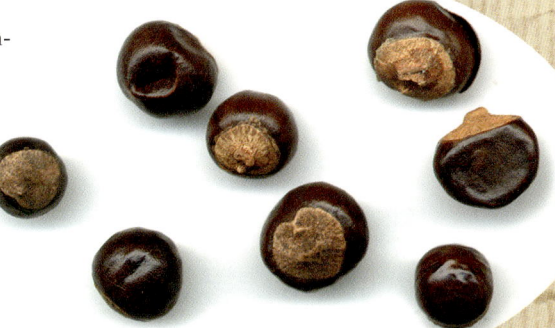

ANBAU UND SAMMELN
x 1,3

Die Guarana ist eine Besonderheit des tropischen Regenwalds Südamerikas. Im September erntet man die Früchte, trocknet sie in der Sonne und löst dann die Samen aus.

VERWENDUNG
Guarana wirkt adstringierend und bekämpft so Durchfälle, lindert neuralgische Schmerzen, Migräne und senkt das Fieber.
Aber Guarana wird vor allem als Nahrungsergänzungsmittel genützt; sie ist anregend, antriebssteigernd, aufbauend. Durch diese Eigenschaften kann sie eine Schlankheitskur unterstützen.
Man findet sie im Handel in Form von Pulver und Gelkapseln; die empfohlene Dosis ist 1–4 g am Tag. Von den Gelkapseln nimmt man, abhängig von der Wirkstoffkonzentration des Produkts, 2–8 Kapseln täglich.
Achtung: Schlafstörungen, Unruhezustände, Herzklopfen und Magen-Darm-Beschwerden können auftreten. Nicht verwenden während Schwangerschaft und Stillzeit sowie bei Magen- oder Zwölffingerdarmgeschwüren.

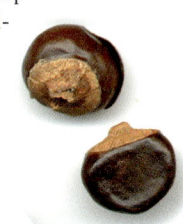

x 1

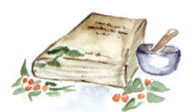

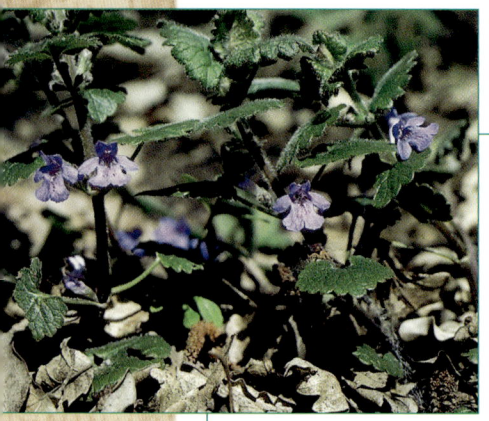

GUNDERMANN
Glechoma hederacea
(Lamiaceae, Lippenblütler)

- *Glechoma* soll auf das griechische Wort »glekom« zurückgehen, welches diese Pflanze bezeichnet; *hederacea* kommt von »hedera«, »Efeu«, er ähnelt aufgrund seiner Kriechstängel dem Efeu.

- **Volksnamen, Synonyme:** Erdefeu, Blauhuder, Buldermann, Donnerrebe, Engelskraut, Gundelrebe, Gutermann, Totenkraut.

- Früher hat man die erste Milch des Jahres durch einen Kranz aus Gundermannstängeln gemolken. So sollte die Milch das ganze Jahr über nicht sauer werden. Dadurch deutet sich die enge Verbindung des Gundermanns mit dem Gott Donar, dem Herrscher über das Wetter an, denn Milch wird leicht bei Gewitter sauer. Gundermann passt übrigens hervorragend als Gewürz zu Milchspeisen. In der Walpurgisnacht tragen die Hexen angeblich Gundermannkränze auf dem Kopf.

BESCHREIBUNG

Der Gundermann ist eine ausdauernde Pflanze mit Stängelausläufern, an denen sich hier und dort wieder Würzelchen bilden. Die gegenständigen, lang gestielten, herzförmigen Blätter haben einen tief gekerbten Blattrand, an der Unterseite sind sie behaart. Die blauvioletten Blüten entspringen den oberen Blattachseln. Die Frucht ist in 4 gleich große Teile gegliedert.

ANBAU UND SAMMELN

Der Gundermann ist in Europa weit verbreitet und wächst in Wäldern, Hecken, an feuchten Stellen. Man vermehrt ihn durch Aussaat im Freiland. Man sammelt die blütentragenden Triebspitzen zur Hauptblütezeit von Juni bis Juli. Man lässt sie zu Sträußen gebunden oder in dünnen Schichten ausgebreitet in trockenen, luftigen Räumen trocknen.

VERWENDUNG

Gundermann wirkt entwässernd, in den Harnwegen keimtötend sowie verdauungsfördernd. Er senkt die Magensäure und regt die Leberfunktionen an. Aber vor allem verwendet man ihn bei bronchialen Erkrankungen; er beruhigt den Husten, erleichtert das Abhusten und den Asthmatikern das Atmen.
Man kocht 1 Esslöffel Kraut pro Tasse 2 Minuten und trinkt 2–3 Tassen täglich.
Achtung: Nicht überdosieren.

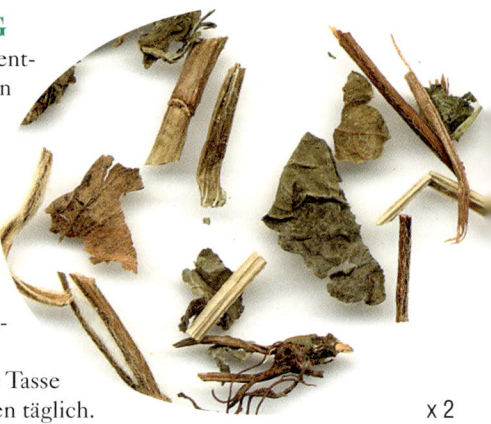

x 2

Die Pflanzen von A bis Z

HABICHTSKRAUT, KLEINES
Hieracium pilosella (Asteraceae, Korbblütler)

- *Hieracium* kommt vom griechischen »hierakion«, einem Namen für mehrere Pflanzen; »hierax« heißt »Habicht«; *pilosella* bedeutet »behaart«, die Pflanze ist mit Haaren bedeckt.
- **Volksnamen, Synonyme:** Mausöhrlein, Nagelkraut, Dukatenröschen, Felsenblümli.
- Man erzählt, dass der Habicht von dem Milchsaft der Pflanze trinkt, um seine Sehkraft zu schärfen, daher der Name. Hildegard von Bingen rät, eine Messerspitze Pflanzenpulver aufzuschnupfen, um die Denkleistung zu erhöhen.

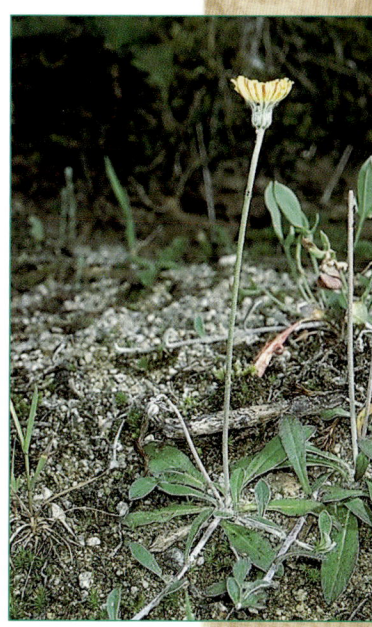

BESCHREIBUNG
Das Kleine Habichtskraut ist eine 30 cm hohe Pflanze, deren aufrechter Blütenstängel aus der Mitte einer Blattrosette entspringt. Die Blätter sind länglich, mit Haaren bedeckt, leicht gebuchtet. Die hellgelben Blüten, die von Mai bis September zu sehen sind, werden von einem runden, behaarten und blätterlosen Stängel getragen. Die Frucht ist oval.

ANBAU UND SAMMELN
Das Habichtskraut ist in Europa verbreitet und zieht trockene Orte vor; es wächst bis 2700 m Höhe. Man vermehrt es durch Aussaat der Samen oder Teilung der Wurzelstöcke. Man sammelt die Pflanze zur Blütezeit und breitet sie in trockenen, luftigen Räumen aus.

x 2,2

VERWENDUNG
Das Habichtskraut ist eine wertvolle Entwässerungspflanze und erhöht die Harnmenge. Es ist nützlich bei allen Wasseransammlungen, z.B. in den Beinen, zur Senkung des Harnstoffgehalts, als Begleitmittel in der Herztherapie, gegen Eiweißausscheidung im Urin.
Das Habichtskraut aktiviert die giftabbauenden Funktionen der Leber, steigert die Abwehrkraft bei beginnender Grippe, hilft bei schwerer Verdauung, Überlastung.
Man kocht 1 Esslöffel Kraut pro Tasse 2 Minuten und trinkt 1–4 Tassen täglich.

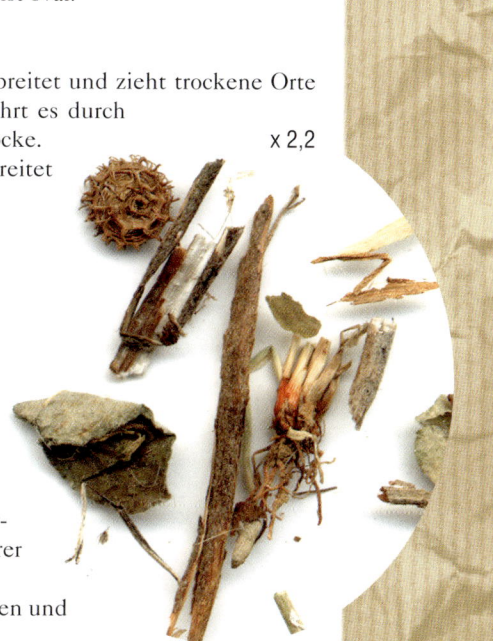

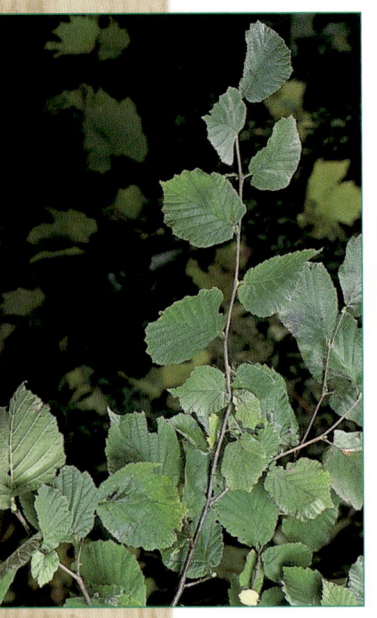

HASELNUSS
Corylus avellana (Betulaceae, Birkengewächse)

- *Corylus* kommt vom griechischen »korus«, »Helm«, da die Nuss wie ein Kopf in einem Helm eingeschlossen erscheint; *avellana* kommt von Avella, einer haselnussreichen Gegend.

- **Volksnamen, Synonyme:** Hexenhasel, Waldhasel, Zeller Nuss.

- Den Kelten und Wikingern war der Haselnussstrauch heilig. Das Holz soll energieleitend sein, deshalb fertigte man Wünschelruten aus Haselzweigen. Ein Haselstrauch, den man ans Haus pflanzt, zieht Erdstrahlen an. Die Haselnuss soll die Potenz heben; der Volksglaube assoziiert deshalb eine reiche Haselernte mit vielen unehelichen Kindern im kommenden Jahr. Von daher kommt auch der Spruch: »In die Haseln gehen«, wenn man von einem Seitensprung redet.

BESCHREIBUNG
Die Haselnuss ist ein Strauch mit biegsamen, verzweigten Ästen. Die rundlichen Blätter mit herzförmigem Grund und ausgeprägter Spitze haben gezähnte Ränder. Die Blüten erscheinen vor den Blättern; die männlichen erblühen ab Februar in länglichen, goldgelben Kätzchen, sind aber bereits ab September sichtbar; die weiblichen Knospen, aus denen rote Griffel hervorschauen, sieht man ebenfalls ab Februar. Die Frucht ist die köstliche Nuss, die wir alle kennen.

ANBAU UND SAMMELN
Die Hasel ist in Europa in den Ebenen verbreitet, in höheren Lagen jedoch selten. Man vermehrt sie durch Steckreiser.

Die Blätter sammelt man, sobald sie voll entfaltet sind, ungefähr im Juni; man trocknet sie im Schatten in trockenen, luftigen Räumen.

VERWENDUNG
Die Hasel wirkt gefäßverengend, durchblutungsfördernd und wird deshalb angewendet bei Krampfadern, Hämorrhoiden, Unterschenkelgeschwüren, Wechselbeschwerden, Fibromen.
Man kocht 1 Esslöffel geschnittene Blätter 2 Minuten und trinkt 2–3 Tassen täglich.

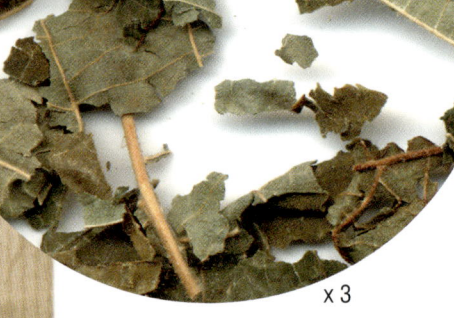

x 3

Die Pflanzen von A bis Z

HAUHECHEL, DORNIGE
Ononis spinosa (Fabaceae, Schmetterlingsblütler)

- *Ononis* kommt vom griechischen »onos«, »Esel«, und »oninemi«, »gefallen, genießen«, die Pflanze gefällt den Eseln; *spinosa* kommt vom lateinischen »spina«, »Dorn«.

- **Volksnamen, Synonyme:** Harnkraut, Haudorn, Hechelkraut, Stachelkraut, Weiberkrieg.

- Den antiken Griechen war die Hauhechel als lästiges Unkraut bekannt.

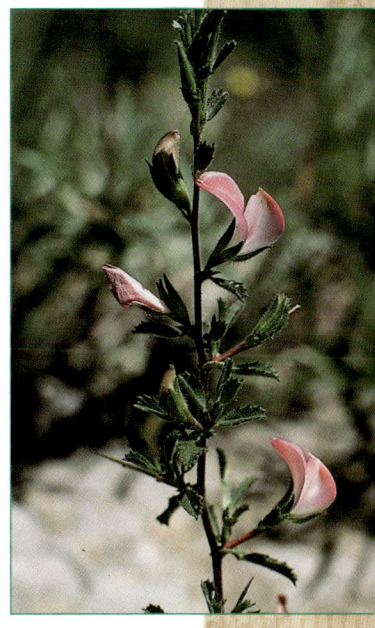

BESCHREIBUNG
Die Hauhechel ist ein Kleinstrauch mit sehr langer, zerbrechlicher, gräulichbrauner Kriechwurzel. Die ungefähr 50 cm langen Stängel sind rund, behaart und haben zahlreiche Verzweigungen, die in Dornen enden. Die wechselständigen Blätter sind kurz gestielt und in fein gezähnte, grüne Teilblättchen gefiedert. Die rosa Blüten sind von April bis September zu sehen. Sie sitzen in den Blattachseln. Die Frucht ist eine behaarte Hülse, die wenige Samen enthält.

ANBAU UND SAMMELN
Die Hauhechel ist in ganz Europa, in Asien und Nordafrika verbreitet; sie zieht die lehmig-kalkigen Böden vor. Für die Landwirte ist sie ein übles Unkraut. Man vermehrt sie durch Aussaat und anschließendes Verpflanzen. Die Wurzel der Hauhechel wird das ganze Jahr gesammelt; man wäscht sie sorgfältig, schneidet sie und lässt sie in trockenen, luftigen Räumen trocknen.

x 1,5

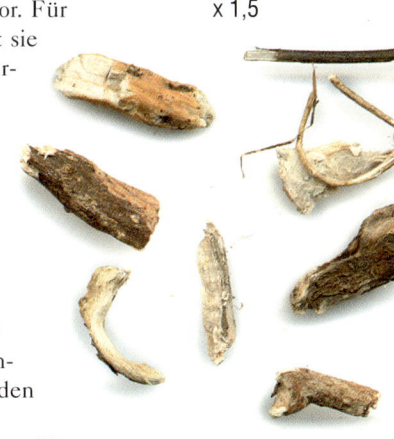

VERWENDUNG
Als hervorragendes Diuretikum bringt die Hauhechel mit Erfolg Blasenablagerungen und Blasensteine zum Abgang, lindert die Blasenentzündung, bekämpft Ödeme und Ekzeme. Als Gurgelmittel wird sie für Mundspülungen bei Halsentzündungen verwendet. 1 Teelöffel geschnittene Wurzeln pro Tasse werden 5 Minuten gekocht. Man trinkt 2–4 Tassen täglich.
Achtung: Tee nur einige Tage verwenden; nach einigen Tagen Pause kann die Anwendung wiederholt werden. Bei Ödemen infolge eingeschränkter Herz- oder Nierentätigkeit nicht verwenden.

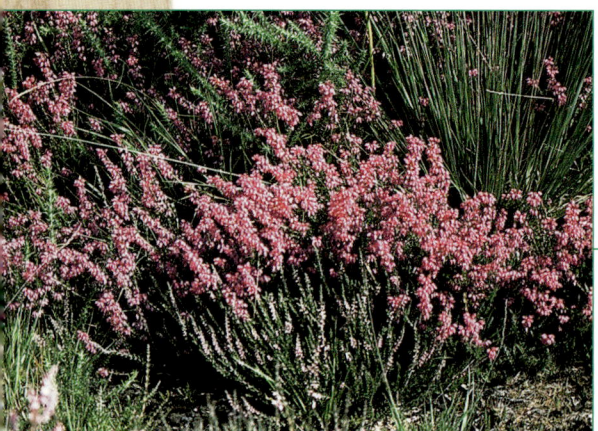
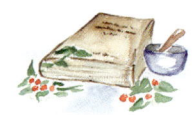

HEIDEKRAUT
Calluna vulgaris (Ericaceae, Heidekrautgewächse)

- *Calluna* kommt vom Griechischen »kallynein«, »reinigen«. Man fertigt aus dem Heidekraut Besen.

- **Volksnamen, Synonyme:** Besenheide, Erika, Hoadn, Immerschön, Brandheide.

- Man benutzte früher die gedrehte Wurzel des Heidekrauts als Ersatz für die Mandragora, um Zaubertränke zu brauen. Es brachte auch Glück, wenn man ein Heidesträußchen in den Zinnbecher eines Trunksüchtigen, der sein ganzes Leben lang trank, stellte. Außerdem hält das Heidekraut angeblich die Geister fern und bringt Regen herbei, wenn man es im Freien zusammen mit Wurmfarn verbrennt.

BESCHREIBUNG
Das Heidekraut ist ein holziger, gewundener Kleinstrauch mit zahlreichen, aufrechten, rötlichbraunen Zweigen. Die sehr kleinen Blätter sind vierzeilig gegenständig, linealisch, sitzend. Die rosafarbenen, kleinen Blüten bilden unregelmäßige endständige Trauben und erscheinen von August bis Oktober. Die Frucht ist eine Kapsel, die zahlreiche Samen enthält.

ANBAU UND SAMMELN
Das Heidekraut ist in Europa weit verbreitet. Es zieht kieselsäurehaltige Böden vor und kann bis in 2000 m Höhe wachsen.
Zur Vermehrung kann man die Samen aussäen oder die Stöcke teilen. Man sammelt die Blüten, wenn sie gerade aufblühen, und lässt sie in dunklen, trockenen und luftigen Räumen trocknen.

x 2,2

VERWENDUNG
Heidekraut ist harntreibend und wirkt gleichzeitig antiseptisch und beruhigend auf die Harnwege. So ist es bei allen Entzündungen nützlich, z. B. bei Blasenentzündung, hier entstaut und beruhigt es. Es schafft Linderung bei Gicht und Rheuma, erleichtert die Ausschwemmung von Nierenablagerungen und Nierensteinen, kämpft gegen die Urämie, die Harnsäure, die Albuminurie, lindert und entstaut bei Prostataschwellung, beseitigt Weißfluss.
Man überbrüht 1 Esslöffel Kraut pro Tasse oder 4 Esslöffel pro Liter und lässt den Aufguss 10 Minuten ziehen, dann seiht man ab. Man trinkt nach Belieben im Laufe des Tages 1 Liter.
Achtung: Nicht überdosieren.

Die Pflanzen von A bis Z

HEIDELBEERE
Vaccinium myrtillus (Ericaceae, Heidekrautgewächse)

- *Vaccinium* kommt von »baccinium«, »Beerenstrauch«; *myrtillus* kommt von »myrtus«, »Myrte«, aufgrund der myrtenähnlichen Früchte.
- **Volksnamen, Synonyme:** Blaubeere, Taubeere, Bickbeere, Moppeln, Schwarzbeere.
- In der Tschechoslowakei gab es den Brauch, dass junge Mädchen Heidelbeeren in einen bestimmten Wasserfall warfen. Dann liefen sie das Flussufer entlang, um die schwarzen Beeren wieder herauszufischen, deren Anzahl ihnen vorhersagte, ob sie heiraten würden oder nicht.

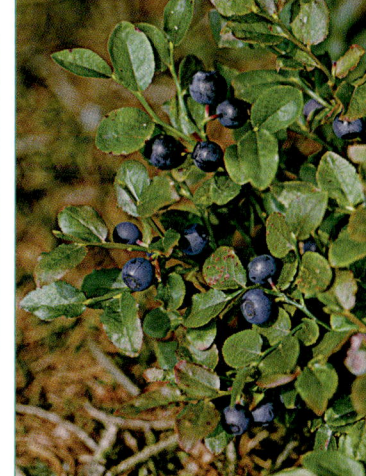

BESCHREIBUNG
Die Heidelbeere ist ein Kleinstrauch mit langen Kriechwurzeln. Der 20–40 cm lange Stängel ist aufrecht, stark verzweigt. Er trägt wechselständige, ovale, zugespitzte, gezähnte, hellgrüne Blätter. Die altrosa Blüten sind von April bis Juni sichtbar, kurz gestielt und stehen in den Blattachseln. Die Frucht ist eine rundliche, fleischige, schwärzliche Beere.

ANBAU UND SAMMELN
Die Heidelbeere ist in Europa von 400 bis 2500 m Höhe verbreitet und liebt schattige, feuchte Standorte. Für ihre Vermehrung ist ein frischer Standort und Heideerde nötig, in die man sie ansät oder Absenker pflanzt. Man sammelt die Blätter im Juni, die Früchte wenn sie reif werden. Dann trocknet man sie ausgebreitet in trockenen, luftigen Räumen. Sie sollten von Zeit zu Zeit gewendet werden.

VERWENDUNG

x 2,2

Die Heidelbeerblätter sind adstringierend und deshalb bei Kolikzuständen, Durchfällen, schlechter Blutzirkulation wirksam; aber sie sind vor allem wegen ihrer antidiabetischen Wirkung von Bedeutung. Die Beeren liefern gute Ergebnisse bei Coli-Infektion; sie wirken im Magen und in den Därmen reizlindernd und keimtötend, heilen Durchfälle und Darminfektionen und lindern Hämorrhoidenbeschwerden. Die Heidelbeere wirkt auf die Durchblutung der Augen und verbessert deutlich die Nachtsichtigkeit. Man kocht 2 Esslöffel Blätter pro großer Tasse 2 Minuten und trinkt 2–3 Tassen täglich. Man kocht 1 Teelöffel Beeren pro Tasse 5 Minuten. Davon trinkt man, je nach Fall, 1–5 Tassen am Tag. Alle Zubereitungen der Beeren, sei es als Saft, als Mark oder Kompott, verbessern bei regelmäßigem Verzehr die Sehkraft.
Achtung: Beim Blättertee sind Überdosierung oder Dauergebrauch zu vermeiden.

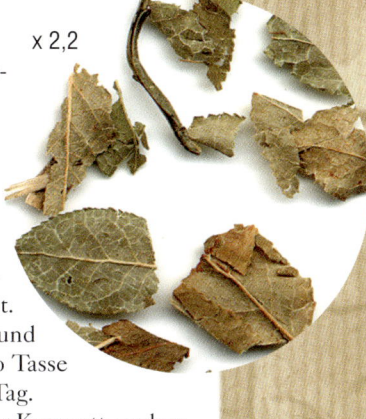

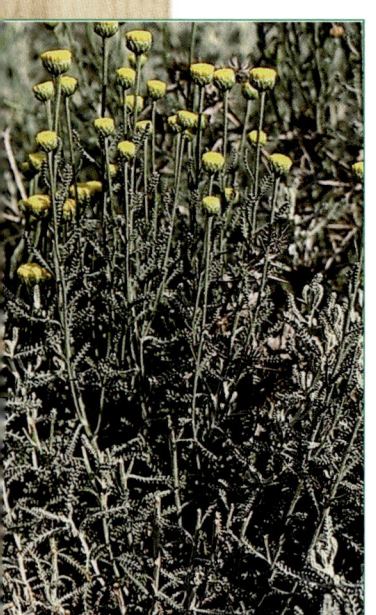

HEILIGENKRAUT

Santolina chamaecyparissus (Asteraceae, Korbblütler)

- *Santolina* kommt wahrscheinlich von »sanctus«, »heilig«, weil sie wunderbare Heilkraft hat; *chamaecyparissus* war der alte Name der Pflanze und geht auf die griechischen Wörter »chamai«, »klein«, und »kyparissos«, »Zypresse« zurück.
- **Volksnamen, Synonyme:** Santolina, Heiligenblume, Zypressenkraut.

BESCHREIBUNG

Das Heiligenkraut ist ein Kleinstrauch mit holzigen, dicken Wurzeln. Die 20–50 cm langen Stängel sind dick, aufrecht, verzweigt, buschig. Die wechselständigen, gestielten, sehr schmalen immergrünen Blätter sind gezähnt, dick und fleischig. Die gelben Blüten, die von Juli bis August zu sehen sind, bilden an der Spitze der Stängel kugelige Köpfchen. Die Frucht ist länglich.

ANBAU UND SAMMELN

Das Heiligenkraut ist in Südeuropa auf kalkhaltigen Böden bis 1000 m Höhe verbreitet. Man vermehrt es durch Teilung der Wurzelstöcke oder durch Stecklinge. Man sammelt es zur Blütezeit im Sommer und schneidet hierfür die oberen 15–20 cm ab, um möglichst viele Blüten zu haben. Dann wird es ausgebreitet in trockenen, luftigen Räumen getrocknet.

VERWENDUNG

Das Heiligenkraut ist menstruationseinleitend, d.h. es befördert und lindert die Menstruation. Aufgrund seiner kräftigenden und anregenden Wirkung betrachtet man es als Aphrodisiakum. Aber hauptsächlich wird es als Wurmmittel verwendet.

Man kocht 1 Esslöffel Kraut pro Tasse 2 Minuten. Als Wurmmittel trinkt man je 1 Tasse am Morgen und am Abend an 5 Tagen zur Vollmondzeit. In allen anderen Fällen trinkt man 1–3 Tassen täglich.

x 1,7

Die Pflanzen von A bis Z

HEILZIEST
Stachys officinalis (Lamiaceae, Lippenblütler)

- *Stachys* ist das griechische Wort für »Ähre« und spielt auf die Blütenform an.
- **Volksnamen Synonyme:** Betonie, Heil-Batunge, Betonienziest, Pfaffenblume, Zahnkraut.
- Hildegard v. Bingen empfahl den Heilziest in Kräuterkissen gegen Alpträume. Man kann das getrocknete Kraut auch zur Raucherentwöhnung benutzen.

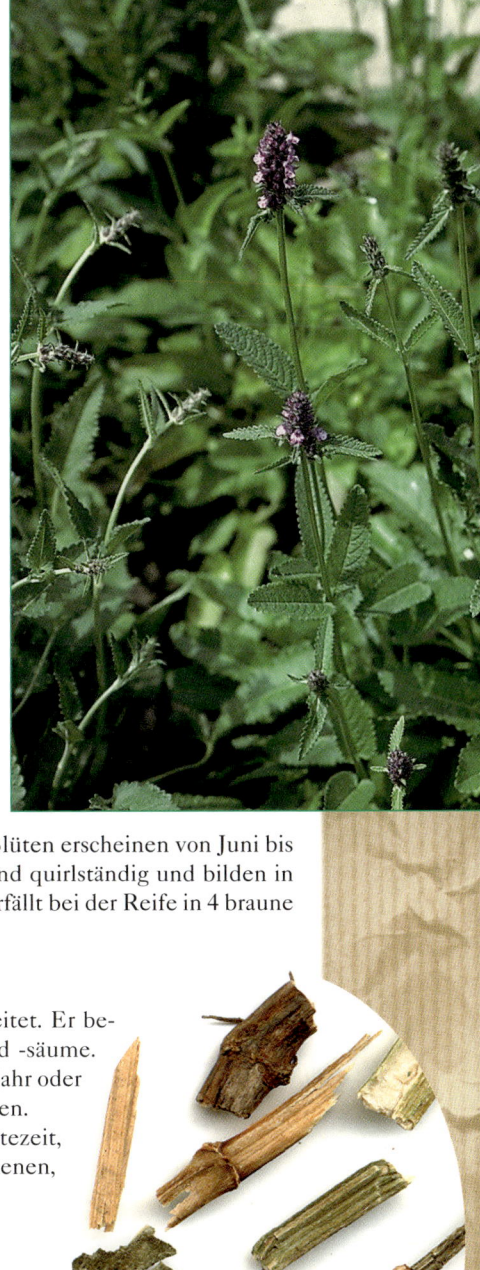

BESCHREIBUNG
Der Heilziest ist eine graziöse, ausdauernde Pflanze mit knotiger, kleinfingerdicker, brauner und faseriger Wurzel. Der Stängel ist 20–60 cm lang, aufrecht, unverzweigt, vierkantig und behaart. Die Blätter sind gegenständig, oval, am Grund herzförmig, gekerbt, die unteren lang gestielt, schmäler und kleiner weiter oben. Die Blüten erscheinen von Juni bis September; sie sind sehr schön purpurrot. Sie sind quirlständig und bilden in ihrer Gesamtheit eine Scheinähre. Die Frucht zerfällt bei der Reife in 4 braune und behaarte Nüsschen.

ANBAU UND SAMMELN
Der Heilziest ist in Europa weit verbreitet. Er bevorzugt schattige Standorte, Waldlichtungen und -säume. Man kann ihn im Frühjahr aussäen oder im Frühjahr oder Herbst durch Teilung des Wurzelstocks vermehren.
Man sammelt die Pflanze ganz zu Beginn der Blütezeit, schneidet Sträuße, die zum Trocknen in trockenen, luftigen Räumen aufgehängt werden.

VERWENDUNG
Der Heilziest ist nützlich, um Fieber zu senken, als Stärkungsmittel, als konzentrierte Lösung zur Waschung infizierter Wunden oder offener Unterschenkelgeschwüre.
Man verwendet ihn ebenfalls als Tabakersatz und in Pulverform als Niesmittel bei Schnupfen.
Man bereitet aus 1 Esslöffel Kraut pro Tasse eine Abkochung und trinkt 2 Tassen täglich.

x 2

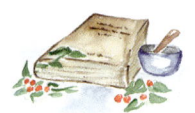

HERZGESPANN
Leonurus cardiaca (Lamiaceae, Lippenblütler)

- *Leonurus* bedeutet »Löwenschwanz«, an diesen erinnert die Anordnung der Blüten am Stängel; *cardiaca* weist auf den volksmedizinischen Gebrauch des Herzgespanns als Herzmittel hin.
- **Volksnamen, Synonyme:** Herzheil, Herzgold, Löwenschwanz, Wolfskraut.

BESCHREIBUNG

Das Herzgespann ist eine sehr schöne, ausdauernde Pflanze, deren aufrechter, vierkantiger, samtiger Stängel ungefähr 70 cm hoch wird. Die gegenständigen Blätter sind in 3 oder 5 mehr oder weniger stark gezähnte Lappen geteilt. Sie sind an der Oberseite dunkelgrün, an der Unterseite weißlich.

Die altrosa Blüten, die von Juni bis September erscheinen, stehen eng beieinander in den Blattachseln. Die samtig überlaufene Frucht hat stärkende Wirkung.

ANBAU UND SAMMELN

Das Herzgespann ist heute selten und findet sich in tieferen Lagen auf Ödland, an Wegrändern, Hecken usw.

Man verwendet nur das Wildkraut; das Herzgespann wird allenfalls in botanischen Gärten kultiviert.

Die Blätter und Blütentriebe werden zur Hauptblütezeit gesammelt. Man bindet sie zu Sträußen und hängt sie bis zur vollständigen Trocknung in trockenen, luftigen Räumen auf.

VERWENDUNG

Die krampflösenden Eigenschaften des Herzgespanns bewähren sich bei nervösen Herzleiden, bei kindlichem Herzklopfen, dessen Ursache z.B. in einer Wurminfektion liegt. Man gibt es gern zu anderen Pflanzen, die beruhigend oder schlafförderend wirken.

Man kocht 1 Esslöffel geschnittenes Kraut 3 Minuten und trinkt 2 Tassen täglich nach den Mahlzeiten.

x 1,6

Die Pflanzen von A bis Z

HIBISKUS, ROSELLA
Hibiscus sabdariffa (Malvaceae, Malvengewächse)

- *Hibiscus* ist der lateinische Name für Eibisch.
- **Volksnamen, Synonyme:** Roselle, Sabdariff-Eibisch, Sudan-Eibisch, Afrikanische Malve, Karkade.
- In Afrika werden die Rosella-Blüten den Salaten zugemischt. In Ägypten und im Sudan wird aus Rosella und Hagebutte ein Volksgetränk hergestellt; man trinkt es kalt oder heiß, je nach Geschmack. Die Pflanze liefert auch Fasern, die zur Herstellung von Geweben und Papier verwendet werden. Die Blätter können zu Gemüse verarbeitet werden.

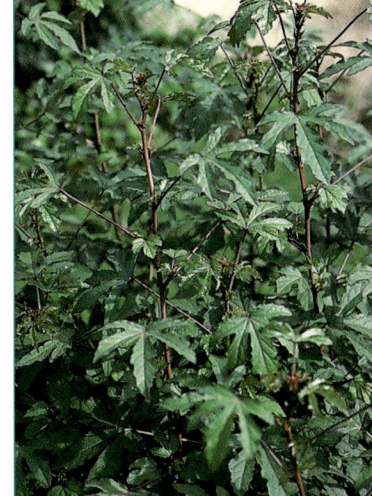

BESCHREIBUNG
Der Hibiskus ist eine buschartige, krautige Pflanze mit weißlicher Pfahlwurzel. Der 1–1,50 m hohe Stängel ist kräftig, grün oder rötlich und verzweigt. Die glänzend grünen Blätter sind lang gestielt, in 3–5 gezähnte Lappen zerteilt, teilweise aber auch einfach oval. Die gelben, braunrot gesprenkelten Blüten haben einen langen, grünen oder roten Kelch. Die Kapselfrucht ist vom Kelch umgeben.

ANBAU UND SAMMELN
Der Hibiskus ist ungeklärter Herkunft und wächst heute in Thailand, Mexiko und vor allem Afrika, wie z. B. in Ägypten, Sudan, Senegal. Man vermehrt ihn durch Samenanzucht oder durch Wurzelschösslinge.
Man sammelt die Kelche, wenn die Blüten voll reif sind, und trocknet sie in trockenen, luftigen Räumen; nach dem Trocknen werden sie fleischig und brechbar.

VERWENDUNG
Der Hibiskus ist entwässernd, schweißtreibend, erfrischend und wirkt auf die Leber und gegen den Bluthochdruck; er erleichtert die Verdauung.
In Ägypten und im Sudan ist er Volksgetränk, denn sein säuerlicher Geschmack macht ihn zu einem der wohlschmeckendsten und vor allem frischesten Getränke.
Man gibt 1 Esslöffel der Droge pro Tasse in kochendes Wasser und lässt sie 10 Minuten ziehen.

x 1,5

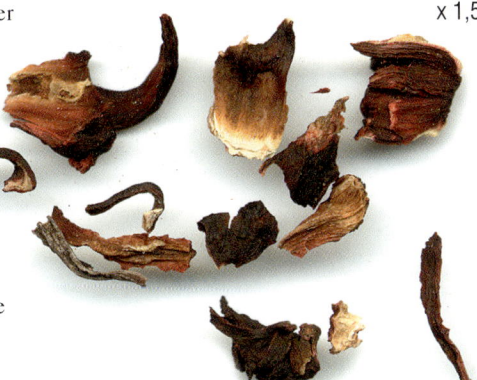

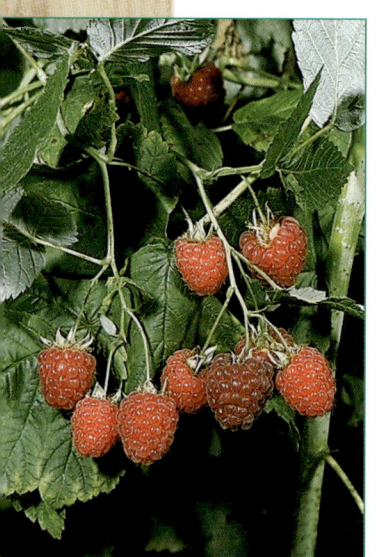

HIMBEERE
Rubus idaeus (Rosaceae, Rosengewächse)

- *Rubus* kommt vom lateinischen »ruber«, »rot«, und *idaeus* heißt »vom Berge Ida kommend«: die roten Früchte des Berges Ida. Das Wort Himbeere kommt von dem altdeutschen »Hintperi«, bedeutet also »Beere der Hirschkuh«.

- **Volksnamen, Synonyme:** Ambas, Hohlbeere, Katzenbeere, Madebeere, Mollbeere, Runtzelbeere.

- In Häusern, in denen soeben jemand verstorben war, war es Brauch, alle Zimmer mit Himbeerzweigen auszustreuen, um zu verhindern, dass der Geist des Toten zu lange an diesem Ort herrscht. Man versichert auch, dass ein frisch gepflückter Himbeerzweig die Entbindungsschmerzen lindert.

BESCHREIBUNG
Die Himbeere ist ein Strauch mit holzigen Kriechwurzeln. Die Stängel können 2 m lang werden; sie wachsen aufrecht, bogenförmig überhängend und tragen kleine, abstehende Dornen. Die wechselständigen Blätter mit den schwach bedornten Blattstielen sind in 3–7 oval-lanzettliche, unregelmäßig gezähnte, an ihrer Unterseite weißfilzige Teilblättchen gefiedert. Die weißen Blüten sind von Mai bis Juli sichtbar und bilden in den oberen Blattachseln, von verzweigten, wenig dornigen Blütenstielen getragen, kleine Trauben. Die Frucht ist die wohl bekannte Himbeere, eine rote, fleischige, saftige Sammelsteinfrucht.

ANBAU UND SAMMELN
Die Himbeere kommt in den gemäßigten Zonen Europas sehr häufig, im Mittelmeerraum selten vor. Sie wächst zwar auf allen Böden, sandige sind ihr aber am liebsten. Man vermehrt sie durch Teilung des Wurzelstocks im Herbst. Sie zehrt den Boden aus, deshalb ist er gut zu düngen, und alle 3–4 Jahre ist eine Neuanpflanzung auf frischem Boden nötig.
Man sammelt die Blätter zu Blütebeginn und lässt sie in dünnen Schichten in trockenen, luftigen Räumen trocknen.

VERWENDUNG
Da die Himbeere entwässernd und adstringierend wirkt, benutzt man sie als Gurgelmittel bei Halsschmerzen, trinkt sie bei Koliken und Durchfall und um die Beschwerden bei Arthritis und Rheuma zu lindern. Sie entspannt die Uterusmuskulatur und kann so eine Entbindung erleichtern.
Man kocht 1 Esslöffel Blätter pro Tasse 2 Minuten und trinkt 2–3 Tassen täglich.

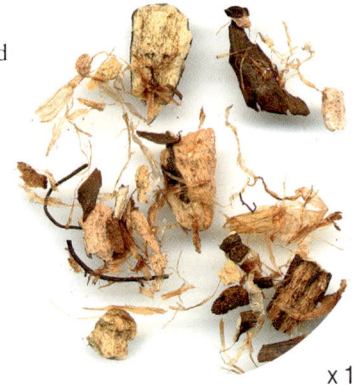

x 1,3

Die Pflanzen von A bis Z

HIRSCHZUNGENFARN
Asplenium scolopendrium (Aspleniaceae, Streifenfarngewächse)

- *Scolopendrium* kommt vom griechischen »scolopendra«, »Tausendfüßer«; die Sori (Ansammlung von Sporenbehältern) ähneln aufgrund ihrer strichförmigen Anordnung einem solchen.
- **Volksnamen, Synonyme:** Hirschzunge.

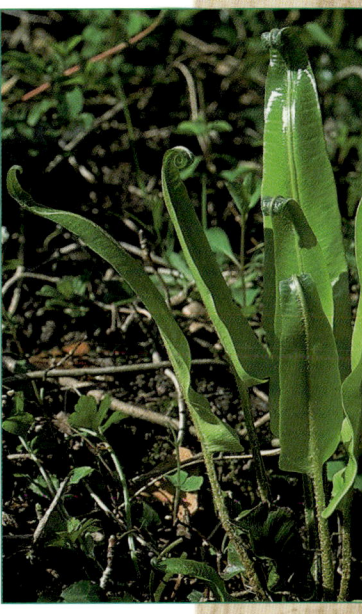

BESCHREIBUNG
Der Hirschzungenfarn ist eine ausdauernde Pflanze mit zarter, unregelmäßiger, verzweigter, rötlicher Speicherwurzel. Die Blätter, oder besser die Farnwedel, sind lang gestielt, ganzrandig, an der Basis herzförmig, saftig grün; sie sind buschig angeordnet. An der Unterseite der Blätter befinden sich die Sori (Ansammlung von Sporenbehältern), die von Juni bis September erscheinen. Wie beim Wurmfarn sind die Sporenbehälter die Fortpflanzungsorgane der Pflanze. Farne blühen nicht.

ANBAU UND SAMMELN
Der Hirschzungenfarn ist in Europa an feuchten Stellen verbreitet; er wächst nicht in Höhenlagen. Man vermehrt ihn durch Teilung des Rhizoms im Herbst oder im Frühjahr. Die Blätter sammelt man Ende des Sommers; man bindet sie zu Sträußen und hängt sie bis zur vollständigen Trocknung auf.

VERWENDUNG
Der Hirschzungenfarn ist auswurffördernd und befreit die Bronchien, beruhigt den Husten, erleichtert das Atmen bei Asthma. Als Diuretikum verwendet man ihn bei Nierensteinen, um Rheuma und Arthritis zu lindern. Aber vor allem wird er erfolgreich eingesetzt, um die Leber und die Milz zu entstauen.
Man kocht 1 Esslöffel geschnittene Blätter pro Tasse 2 Minuten und trinkt 2–3 Tassen täglich.

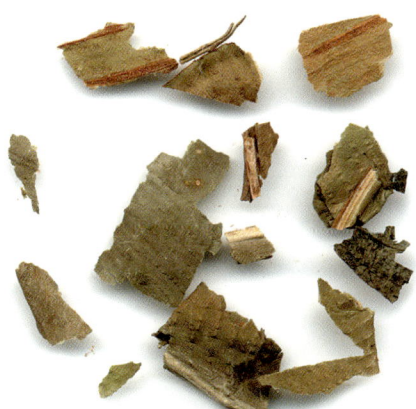

x 1,4

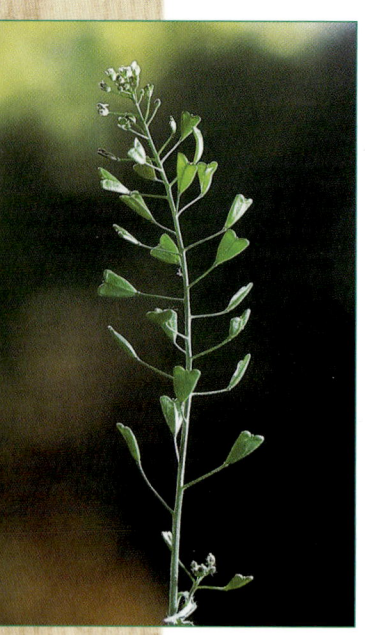

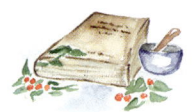

HIRTENTÄSCHEL
Capsella bursa-pastoris (Brassicaceae, Kreuzblütler)

- *Capsella* bedeutet »kleine Tasche« auf lateinisch; *bursa-pastoris* spielt auf die Frucht an, die einer Tasche, wie sie früher die Hirten verwendeten, gleicht.
- **Volksnamen, Synonyme:** Beutelschneiderkraut, Bauernschinken, Blutkraut, Herzkraut, Täschelkraut.

BESCHREIBUNG

Das Hirtentäschel ist eine ca. 50 cm hohe Pflanze mit einer langen, mit einigen Würzelchen bedeckten Pfahlwurzel. Aus der Wurzel entspringen mehrere Stängel, an deren Grund buntgefleckte, leicht gezähnte, ziemlich große Blätter eine sternförmige Rosette bilden. Nach oben zu werden die Blätter kleiner und umfassen den Stängel. Die weißen Blüten sind fast das ganze Jahr zu sehen. Sie bilden eine endständige Doldentraube. Die beutel- oder herzförmigen Schoten enthalten die Samen.

ANBAU UND SAMMELN

Das Hirtentäschel ist in der Ebene und im Gebirge weit verbreitet; es liebt alle Böden. Man kann es im Herbst oder im Frühjahr aussäen.
Man erntet die Pflanze das ganze Jahr über und sucht dazu die jüngsten Stöcke aus. Die Triebe werden 20–30 cm von oben abgeschnitten und als Sträuße in luftigen Räumen bis zur vollständigen Trocknung aufgehängt.

VERWENDUNG

Das Hirtentäschel ist bei jeder Art von Blutung nützlich, sei es bei zu heftiger Regelblutung, bei Blutungen von Uterusfibromen oder bei Nasenbluten.
Man verwendet es auch bei Bluthochdruck, Wechseljahrbeschwerden, Durchfällen, Urininkontinenz, Krampfadern und Hämorrhoiden.
Man nimmt 1 Esslöffel geschnittenes Kraut pro Tasse, kocht dies 3 Minuten und trinkt 2–3 Tassen im Laufe des Tages.

x 1,6

Die Pflanzen von A bis Z

HOLUNDER, SCHWARZER
Sambucus nigra (Caprifoliaceae, Geißblattgewächse)

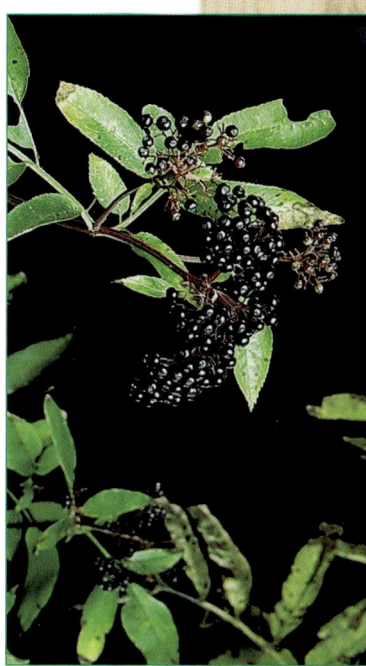

- *Sambucus* könnte vom griechischen Wort »sambuke«, welches eine dreieckige Harfe bezeichnete, kommen, da zu ihrem Bau Holunderholz verwendet wurde; vielleicht auch von »sambyx«, »rot«, wegen der Farbe des Fruchtsafts.
- **Volksnamen, Synonyme:** Altholder, Bachholder, Elderbaum, Ellhorn, Flieder, Holler, Holderbusch, Mausflieder, Schwitztee.
- Der Name »Holunder« wird von vielen Autoren auf eine vorgermanische Mutter- und Fruchtbarkeitsgöttin namens »Hel, Holle, Holde, Hulda« bezogen. Sie war für »schwarz« und »weiß«, für »Gold« und »Pech«, für ›Tod« und »Wiedergeburt« zuständig, so wie der Holunder, der weiße Blüten und schwarze Beeren trägt, den man als Sippenbaum ans Haus pflanzte, unter den die Ahnen begraben wurden und die Nachfahren gezeugt, den man nicht fällen durfte, damit er kein Unglück bringt, und schon gar nicht verbrennen.

BESCHREIBUNG
Der Holunder ist ein kleiner Baum, der 4–7 m hoch werden kann und sich reich verzweigt. Die gegenständigen Blätter gliedern sich in 5 oder 7 ovale, gezähnte Teilblättchen. Die weißgelblichen Blüten, die im Juni zu sehen sind, bilden flache Schirmrispen an der Spitze der Zweige. Die im September reifen Früchte sind schwarze, glänzende Beeren, die 3 Samenkörner enthalten.

ANBAU UND SAMMELN
Der Holunder ist auf frischen und schattigen Böden verbreitet. Man vermehrt ihn durch Samenanzucht, anschließend wird er pikiert.
Die Rinde wird im Herbst nach dem Blattfall von den jungen Zweigen geschält; die Blüten pflückt man im Juni und die Früchte im September. Man verwendet im Allgemeinen Blüten, Rinde oder den Beerensaft.

VERWENDUNG
Rinde und Beeren werden vor allem als Diuretikum bei Ödemen verwendet, ebenso um die Nieren durchzuspülen, Rheuma zu lindern und als Abführmittel. Die Blüten und Rinde sind schweißtreibend und diuretisch; man nützt sie immer dann, wenn eine Giftausleitung durch Schwitzen nötig ist: bei Grippebeginn, Fieber, bronchialen Infekten. Die entzündungshemmenden Eigenschaften der Blüten kommen bei Umschlägen und Augenbädern zum Einsatz oder um Abszesse oder Frostbeulen zu erweichen. Man kocht 1 Esslöffel Rinde pro Tasse 5 Minuten; aus den Blüten bereitet man in derselben Dosierung einen Aufguss. Man trinkt 1–4 Tassen täglich.
Achtung: Holunderbeeren dürfen nicht roh verzehrt werden. Auf die Verwendung der (giftigen) Blätter und Rinde sollte man verzichten.

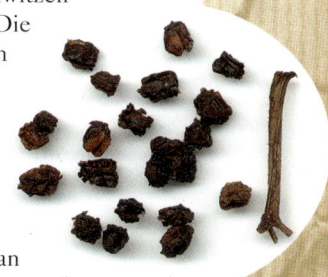

x 1

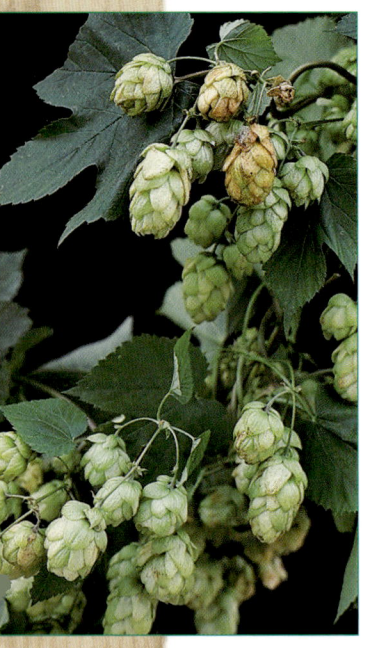

HOPFEN

Humulus lupulus (Cannabaceae, Hanfgewächse)

- *Humulus* ging aus dem mittelalterlich-lateinischen Wort »humlo« hervor, das von dem slawischen »chmel« abstammt; *lupulus* bedeutet »kleiner Wolf«, den Namen hat Plinius dieser Pflanze gegeben.
- **Volksnamen, Synonyme:** Hoppen, Hupfen, Hopp.
- Die Hopfenzupferinnen bekamen 2 Tage nach Pflückbeginn ihre Periode, egal wo sie sich im Zyklus gerade befanden. Man vermutet eine östrogene Wirkung. Hopfen klettert immer im Uhrzeigersinn auf die Bäume. Er ist eine weitere »Kopfkissenpflanze«: Wenn man die frischen Früchte unter den Kopf legt, verschaffen sie einen erholsamen Schlaf, im Gegenzug löschen sie jedes sexuelle Verlangen (wohl nur bei Männern, aufgrund der östrogenen Wirkung). Es wird deshalb empfohlen den Hopfen nur in der Form einer kühlen Halben zu sich zu nehmen!

BESCHREIBUNG

Der Hopfen ist eine ausdauernde Pflanze mit starken, verzweigten, Ausläufer treibenden Wurzeln. Die Stängel können mehrere Meter lang sein. Sie sind ein wenig eckig, rau, kletternd und windend, kurz und hakig behaart. Die gegenständigen Blätter sind mit gestielten Stipeln versehen und in 3–5 ovale, gezähnte, dunkelgrüne, an der Oberseite raue Lappen geteilt, die an der Unterseite mit harzigen Drüsen besetzt sind. Hopfen ist zweihäusig. Die grünlichen Blüten erscheinen im August, die männlichen sitzen als Rispen in den Blattachseln, die weiblichen paarig in der Achsel der gefiederten Deckblätter.

ANBAU UND SAMMELN

Hopfen ist in Europa verbreitet, meidet aber große Höhenlagen. In der Kultur verlangt er schwere, gut gedüngte Erde und gemäßigtes Klima. Man vermehrt ihn durch Teilung der Wurzeln im Frühjahr oder im Herbst. Man erntet die (weiblichen) Zapfen im September. Sie müssen in sehr warmen Räumen, aber nicht über 38–40 °C getrocknet werden.

VERWENDUNG

Als Stärkungsmittel bei Blutarmut, Appetitmangel, schlechter Nahrungsverwertung. Er wirkt verdauungsfördernd, lindert Schmerzen bei Magengeschwüren, hemmt die Säureproduktion. Er wirkt blutreinigend und eignet sich so zur Frühjahrs- oder Herbstkur und bei Hautkrankheiten. Als Beruhigungsmittel hilft er bei Angstzuständen, Schlaflosigkeit, seelischer Disharmonie in den Wechseljahren; seine anaphrodisische Wirkung ist nicht zu unterschätzen. Man stopft ihn in Kräuter-Schlafkissen. Man kocht 1 Esslöffel Hopfenblüten je Tasse 2 Minuten und trinkt 2–3 Tassen täglich.

Achtung: Frische Hopfenzapfen können bei Hautkontakt allergische Reaktionen hervorrufen.

x 1,2

Die Pflanzen von A bis Z

HORNKLEE, GEWÖHNLICHER
Lotus corniculatus (Fabaceae, Schmetterlingsblütler)

- *Lotos* heißt im Griechischen »Klee« und wurde für alle Arten verwendet; *corniculatus* heißt im Lateinischen »gehörnt«.
- **Volksnamen, Synonyme:** Gemeiner Hornklee, Wiesenhornklee.
- Odysseus hat auf seinem Weg über die Insel Djerba Menschen angetroffen, die die Kleeblüten aßen, um zu vergessen.

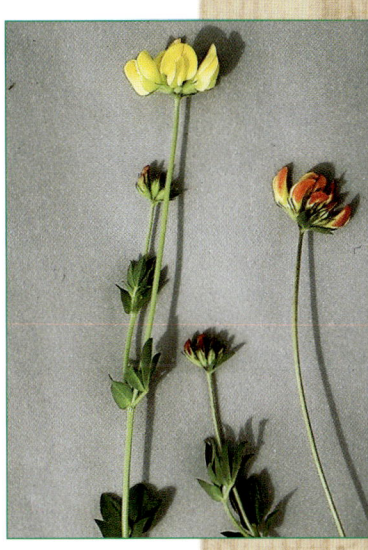

BESCHREIBUNG
Der Hornklee ist eine krautige, wenig verzweigte Pflanze, deren Höhe zwischen 15 und 60 cm variiert. Die Blätter sind wechselständig, 3-teilig, mit aufrechten Stipeln. Die gestielten, blattachselständigen Blüten, sind von Juli bis August sichtbar. Die Frucht ist eine mit 4 Flügeln versehene Hülse.

ANBAU UND SAMMELN
Der Hornklee ist auf allen Wiesen Europas sehr verbreitet. Zur Vermehrung sät man ihn im Frühjahr aus.
Ab Juni beginnt die Ernte. Man schneidet die Pflanzen, bindet sie und hängt die Büschel in trockenen, luftigen Räumen auf. Anschließend schneidet man sie klein, damit die Verwendung vereinfacht ist.

VERWENDUNG
Diese beruhigende und sanfte Pflanze wird gegen Ängstlichkeit, Schlaflosigkeit und Angstzustände angewendet. Obwohl sie die nervöse Erregung dämpft, bewahrt sie ihrem Konsumenten den klaren Geist, somit ist sie ideal in Examenszeiten oder bei nervöser Erschöpfung.
Man kocht 1 Esslöffel Kraut je Tasse 2 Minuten und trinkt je nach Fall 1–5 Tassen täglich, eine davon am Abend vor dem Zubettgehen.

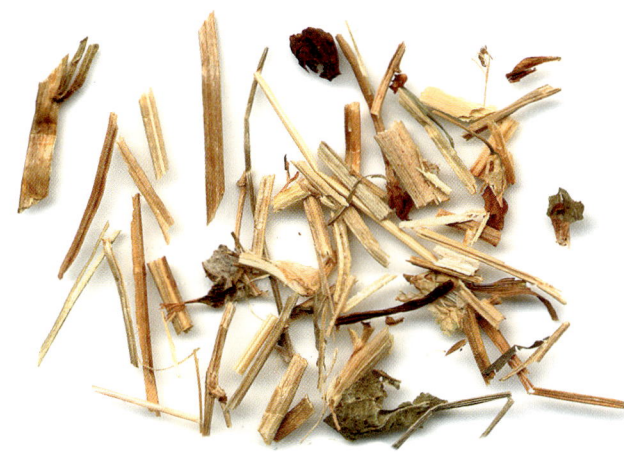

x 1,6

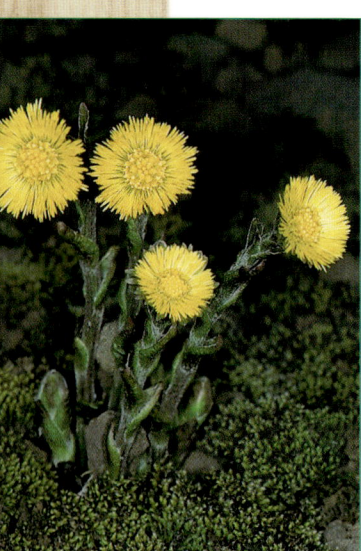

HUFLATTICH
Tussilago farfara (Asteraceae, Korbblütler)

- *Tussilago* kommt vom lateinischen »tussis«, »Husten«, und von »ago«, »ich verjage«, da Huflattich den Husten verjagt.
- **Volksnamen, Synonyme:** Brustlattich, Heilblatt, Rosslattich, Hustenblätter, Ackerlatsche, Eselsfuß, Männerblume, Tabakkraut.

BESCHREIBUNG

Der Huflattich ist eine ausdauernde Pflanze mit Ausläufer treibendem, fleischigem, verzweigtem Rhizom. Die lang gestielten, rundlich-herzförmigen, gezähnten, auf der Unterseite weißlichen, auf der Oberseite hellgrünen Blätter wachsen in Büscheln aus dem Rhizom und erscheinen erst nach der Blütezeit. Die von Februar bis April sichtbaren Blüten bilden einzelne, endständige Köpfchen an den blütentragenden Stängeln, die mit rötlichen, filzig behaarten Schuppen bedeckt sind. Die Früchte sind längliche Nüsschen mit weißem Pappus.

Blätter

x 2,2

ANBAU UND SAMMELN

Der Huflattich ist in Europa weit verbreitet und liebt lehmige, frische, feuchte Erde. Er kann bis auf 2400 m Höhe wachsen. Man vermehrt ihn durch Teilung des Rhizoms im Herbst.
Die Blüten erntet man, wenn sie aufblühen, die Blätter, wenn sie sich vollständig entwickelt haben. Sie werden flach ausgebreitet in trockenen, luftigen Räumen getrocknet.

VERWENDUNG

Blätter und Blüten des Huflattichs wirken auswurffördernd und beruhigen vor allem den Husten, entlasten die Bronchien, erleichtern das Atmen bei Asthma, klären die Stimme. Sie sind kräftigend, geben die Energie zurück. Als Umschläge oder Einreibungen wirken sie reizlindernd auf die Haut; man dreht aus den Blättern Zigaretten, um Asthma zu lindern. Da Huflattich von so großer Bedeutung für die Bronchien ist, ist er auch Bestandteil der Brustteemischungen und der wundheilenden Pflanzenmischungen. Aus den Blüten bereitet man einen Aufguss, den man 10 Minuten ziehen lässt, aus den Blättern eine leichte Abkochung von 2 Minuten, jeweils in der Dosis von 1 Esslöffel je Tasse. Man trinkt 2–3 Tassen täglich.
Achtung: Da Huflattich eine lebertoxische und gewisse kanzerogene Wirkung hat, sollte er nicht in großen Mengen über einen längeren Zeitraum eingenommen, während Schwangerschaft und Stillzeit gemieden werden.

Die Pflanzen von A bis Z

HUNDSROSE, HAGEBUTTE
Rosa canina (Rosaceae, Rosengewächse)

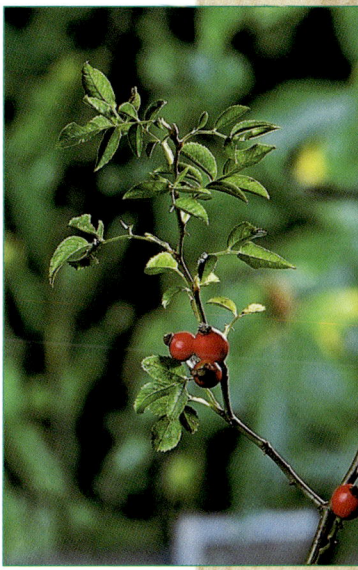

- *Rosa* kommt vom griechischen »rhodon«, »Rose«; *canina* bedeutet »hundsgemein«, weil sie sticht.
- **Volksnamen, Synonyme:** Hagerose, Heckenrose, Wildrose.
- Ein altes Mittel gegen die Tollwut war, die gebissene Person nüchtern ein Omelett mit 60 g geriebener Hagebuttenwurzel essen zu lassen. Die in den Hagebutten enthaltenen Haare werden als Juckpulver verwendet.

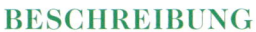 BESCHREIBUNG
Die Hundsrose ist ein Busch mit wirrem und mit zurückgebogenen Stacheln besetztem Geäst. Die wechselständigen, gestielten Blätter sind in 5–7 eiförmig-runde, sägeblattähnlich gezähnte Teilblättchen gefiedert. Die Blüten sind groß, überwiegend rosa, selten weiß, sie bilden einzeln oder zu mehreren Doldenrispen. Die Frucht, die man Hagebutte nennt, ist fleischig, oval, zur Reife rot. Die Kelchblätter fallen vor der Reifezeit ab.

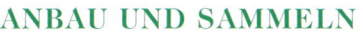 ANBAU UND SAMMELN
Die Hundsrose ist in Europa weit verbreitet und wächst in Hecken, im Dickicht, auf Ödland. In der Baumschule wird sie als Unterlage für Edelrosen verwendet. Dem Bedarf der Pflanzenheilkunde genügt die wild wachsende Hundsrose. Man vermehrt sie durch ihre Samen, durch Schösslinge und Absenker oder durch Teilung des Wurzelstocks.
Man sammelt die Hagebutten im Herbst oder besser nach dem ersten Nachtfrost. Zu Konfitüren werden sie sofort verwendet. Man lässt sie in luftigen Räumen trocknen, um sie das ganze Jahr über als Teeaufguss nutzen zu können. Nach dem gründlichen Trocknen werden sie zerkleinert. Wenn man angenehme Getränke herstellen will, trennt man vor der Verwendung die rotbräunliche Fruchthülle von den anderen Fruchtteilen.

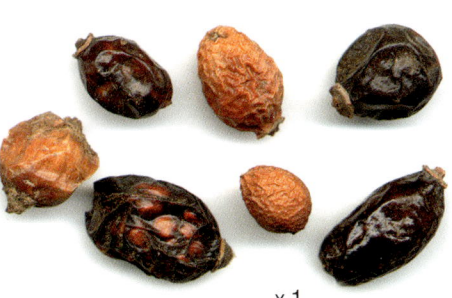

x 1

VERWENDUNG
Da die Hagebutte adstringierend wirkt, bekämpft sie Darmentzündungen und Durchfälle. Zum Genuss liefert die Fruchthülle der Hagebutte einen herb-säuerlichen Tee, der heiß oder kalt im Sommer wie im Winter angenehm schmeckt.
Man stellt aus den Hagebutten im Herbst **Hagebuttenmarmelade** her; mit ihrem angenehm säuerlichen Geschmack ist sie ein wahrer Gaumenschmeichler. (S. 349). Mit 1 Teelöffel Früchten pro Tasse bereitet man über 5 Minuten eine Abkochung und trinkt 2–3 Tassen täglich.

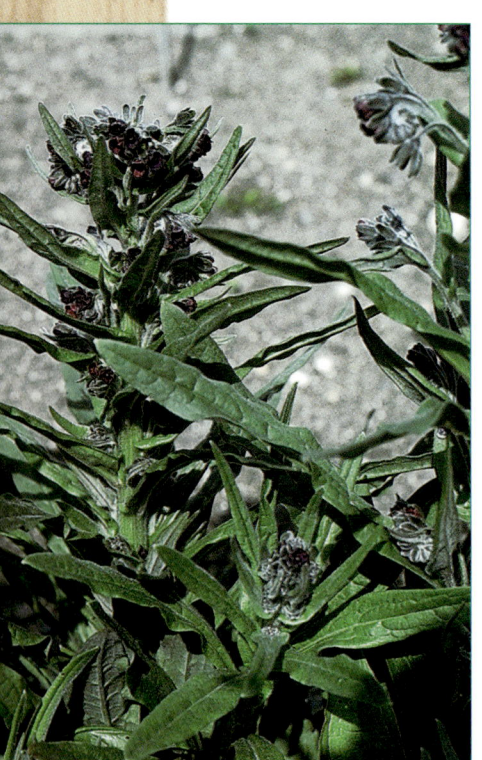

HUNDSZUNGE, GEWÖHNLICHE

Cynoglossum officinale (Boraginaceae, Raublattgewächse)

- *Cynoglossum* hat die griechischen Wörter »kunos«, »Hund«, und »glotta«, »Zunge«, zum Ursprung. Die Blattform erinnert an eine Hundezunge.
- **Volksnamen, Synonyme:** Sonnenwirbel, Mistfink, Saublume.
- Hundszunge riecht widerlich nach Mäusen und wurde zum Vertreiben von Ratten und Mäusen benutzt.

BESCHREIBUNG

Die Hundszunge ist eine zweijährige Pflanze mit dicker, langer, verzweigter, außen brauner, innen weißer Pfahlwurzel. Der 50–80 cm hohe Stängel ist rund, gerillt, behaart, aufrecht und stark verzweigt. Er trägt wechselständige, ovale bis lanzettliche, spitze, ganzrandige, weiche, behaarte, gräulichgrüne Blätter. Die von Mai bis August erscheinenden weinroten Blüten bilden an der Stängelspitze eine kurze, hängende Traube. Die Frucht ist abgeflacht, mit rauen, weißlichen Haaren bewehrt.

ANBAU UND SAMMELN

Die Hundszunge ist in ganze Europa verbreitet; sie bevorzugt trockene, kalkige Standorte (Hecken, Brachen) und wächst nicht im Gebirge. Man vermehrt sie durch Samenanzucht im Herbst an Ort und Stelle und lichtet im Frühjahr aus.
Man sammelt die Wurzeln zu Winterbeginn des zweiten Pflanzjahrs: Man gräbt sie aus, wäscht sie, wobei die kleinsten auszusondern sind, schneidet sie und lässt sie in trockenen, luftigen Räumen trocknen.

VERWENDUNG

Die Hundszunge ist hustenstillend und reizlindernd und beruhigt trockenen und nervösen Husten. Sie ist ein hervorragendes Beruhigungsmittel und verschafft so einen guten Schlaf.
Man kocht 1 Esslöffel geschnittene Wurzeln je Tasse 5 Minuten und trinkt 1 Tasse am Abend vor dem Schlafengehen.
Achtung: Wegen des hohen Gehalts an leberschädigenden und krebsfördernden Pyrrolizinalkaloiden wird von innerlicher und äußerlicher Verwendung abgeraten.

Die Pflanzen von A bis Z

IMMERGRÜN, KLEINES

Vinca minor (Apocynaceae, Hundsgiftgewächse)

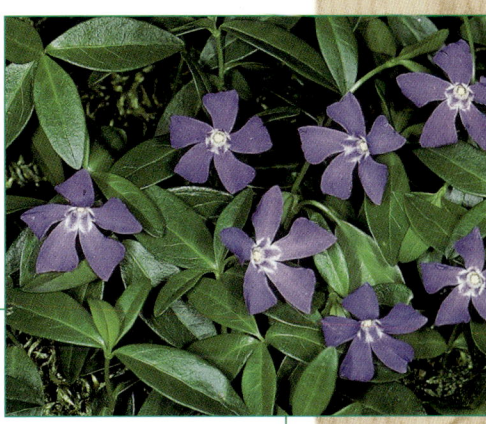

- *Vinca* kommt von »pervincere«, »umwinden«, weil Mädchen und Studenten sich einen Kranz daraus wanden; *minor* heißt »klein, kleinblütig«.

- **Volksnamen, Synonyme:** Ewiggrün, Jungfernkraut, Pervinca, Sinngrün.

- Diese Pflanze ist für Archäologen wertvoll, denn sie ist oft die letzte Spur, die die Menschen an einem ehemals bebauten, nun zur Natur zurückgekehrten Ort hinterlassen haben. Seit jeher ist das Immergrün in der Nähe der Häuser gewachsen.

BESCHREIBUNG

Das Kleine Immergrün ist eine ausdauernde Pflanze mit Ausläufer treibendem, weißlichem Rhizom. Es gibt zweierlei Stängel: Die einen sind steril, schlingend, 40–80 cm lang, liegend oder kletternd; die anderen sind blütentragend, 30–40 cm lang. Die gegenständigen Blätter sind gestielt, oval, glänzend, dunkelgrün, immergrün. Die blauen Blüten, die von Februar bis Juni erscheinen, werden von einzelnen Blütenstielen getragen, die den Blattachseln entspringen. Die Frucht besteht aus 2 walzenförmigen Kammern mit jeweils vielen Samen.

ANBAU UND SAMMELN

Das Immergrün ist in allen warmen und gemäßigten Regionen Europas in Hecken, Wäldern, an Bachufern verbreitet und wächst nicht über 1200 m Höhe. Man vermehrt es im Frühjahr durch Teilung der Wurzelstöcke oder durch Samenanzucht. Man sammelt die Blätter vor der Blütezeit und lässt sie ausgebreitet in trockenen, luftigen Räumen trocknen.

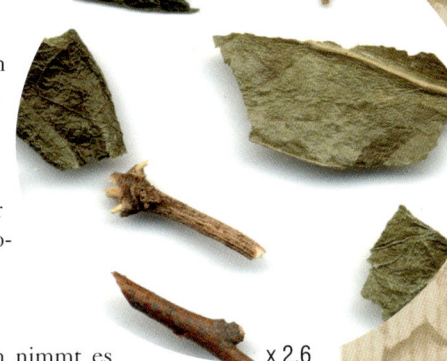

x 2,6

VERWENDUNG

Das Immergrün wirkt anregend; man nimmt es zur Verdauungsförderung und zur Kräftigung. Es wirkt milchhemmend und hilft stillenden Frauen beim Abstillen, alleine oder zusammen mit anderen Pflanzen (S. 416). Man wendet es bei Diabetes II an, es mindert dabei auch den Durst. Es senkt den Blutdruck und erleichtert die zerebrale Durchblutung, lindert Schwindelanfälle und bewahrt ein gutes Gedächtnis.
Man verwendet es als Gurgelmittel bei Halsentzündungen und legt frische Blätter auf die Wunden, um das Blut zur Gerinnung zu bringen.
Man kocht 1 Esslöffel Blätter je Tasse 2 Minuten und trinkt 2–3 Tassen täglich.
Achtung: Wegen stark wirksamer Alkaloide wird heute von der Verwendung abgeraten.

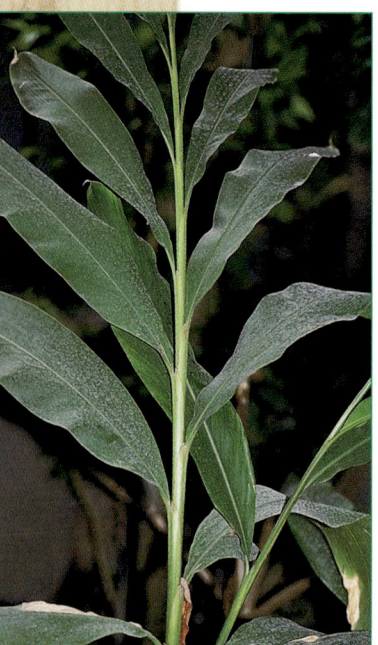
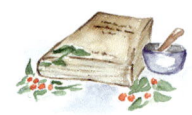

INGWER
Zingiber officinale (Zingiberaceae, Ingwergewächse)

- Die im ehemaligen Ostindien (Indonesien) heimische Pflanze fand man besonders in der Umgebung von Zingi. »Zingiber« bedeutet auf Sanskrit »hornförmig«.
- **Volksnamen, Synonyme:** Gemeiner Gingber, Ginfer.
- Der Ingwer wird in China und Indien seit Urzeiten verwendet. In Europa ist er seit der römischen Kaiserzeit bekannt und war im Mittelalter ein beliebtes Gewürz. Die Schule von Salerno hielt ihn für ein Allheilmittel: »Der brennende Ingwer ist der Gegenpol zum kalten Magen, den Nieren und den Lungen, er löscht den Durst, belebt, erregt das Gehirn, und in der Jugend erweckt er junge und neue Liebe.« Man erzählt auch, dass Ingwer, in die Taschen gestreut, das Geld vermehrt und das Kauen von Ingwer auf hoher See vor Unwetter schützt.

BESCHREIBUNG

Der Ingwer ist eine ausdauernde Pflanze mit knolligem, unregelmäßigem, gebogenem, daumendickem, sprödem, gelblichem Rhizom, das runde Stängel von 60 cm bis 1 m Höhe hervorbringt. Diese tragen wechselständige, lanzettliche, lange Blätter, die an der Basis den Stängel umfassen. Die von kahlen, 20–30 cm langen Schäften getragenen Blüten bilden eine ovale Ähre mit fleischigen Tragblättern; sie sind gelblichgrün mit violetter Lippe. Die Frucht ist eine dreikammrige Kapsel.

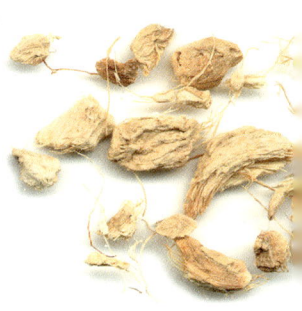

x 1

ANBAU UND SAMMELN

Der Ingwer ist ursprünglich in Indien beheimatet und findet sich in Indien, auf Sri Lanka (Ceylon), auf Jamaika, in Mexiko, Brasilien, auf den Antillen. Er liebt frische und schattige Böden.
Man vermehrt ihn durch Teilung der Wurzeln (Rhizom), die man in tiefe Furchen pflanzt. Man erntet die Rhizome nach der Blüte, wäscht sie und lässt sie im Schatten in trockenen Räumen trocknen.

VERWENDUNG

Zunächst ist der Ingwer eine Pflanze, die die Verdauung erleichtert, die schwächsten Organismen stärkt; er ist ein ausgezeichnetes Aphrodisiakum. Man kocht 1 kleinen Teelöffel der Droge je Tasse 5 Minuten und trinkt nach dem Essen 1 Tasse davon. Wenn man Ingwer zu Pulver vermahlt, kann man ihn mit 1 Teelöffel Honig oder Marmelade vermengt 1-mal täglich zu sich nehmen.
Achtung: Nicht gegen Schwangerschaftserbrechen, bei Gallensteinleiden nur nach ärztlicher Beratung verwenden.

Die Pflanzen von A bis Z

ISLÄNDISCHES MOOS
Cetraria islandica (Parmeliaceae, Flechten)

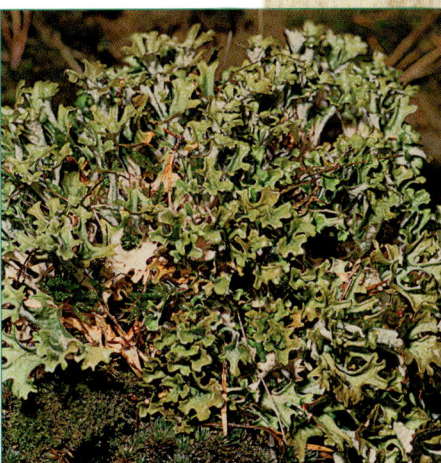

- *Cetraria* kommt vom lateinischen »cetra«, womit ein runder, kleiner, lederner Schild bezeichnet wurde; *islandica* heißt »aus Island«.

- **Volksnamen, Synonyme:** Blätterflechte, Fieberflechte, Fiebermoos, Hirschhornflechte, Blutlungenmoos, Purgiermoos, Tartschenflechte.

- In den nordischen Ländern wird Isländisches Moos seit jeher als Allheilmittel und Nahrungsmittel verwendet. Auf Island wurde aus dem getrockneten Moos Grütze gekocht. Nach Infektionskrankheiten wurde es zur Stärkung zusammen mit Salbei und Kampfer verräuchert. Es war auch in Deutschland heimisch, ist inzwischen aber stark bedroht aufgrund zu intensiver Sammeltätigkeit.

BESCHREIBUNG
Das Isländische Moos ist eine Flechte mit faserigen, blattförmigen oder verzweigten Thalli. Diese tief in geweihartige Lappen geteilte Flechtenart rollt sich ein; sie ist oberseits braungrün, unterseits weißgrün. Der Lappenrand ist borstig bewimpert.

ANBAU UND SAMMELN
Das Isländische Moos ist in ganz Nordeuropa verbreitet und meist bodenbewohnend in trockenen Nadelwäldern und auf Heiden.
Man sammelt es bei regnerischem oder feuchtem Wetter und wäscht den Schmutz ab. Dann lässt man es in warmen, luftigen Räumen trocknen, wobei es dunkler und brechbar wird.

VERWENDUNG
Durch seinen hohen Gehalt an Schleimstoffen ist das Isländische Moos ein gutes Mittel bei allen Atemwegserkrankungen, Bronchitis und Husten. Es wirkt bei Schwangerschaftserbrechen und Seekrankheit und ist ein Kräftigungsmittel bei Blutarmut und Müdigkeit.
Man kocht 1 Esslöffel geschnittene Flechten je Tasse 5 Minuten und trinkt 2–3 Tassen täglich.

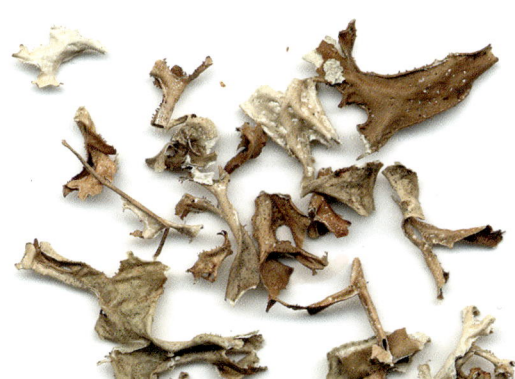

x 1,5

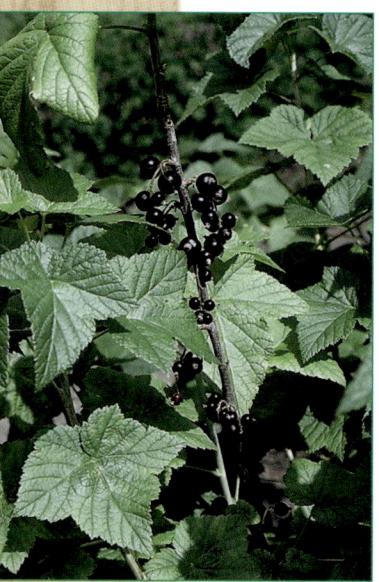

JOHANNISBEERE, SCHWARZE

Ribes nigrum (Grossulariaceae, Stachelbeergewächse)

- »Riba«, »rimas« bezeichnete ursprünglich eine Pflanze, aus der von den Arabern ein Sirup bereitet wurde, der als kühlendes Arzneimittel Verwendung fand. Als Ersatz für ihn diente im Mittelalter ein Sirup aus den Beeren von Arten der Gattung *Ribes*, auf die der Name übertragen wurde.
- **Volksnamen, Synonyme:** Alantsbesing, Alpenbeere, Gichtbeere, Salbeere, Stinkstrauch, Wanzenbeere, Jungfraustrauch, Ahlbeere, Cassis, Schwarze Träuble.
- Mit den Früchten oder Blättern der Pflanze kann man Kräutertees einen angenehmen Geschmack verleihen.

BESCHREIBUNG

Die Schwarze Johannisbeere ist ein bis 1,50 m hoher Strauch. Der stark verzweigte Stamm trägt duftende, 5-lappige, dreieckige Blätter, die an der Unterseite leicht behaart sind. Die rötlichen und grünlichen Blütenträubchen erscheinen von Mai bis Juni. Sie bringen die saftigen Früchte hervor.

ANBAU UND SAMMELN

Die Schwarze Johannisbeere stammt aus den nördlichen Ländern und war bei den Griechen und Römern nicht bekannt. Man begegnet ihr bei uns in Auwäldern und Erlengebüsch. Man pflanzt die Stecklinge der Schwarzen Johannisbeere im Herbst in tiefgründige, frische, leicht lehmige oder kalkhaltige Erde. Der Strauch wird jedes Jahr nach der Ernte geschnitten, um die Fruchtentwicklung zu fördern. Man erntet die Beeren von Mai bis Juni und lässt sie in trockenen, luftigen Räumen trocknen.

VERWENDUNG

Die Blätter der Schwarzen Johannisbeere sind wegen ihres feinen Aromas Bestandteil der besten diuretischen Mischungen der Heilpflanzenkunde. Man verwendet sie, um den Körper zu entwässern, um ein Ödem auszutrocknen, bei Cellulitis, Gicht, zur Linderung rheumatischer Beschwerden, bei Arthritis und Arteriosklerose.
Der Johannisbeersaft ist reich an Vitamin C und wirkt über das Genannte hinaus aufbauend und regt die Bildung von roten Blutkörperchen an.

x 1,6

Aus den Blättern bereitet man eine Abkochung, indem man 1 gute Hand voll je 1 Liter Wasser rechnet und 2 Minuten kochen lässt. Davon trinkt man 2–4 Tassen täglich.
Achtung: Blätter nicht bei Ödemen infolge eingeschränkter Herz- oder Nierenfunktion verwenden.

Die Pflanzen von A bis Z

JOHANNISBROTBAUM
Ceratonia siliqua (Caesalpiniaceae, Johannisbrotgewächse)

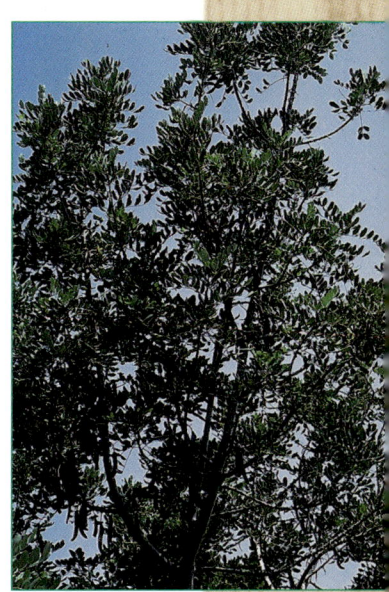

- *Ceratonia* kommt von der griechischen Bezeichnung »keratonia« für diese Pflanze; »keros« heißt »Horn«, »keration« »Hörnchen«; »siliqua« bedeutet »Hülse«.
- **Volksnamen, Synonyme:** Karubenbaum, Carob, Hornschote, Affenbrot, Bockshörndl, Schwarzes Gold.
- Johannisbrot oder Carob wird wie Schokolade als Pulver oder in Tafeln angeboten und zur Aromatisierung einiger Lebensmittel verwendet.

BESCHREIBUNG
Der Johannisbrotbaum wird 8–10 m hoch. Sein Stamm ist stark gefurcht, die Äste gewunden und weit ausladend, er gleicht dem Apfelbaum. Die wechselständigen Blätter sind in 3–4 Teilblättchenpaare gefiedert, welche oval, dick, ledrig, an der Oberseite glänzend grün, an der Unterseite blasser sind. Die sehr kleinen, purpurfarbenen Blüten bilden in den oberen Astbereichen lange Trauben. Die Frucht ist eine hängende, flache, ledrige Hülse von ca. 20 cm Länge mit dickem, wulstigen Rand. Sie ist durch Scheidewände quergeteilt und mit einem saftigen Fruchtfleisch gefüllt, in das die Samen gebettet sind.

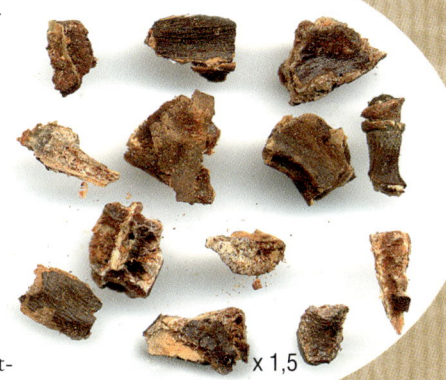

x 1,5

ANBAU UND SAMMELN
Auch wenn der Johannisbrotbaum auch in Asien zu sehen ist, wächst er doch hauptsächlich im gesamten Mittelmeerraum. Er zieht kalkhaltige Böden vor und wird durch Samenanzucht vermehrt, wobei die Körner 4–5 Tage in Wasser einweichen müssen, damit die Keimung angeregt wird. Die Pflänzchen werden 2 Jahre später pikiert.
Für den Heilpflanzenbedarf wird die Frucht in voller Reife gepflückt. Trocknen Sie die Hülsen auf Rosten oder feinen Gittern; sie müssen ständig und allseitig luftig lagern, um einwandfrei zu trocknen. Das Fruchtfleisch kann man nach Entfernung der Samen aus der Hülse gewinnen.

VERWENDUNG
Getrocknetes Johannisbrot hilft Kindern und Erwachsenen bei Darmstörungen. Man bereitet eine Abkochung, indem man 20–30 g je Liter Wasser 5 Minuten kocht und nach Belieben trinkt.

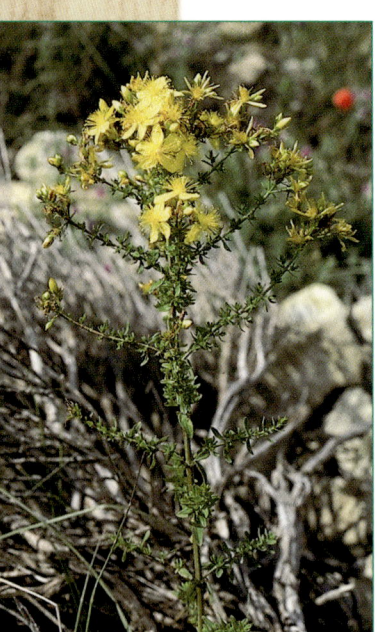

JOHANNISKRAUT

Hypericum perforatum (Hypericaceae, Johanniskrautgewächse)

- *Hypericum* soll vom griechischen »hyperekion« kommen, dem Namen für eine gleichartige Pflanze, aber es gibt verschiedene Meinungen über den Ursprung des Wortes; *perforatum* bedeutet durchlöchert, da die Blätter gegen Licht gehalten wie durchlöchert aussehen, in Wirklichkeit handelt es sich um sekretorische Drüsen.

- **Volksnamen, Synonyme:** Blutkraut, Mannskraft, Hartheu, Hexenkraut, Johannisblut, Wildgartheil, Sonnwendkraut, Stolzer Heinrich

- Das Johanniskraut blüht um die Sommersonnwende herum auf und die Germanen schmückten ihren Sonnwendaltar damit. Wie alle psychoaktiven Pflanzen wurde es natürlich auch bei Geistervertreibungen sehr geschätzt.

BESCHREIBUNG

Das Johanniskraut ist eine ausdauernde Pflanze mit holzigen, leicht verzweigten, braungelblichen Wurzeln. Die 20–80 cm hohen Stängel sind rund, von zwei Längsrippen gezeichnet, fest und verzweigt. Die gegenständigen, sitzenden, ovalen, ganzrandigen, auf der Oberseite dunkelgrünen Blätter sind übersät mit transparenten, kleinen Tupfen, welche sekretorische Drüsen sind. Die goldgelben Blüten, die von Mai bis September zu sehen sind, bilden endständige, sehr dichte Rispen. Die eiförmige Frucht enthält viele Samen.

ANBAU UND SAMMELN

Das Johanniskraut ist in ganz Europa bis in Höhen von 1600 m auf Ödland, an Wegrändern verbreitet. Man vermehrt es durch Samenanzucht oder Stecklinge und Wurzelschösslinge. Man sammelt die Pflanzen zur Hauptblütezeit und hängt die Sträuße in trockenen, luftigen Räumen auf.

x 2,3

VERWENDUNG

Das Johanniskraut lindert Bronchitis, erleichtert die Atmung bei Asthma, wirkt durch Förderung der Hirndurchblutung gegen Arteriosklerose und verringert Weißfluss. Vor allem aber ist es eine der besten entspannenden und antidepressiven Pflanzendrogen. Das **Johanniskrautöl** (S. 356) wirkt Wunder bei Verbrennungen und der Wundheilung; es regeneriert die Haut, lindert Schmerzen oder Entzündungen. Man kocht 1 Esslöffel Kraut je Tasse 2 Minuten und trinkt 2–3 Tassen täglich.

Achtung: Es kann zu Hautreizungen und erhöhter Lichtempfindlichkeit sowie zu Wirkungseinschränkung der »Antibabypille« und anderer Arzneimittel kommen.

Die Pflanzen von A bis Z

KALMUS
Acorus calamus (Acoraceae, Kalmusgewächse)

- Auf Griechisch ist »akoros« der Name einer Gewürzpflanze, und »kalamos« ist eine schilfähnliche Pflanze.
- **Volksnamen, Synonyme:** Ackerwurz, Chalmis, Deutscher Ingwer, Deutscher Zitwer, Kolmes, Magenwurz, Schwerthenwurzel.
- Man erzählt, dass die Drogisten Bußgeld zahlen mussten, die nicht Tag und Nacht bereit waren, Kalmus auszuliefern.

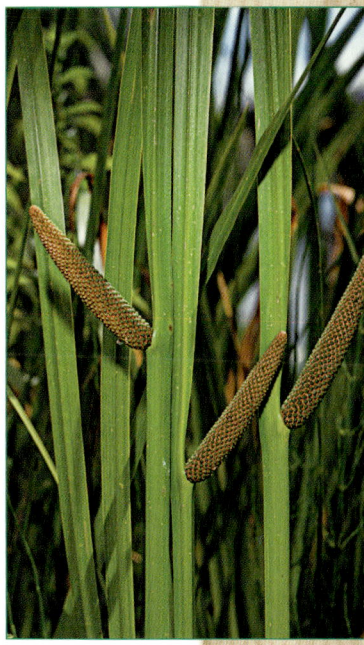

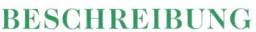
BESCHREIBUNG
Der Kalmus ist eine ausdauernde Pflanze mit daumendickem, Ausläufer treibendem Rhizom, auf dem man Knoten entdecken kann, unter denen sehr zahlreiche Faserwurzeln entspringen. Die oberirdischen Blattbüschel, die an ihrer Basis den Stängel umfassen, können 1 m Höhe erreichen. In der Mitte wächst ein aufrechter Stängel, dessen Länge die Blätter überragt. Etwa in der Stängelmitte entspringt aus seiner Seite ein mit gelblichen, eng aneinandergedrückten Blüten besetzter Kolben.

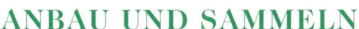
ANBAU UND SAMMELN
Ursprünglich war der Kalmus in Indien beheimatet, hat sich aber über zahlreiche Gegenden der Erde verbreitet. Er zieht die feuchten Wiesen und die Ufer der ruhigen Gewässer vor. Der wild wachsende Kalmus deckt den Bedarf der Pflanzenmedizin. Man kann den Kalmus jedoch auch anbauen, wenn man ein anhaltend feuchtes, schweres und warmes Erdreich schafft. Man vermehrt ihn durch Teilung der Wurzelstöcke; die Teile pflanzt man im Abstand von 10 cm zueinander nicht zu tief in die Erde.
Die Rhizome sammelt man im Herbst.

VERWENDUNG
Da der Kalmus vor allem verdauungsfördernd und blähungstreibend wirkt, schafft er bei Verdauungsbeschwerden Linderung. Seine diuretischen und schweißtreibenden Eigenschaften sind willkommen bei Gicht, Grippe, Lungenentzündung, Nierenentzündung und intermittierendem Fieber. Er wirkt wohltuend auf Bronchien und Hals; man gibt ihn üblicherweise zusammen mit der Wegrauke bei Stimmlosigkeit. Man kocht 1 Teelöffel geschnittene Wurzeln je Tasse 5 Minuten und trinkt täglich 2–3 Tassen.
Achtung: Wegen des Gehalts an ß-Asaron nicht über längere Zeit und nicht während der Schwangerschaft verwenden.

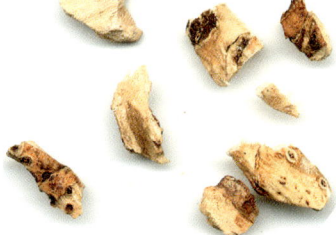

x 1

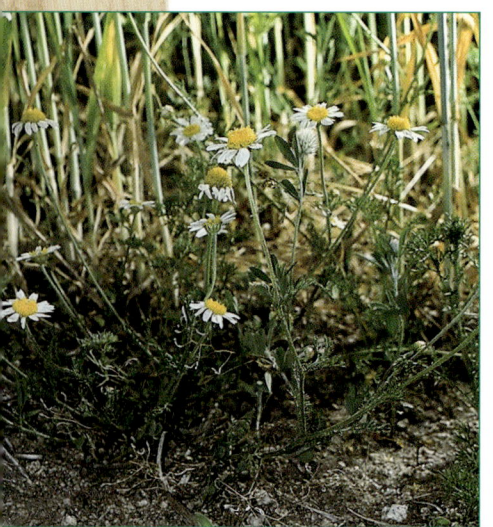
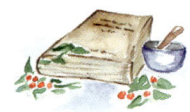

KAMILLE, ECHTE
Matricaria chamomilla (Asteraceae, Korbblütler)

- *Matricaria* kommt von »matrix«, »weiblich«, da die Pflanze die Menstruation erleichtert und lindert; *chamomilla* kommt vom griechischen »chamai«, »am Boden«, und »melon«, »Apfel«, da die Blüten entfernt nach Apfel riechen.

- **Volksnamen, Synonyme:** Deutsche Kamille, Drudenkraut, Feldkamille, Hermel, Mägdekraut, Mutterkraut; *Chamomilla recutita*.

- Die norddeutsche Redeweise »olle Kamellen« bedeutet, dass die alten Geschichten ihren frischen Geruch verloren haben.

BESCHREIBUNG

Die Kamille ist eine einjährige Pflanze von ca. 50 cm Höhe. Sie hat einen aufrechten, verzweigten Stängel. Die wechselständigen, sitzenden Blätter sind stark gefiedert. Die Blütenstände, deren Röhrenblüten gelb, die Strahlenblüten weiß sind, sind von Mai bis Oktober sichtbar und duften stark. Ihr Blütenboden ist bei Längsschnitt hohl. Die Frucht ist sehr klein, weißgelblich, leicht gebogen.

ANBAU UND SAMMELN

Die Kamille ist in Europa weit verbreitet und kann bis in 1600 m Höhe wachsen. Man vermehrt sie durch Samenanzucht im Frühjahr; 2 Monate später pikiert man sie an Ort und Stelle.
Man sammelt die Blüten zur Blütezeit und trocknet die Köpfchen flach ausgebreitet in trockenen, luftigen Räumen.

VERWENDUNG

Die Kamille wirkt kräftigend, anregend, appetitanregend, magenstärkend, belebend, erleichtert die Verdauung, beruhigt Magenschmerzen. Sie ist galleabflussfördernd, aktiviert die Leberfunktionen. Durch ihre krampflösende, beruhigende Wirkung lindert sie Darmentzündungen und verschiedene Krampfzustände; sie entspannt den Organismus. Sie wirkt schmerzlindernd bei Migräne, Gelenkschmerzen, rheumatischen Beschwerden und Gliederschmerzen im Anfangsstadium einer Grippe.

Sie entstaut, erleichtert das Einsetzen der Menstruation, beruhigt deren Schmerzen. Sie empfiehlt sich für keimtötende Wundwaschung, Mund- oder Nasenspülung, als blondierende Haarspülung. Man bereitet einen Aufguss, indem man 1 Teelöffel Blüten je Tasse 2 Minuten ziehen lässt. Man trinkt 2–3 Tassen täglich.

Achtung: Es kann zu allergischen Reaktionen kommen. Bei längerem Gebrauch sind Nebenwirkungen möglich.

x 1,5

Die Pflanzen von A bis Z

KAMILLE, RÖMISCHE
Anthemis nobilis (Asteraceae, Korbblütler)

- *Anthemis* kommt vom griechischen »anthos«, »Blume«; *nobilis* bedeutet »edel«.
- **Volksnamen, Synonyme:** Edle Kamille.
- Die Ägypter schätzten die Römische Kamille sehr und weihten sie dem Gott Ra.

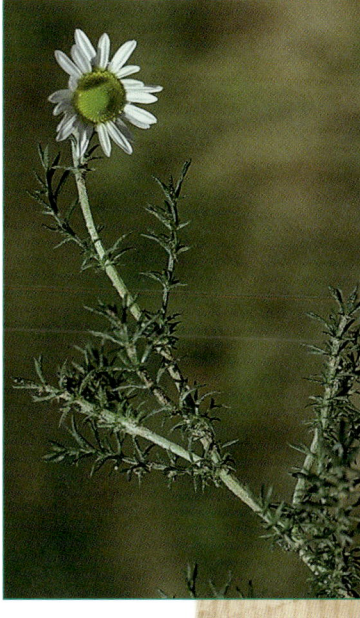

BESCHREIBUNG
Die Römische Kamille ist eine ausdauernde Pflanze mit ziemlich starken, faserigen und behaarten Wurzeln. Die 10–30 cm langen Stängel sind zart, grün, behaart, liegend, ausgebreitet oder aufrecht; sie tragen wechselständige, sitzende Blätter, die in sehr kurze, gelappte und zugespitzte Teilblättchen gefiedert sind. Die Blüten bilden einzelne, endständige Köpfchen und sind von Juli bis September zu sehen. Das Foto oben zeigt die ungefüllte Form; für Heilzwecke wird meist die gefüllte (siehe Drogenfoto) verwendet.

ANBAU UND SAMMELN
Die Römische Kamille ist in den gemäßigten Zonen Westeuropas verbreitet und wächst nicht in hohen Lagen. Sie liebt silikathaltige Böden; deshalb liefern uns die Gegenden um Nürnberg und Erfurt die beste Produktion. Man vermehrt sie durch Teilung des Wurzelstocks oder durch Absenker und setzt sie im Abstand von 30 cm.

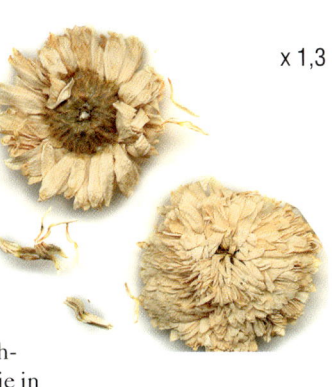

x 1,3

Man sammelt die Blüten, wenn sie noch kaum aufgeblüht sind, Anfang des zweiten Jahres fortlaufend je nach Reife ab und trocknet sie in trockenen, luftigen Räumen.

VERWENDUNG
Man kann sie als Appetitanreger vor den Mahlzeiten verwenden, zur Erleichterung der Verdauung nach den Mahlzeiten. Kamille bekämpft Luftschlucken und Blähungen. Sie lindert Kopfschmerzen sowie andere Schmerzen verschiedener Art, wie z.B. Muskelkater, Zahnschmerzen. Sie erleichtert das Einsetzen der Menstruation und die damit verbundenen Schmerzen. Da sie entzündungshemmend wirkt, beruhigt sie Augen und Lidränder.
Man stellt aus Kamille ein Öl her (S. 355), um rheumatische Schmerzen zu lindern. Man bereitet aus Kamille einen Teeaufguss und nimmt hierfür, je nach Geschmack und Fall, 4–8 Blüten je Tasse. Davon trinkt man 2–4 Tassen täglich, am besten nach den Mahlzeiten.
Achtung: Es kann zu allergischen Reaktionen kommen.

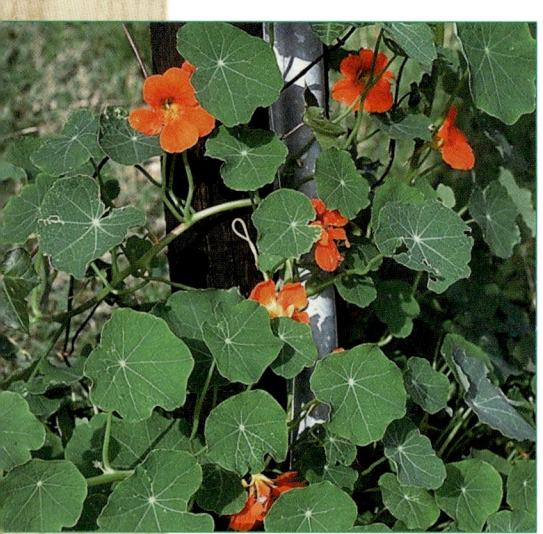

KAPUZINER-KRESSE

Tropaeolum majus (Tropaeolaceae, Kapuzinerkressengewächse)

- *Tropaeolum* kommt vom griechischen »tropaion«, »Siegeszeichen, Trophäe«, da das Blatt wie ein Schild, die Blüte wie ein Helm aussieht.

- **Volksnamen, Synonyme:** Kapernblume, Gelbes Vögerl, Salatblume, Indische Kresse.

BESCHREIBUNG

Die Kapuzinerkresse ist eine sehr schöne, ausdauernde Pflanze mit einer faserigen, Ausläufer treibenden, weißgelblichen Wurzel. Der sehr lange, verzweigte Stängel liegt oder klettert, trägt wechselständige, lang gestielte, rundliche Blätter, die an der Oberseite dunkelgrün, auf der Unterseite hellgrün sind. Die Blüten, die von Mai bis September erscheinen, sind sehr groß, unsymmetrisch, orangerot, von langen, runden Blütenstielen getragen. Die Frucht ist eine 3-teilige Spaltfrucht.

x 1 Samen

ANBAU UND SAMMELN

Die Kapuzinerkresse ist in Peru, in Mexiko, Venezuela beheimatet und dort eine ausdauernde Pflanze; in unserem Klima ist sie einjährig.
Sie ist in unseren Gärten eine Kulturpflanze und man vermehrt sie durch Aussaat im geschützten Anzuchtbeet oder im Frühjahr an Ort und Stelle. Sie mag Wärme und eine leichte, gut gedüngte Erde. Die Blüten sammelt man voll aufgeblüht, die Blätter zur selben Zeit, die Früchte, wenn sie im September reif sind. Man trocknet sie vorsichtig im Schatten.

VERWENDUNG

Die Kapuzinerkresse ist eine Brustdroge, kräftigend, diuretisch, auch aphrodisisch. Man verwendet sie vor allem, um die Sekrete der Bronchien zu verflüssigen, das Abhusten zu erleichtern und den Husten zu lindern. Als Alleinmittel oder als Bestandteil einer Mischung, z. B. Haarwasser (S. 354), kräftigt sie die Kopfhaut und beugt dem Haarausfall vor. Man kann einige Kapuzinerkresseblüten über Salate streuen.

Pflanze x 1,5

Man bereitet aus den Samen eine Abkochung, indem man 1 Teelöffel je Tasse 5 Minuten kochen lässt. 1–2 Tassen täglich genügen.

Achtung: Säuglinge und Kleinkinder sowie Personen mit Magen- oder Darmgeschwüren oder Nierenerkrankungen sollten Kapuzinerkresse meiden.

Die Pflanzen von A bis Z

KARDE, WILDE
Dipsacus silvestris (Dipsacaceae, Kardengewächse)

- *Dipsacus* kommt vom griechischen »dipsaein«, »dürsten«; die Pflanze sammelt in ihren gegenständigen, beckenartigen Grundblättern Regenwasser; *silvestris* kommt vom lateinischen »silva«, »der Wald«.
- Eine verwandte Art, die Weber-Karde *(Dipsacus satirus)*, kultivierte man, um mit ihren Köpfen zu kardieren, d. h. die oberflächlichen Verschmutzungen aus der Wolle zu kämmen und die Fasern auszurichten. Die Grundblätter bilden ein Wasserbecken, in dem Vögel baden können.

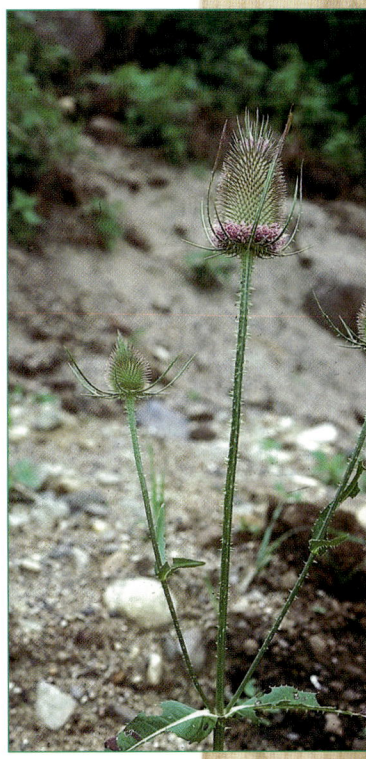

BESCHREIBUNG
Die Wilde Karde ist eine zweijährige Pflanze mit weißlicher Pfahlwurzel. Der 1–1,50 m hohe Stängel ist rund, gerillt, mit kleinen Stacheln besetzt und an der Spitze leicht verzwegt. Die gegenständigen Blätter sind groß, lanzettlich, zugespitzt, gezähnt, grundständig. Die rosavioletten Blüten sind von Juli bis September zu sehen und sitzen in den Achseln der Tragblätter, welche steif, sehr spitz und bestachelt sind und vereint ziemlich dicke, eiförmige Köpfchen bilden. Die Früchte sind eiförmig und länglich.

ANBAU UND SAMMELN
Die Wilde Karde ist auf Ödland verbreitet und in ganz Europa, Asien, Nordafrika, Nordamerika vertreten, wächst aber nicht über 800 m Höhe. Man vermehrt die Pflanze durch Aussaat im Herbst oder im Frühjahr. Sobald die Pflänzchen 5 oder 6 cm Höhe erreicht haben muss ausgelichtet werden. Das Kraut wird zu Blütebeginn gesammelt.

VERWENDUNG
Das in den Becken der Grundblätter gesammelte Wasser wird als Gesichts- und Augenwasser empfohlen. Die Wilde Karde wirkt diuretisch und schweißtreibend, ebenso sind ihre blutreinigenden Eigenschaften interessant; sie lindert Ekzem, Psoriasis (Schuppenflechte), Impetigo (Eiterflechte).
Man kocht 1 Esslöffel Kraut je Tasse 3 Minuten und trinkt 2–3 Tassen täglich, 1 davon am Morgen nüchtern.

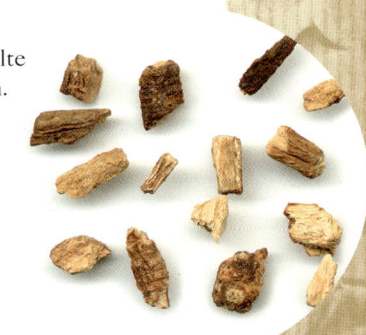

x 1

KATZENMINZE
Nepeta cataria (Lamiaceae, Lippenblütler)

- *Nepeta* könnte bedeuten, dass diese Pflanze der Stadt Nepetum bei Rom zugeordnet wurde; *cataria* kommt vom lateinischen »catus«, »Katze«, da die Pflanze die Katzen anzieht.

- **Volksnamen, Synonyme:** Katzenkraut, Steinmelisse.

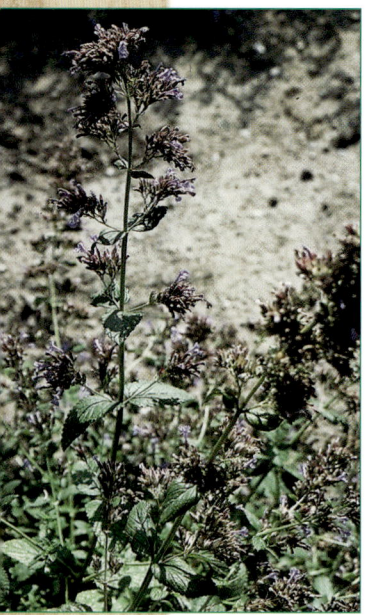

BESCHREIBUNG

Die Katzenminze ist eine mehrjährige, wohlriechende Pflanze, deren Stängel 1 m hoch werden können. Sie sind aufrecht, verzweigt und tragen weiche, herz–eiförmige, gezähnte, ziemlich lang gestielte Blätter; diese sind an der Oberseite frisch grün, an der Unterseite blasser. Die weißen, rot gepunkteten Blüten befinden sich in den oberen Blattachseln und bilden an der Stängelspitze eine dichte Ähre.

ANBAU UND SAMMELN

Die Katzenminze stammt ursprünglich aus Süd(ost)europa. Sie ähnelt der Melisse und ist eine mehrjährige Pflanze, die an Bahndämmen und auf Ödland wächst; in hohen Lagen kommt sie jedoch nicht vor. Man vermehrt sie durch Teilung des Wurzelstocks. Die Blütentriebspitzen sammelt man zur Hauptblütezeit, schneidet die oberen 30–40 cm der Pflanze ab, bindet Sträuße und lässt diese in trockenen, luftigen Räumen trocknen.

VERWENDUNG

Die Katzenminze ist eine Pflanze, die die Verdauung erleichtert, die widerspenstigen Hustenanfälle beruhigt, die Bronchien entstaut, die weiblichen Organe stimuliert, die Menstruation erleichtert und beruhigt. Frisch gekaut lindert sie Zahnneuralgien.

Man kocht 1 Esslöffel geschnittene Triebspitzen je Tasse 2 Minuten und trinkt 2–3 Tassen täglich.

x 1,8

Die Pflanzen von A bis Z

KATZENPFÖTCHEN, GEWÖHNLICHES

Antennaria dioica (Asteraceae, Korbblütler)

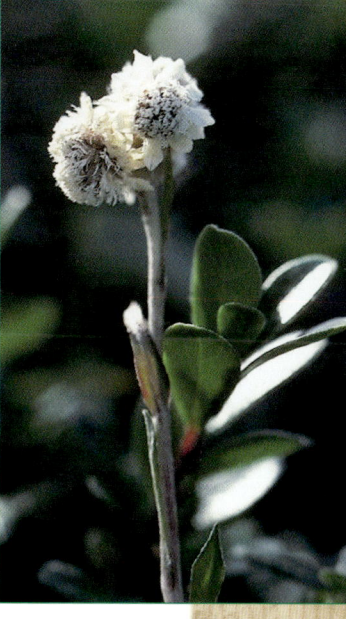

- *Antenaria* kommt von »antenna«, »Fühler«, weil borstenförmige Blütenteile an die Fühler eines Schmetterlings erinnern; *dioica*, weil die Pflanze zweihäusig, diözisch, ist.

BESCHREIBUNG

Das Katzenpfötchen ist eine ausdauernde Pflanze, deren Wurzelstock kriechende Schösslinge austreibt. Die 10–30 cm hohen Stängel sind aufrecht, weißlich, filzig behaart. Die Blätter bilden eine grundständige Blattrosette und sind an der Unterseite wattig und weißlich, die übrigen Blätter am Stängel sind sehr klein und lanzettlich.
Die eingeschlechtlichen, weißen oder rosa Blüten, sind von Mai bis Juni sichtbar; sie bilden Köpfchen, deren Gesamtheit eine Dolde darstellt. Die Frucht ist walzig, glatt und trägt einen seidigen Pappus.

ANBAU UND SAMMELN

Das Katzenpfötchen ist auf sandigen, sehr trockenen Böden in Europa verbreitet. Es ist zwischen 500 und 2500 m Höhe sehr häufig.
Man vermehrt die Pflanze durch Teilung des Wurzelstocks. Die Blüten werden zu Blühbeginn gesammelt; sie sind sehr empfindlich und werden in trockenen, luftigen Räumen getrocknet.

VERWENDUNG

Das Katzenpfötchen erleichtert die Verdauung, indem es die Sekretion des Magens, der Bauchspeicheldrüse, der Leber anregt, es ist deshalb bei allen Leberentzündungen nützlich. Als erweichendes Hustenmittel ist es Teil der Brustteemischung (S. 365). Es beruhigt den leichtesten wie den schlimmsten Husten und erleichtert die Bronchien.
Man bereitet einen Aufguss, indem man 1 Esslöffel Blüten je Tasse 10 Minuten ziehen lässt. Beim Abseihen sollte darauf geachtet werden, dass die seidigen Härchen nicht in den Tee gelangen. Man trinkt 2–4 Tassen täglich.

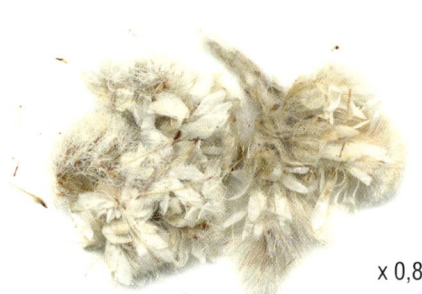

x 0,8

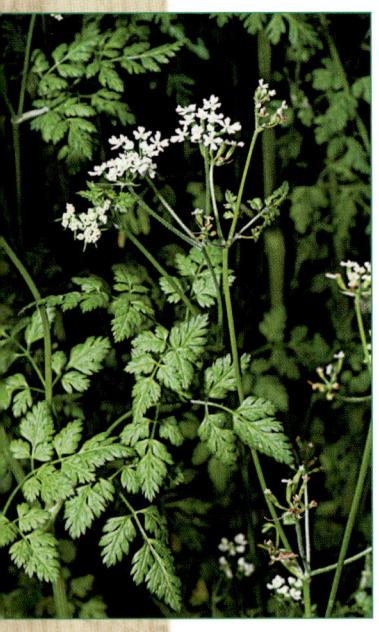

KERBEL

Anthriscus cerefolium (Apiaceae, Doldenblütler)

- *Anthriscus* scheint von »anthriscos«, dem griechischen Namen für den wilden Kerbel, zu kommen; *cerefolium* ist der lateinische Name für Kerbel.
- **Volksnamen, Synonyme:** Körbelkraut, Kuchelkraut, Spanischer Kerbel.
- Legen Sie frischen Kerbel auf Insektenstiche, die Entzündung wird sofort verschwinden.

BESCHREIBUNG

Der Kerbel ist eine einjährige Pflanze mit unverzweigter, spindelförmiger, weißgelblicher Wurzel. Der 50–70 cm hohe Stängel ist rundlich, ein wenig knotig, gerillt, aufrecht und verzweigt. Er trägt wechselständige, lang gestielte, dreifach gefiederte, sehr hellgrüne Blätter mit gezähnten Teilblättchen. Die kleinen, weißen Blüten bilden 3–5-strahlige Dolden. Die Frucht ist länglich, glatt und an jedem Ende in einen kleinen Schnabel verschmälert.

ANBAU UND SAMMELN

Der Kerbel ist in den Gärten eine bekannte Pflanze; er gedeiht sogar in Höhenlagen. Man sät ihn breitwürfig im Herbst oder im Frühjahr aus. Vermeiden sollte man, ihn gegen Ende des Frühjahrs oder im Sommer zu säen: Wie viele andere Pflanzen würde er zu schnell schießen.
Man sammelt die Pflanze, sobald sie sich entwickelt hat, noch bevor die Blüten erscheinen, und trocknet sie schnell in trockenen, luftigen Räumen.

VERWENDUNG

Der Kerbel wird vor allem wegen seines Aromas frisch in der Küche verwendet, z. B. in der berühmten Kräutersuppe (S. 350). Medizinisch wird er z. B. nach Einnahme von Abführmitteln oder nach einer Operation eingesetzt. Er regt den Appetit an und fördert die Verdauung. Frisch aufgelegt, lindert er Insektenstiche. Neben diesem Gebrauch der frischen Pflanze kann man mit 1 Teelöffel getrockneter Pflanzen je Tasse einen Aufguss herstellen. Man trinkt 2–3 Tassen täglich.
Man kann mit diesem Tee auch Kompressen auf die gereizten Lider machen und das Gesicht damit massieren, das beugt dem Altern der Haut vor.

x 2

Die Pflanzen von A bis Z

KIEFER, GEWÖHNLICHE
Pinus sylvestris (Pinaceae, Kieferngewächse)

- *Pinus* kommt vom griechischen »pinos«, womit diese Baumart bezeichnet wurde; *sylvestris* heißt »Wald«.
- **Volksnamen, Synonyme:** Föhre, Forche, Kienbaum, Waldkiefer.
- Der Name »Kiefer« soll eine Verkürzung von »Kienföhre« sein.

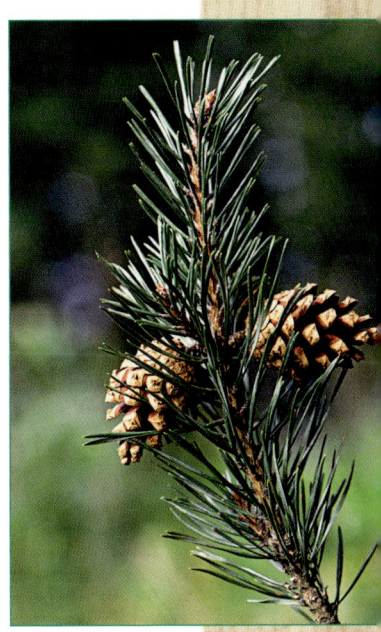

BESCHREIBUNG
Die Kiefer ist ein großer Baum mit starker Pfahlwurzel. Der Stamm, der 30 m und mehr hoch werden kann, ist aufrecht und mit einer Rinde bedeckt, die man in großen Stücken ablösen kann; er verzweigt sich in ausladende Äste. Die immergrünen Blätter sind nadelförmig, 5 cm lang und sitzen zu zweit in einer häutigen Nadelscheide. Die Blüten, die im Frühjahr erscheinen, bilden auffällige Stände. Die männlichen sitzen an der Basis der neuen Triebe, die weiblichen an der Spitze eben dieser Langtriebe. Im Herbst des folgenden Jahres reifen Zapfen. Die eiförmigen Samen tragen einen über 1 cm langen Flügel.

ANBAU UND SAMMELN
Die Kiefer findet man in sandigen Wäldern und im Gebirge auf bis zu 2200 m Höhe.
Man vermehrt sie durch Aussaat der Samen, die man im Laufe der Jahre ausdünnt. Die Knospen sammelt man von Februar bis März, bevor sie aufbrechen. Die Blätter sammelt man von den jungen Zweigen. Man lässt sie in dünnen Schichten in warmen, luftigen Räumen trocknen.

VERWENDUNG
Die Kiefer lindert durch ihre ätherischen Öle den Husten, erleichtert die Bronchien und die Atmung. Sie ist in Grippezeiten hilfreich. Durch ihre keimtötende Wirkung beruhigen Knospen und Blätter Nierenentzündungen, Blasenentzündungen; sie entstauen die Prostata.
Man kocht 1 Teelöffel je Tasse und trinkt 1–4 Tassen täglich.
Es wachsen in Europa zahlreiche Kiefernarten, aber nur *Pinus sylvestris* und *Pinus mugo* (Latsche, siehe S. 160) werden medizinisch verwendet.

Zirbelkiefer *(Pinus cembra)*: Sie ist in den Alpen und Karpaten verbreitet und wächst zwischen 1400 und 2500 m Höhe.

Bergkiefer, Spirke, Latsche *(Pinus mugo)*: Sie ist in den Gebirgen Süd- und Mitteleuropas verbreitet.
Aleppokiefer *(Pinus halepensis)*: Sie bildet in den Mittelmeerregionen Wälder, ist 10–15 m hoch und hat eine kugelförmige Krone.
Pinie, Schirmpinie *(Pinus pinea)*: Ihre Krone ist weit ausladend; sie ist im Mittelmeerraum verbreitet, kann aber auch kältere Temperaturen ertragen. Sie liefert die Pignolen (Pinienkerne), eine Delikatesse in der Küche.
Strandkiefer *(Pinus pinaster)*: Das ist die Pinie der Landes (südl. von Bordeaux), aber man findet sie auch in Südfrankreich, im Périgord und im Ardèche.
Im 18. Jh. hat man die Strandkieferkulturen in den Landes ausgeweitet, um die Dünen zu befestigen. Diese Anpflanzungen werden zur Harzgewinnung genützt. Man zapft die Bäume an, indem man von März bis Oktober eine Kerbe in Mannshöhe in den Stamm mit einem gebogenen Beil, der Heppe, ritzt. Das herausfließende Harz wird über ein Zinkblech in glasierte Töpfe geleitet, die am tiefsten Punkt der Schnittfläche befestigt sind.
Das Harz oder Terpentin, das so gewonnen wird, wird anschließend gefiltert oder durch Schmelzen und anschließendes Absetzenlassen geklärt. Der Bodensatz ist das schwarze Pech, das zusammen mit dem in Teeröfen ausgeschwitztem Holz des Stammes und der Wurzeln der Kiefer den Pflanzenteer ergibt.
Das Terpentin wird destilliert zu ätherischem Terpentinöl und Kolophonium, einem gelben, harten und durchsichtigen Harz, das man früher zur Blutstillung verwendete. Heute reibt man mit Kolophonium die Bogenhaare ein, damit sie auf den Saiten der Instrumente greifen.
Das ätherische Kiefernöl wird durch Wasserdampfdestillation der Blätter und jungen Zweige verschiedener Kiefernarten gewonnen.
Achtung: Kiefernsprossen und ätherisches Kiefernöl (das Reizungen an Haut und Schleimhaut, bei großflächiger oder innerer Anwendung Vergiftungen hervorrufen kann) nicht verwenden bei spastischer Bronchitis, Asthma bronchiale oder Keuchhusten.

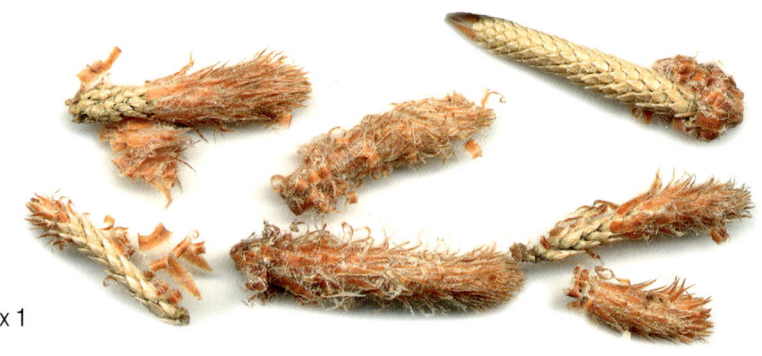

x 1

Die Pflanzen von A bis Z

KINKÉLIBA
Combretum micranthum (Combretaceae, Flügelsamengewächse)

- In Afrika bedeutet »Kinkéliba« »Heilpflanze«.
- Da der Kinkéliba hauptsächlich auf die Verdauung wirkt, ist er für die Afrikaner ein Allheilmittel.

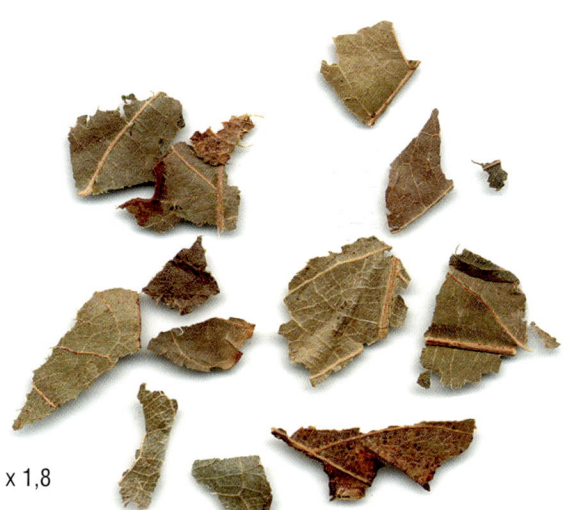

x 1,8

BESCHREIBUNG
Der Kinkéliba ist ein Strauch unterschiedlicher Größe, der manchmal Gebüsche bildet. Die kurz gestielten, dunkelgrünen, großen, ovalen Blätter, mit einer Spitze am Ende, sind ganzrandig und zäh. Die Blüten sind klein und weiß.

ANBAU UND SAMMELN
Die Pflanze wird in den Ländern häufig verwendet, in denen sie wächst: Sudan, Senegal, Guinea, Sierra Leone. Die Blätter sammelt man, wenn sie gut entwickelt sind. Man sucht die gesündesten aus und verwirft die roten und die, die zu viel Sonne abbekommen haben. Nachdem man sie im Schatten getrocknet hat, bewahrt man sie in trockenen, luftigen Räumen auf.

VERWENDUNG
Der Kinkéliba ist in Afrika, was der Boldo in Südamerika und der Löwenzahn in Europa ist: eine wunderbar ausleitende Pflanze für Leber, Gallenblase und Nieren. In Afrika ist Kinkéliba das spezifische Medikament bei Gallenblasenentzündung.
Man kocht 1 Esslöffel geschnittene Blätter je Tasse 2 Minuten und lässt sie anschließend 10 Minuten ziehen.

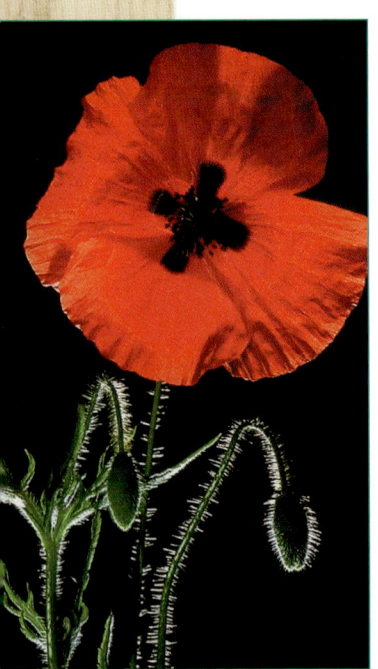

KLATSCHMOHN
Papaver rhoeas (Papaveraceae, Mohngewächse)

- *Papaver* kommt möglicherweise von dem keltisch-lateinischen Wort »papa« für Kinderbrei und »verum« für echt; Mohnsaft wurde damals dem Kinderbrei zugesetzt, damit die Kinder besser schlafen. Der Artname *rhoeas* stammt von Dioscurides, der eine griechische Mohnart mit »mekon rhoeas« bezeichnete, wobei sich »rhoas« auf das Fließen des Milchsafts bezog, der aus der Pflanze tritt. Aus »mekon« hat sich das deutsche Wort »Mohn« entwickelt.

- **Volksnamen, Synonyme:** Paterblume, Blatzblume, Blutblume, Kornrose, Ackerschnalle.

- Der Klatschmohn wurde in der Renaissance als gezieltes Heilmittel bei Rippenfellentzündung betrachtet. Im 17. Jh. war er das wichtigste schweißtreibende Mittel, noch wirksamer als die anderen diesbezüglichen Mittel dieser Epoche: das Blut des Ziegenbocks oder der Kot der Mauleselin.

BESCHREIBUNG
Der Klatschmohn ist eine einjährige Pflanze mit faseriger, weißlicher Pfahlwurzel. Der 50–70 cm hohe Stängel ist rund, verzweigt, mit rauen Haaren bedeckt. Die wechselständigen Blätter sind tief in schmale, längliche, spitze, gezähnte, behaarte, mehr oder weniger dunkelgrüne, manchmal gelbliche Segmente geteilt. Die großen, leuchtend roten Blüten sind einzeln endständig und von Mai bis September sichtbar. Die Frucht ist eiförmig konische Kapsel, die eine große Anzahl kleiner, bräunlicher Samen umschließt.

ANBAU UND SAMMELN
Der Klatschmohn ist besonders auf Äckern und an Wegrändern weit verbreitet und zieht kalkhaltige Böden vor.
Man sammelt die Blütenblätter und achtet darauf, die helleren oder die sehr kleinen auszulesen und zu verwerfen. Dann lässt man sie vorsichtig im Schatten trocknen. Man breitet sie in sehr dünner Schicht auf Papier oder einem feinen Gittergewebe in warmen, belüfteten Räumen aus.

VERWENDUNG
x 1

Als hustenlösende, reizlindernde, schweißtreibende Droge ist der Klatschmohn Bestandteil der Brustteemischung (S. 365); diese Rezeptur ist geeignet, den Husten zu beruhigen, die Bronchien der empfindlichsten Menschen zu erleichtern, da sie ohne Schaden von jungen und alten Menschen genommen werden kann. Da sie auch beruhigend wirkt, verschafft sie einen guten Schlaf, dämpft nervösen Husten sowie den trockenen Keuchhusten. Man bereitet aus 1 Esslöffel Kraut je Tasse einen Teeaufguss und trinkt 2–3 Tassen täglich.
Achtung: Die frische Pflanze ist giftig.

Die Pflanzen von A bis Z

KLETTE, GROSSE
Arctium lappa (Asteraceae, Korbblütler)

- *Arctium* kommt vom griechischen »arctos«, »Bär«, da die Pflanze den struppigen Eindruck dieses Tieres erweckt.
- **Volksnamen, Synonyme:** Bardane, Bolstern, Chläbere, Haarwachswürze, Kladde, Klebern, Rossklettenwurz, Wolfskraut.
- Die Klette ist das Modell für die Erfindung des Klettverschlusses. Wenn man den Wurzelpresssaft der Klette an Allerheiligen dem Weihwasser zugibt, soll dieses noch wirkkräftiger werden. Früher hat man auf dem Land eine Klettenwurzel oberhalb der Feuerstelle aufgehängt; man streichelte sie jeden Abend, um einen wohltuenden Schlaf zu erlangen.

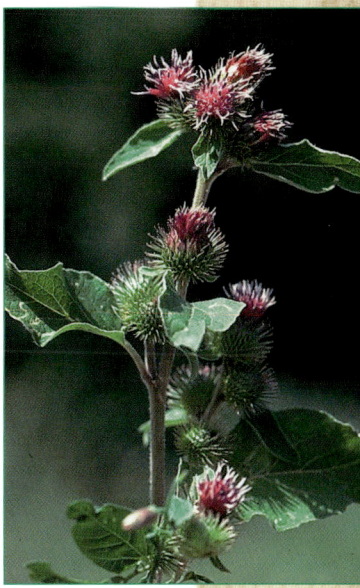

BESCHREIBUNG
Die Klette ist eine zweijährige oder ausdauernde Pflanze mit spindelförmiger, fleischiger, langer, daumendicker, innen weißlicher, außen brauner Wurzel. Der Stiel ist aufrecht, 1 m und mehr hoch, rund, gerillt, rötlich, fest, dick und verzweigt. Die Blätter sind sehr groß, etwas herzförmig, nach oben hin kleiner werdend, an den Rändern leicht gezähnt, an der Oberseite grün, filzig behaart an der Unterseite.
Die purpurvioletten Blüten bilden kleine Köpfchen, deren mehrere eine endständige Blütenrispe darstellen. Sie sind von einer großen Anzahl kleiner, schmaler, rauer Hüllblätter umgeben, die in jede Richtung abstehen und an ihrer Spitze in einem kleinen, nach außen gedrehten Haken enden.

ANBAU UND SAMMELN
Die Große Klette kommt in ganz Europa, in Asien, Sibirien, Japan, Amerika, nicht aber in den Mittelmeerländern vor. Für den Anbau sät man ihre Samen aus, sobald sie reif sind, ziemlich tief (etwa 30–40 cm), an Ort und Stelle. Die Wurzel der Klette sammelt man im Frühjahr des zweiten Jahres, bevor die Blüten erscheinen. Nachdem man sie gewaschen und von den feinen Wurzelhärchen befreit hat, schneidet man sie in Scheiben, die man zum Trocknen in trockene, luftige, wenn nötig beheizte Räume bringt. Die Blätter sammelt man von Mai bis Juni und trocknet sie im Schatten.

VERWENDUNG
Da sie gegen Staphylokokkeninfektionen wirksam ist, ist die Klette ein hervorragend reinigendes Mittel bei Hautproblemen, verschiedenen Hautkrankheiten, Akne, Impetigo (Eiterflechte), Flechten, Ekzem, Schuppen des Gesichts oder der Kopfhaut, Furunkeln, Abszess. Neben diesen wunderbaren Eigenschaften hat sie solche, die bei Diabetes, Rheuma, Gicht, Leberstauung hilfreich sind.
Als Gurgelmittel wird sie bei Halsschmerzen empfohlen, als Mundspülung gegen Mundschleimhautentzündung und Parodontitis.
Man kocht 1 Esslöffel Blätter je Tasse 2 Minuten, 1 Esslöffel Wurzeln 5 Minuten. Gewöhnlich trinkt man 2 oder 3 Tassen täglich, 1 davon nüchtern.

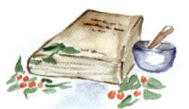

HAARWASSER

Die Klettenwurzel hat den Ruf, die Kahlköpfigkeit zu heilen oder wenigstens den Haarausfall zum Stillstand zu bringen. Man reibt sich mit nachfolgender Lotion jeden Morgen die Kopfhaut ein.

Klettenwurzeln	120 g
Blätter der Großen Brennnessel	120 g
Blätter des Thymians	20 g
Wacholderbeeren	10 g
Rizinusöl	30 ml
Ätherisches Ylang-ylang-Öl	50 Tropfen
Kölnisch Wasser, 70 %ig	500 ml

Man übergießt die Pflanzen mit Kölnisch Wasser und lässt sie 10 Tage ausziehen, dann filtert man ab, fügt Rizinusöl und das Ylan-ylang-Öl hinzu.

HAARÖL

Die Klette ist berühmt dafür, Hautkrankheiten zu heilen, und dies ist nicht übertrieben. Man wendet dieses Öl, wenn nötig, bei Ekzem, Flechten, Schuppenflechte, für die Kopfhaut an.
Man lässt auf leichtem Feuer 100 g Klettenwurzeln 1 Stunde in 1/2 Liter Sesamöl kochen und seiht dann ab.

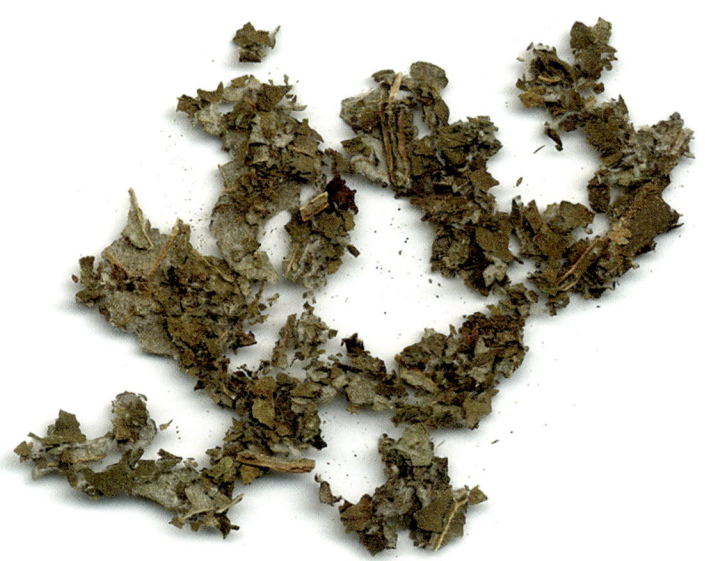

x 2

Die Pflanzen von A bis Z

KNORPELTANG
Chondrus crispus (Gigartinaceae, Gigartinalgengewächse)

- *Chondrus* kommt vom griechischen »chondros«, »Knorpel«, da diese Alge von knorpeliger Konsistenz ist; das lateinische *crispus* beschreibt ihr gekrümmtes, verzerrtes Aussehen.
- **Volksnamen, Synonyme:** Irisch Moos.

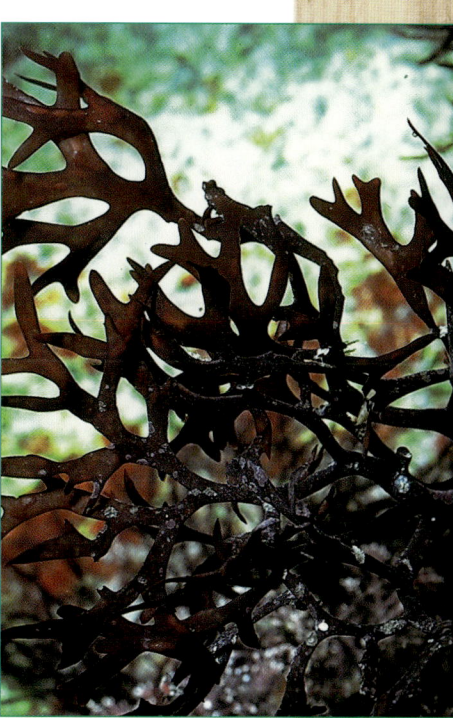

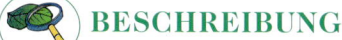
BESCHREIBUNG
Der Knorpeltang ist eine Meeresalge. Er ist sehr schön rotbraun, verliert aber seine hübsche Farbe beim Trocknen und wird gräulich. Der flache, an der Basis verengte Thallus teilt sich in unregelmäßiges, gelapptes, gefäßloses Geäst.

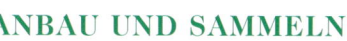
ANBAU UND SAMMELN
Diese Rotalge ist an den Atlantikküsten weit verbreitet. Man erntet sie den ganzen Sommer über mit einem Rechen. Dann wäscht man gründlich den Sand im Meerwasser aus. 24 Stunden trocknen lassen und dieses Verfahren 3-mal wiederholen.

VERWENDUNG
Da der Knorpeltang sehr reich an Schleimstoffen ist, ist er wegen seiner erweichenden Eigenschaften interessant. Er regelt die Verdauung, ob es sich nun um chronische Durchfälle oder um chronische Verstopfung handelt. Er wirkt auswurffördernd, also verwendet man ihn bei Bronchitis und dem damit verbundenen Husten. Früher nutzte man den Knorpeltang als Geliermittel für Cremes und als Zutat bei der Weichbonbonherstellung. Man kocht 1 Esslöffel Pflanzen je Tasse 5 Minuten und trinkt 2–3 Tassen täglich.

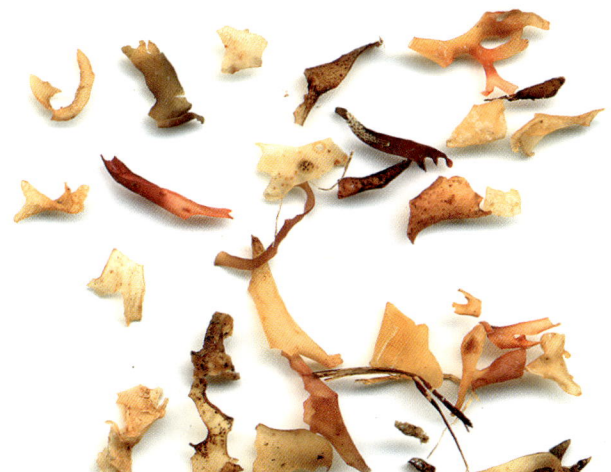

x 1,8

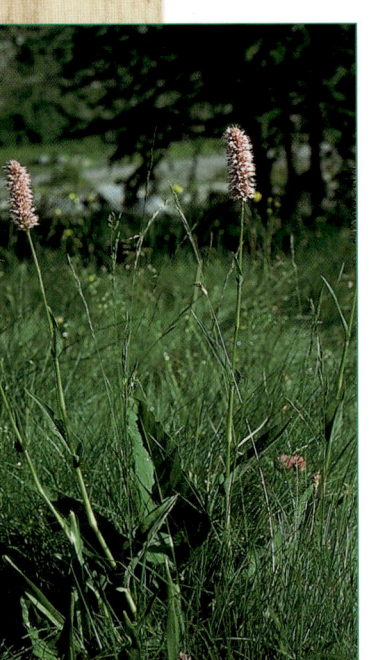

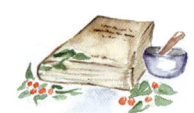

KNÖTERICH, WIESEN-

Polygonum bistorta (Polygonaceae, Knöterichgewächse)

- *Polygonum* kommt von den griechischen Wörtern »polys«, »zahlreich«, und »gonu«, »Knie«, da die Pflanze knotenreich ist; *bistorta*, kommt ganz einfach von »bis«, »zwei«, und »torta«, »gedreht, gewunden«, da die Wurzel zweifach gewunden ist.
- **Volksnamen, Synonyme:** Krebswurz, Natternknöterich, Natterwurz, Schafzunge, Schlangenknöterich, Schlangenwurz.
- Wenn früher eine Frau sich ein Kind wünschte, musste sie ständig unter ihrem Nachtgewand Blätter des Wiesenknöterichs tragen – eine Pflanze, die die Fruchtbarkeit symbolisiert.

BESCHREIBUNG

Der Wiesenknöterich ist eine ausdauernde Pflanze mit walziger, dicker, kurzer, gegliederter Wurzel, die schlangenartig gewunden ist. Der bis 80 cm hohe Stängel ist knotig, gerillt und trägt wechselständige, stängelumfassende unterseits flaumige Blätter. Die Blätter an der Basis sind herzförmig und lang gestielt; nach oben hin sind sie eher lanzettlich. Die rosa Blüten erscheinen von Juni bis Juli; sie sind kurz gestielt und bilden eine rosa schimmernde, walzenförmige, endständige Blütenähre.

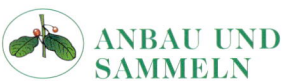

x 1,2

ANBAU UND SAMMELN

Der Wiesenknöterich liebt die feuchten und milden Standorte. Er kommt häufig auf Bergweiden und auf allen anderen feuchten Böden vor. Er wächst in der Natur üppig. Will man ihn dennoch vermehren, so sät man seine Samen im Frühjahr aus und pikiert dann, oder besser noch, man teilt alte Wurzelstöcke.

Die Wurzeln sammelt man den ganzen Sommer über, vielleicht noch im Herbst. Man hackt sie aus, entfernt den Stängel und die feinen Würzelchen, wäscht sie, trocknet sie in der Sonne oder in warmen, luftigen Räumen. Vor oder nach dem Trocknen werden die Wurzeln in Stücke geschnitten.

VERWENDUNG

Der Wiesenknöterich ist reich an Tannin und Stärke. Man bekämpft mit ihm Durchfallerkrankungen, Weißfluss, Hämorrhoiden; als Gurgelmittel verwendet man ihn bei allen Infektionen des Mund- und Rachenraums, wie Aphten, Mundschleimhaut- und Halsentzündungen. Die adstringierenden Eigenschaften sind auch bei Harninkontinenz von Nutzen.

Man kocht 1 Teelöffel geschnittene Wurzeln je Tasse 5 Minuten und trinkt 2–3 Tassen täglich.

Die Pflanzen von A bis Z

KOLABAUM
Cola acuminata (Sterculiaceae, Sterkuliengewächse)

- Die Kolanuss (eigentlich der Samen) wird von mehreren Arten produziert: bei *Cola nitida* hat der Samen 2 Keimblätter, bei *Cola acuminata* und *verticillata* birgt der Samen 3–5 Keimblätter.
- **Volksnamen, Synonyme:** Kola, Cola, Kolanuss.
- Die Früchte werden in Afrika schon seit Jahrhunderten als Genussmittel verwendet und zur Stimulation gekaut. Sie werden als Gastgeschenk und Brautgeschenk betrachtet und gemeinsam konsumiert, haben also eine soziale Funktion.

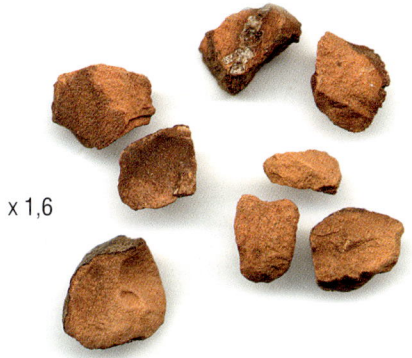

x 1,6

BESCHREIBUNG
Der Kolabaum ist an der Westküste Afrikas beheimatet. Er wird 6–15 m hoch und trägt länglich-ovale, 10–15 cm lange, immergrüne Blätter. Die längliche, mehr oder weniger durch den Kapseldruck verformte Nuss ist 3–4 cm lang und wiegt 20–30 g. Ihre Farbe variiert von weißgelblich bis rosarot.

ANBAU UND SAMMELN
In Afrika legt man die frischen Nüsse in Einmachgläser oder Metalldosen und lagert diese lichtgeschützt. Unter diesen Bedingungen reifen die Früchte weiter, nehmen dabei Sauerstoff auf und geben Kohlendioxyd ab. Nach 3 Monaten »schwitzen« sie einige Tage lang, d.h. sie geben eine große Menge Wasser ab und werden dabei schön rotbraun.

VERWENDUNG
Die Kolanuss ist herz- und nervenanregend und allgemein energiespendend; sie wirkt auf Muskeln, gegen Müdigkeit, Atemlosigkeit. Man kann sie auch als Aphrodisiakum bezeichnen.
Man kocht 1 Esslöffel Pflanzen je Tasse 5 Minuten und trinkt 1–3 Tassen täglich. Gemischt mit anderen Pflanzen schmeckt die Droge weniger bitter.
Achtung: Schlafstörungen, Unruhe und Magenbeschwerden können auftreten. Bei Magen- oder Zwölffingerdarmgeschwüren ist auf Anwendung zu verzichten.

KOLOMBOWURZEL
Jateorhiza palmata (Menispermaceae, Mondsamengewächse)

- Man hat lange erzählt, die Kolombowurzel würde von der Insel Ceylon (Sri Lanka), genauer gesagt, aus der Umgebung der Stadt Colombo stammen. In Wahrheit kam die Pflanze getrocknet aus Madagaskar.
- **Volksnamen, Synonyme:** Kalumba, Handblättriger Kokkel, Handförmiges Mondkorn, Schildblättriger Mondsame.
- Da sie sehr anregend wirkt, ist sie Bestandteil der meisten Pflanzenweine.

BESCHREIBUNG
Die Kolombowurzel ist ein Kleinstrauch mit spindelförmigen, verzweigten Wurzeln. Die unverzweigten, runden Stängel sind mit langen roten Haaren bedeckt. Die wechselständigen, gestielten, rundlichen Blätter sind in 5 rundliche Lappen geteilt. Die Blüten werden von langen Stielen getragen. Die Frucht ist rund, behaart und umschließt einen einzigen Samen.

ANBAU UND SAMMELN
Die Kolombowurzel ist auf der Insel Madagaskar und an der Ostküste Afrikas beheimatet. Man bekommt die Wurzel in Scheiben von 3–8 cm Durchmesser, sie ist gelblich oder bräunlich und ziemlich rau.

VERWENDUNG
Als Bittermittel erleichtert die Kolombowurzel die Verdauung, gibt Spannkraft und Energie zurück. Man kocht 1 Teelöffel geschnittene Wurzeln je Tasse 5 Minuten.
Häufig legt man die Kolombowurzel auch in Wein ein, allein oder zusammen mit anderen Pflanzen. Das ergibt ein verdauungsanregendes, kräftigendes Tonikum.
Achtung: Nicht überdosieren.

Die Pflanzen von A bis Z

KONDORLIANE
Marsdenia condurango (Asclepiadaceae, Schwalbenwurzgewächse)

- **Volksnamen, Synonyme:** Kondurango, Geierpflanze.
- Man sagt, dass der Kondor die Blätter der Kondorliane als Gegengift gegen Schlangengift frisst.

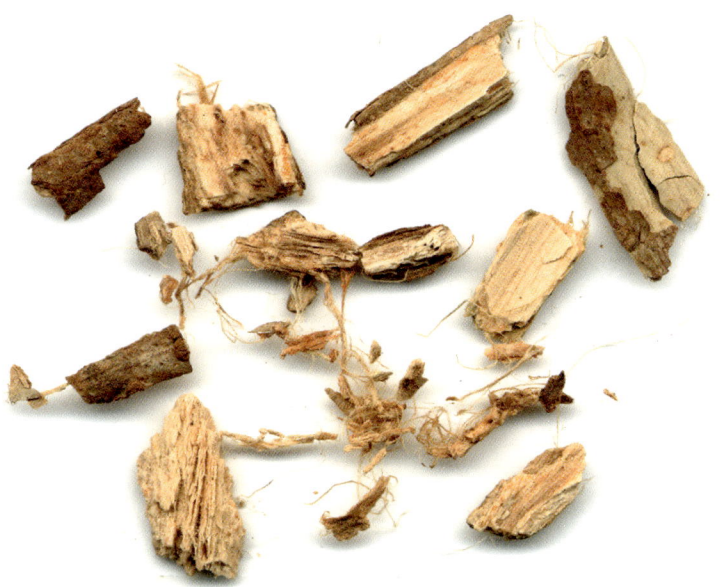

x 2

BESCHREIBUNG
Die Kondorliane ist eine an der Westseite der Andenkordilleren in 1500–2000 m Höhe beheimatete südamerikanische Schlingpflanze. Sie riecht nach Pfeffer. Man findet sie ebenfalls in Asien.

ANBAU UND SAMMELN
Die meisten der in Europa verkauften Partien kommen aus Asien.

VERWENDUNG
Die Kondorliane lindert arthritische und rheumatische Beschwerden. Man wendet sie bei Magengeschwüren an, deren Abheilung sie befördert. Man kocht 1 Teelöffel Kraut je Tasse 5 Minuten.
Fügt man dem Wein oder Likör etwas Kondorliane zu, so gewinnt er eine angenehme Duftnote.

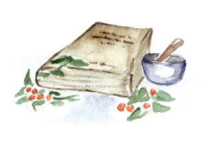

KÖNIGSKERZE, GROSSBLÜTIGE

Verbascum densiflorum (Scrofulariaceae, Braunwurzgewächse)

- Ethymologie des lateinischen Gattungsnamens ungeklärt.
- **Volksnamen, Synonyme:** Wetterkerze, Frauenkerze, Wollblume, Johanniskerze, Marienkerze, Donnerkerze.
- Früher wurden aus den Blättern Dochte für die Öllampen gedreht und der Blütenstand der Pflanze in Wachs getaucht, sodass Fackeln entstanden (daher »Königskerze«). Im Kräuterbuschen bei der Johanniskräuterweihe band man die Königskerze in die Mitte.

BESCHREIBUNG

Die Königskerze ist eine zweijährige Pflanze mit einer faserigen, weißlichen Pfahlwurzel. Ihr Stängel ist sehr hoch, ca. 1–2 m, aufrecht, sich verjüngend, unverzweigt, dicht filzig behaart. Er trägt große, ovale, gekerbte, behaarte, grünweißliche Blätter, die bei der Großblütigen Königskerze bis zum nächstunteren Blatt den Stängel herablaufen; bei der Kleinblütigen Königskerze, die man in gleicher Weise verwenden kann, sind sie im unteren Bereich kurz gestielt bis sitzend. Die großen, gelben Blüten sitzen als endständige Ähre eng zusammen und erscheinen von Juni bis September.

Blätter x 1,8

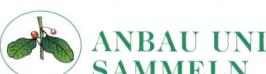

ANBAU UND SAMMELN

Die Königskerze ist in ganz Europa weit verbreitet. Für ihre Kultur wählt man eine lockere und gut bearbeitete Erde. Man sät im Herbst ins Freiland oder Frühbeet.

Man sammelt die Blätter kurz vor der Blütezeit, die Blüten, wenn sie vollständig aufgeblüht sind. Beide sind sehr vorsichtig zu trocknen. Man lagert sie in trockenen, luftigen Räumen und wendet sie häufig.

VERWENDUNG

Die Königskerze wirkt reizlindernd und auswurffördernd bei Husten, Heiserkeit, Bronchitis. Sie erleichtert bei Asthma das Atmen, beruhigt Magenschleimhaut- oder Darmentzündungen; bei Hämorrhoiden helfen Umschläge. Aus Blättern und Blüten bereitet man einen Aufguss (1 Esslöffel Kraut je Tasse), seiht sorgfältig ab, damit die reizenden Härchen entfernt werden, und trinkt 2–3 Tassen täglich.

Blüten x 1,3

KORIANDER
Coriandrum sativum (Apiaceae, Doldenblütler)

- *Coriandrum* kommt vom griechischen »koriannon«, »koris«, »Wanze«; *sativum* bedeutet »Garten-, kultiviert«; die frische Pflanze hat einen unangenehmen Wanzengeruch.
- **Volksnamen, Synonyme:** Wanzenkümmel, Chinesische Petersilie, Indische Petersilie, Wanzendill.
- Der Koriander kommt aus Südeuropa und wurde nach der römischen Eroberung in ganz Europa verbreitet. In China und Indien war er schon bekannt. Die Art, die in Indien wächst, liefert ovale Körner, die man nach dem Dreschen röstet, um ihr Aroma zu entfalten. Für die Zauberer des Orients ist Koriander das Kraut, das die Liebe zurückbringt. Das ätherische Öl, das man im Orient gewinnt, ist ein außerordentlich geschätztes Liebeselixier.

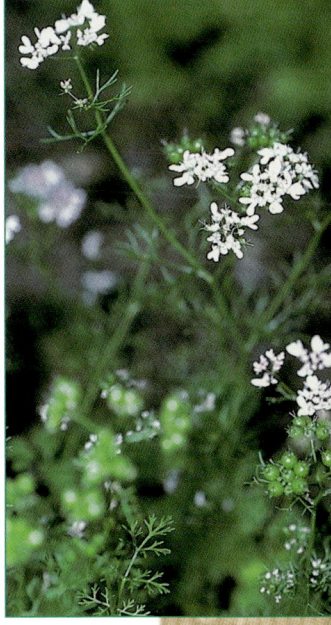

BESCHREIBUNG
Der Koriander ist eine einjährige Pflanze mit spindelförmiger, faseriger, weißlicher Pfahlwurzel. Die 50 cm bis 1 m hohen Stängel sind rund, leicht gerillt, ein wenig knotig und vielfach verzweigt. Die wechselständigen Blätter sind gestielt und tief in fadendünne Teilblättchen gefiedert. Die weißen, manchmal leicht rosa Blüten bilden endständige Dolden. Die Frucht ist rund und längs von 10 Rippen gezeichnet.

ANBAU UND SAMMELN
Der Koriander liebt kalkhaltige, sonnige Böden. Man vermehrt ihn, sobald die Samen im August reif sind. Die Samen werden im August geerntet, indem man die Dolden im Morgentau schneidet. Man lässt sie 1 Tag in der Sonne trocknen und löst die Samen dann, indem man sie leicht ausklopft. Man lässt sie nochmals einige Tage lang in trockenen, luftigen Räumen trocknen.

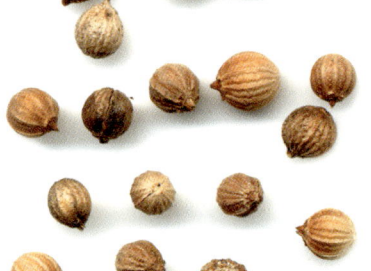

VERWENDUNG
Der Koriander wirkt entblähend, erleichtert also die Verdauung, bekämpft das Luftschlucken, lindert krampfhafte Blähungen. Er wird zur Wurstherstellung, zur Likörproduktion und in Konditoreien verwendet und ist Bestandteil des Melissengeists der Karmeliter.
Man kocht 1 Teelöffel Früchte je Tasse 2 Minuten und trinkt davon 1 Tasse 1 Stunde nach der Mahlzeit.

x 2,2

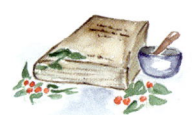
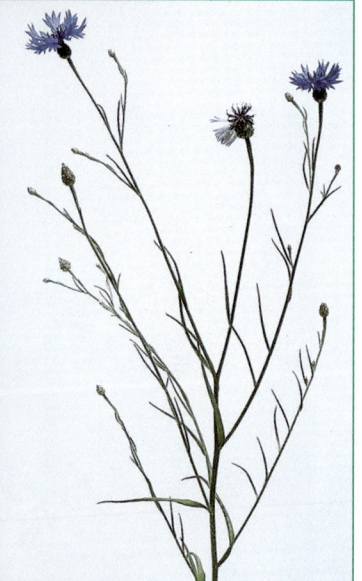

KORNBLUME
Centaurea cyanus **(Asteraceae, Korbblütler)**

- *Centaurea* kommt vom griechischen »kentaurion«, »Kraut des Kentaurs«, Kentauren waren Fabelwesen der griechischen Mythologie, halb Mensch, halb Pferd; *cyanus* kommt vom griechischen »kyanos«, »blau«.

- **Volksnamen, Synonyme:** Roggenblume, Tremse, Cyane, Sichelblume, Ziegenbein, Zachariasblume.

- Eine Legende erzählt von einer Nymphe, die einen hübschen Mann mit blauen Augen im Kornfeld verführte und ihn anschließend zum Schutz vor dem Zorn der Götter in eine Kornblume verwandelte.

BESCHREIBUNG
Die Kornblume ist eine krautige, zweijährige Pflanze mit einer Pfahlwurzel, die von zahlreichen Würzelchen besetzt ist. Der Stängel ist steif, gerillt, verzweigt, flaumig; er trägt wechselständige, schmale, ungeteilte oder gezähnte Blätter, die an der Unterseite leicht behaart sind. Die himmelblauen Blüten erscheinen von Mai bis August und bilden große, einzelne Köpfchen. Die Frucht ist gedrungen und weißlich.

ANBAU UND SAMMELN
Die Heimat der Kornblume ist der Orient. Sie ist heute in ganz Europa, Asien und Nordamerika verbreitet. Da es ihr auf allen Böden gefällt, findet man sie häufig auf Wiesen und in Getreidefeldern. Man sät die Samen, sobald sie im September reif sind, ins Anzuchtbeet oder an Ort und Stelle.
Die Blüten sammelt man, sobald sie erscheinen. Man pflückt die ganze Pflanze oder nur die Köpfchen. Sie werden vorsichtig im Schatten getrocknet.

VERWENDUNG
Die Kornblume wird als antirheumatisches Diuretikum verwendet und ist außerdem die ideale Pflanze, um alle Augenentzündungen zu lindern, die Reizungen und Rötungen der Lidränder, der Bindhäute, das Gerstenkorn oder ganz einfach, um das Auge vor all den Lichtreizen unseres modernen Lebens zu schützen und so das Wohlbefinden des Auges zu bewahren. Man verwendet sie auch als Haarwasser gegen Schuppen.
Diese empfindlichen Blüten werden als Aufguss zubereitet; man nimmt hierzu 1 Messerspitze je Tasse. Wenn man diesen Tee einige Tage aufbewahren möchte, fügt man 1 Messerspitze Meersalz hinzu.

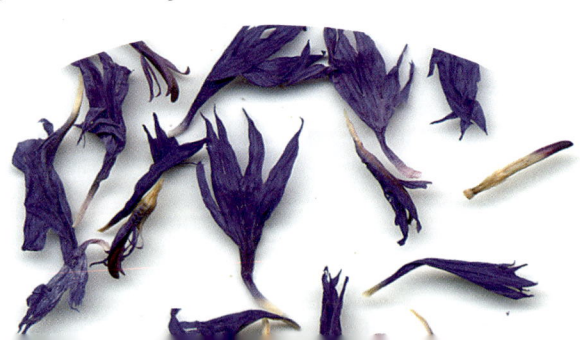

x 2

Die Pflanzen von A bis Z

KRESSE, BREIT-BLÄTTRIGE
Lepidium latifolium
(Brassicaceae, Kreuzblütler)

- *Lepidium* kommt vom griechischen »lepis«, »Schuppe« mit Bezug auf die Fruchtform; *latifolium* heißt »großes Blatt«.
- **Volksnamen, Synonyme:** Pfefferkraut, Strandkarse.
- Auch das Bohnenkraut wird manchmal Pfefferkraut genannt.

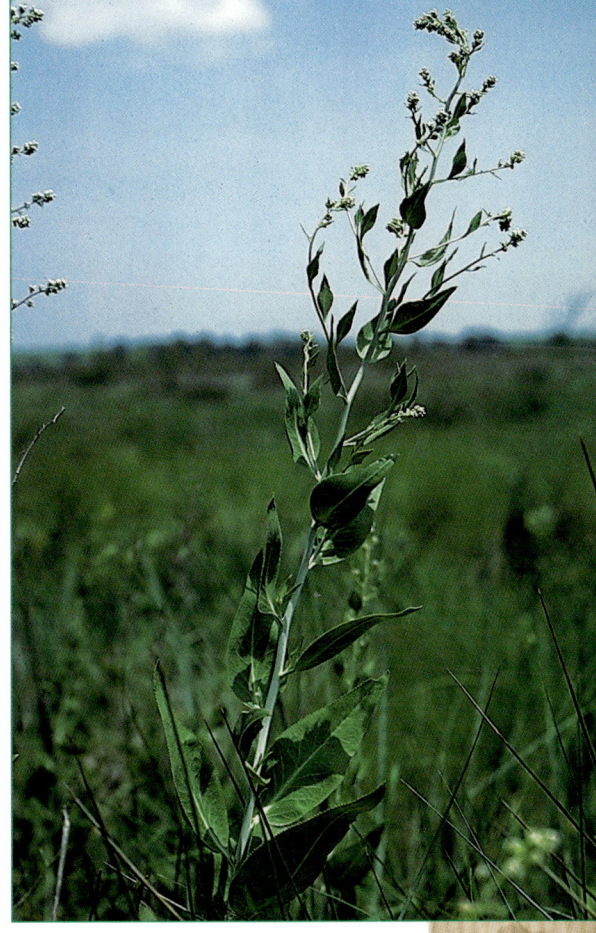

BESCHREIBUNG
Die Breitblättrige Kresse ist eine ausdauernde Pflanze mit spindelförmiger, verzweigter, weißlicher Wurzel. Der 60 cm bis 1,50 m hohe Stängel ist rund, aufrecht, verzweigt und trägt wechselständige, große, dicke, ovale, nach oben mehr längliche, gezähnte Blätter. Die kleinen, weißen Blüten, die von Juli bis August erscheinen, sind zu dichten Trauben geordnet, deren Gesamtheit eine endständige Rispe bildet. Die Frucht ist eiförmig, gedrungen, behaart.

ANBAU UND SAMMELN
Die Breitblättrige Kresse wächst in Europa an frischen, schattigen, feuchten Standorten, aber selten im Gebirge. Zur Vermehrung sät man sie im Frühjahr aus.
Sammeln Sie die Triebspitzen, wenn sie zu blühen beginnen, binden Sie Sträuße und lassen Sie diese in trockenen, luftigen Räumen trocknen.

VERWENDUNG
Die Breitblättrige Kresse wirkt blutreinigend. Man verwendet sie bei allen Hautleiden, aber ihre diuretischen Eigenschaften sind von noch größerem Interesse bei Blasenentzündung oder bei Prostataschwellung. Sie hilft auch bei rheumatischen Beschwerden. Man kocht 1 Esslöffel geschnittenes Kraut je Tasse oder 4 Esslöffel je Liter 3 Minuten und trinkt 3–4 Tassen täglich.

KREUZKÜMMEL
Cuminum cyminum (Apiaceae, Doldenblütler)

- *Cuminum* bezeichnet seit uralten Zeiten diese Pflanze; c*yminum* ist eine Variation von *cuminum*.
- **Volksnamen, Synonyme:** Weißer Kümmel, Römischer Kümmel, Mutterkümmel.
- In Polen übt man noch den Brauch, das Haus mit Kreuzkümmel zu schützen. Man braucht nur einige Kreuzkümmelkörner mit groben Salz zu vermischen und diese Mischung auf die Türschwelle und jeden Fenstersims zu streuen, um jeden schlechten Zauber vom Haus fern zu halten. Der Gärtner, der in seinem Garten große, kräftige Kreuzkümmelstauden erhalten möchte, muss bei der Aussaat laut die schlimmsten Flüche und die anrüchigsten Gotteslästerungen aussprechen.

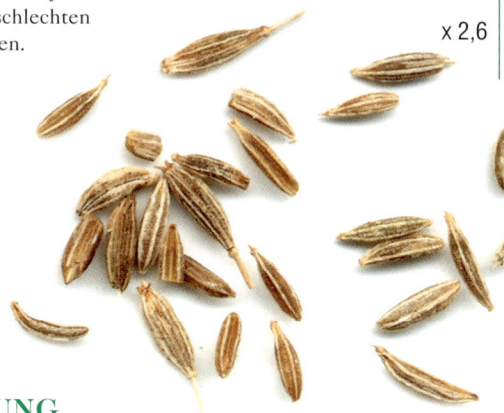

x 2,6

BESCHREIBUNG
Der Kreuzkümmel ist eine einjährige Pflanze mit zarten, faserigen, wenig verzweigten Wurzeln. Der etwa 50 cm hohe Stängel ist aufrecht, verzweigt und trägt wechselständige, gestielte doppelt fiederteilige Blätter, die in schmale, lanzettliche Streifen geteilt sind. Die weißlichen Blüten erscheinen im Juni und bilden endständige Dolden. Sie sind aus einer kleinen Anzahl strahlenförmiger Blütenblättchen zusammengesetzt. Die Frucht ist länglich, gerippt, ein wenig zugespitzt.

ANBAU UND SAMMELN
Da der Kreuzkümmel aus dem Orient kommt, gefallen ihm trockene und sonnige Standorte. Man vermehrt ihn durch Samenanzucht im Frühjahr und lichtet aus, indem man die kleinsten Pflanzen entfernt. Man erntet die Samen, sobald sie reif sind, von September bis Oktober. Die Stängel werden geschnitten und 2 oder 3 Tage an der Sonne getrocknet. Dann schlägt man die Samen aus. Man lässt sie in trockenen, luftigen Räumen weitertrocknen.

VERWENDUNG
Der Kreuzkümmel ist verdauungsfördernd und blähungstreibend und gehört somit wie Anis, Koriander, Fenchel zu den »warmen« Samen, die bei Luftschlucken, krampfartigen Blähungen, langsamer und schwieriger Verdauung im Allgemeinen wirken.
Wie mit gewöhnlichem Kümmel würzt man mit ihm einige Käsesorten.
Man kocht 1 Teelöffel Samen je Tasse 2 Minuten und trinkt 1 Tasse 15 Minuten vor den Mahlzeiten oder 1 Stunde danach.

Die Pflanzen von A bis Z

KÜMMEL
Carum carvi (Apiaceae, Doldenblütler)

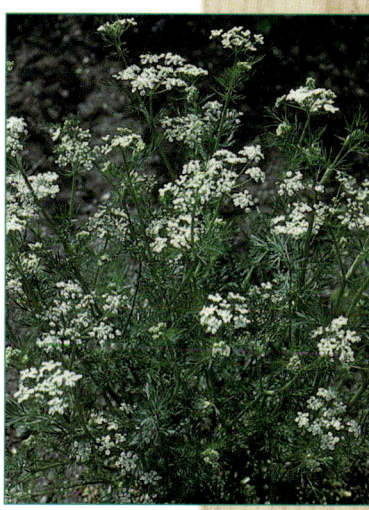

- *Carum* kommt vom griechischen Namen »karon« der Pflanze; im Mittelalter nannte man sie nach dem arabischen »karweia« »Carvi«.
- **Volksnamen, Synonyme:** Wiesenkümmel, Falscher Anis.
- Kümmel wurde in Ägypten als Ritualpflanze zur Beschwörung der Totengeister benutzt. Er wurde Liebestränken beigemischt, um der Liebe Dauer zu verleihen. Wenn man ihn am Gründonnerstag aß, schützte man sich das ganze Jahr vor Flöhen.

BESCHREIBUNG

Der Kümmel ist eine zweijährige, ca. 40–60 cm hohe Pflanze mit einer fleischigen, dicken Pfahlwurzel. Der aufrechte, runde, stark gerillte Stängel hat lange, weit ausladende Zweige. Die wechselständigen Blätter sind ziemlich umfangreich, gestielt und doppelt fiederteilig in schmale, lanzettliche Fäden geteilt, wobei die oberen Blätter weniger unterteilt sind. Die sehr kleinen, weißlichen Blüten erscheinen von Mai bis Juli. Sie bilden lockere und weit ausgebreitete Dolden, die aus 8–10 unregelmäßigen Döldchen zusammengesetzt sind. Die ovale, braune Frucht ist sichelförmig gebogen und gerippt.

ANBAU UND SAMMELN

Kümmel kommt wild auf Wiesen, Weiden, an Wegrändern vor und liebt tiefgründige Böden. Für die Kultur wählt man lockere Erde und sät breitwürfig aus; wenn nötig, lichtet man aus. Man erntet die Samen im 2. Jahr, gerade bevor sie vollständig reif werden. Die Dolden werden geschnitten und im Schatten an der Luft getrocknet. Anschließend drischt man die Samen aus.

x 2,4

VERWENDUNG

Der Kümmel hat dieselben Eigenschaften wie der Kreuzkümmel, der Fenchel, der Koriander, mit dem man ihn häufig mischt (S. 382). Er ist eine hervorragend blähungstreibende Droge, die Beschwerden durch Luftschlucken und kolikartige Blähungen bekämpft, den Milchfluss der stillenden Mütter erleichtert und die Regelschmerzen lindert.
Er wird auch in der Wurstherstellung, für Sauerkraut, Saucen, Gebäck, Käse, vor allem für die gereiften Käse (Münster) verwendet. Er würzt mit köstlicher Note und erleichtert gleichzeitig die Verdauung.
Man bereitet aus 1 Teelöffel Kümmel je Tasse eine Abkochung und trinkt 1 Tasse 15 Minuten vor oder 1 Stunde nach den Mahlzeiten.

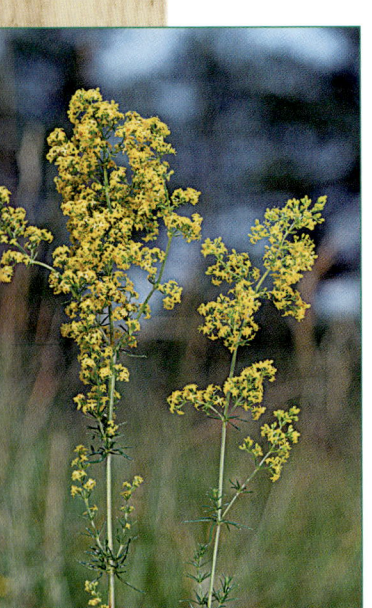

LABKRAUT, ECHTES
Galium verum (Rubiaceae, Rötegewächse)

- *Galium* kommt vom griechischen »gala«, »die Milch«, das Labkraut dickt die Milch; *verum* bedeutet »echt«, damit es nicht mit anderen *Galium*-Arten verwechselt wird.

- **Volksnamen, Synonyme:** Herrgottsstroh, Liebfrauenstroh, Käselabkraut, Gelbes Labkraut, Gliederkraut, Sternkraut.

- Alle so genannten Marien-, Liebfrauen- oder Mutterkräuter waren Frauenkräuter. Das Liebfrauenstroh legte man der Wöchnerin zur schnellen Genesung und Abwehr böser Geister ins Bett. Man benutzte früher auch das Labkraut, um Ostereier rot zu färben.

BESCHREIBUNG
Das Labkraut ist eine kleine, ausdauernde Pflanze mit leicht brechender, länglicher, bräunlicher Kriechwurzel. Die 40–80 cm hohen, vierkantigen Stängel sind knotig, aufrecht, verzweigt und an der Basis leicht behaart. Die schmal-lanzettlichen, zum Stängelende hin spitzen, ziemlich festen Blätter stehen zu 8 im Quirl. Die kleinen, gelben, zahlreichen Blüten erscheinen von Mai bis September und bilden einen rispenartigen Blütenstand. Die Frucht umschließt 2 Samen.

ANBAU UND SAMMELN
Das Labkraut ist in ganz Europa in Hecken, Wäldern und auf Wiesen verbreitet, aber selten und sehr schwierig kultivierbar. Man kann es durch Samenanzucht oder durch Teilung des Wurzelstocks vermehren. Man erntet die Pflanze während der Blütezeit, bindet Sträuße und lässt sie im Schatten in luftigen Räumen trocknen.

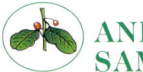

VERWENDUNG
Das Labkraut wirkt entkrampfend und beruhigend, aber bei regelmäßigem Gebrauch kehrt sich die Wirkung um: Es beruhigt nicht mehr, sondern regt an. Es wirkt adstringierend und entwässernd, außerdem choleretisch, d. h. es fördert die Entleerung der Gallenblase.
Früher glaubte man, dass das Labkraut auch Tumorschmerzen lindert. Man kocht 1 Esslöffel geschnittenes Kraut pro Tasse 2 Minuten und trinkt 2–3 Tassen täglich.

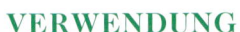

x 2

Die Pflanzen von A bis Z

LAVENDEL
Lavandula angustifolia (Lamiaceae, Lippenblütler)

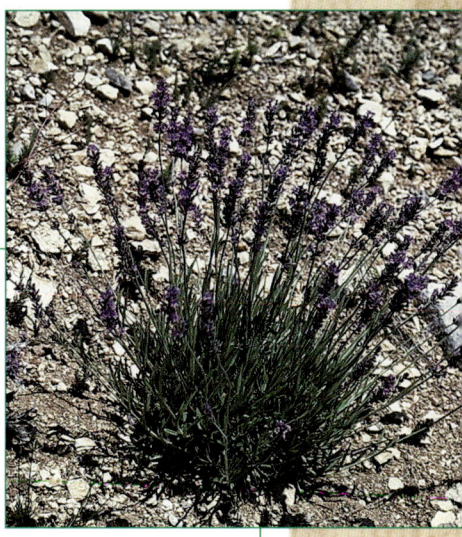

- *Lavandula* kommt von »lavare«, »waschen«. Man nützt den Lavendel heute noch, um Waschwasser oder die Wäsche in den Schränken zu parfümieren.

- Wenn man weissagende Träume haben will, massiert man sich Stirn und Schläfen mit zerdrückten, frischen Lavendelblüten, bevor man einschläft. Man sagt auch, dass ein Mensch, der in einem seit über 20 Jahren aufgegebenen Weinberg Lavendelblüten isst, gute Aussicht hat, daraufhin Gespenster zu sehen. Zu Zeiten der Pest gab es den Drei-Räuber-Essig, bestehend aus Lavendel, Rosmarin, Angelika, und den Vier-Räuber-Essig, zusätzlich mit Wacholder. Die Räuber rieben sich damit ein und konnten so unbeschadet in die Häuser der an der Pest Verstorbenen eindringen.

BESCHREIBUNG

Der Lavendel ist ein Halbstrauch mit holzigem, verzweigten, kurzen Wurzelstock. Die 20–50 cm langen, von der Basis ab verzweigten Stängel sind zart, weißlich. Sie tragen gegenständige, lineal-lanzettliche, spitze, immergrüne und vom jüngsten Alter an behaarte und weißliche Blätter. Die blauen Blüten, die von Juni bis Juli erscheinen, sitzen als endständige Ähren an den blütentragenden Stängeln, die höher als der Busch sind.
Der **Speiklavendel** *(Lavandula latifolia)* unterscheidet sich durch nadelförmige Tragblätter und breitere, spatelförmige Blätter; man findet ihn in tieferen Lagen.
Der **Schopflavendel** *(Lavandula stoechas)* hat neben dem namengebenden Blütenstand bis zu Blütebeginn kleine, gräuliche Blätter; dann werden sie purpurfarben oder schwärzlich.
Die **Lavandinen** sind Kreuzungen aus Echtem Lavendel und Speiklavendel. Man gewinnt daraus bedeutende Mengen preiswerten ätherischen Öls.

ANBAU UND SAMMELN

Der mediterrande Lavendel ist von einer beachtenswerten Lebenskraft. Er bewohnt die trockenen, dürren, sonnenbeschienenen Plätze; er fürchtet die Kälte nicht und wächst bis auf 1800 m Höhe.
Man vermehrt ihn durch Samenanzucht im Frühjahr oder Herbst oder durch Teilung des Wurzelstocks zur selben Zeit.
Die Blüten sammelt man, kurz bevor sie voll aufgeblüht sind, von Juni bis Juli. Man schneidet die blütentragenden Stängel, und lässt sie in trockenen, luftigen Räumen trocknen. Nach einigen Tagen schlägt man aus den Stängeln die Blüten aus.

VERWENDUNG

Der Lavendel ist beruhigend und krampflösend, nützlich, um die Hustenanfälle zu lindern, bei Grippe, Keuchhusten, Asthma; er ist schlafför-

dernd, dämpft Migräneschmerzen, Kopfschmerzen, Schwindel. Als eine entwässernde und schweißtreibende Pflanze lindert Lavendel rheumatische Beschwerden. Lavendelöl ist gegen Läuse wirksam; mit **Alkohol** vermengt (S. 318) verwendet man diese Essenz zum Einreiben, um rheumatische Schmerzen zu lindern und die Durchblutung anzuregen. Lavendel in **Essig** eingelegt (S. 344) ergibt eine Körperlotion und in Wasser verdünnt eine Haarspülung für natürlichen Glanz.

Man bereitet mit 1 Teelöffel Blüten je Tasse einen Aufguss und trinkt 1–3 Tassen täglich.

In Säckchen gefüllt verleihen die Blüten der Wäsche einen angenehmen Duft.

LAVENDELÖL
Es lindert rheumatische Beschwerden, Ekzeme und Hämorrhoiden, fördert die Wundheilung. Ein wahrhaft himmlisches Öl der Hügel der Provence.

Lavendelblüten	100 g
Olivenöl	1 l

Man füllt die Lavendelblüten in eine Flasche, die 1 Liter Olivenöl enthält, und lässt das Ganze 15 Tage an der Sonne stehen, wobei von Zeit zu Zeit geschüttelt wird. Wenn keine Sonne scheint, erwärmt man den Ansatz 2 Stunden im Wasserbad; nach dem Abkühlen seiht man ihn ab.

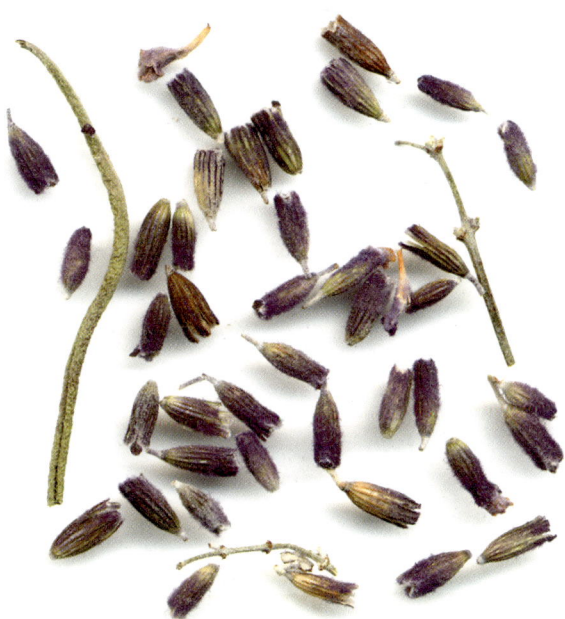

x 2,2

Die Pflanzen von A bis Z

LEIN
Linum usitatissimum (Linaceae, Leingewächse)

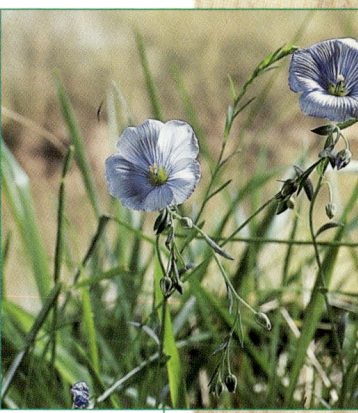

- *Linum* kommt von »linon«, »Faden«, aufgrund seiner Verwendung zur Textilherstellung; *usitatissimum* bedeutet »sehr stark genutzt«.

- **Volksnamen, Synonyme:** Flachs.

- Der Lein wurde seit ältesten Zeiten der Menschheitsgeschichte für die Kleiderherstellung verwendet. Im 19. Jh. wurde er durch Baumwolle ersetzt. Die Fasern werden heute auch technisch verwendet. Aus den Samen wird Leinöl gewonnen, das frisch als Nahrungsmittel oder älter als Farbengrundlage dient. Es hat auf Holz und Leder konservierende Eigenschaften.

BESCHREIBUNG

Der Lein ist eine einjährige Pflanze mit zarter, unverzweigter oder faseriger Wurzel. Der 40–70 cm hohe Stängel ist rund, sich verjüngend, zerbrechlich, aufrecht, an der Basis unverzweigt, im Gipfel verzweigt. Die gegenständigen Blätter sind sitzend, lanzettlich, zugespitzt, ganzrandig, an der Unterseite von 3 Nerven längs gezeichnet. Die hellblauen, weißen oder violetten Blüten, die von Juni bis Juli erscheinen, werden von fadenförmigen Blütenstielen getragen und bilden zusammen eine endständige Doldentraube. Die Frucht ist eine kugelige, zugespitzte Kapsel, die sich in 10 Fächer teilt, die ovale, abgeflachte, braune, glänzende Samen enthalten.

ANBAU UND SAMMELN

Der Lein stammt aus dem Kaukasus und wird in ganz Europa angebaut. Er liebt leichte, frische und gut gedüngte Erde. Zur Vermehrung zieht man ihn unter Glas vor oder sät ihn direkt ins Freiland. Man erntet ihn, wenn er vollständig reif ist. Dazu reißt man ihn aus, lässt ihn im Freien oder unter dem Dach trocknen und schlägt dann die Samen aus. Mit Warmluft werden sie nachgetrocknet und verbliebene Fasern oder Blätter entfernt.

VERWENDUNG

x 2,8

Leinsamen wirkt erweichend und reizlindernd auf das Verdauungssystem und die Harnwege und wird vor allem als wirksames und sanftes Abführmittel von allen Menschen verwendet, auch von Colitispatienten mit empfindlichen Därmen. Seine erweichenden und wärmespeichernden Eigenschaften machen ihn für Breiumschläge geeignet, entweder alleine bei bronchialen Infekten bei Kindern und empfindlichen Menschen oder zusammen mit Senfmehl bei robusteren Menschen. Man gibt 1 Esslöffel Leinsamen in 1 Glas heißes Wasser, lässt ihn 1/2 Stunde quellen und nimmt Wasser und Samen am Abend vor dem Schlafengehen zu sich.

Achtung: Leinsamen darf nicht bei Darmverschluss angewendet werden und kann bei übermäßigem Konsum zu Darmverschluss führen! Auf genügend hohe Flüssigkeitszufuhr achten.

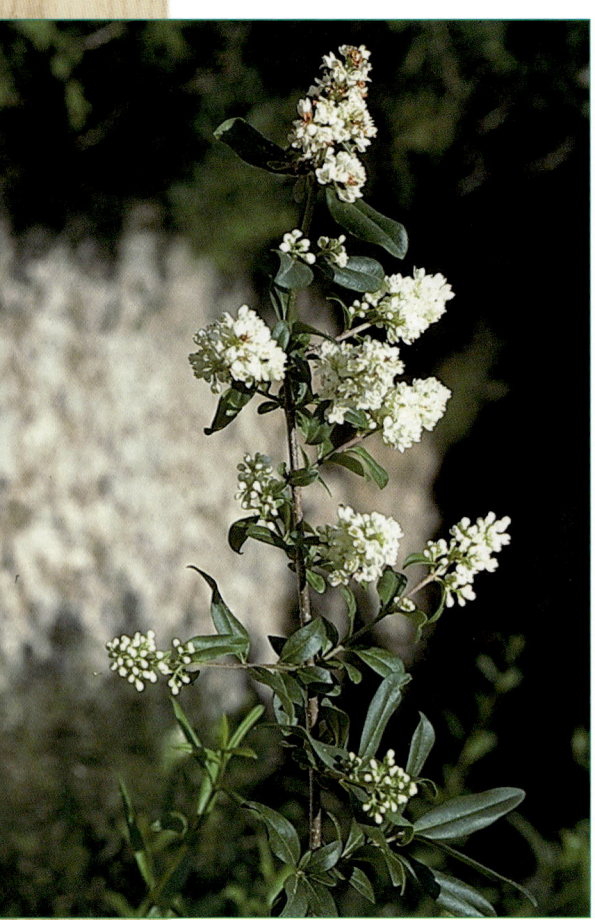

LIGUSTER

Ligustrum vulgare (Oleaceae, Ölbaumgewächse)

- *Ligustrum* kommt vom griechischen »ligos«, »biegsamer Stängel«.
- **Volksnamen, Synonyme:** Beinholz, Bocksbeere, Hundsbeere, Rainweide, Teufelsbeere, Tintenbeere.

BESCHREIBUNG

Der Liguster ist ein Strauch, dessen 3–4 m lange Zweige sich von der Basis ab in biegsame, mit gräulicher Rinde bedeckte Äste verzweigen. Die gegenständigen Blätter sind kurz gestielt, länglich-lanzettlich, fest, glänzend, sehr schön grün. Die weißen, gestielten Blüten, die im Mai zu sehen sind, bilden endständige Doldentrauben. Die kugelförmige, schwarze Frucht enthält mehrere Samen.

ANBAU UND SAMMELN

Der Liguster ist in Europa verbreitet. Man findet ihn auf Waldlichtungen und im Gebüsch. Er ist eine beliebte Heckenpflanze und für den Formschnitt geeignet. Man vermehrt ihn durch Samenanzucht und anschließendes Pikieren oder indem man Steckreiser setzt.

Die Blätter erntet man den ganzen Sommer über, sollte aber vermeiden, sie am Straßenrand zu sammeln, wegen der Schadstoffbelastung. Man lässt die Blätter in trockenen, luftigen Räumen trocknen.

VERWENDUNG

Aufgrund seiner adstringierenden Wirkung wird der Liguster bei Durchfällen und zu starken Monatsblutungen verwendet. Als Gurgelmittel lindert er Halsschmerzen, als Mundspülung Aphten und anderen Entzündungen im Mundraum.

In Form von Auflagen, Umschlägen oder Einreibungen hilft er bei rheumatischen Beschwerden und Cellulitis.

Achtung: Der Liguster ist in allen Pflanzenteilen giftig. Von einer Verwendung ist daher abzuraten.

Die Pflanzen von A bis Z

LINDE, WINTER- UND SOMMER-

Tilia cordata und *Tilia platyphyllos* (Tiliaceae, Lindengewächse)

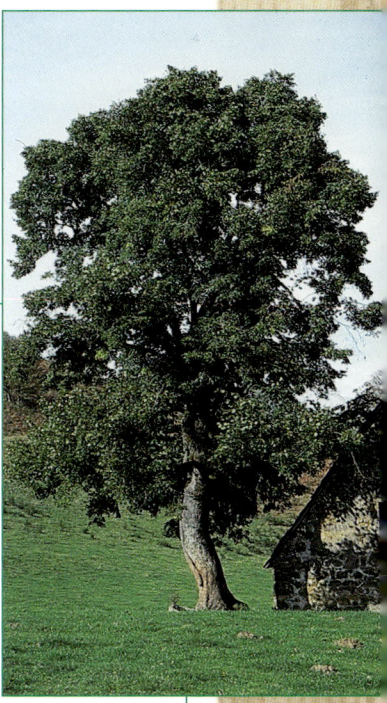

- *Tilia cordata: Tilia* bedeutet »geflügelt« in Anspielung auf ihre Deckblätter; *cordata:* die Blätter sind herzförmig.
- **Volksnamen, Synonyme:** Kleinblättrige Linde, Steinlinde, Winterlinde.
- *Tilia platyphyllos: Platyphyllos* kommt von »platos«, »groß«, und »phyllon«, »Blatt«; ihre Blätter sind größer als die der Winterlinde.
- **Volksnamen, Synonyme:** Großblättrige Linde, Frühlinde, Sommerlinde.
- Die Linde ist Symbol für Liebe, Güte, Gastfreundschaft, Bescheidenheit. Sie war bei den Germanen der Liebesgöttin Freya geweiht. Später war es üblich, in jedem Dorf eine Dorflinde zu pflanzen, welche oft eine Tanzlinde war. Manchmal wurde das Tanzpodest in die Krone gebaut. Sie war auch Gerichtslinde, allerdings nicht für Blutgerichte.

BESCHREIBUNG

Die Linde ist ein bis 40 m hoher Baum mit Flachwurzeln. Der Stamm ist gerade, gleichmäßig und mit einer gräulichen, rauen, dicken, im Gipfelbereich glatten Rinde bedeckt. Die wechselständigen, gestielten, rundlichen Blätter sind bei der Winterlinde herzförmig, bei der Sommerlinde größer und weniger gebuchtet. Die Achselbärte zwischen den Blattadern sind bei der Winterlinde rotbraun, bei der Sommerlinde weiß. Die gelbweißlichen Blüten bilden Doldentrauben, deren Stiel mit einem häutigen, länglich-ovalen Blatt verwachsen ist. Das ist die uns wohlbekannte Lindenblüte. Die Frucht ist kugelförmig.

ANBAU UND SAMMELN

Linden sind in Europa weit verbreitet. Sie sind die Bäume der Alleen, der Plätze, der Parks, der Schulen. Sie können mehrere hundert Jahre alt werden, und man findet sie manchmal noch in 1600 m Höhe.
Die beste Linde, was die Qualität und Menge der Blüten angeht, kommt aus dem französischen Drôme. In Deutschland gibt es größere Bestände der Winterlinde im Hessischen Bergland, der Sommerlinde im Pfälzer Wald.
Man vermehrt die Linde durch Samenanzucht oder schneller durch Schösslinge. Die Blüten erntet man, bevor sie voll erblüht sind. Das Splintholz wird kurz vor Wintereinbruch geschält.

VERWENDUNG

Die Lindenblüte ist das Allheilmittel bei nervöser Erschöpfung; sie beruhigt, entspannt, erholt, erleichtert den Schlaf ohne Gewöhnungseffekt. Die Linde ist schweißtreibend und deshalb im Falle von Unterkühlung die

ideale Pflanze. Sie beruhigt Schmerzen, Migräne und verschiedenste Muskelschmerzen, ist verdauungsfördernd und in regelmäßiger Anwendung hilfreich bei Arteriosklerose. Lindenblütenbäder beruhigen die nervösesten Kinder. Lindenblüten-Gesichtswasser wird zur Reizlinderung der Gesichtshaut benutzt; es beseitigt Unreinheiten, Flechten, entspannt die Gesichtszüge; als Kompresse wird es auf Verbrennungen und Geschwüre gelegt.

Das Splintholz der Linde ist wie die Blüte krampflösend und darüber hinaus blutdrucksenkend. Es ist ein hervorragendes Entwässerungsmittel. Es hat den Vorteil, Giftstoffe auszuleiten, Nierengrieß, Nieren- und Blasensteine auszuschwemmen. Jeder sollte mit Lindensplintholz eine Kur über 3 Wochen, abwechselnd in allen Jahreszeiten, machen, um eine den Körper überlastende Giftanhäufung und die vielen daraus folgenden Beschwerden zu vermeiden.

Man bereitet aus den Lindenblüten einen Aufguss, indem man 3–5 Blütendolden je Tasse 5 Minuten ziehen lässt. Man trinkt 1 oder mehrere Tassen am Tag. Aus 5 Esslöffeln geschnittenem Splintholz oder aus 5 15–20 cm langen Stangen bereitet man eine Abkochung von 15 Minuten. Man trinkt im Laufe eines Tages das gesamte so nach dem Kochen erhaltene Getränk.

Je nach Fall empfiehlt sich eine Kur an 10 Tagen des Monats oder eine 20-tägige Kur von Zeit zu Zeit.

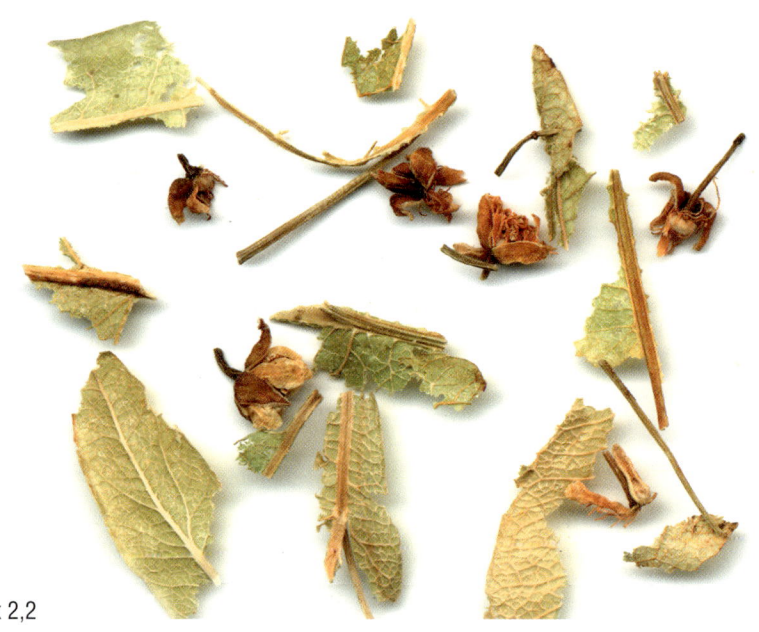

x 2,2

Die Pflanzen von A bis Z

LÖFFELKRAUT
Cochlearia officinalis (Brassicaceae, Kreuzblütler)

- Das Löffelkraut ist seit der Eiszeit in ganz Europa heimisch, ein alter Name ist jedoch nicht überliefert. Sein wissenschaftlicher Name wurde ihm von Botanikern des 16. Jh.s gegeben: »cochlear« bedeutet im Lateinischen »Löffel«.
- **Volksnamen, Synonyme:** Skorbutkraut, Bitterkresse, Löffelkresse.
- Das Kauen auf Löffelkraut stärkt das Zahnfleisch.

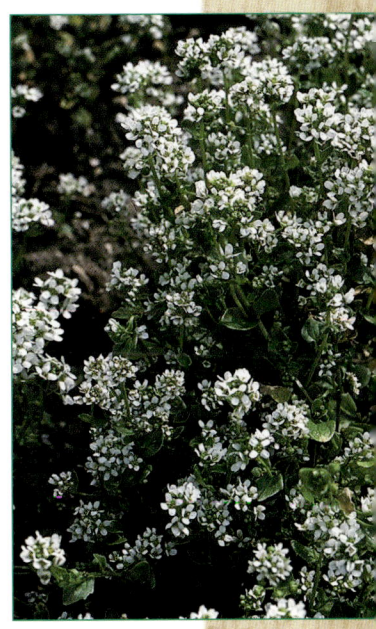

BESCHREIBUNG
Das Löffelkraut ist eine zweijährige Pflanze mit spindelförmiger, langer, ziemlich dünner, leicht behaarter Wurzel. Der Stängel ist 30 cm lang oder länger, verzweigt, am Boden liegend oder aufwärts strebend. Er trägt wechselständige, glänzende, dunkelgrüne Blätter. Die der Basis sind lang gestielt, oval, ein wenig herzförmig. Weiter oben sind sie sitzend, länglich, unregelmäßig gezähnt. Die kleinen, weißen Blüten sind von Mai bis September zu sehen und bilden endständige Doldentrauben. Die Frucht ist rundlich.

ANBAU UND SAMMELN
Das Löffelkraut kommt vor allem auf salzhaltigen Böden vor, also im Marschland, aber auch bis in die Mittelgebirge. Will man das Löffelkraut anbauen, so sät man es im Frühjahr aus. Man gibt ihm einen lockeren, feuchten, nach Norden gerichteten Standort. Man schneidet die Pflanze zu Beginn der Blüte im 2. Vegetationsjahr, bindet Sträuße und lässt diese in trockenen, luftigen Räumen trocknen.

VERWENDUNG
Das Löffelkraut wirkt zwar auch günstig auf die Verdauung, aber es war früher aufgrund seines hohen Vitamin-C-Gehalts das ideale Mittel gegen Skorbut. Es beruhigt die Hustenanfälle, erleichtert das Abhusten des Schleims, lindert Asthma, bekämpft Hautkrankheiten wie Ekzem und verschiedene Hautentzündungen. Als Gurgel- oder Mundspülmittel hilft es bei Zahnfleischentzündung und Zahnausfall. Man kocht 1 Esslöffel geschnittenes Kraut 2 Minuten und trinkt 2–3 Tassen täglich. Menschen mit Hämorrhoiden, Herzbeschwerden und Schlaganfall sollten diese Pflanze meiden.

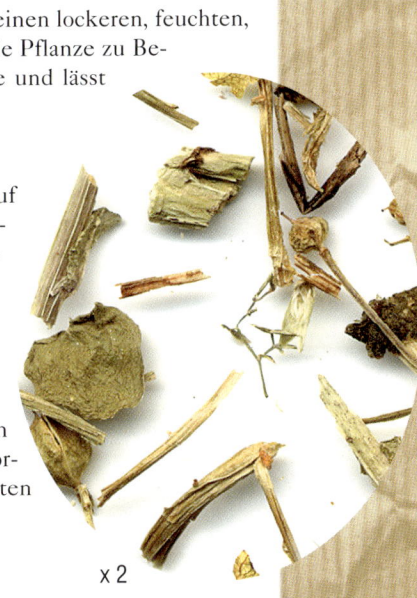

x 2

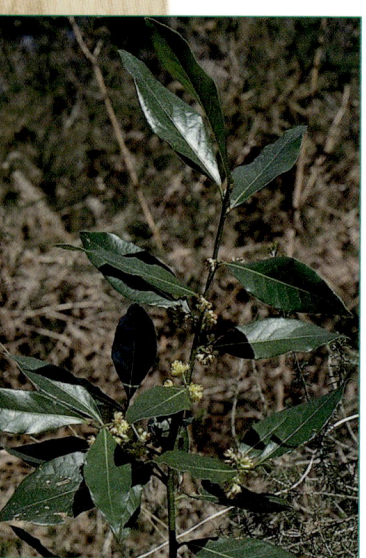
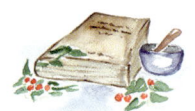

LORBEER, ECHTER
Laurus nobilis **(Lauraceae, Lorbeergewächse)**

- *Laurus* war der römische Name für die Pflanze; *nobilis* heißt »edel«.

- **Volksnamen, Synonyme:** Lorbeerbaum, Suppenblatt, Gewürzlorbeer.

- Der Lorbeer, den man auch den Lorbeer Apollos nennt, ist Symbol des Erfolges und Schmuck im Siegestriumph. Plutarch erzählt, dass Scipio mit einem Lorbeerzweig in der Hand in Karthago einmarschiert sei. In Spanien wirft man Lorbeerzweige auf eine Glutschicht, und die Wahrsager lesen aus dem aufsteigenden Rauch die Zukunft. Auch am Orakel von Delphi kauten die Priesterinnen Lorbeerblätter.

BESCHREIBUNG

Der Echte Lorbeer ist ein Baum, der 8–10 m Höhe erreichen kann. Der Stamm ist unten gräulich, oben grün, aufrecht. Die wechselständigen, kurz gestielten, lanzettlichen, zugespitzten, an den Rändern gewellten Blätter sind fest, ledrig, glänzend, immergrün und sehr schön dunkelgrün. Die weißgelblichen Blüten bilden kleine achselständige Dolden. Die Frucht ist rund, braun, leicht fleischig und umschließt ein weißliches Samenkorn.

ANBAU UND SAMMELN

Den Lorbeerbaum findet man vor allem in den Mittelmeerregionen und an der Atlantikküste. Er ist in der Natur selten, in den Gärten häufig, und er wächst nicht in den Bergen. Er zieht leichte Böden vor. Man vermehrt ihn im Herbst durch Samenanzucht in Töpfen, die man ins Frühbeet stellt. Man kann ihn ebenfalls durch Steckreiser, Absenker und Wurzelschösslinge vermehren. Man erntet die Blätter während des ganzen Jahres, lässt sie flach in luftigen Räumen trocknen. Wenn der Baum nicht darunter leiden muss, kann man auch Zweige abschneiden.
Der Echte Lorbeer sollte nicht mit anderen Lorbeerarten, z. B. Kirschlorbeer oder Rosenlorbeer, verwechselt werden.

x 1,6

VERWENDUNG

Der Lorbeer ist ein Kräftigungsmittel und bekämpft Müdigkeit und Untergewicht, erleichtert die Verdauung und entbläht. Er ist wertvoll bei Bronchitis, wobei er den Husten beruhigt. Seine keimtötende Wirkung entfaltet er am besten zusammen mit anderen ätherischen, gleich wirkenden Pflanzen, besonders mit der Nelke, und hilft eine Grippe im Beginn abzuwehren. Man kocht 3–4 Blätter je Tasse 3 Minuten und trinkt 2–3 Tassen täglich.
Achtung: Allergische Reaktionen können auftreten.

Die Pflanzen von A bis Z

LÖWENZAHN
Taraxacum officinale (Asteraceae, Korbblütler)

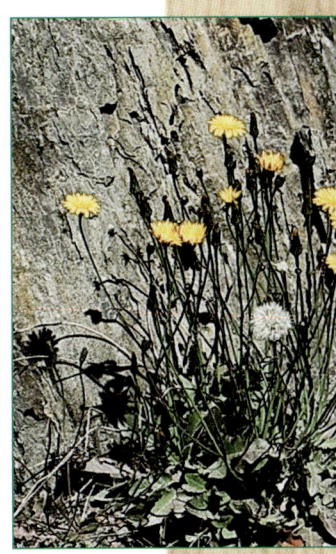

- *Taraxacum* soll vom arabischen »tharakhchakon«, kommen, womit eine Chicoréeart benannt war.
- **Volksnamen, Synonyme:** Pusteblume, Hundeblume, Kuhblume, Milchbusch, Saublume, Sunnewirbel, Eierpetsch, Backenzahn, Seichkraut, Bettpisser, Bettnässer ...
- Wer hat nicht schon mal eine Löwenzahnblüte gepustet, um zu erfahren, in wie vielen Jahren er heiraten wird? In gleicher Weise kann man die Uhrzeit erfahren, denn die Anzahl der Samenschirmchen, die nach 3-mal Pusten übrig bleibt, gibt die Uhrzeit an.

BESCHREIBUNG

Der Löwenzahn ist eine ausdauernde Pflanze mit kräftigem Wurzelstock und langer, spindelförmiger, daumendicker, braunrötlicher Wurzel. Die grünen Blätter bilden eine grundständige Rosette und sind tief und mehr oder weniger spitz gebuchtet. Die gelben Blüten, die von Mai bis Oktober zu sehen sind, vereinen sich in großen, endständigen Köpfchen. Die Gesamtheit der Früchte bildet eine flaumige Kugel, deren Pappi beim ersten Wind mit den Samen wegfliegen.

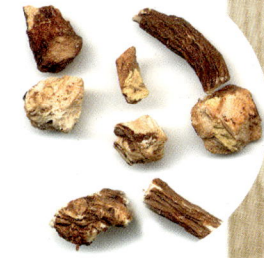

Wurzeln   x 1

ANBAU UND SAMMELN

Der Löwenzahn ist in Europa auf allen Böden verbreitet und kann bis in 3000 m Höhe wachsen. Man vermehrt ihn durch Aussaat der Samen. Die Blätter und Blüten sammelt man ganz zu Beginn der Blütezeit. Die Wurzel gräbt man zu Beginn des Frühjahrs oder im Herbst aus, dann wäscht und schneidet man sie und trocknet sie in warmen, luftigen Räumen.

VERWENDUNG

Die Blätter sind kräftigend und regen die Leber an. Die Wurzel ist bei allen Leberleiden hilfreich; sie regt die Galleproduktion an und fördert den Galleabfluss; die entstaute Leber kann wieder besser ihre Funktion erfüllen, der Hautzustand verbessert sich, Hautkrankheiten wie Akne, Schuppenflechte, Ekzem verschwinden; der Stoffwechsel wird aktiviert, Cellulitis bekämpft, ein erhöhter Cholesterinwert normalisiert. Der Löwenzahn ist Teil der Frühjahrskur–Teemischung (S. 396). Man kocht 1 Esslöffel Blätter 2 Minuten, 1 Teelöffel geschnittene Wurzeln 5 Minuten und trinkt 1 Tasse vor den Mahlzeiten.

Achtung: Bei empfindlichen Personen können Magenbeschwerden auftreten. Nicht anwenden bei Entzündung oder Verschluss der Gallenwege oder bei Darmverschluss, bei Gallensteinen nur auf ärztlichen Rat.

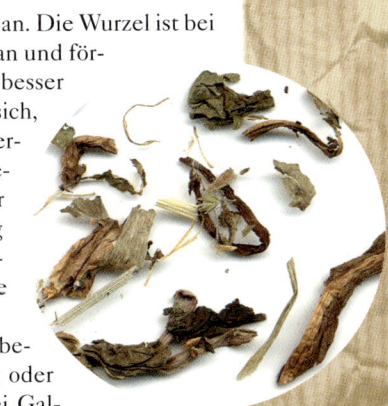

x 1,3   Blätter

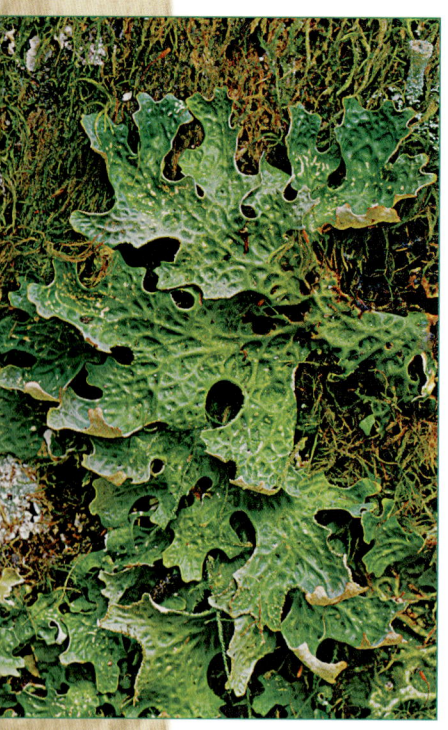

LUNGENFLECHTE
Lobaria pulmonaria (Stictaceae, Flechten)

- *Lobaria*, wegen des gelappten Thallus; *pulmonaria* kommt von »pulmo«, »Lunge«.

- **Volksnamen, Synonyme:** Lungenmoos, Alpengraupen, Felsengras, Hirschhornflechte, Feuerkraut, Fiebermoos, Baumflechte, Moosflechte.

BESCHREIBUNG
Die Lungenflechte wird von derben, unregelmäßigen Blattlappen gebildet, die sich mit zahlreichen Haftwurzeln festhalten. Die Oberseite ist grubig, grünlich, behaart, die Unterseite, braun mit weißlichen Erhebungen. Die Sporen, die sich in kleinen rundlichen Scheiben befinden, sind braunschwärzlich.

ANBAU UND SAMMELN
Man findet die Lungenflechte leicht in feuchten Bergwäldern, auf Tannen und besonders auf Eichen.
Man erntet von Frühjahr bis Herbst, wäscht die Blätter und befreit sie von allem anhängenden Schmutz. Danach lässt man sie in trockenen, luftigen Räumen trocknen.

VERWENDUNG
Die Lungenflechte wirkt sich mit sehr guten Ergebnissen auf alle bronchialen Erkrankungen und Husten aus.
Sie ist Zutat für ein winterliches Getränk, der Hustenteemischung (S. 405).
Man kocht 1 Esslöffel je Tasse 3 Minuten und trinkt 2–3 Tassen täglich.

Die Pflanzen von A bis Z

LUNGENKRAUT
Pulmonaria officinalis (Boraginaceae, Raublattgewächse)

- *Pulmonaria* kommt von »pulmo«, »die Lunge«, da die gefleckten Blätter dem Querschnitt durch eine Lunge gleichen.
- **Volksnamen, Synonyme:** Fleckenkraut, Lungenwurz, Frauenmilchkraut, Blaue Schlüsselblume, Ungleiche Schwestern, Adam und Eva, Hänsel und Gretel.
- Das Lungenkraut wurde zum Lungenheilmittel durch die Signaturenlehre, die besagt, dass eine Pflanze durch ihr Aussehen ihre Verwendbarkeit kundtut.

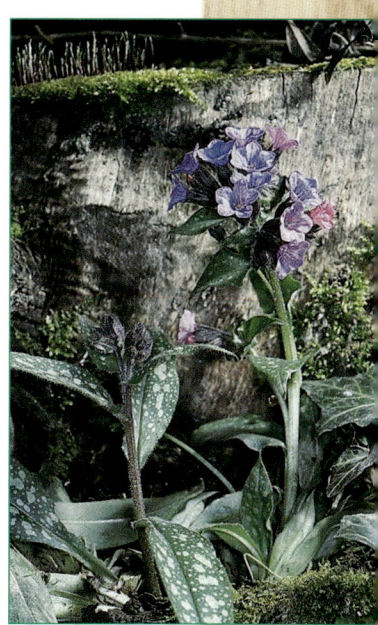

BESCHREIBUNG
Das Lungenkraut ist eine ausdauernde Pflanze mit dickem Wurzelstock, der zahlreiche Haarwurzeln entsendet. Die 15–30 cm langen Stängel sind dick, aufrecht oder aufwärtsstrebend, rau behaart. Die wechselständigen, ovalen bis lanzettlichen Blätter sind mit weißen Flecken bedeckt, daher der Name Lungenkraut. Die großen, roten, später blauvioletten Blüten bilden endständige Trauben und sind von März bis Mai sichtbar. Die Frucht ist aus 4 Nüsschen zusammengesetzt und von einem fortbestehenden Kelch umhüllt.

ANBAU UND SAMMELN
Das Lungenkraut ist in Europa in den Wäldern und an anderen feuchten Orten verbreitet. Man vermehrt es durch Samenanzucht oder durch Teilung des Wurzelstocks. Die Blätter sammelt man, wenn sie vollständig entwickelt sind, von Juli bis August; sie sind sehr zerbrechlich. Man trocknet sie schnell in trockenen, luftigen Räumen.

VERWENDUNG
Das Lungenkraut ist erweichend, reizlindernd und auswurffördernd. Man benutzt es bei bronchialen Erkrankungen, um den Husten zu lindern.
Frostbeulen und Flechten reibt man mit Lungenkrauttee ein oder legt Kompressen auf.
Man kocht 1 Esslöffel Kraut je Tasse 2 Minuten leicht und trinkt 2–3 Tassen täglich.

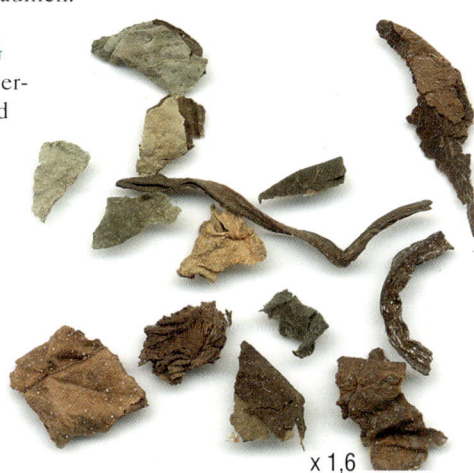

x 1,6

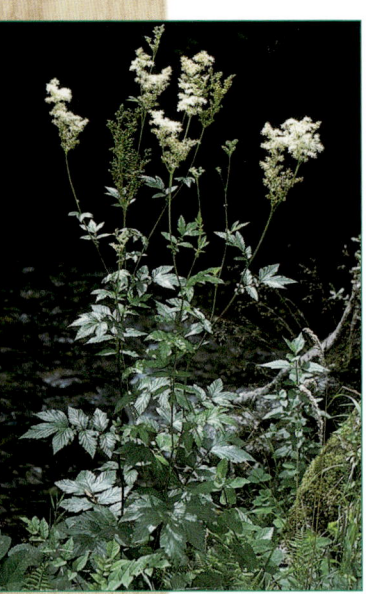
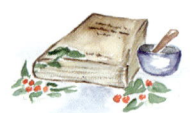

MÄDESÜSS, ECHTES
Filipendula ulmaria (Rosaceae, Rosengewächse)

- *Filipendula* bedeutet »hängende Fäden«; *ulmaria*, weil das Mädesüß ulmenartige Blätter hat. Der englische Name »meadow sweet« erklärt den deutschen: »Mäde« hat etwas mit dem alten Wort »Made, Mede« für »Wiese« zu tun, nicht etwa mit »Mädchen.«

- **Volksnamen, Synonyme:** Spierstaude, Wiesengeißbart, Wiesenkönigin, Johanniswedel, Krampfkraut, Wurmkraut, Ziegenkraut.

- Das Mädesüß wurde in der Wohnung als Duftkraut auf den Boden gestreut. Ausgehend vom Mädesüß und der Silberweide wurde der Wirkstoff Salizylsäure entdeckt und isoliert, also das Aspirin erfunden.

BESCHREIBUNG

Das Mädesüß ist eine ausdauernde Pflanze mit einer buschigen Faserwurzel. Die 1 m und mehr hohen Stängel sind kantig, aufrecht, wenig verzweigt. Die wechselständigen, gestielten, großen Blätter sind in ungleiche Teilblättchen gefiedert, die an der Unterseite weißlich und flaumig sind. Die weißen, sehr zahlreichen Blüten bilden von Mai bis September verzweigte Doldentrauben. Die spiralige Frucht enthält bräunliche Samen.

ANBAU UND SAMMELN

Die elegante Pflanze ist in Europa mit Ausnahme der Mittelmeerküste verbreitet und liebt feuchte Standorte bis ca. 1500 m Höhe. Man vermehrt sie durch Aussaat im Frühjahr. Die Blätter werden vor der Blütezeit gesammelt, die Blüten, wenn sie vollständig aufgeblüht sind. Die einen wie die anderen werden in trockenen, luftigen Räumen getrocknet.

VERWENDUNG

Das Mädesüß wirkt entwässernd, schweißtreibend, kräftigend und entschlackt so den Organismus. Dies ist hilfreich bei Gicht und Rheuma. Mädesüß lindert Schmerzen und Arteriosklerose. Es ist sehr wirksam bei Cellulitis und Fettablagerungen; alleine – oder besser in Mischung – unterstützt die Pflanze hervorragend Abmagerungskuren. Ihre entwässernde Eigenschaft ist auch bei Nierensteinen willkommen, und man verwendet sie als Ergänzung zu anderen Kräutern bei Bluthochdruck. Man bereitet einen Aufguss, indem man 1 Esslöffel Kraut je Tasse in Wasser gibt, das man vorher kocht und dann auf 90 °C abkühlen lässt, denn einige Wirkstoffe der Pflanze werden bei höheren Temperaturen zerstört. Man lässt den Tee 10 Minuten ziehen, trinkt 2–4 Tassen täglich.

Achtung: Nicht überdosieren, bei Überempfindlichkeit gegen Salicylate meiden.

x 1,8

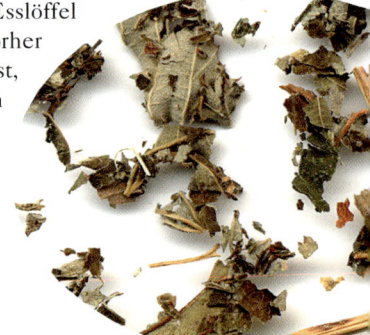

Die Pflanzen von A bis Z

MADONNEN-LILIE

Lilium candidum (Liliaceae, Liliengewächse)

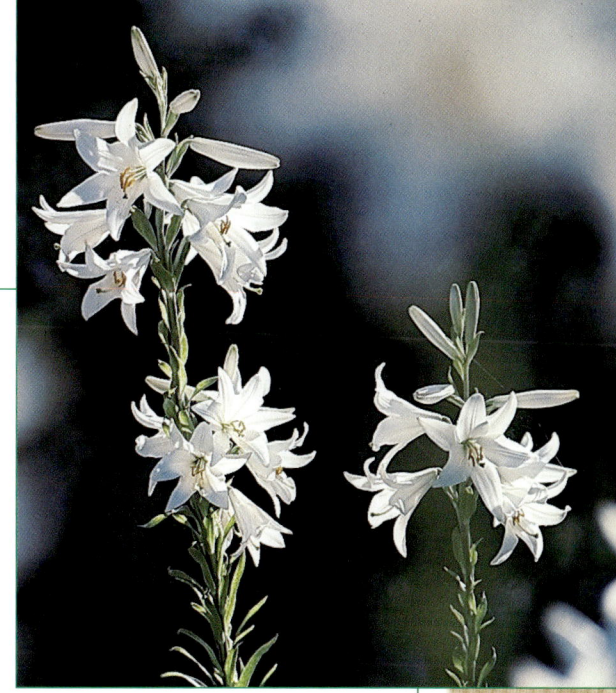

- *Lilium* war bei den Römern der Name für die Lilien; *candidum* bedeutet »strahlend weiß«.

- **Volksnamen, Synonyme:** Gilgen, Josephslilie, Weiße Lilie.

- In der antiken, heidnischen Mythologie war die Madonnenlilie Hera/Juno geweiht und wurde vor allem bei Frauenleiden angewendet. Angeblich hat Herakles so kräftig an der Brust Heras getrunken, dass einige Tropfen Milch zur Erde fielen, aus denen die Blume entwuchs. Erst spät ist sie aufgrund ihrer reinen Farbe zur Marienpflanze geworden.
Sie ist auch eine Todesblume und soll aus den Gräbern unglücklich Liebender und unschuldig Hingerichteter wachsen.

BESCHREIBUNG

Die Madonnenlilie ist eine ausdauernde Pflanze mit einer rundlichen Zwiebel, die aus fleischigen, dicken Schuppen gebildet wird und fasrige, weißliche Wurzeln entsendet. Der 50 cm bis 1,50 m hohe Stängel wächst aufrecht und trägt wechselständige, lanzettliche, zugespitzte, hellgrüne Blätter. Die sehr großen, weißen, stark duftenden Blüten bilden endständige Trauben. Die Frucht ist eine längliche Kapsel mit 3 abgerundeten Ecken, die eine große Anzahl Samen enthält.

ANBAU UND SAMMELN

Sie stammt aus dem Orient und ist bei uns eine Gartenpflanze. Man vermehrt sie durch Samenanzucht, einfacher aber durch Ablösung der Stängelbulben von Juli bis August, die man sofort einpflanzt.
Man sammelt die Blütenblätter der voll aufgeblühten Blüten und stellt die alkoholischen oder öligen Drogen sofort her. Man kann die Wirkstoffe der Blüten so problemlos konservieren. Andernfalls lässt man die Blütenblätter im Schatten in trockenen, luftigen Räumen trocknen.

VERWENDUNG

Man verwendet die Zwiebel der Madonnenlilie in Wasser oder Milch gekocht für Breiumschläge auf Entzündungen und um Abszesse, Furunkel, Karbunkel usw. reifen zu lassen. Den alkoholischen Auszug verwendet man für heilungsfördernde Wundauflagen.
Der Ölauszug (S. 356) lindert Verbrennungen und Sonnenbrand, regeneriert das Gewebe, als Nachtöl dient er zur Behandlung von Falten und Narben.

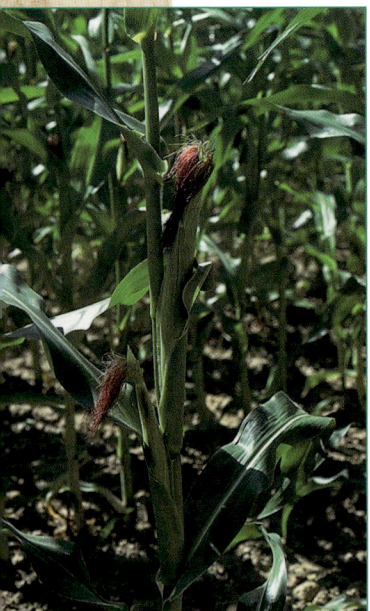

MAIS
Zea mays (Poaceae, Süßgräser)

- *Zea* kommt von dem griechischen Wort »dzea«, welches eine Getreideart bezeichnet; *mays* ist ein Wort peruanischen Ursprungs.
- **Volksnamen, Synonyme:** Türkischer Weizen, Welschkorn.
- Seit der Mais aus Amerika gekommen ist, ist er eines der Symbole der Fruchtbarkeit. In den Rocky Moutains verbrennt man noch heute rote Maiskolben unter dem Bett der Frauen, die Gebärschwierigkeiten haben.

BESCHREIBUNG

Der Mais ist eine einjährige Pflanze mit faseriger Wurzel. Der 1–2 m hohe Halm ist rund, markig, kräftig, unverzweigt. Er trägt wechselständige, stängelumfassende, lanzettliche, lange Blätter. Die männlichen Blüten bilden längliche Ähren, die sich in ihrem oberen Teil zurückbiegen; ihre Gesamtheit stellt eine endständige Rispe dar. Aus den weiblichen Blüten, die dicke, kolbenförmige, achselständige Ähren bilden, entwickeln sich die Samenkörner. Die Ähren sind von Deckblättern umhüllt, aus denen ein hängendes Büschel herausschaut: die Narbenfäden oder der Maisbart.

ANBAU UND SAMMELN

Der Mais stammt aus Südamerika und wird heute in allen gemäßigten Zonen der Erde kultiviert. Er wird durch Aussaat an Ort und Stelle vermehrt.
Man sammelt die Narbenfäden ganz zu Beginn der Samenreife und lässt sie in der Sonne trocknen.

VERWENDUNG

Als Diuretikum erhöht der Mais die Harnausscheidung. Er ist bei Blasenentzündung, Nierenentzündung, Albuminurie, Nierensteinen, Schmerzen in den Harnwegen, Cellulitis, allen Ödemen und Wasseransammlungen sehr hilfreich. Man kocht 4 Esslöffel Maisbart je Liter 5 Minuten und trinkt davon im Laufe des Tages so viel man will.
Achtung: Bauen Sie sich Ihren Mais selbst an, um sicher zu sein, dass es sich nicht um insektizid- und herbizidbehandelte Pflanzen handelt.

x 2,8

Die Pflanzen von A bis Z

MAJORAN
Origanum majorana (Lamiaceae, Lippenblütler)

- Majoran wurde auf Lateinisch »amarakum«, »das Bittere«, genannt, später aber volksethymologisch auf »major«, »größer«, umgedeutet.
- **Volksnamen, Synonyme:** Badkraut, Bratenkraut, Kuchelkraut, Kuttelkraut, Mairalkraut, Mairon, Miran, Wurstkraut, *Majorana hortensis*.
- In Griechenland legte man frisch vermählten Paaren Kränze aus Majoran um den Hals; er war Symbol der Glückseligkeit.

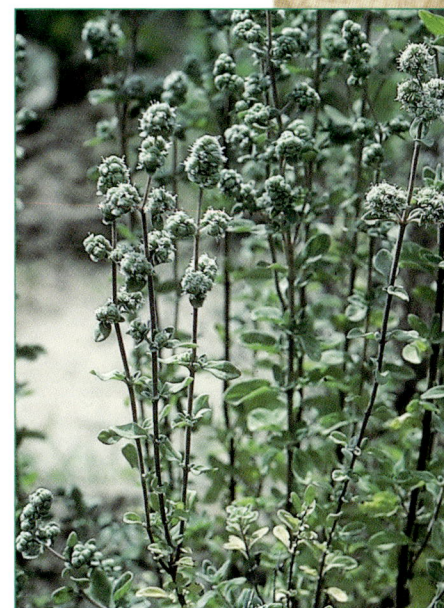

BESCHREIBUNG
Der Majoran ist eine einjährige bis ausdauernde Pflanze mit faseriger Wurzel. Der 30–50 cm lange Stängel ist fest, verzweigt und bildet einen Busch. Die gegenständigen Blätter sind klein, oval, filzig behaart. Die kleinen, weißlichen oder rosa Blüten erscheinen von Juli bis August. Sie bilden kurze, rundliche köpfchenartige Blütenstände und in ihrer Gesamtheit eine Rispe. Die Frucht ist glatt und kugelig.

ANBAU UND SAMMELN
Majoran stammt aus Südwestasien und Nordafrika. Er wird in den heißen Zonen der Mittelmeerregionen bis auf 2000 m Höhe kultiviert.
Man vermehrt ihn durch Samen, Absenker, Steckreiser oder durch Teilung des Wurzelstocks.
Man sammelt die Pflanzen zur Hauptblütezeit, bindet Sträuße und hängt diese auf. Nach vollständiger Trocknung werden die Blättchen abgerebelt.

VERWENDUNG
Majoran wirkt krampflösend, erleichtert die Verdauung, beruhigt Darmspasmen und Darmentzündungen, entspannt, erholt, verschafft einen guten Schlaf. Wenn man ihn anderen blähungsmindernden Pflanzen wie dem Anis, dem Fenchel usw. zufügt, vervollständigt er deren Wirkung. Als Gurgelmittel lindert er Entzündungen im Mundraum und als Nasenspülmittel den Heuschnupfen. Man bereitet aus ihm ein Schnupfpulver gegen den Schnupfen. Als Tee kocht man 1 Esslöffel Kraut 2 Minuten und trinkt 2–3 Tassen täglich.
Achtung: Nicht überdosieren und nicht über längere Zeit verwenden.

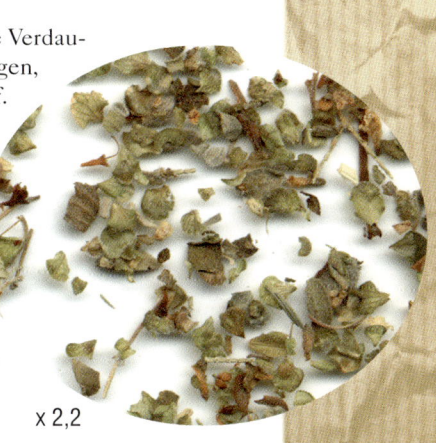

x 2,2

MALVE
Malva sylvestris (Malvaceae, Malvengewächse)

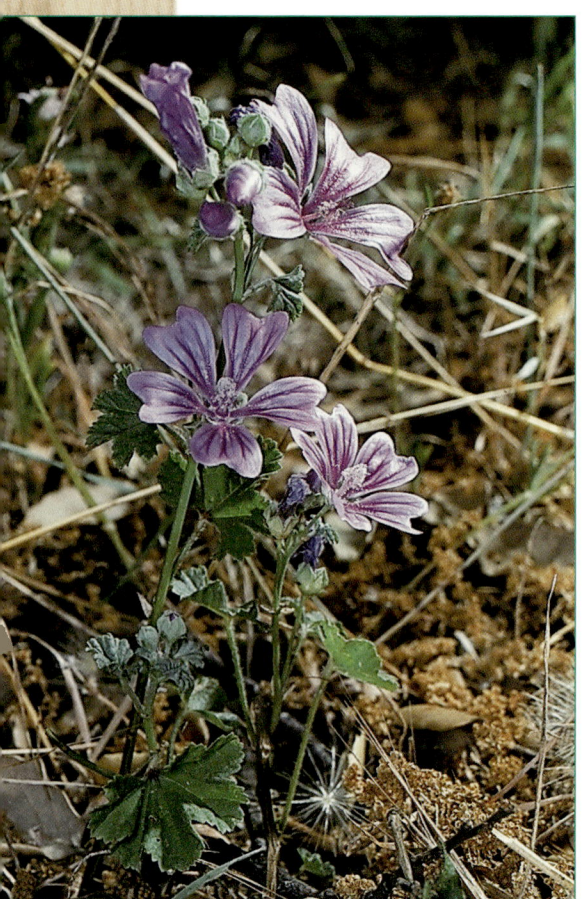

- *Malva* kommt vom griechischen »malach«, dem griechischen Namen der Pflanze, und dieser von »malasso«, »erweicht«; *sylvestris* kommt von »silva«, »Wald«.

- **Volksnamen, Synonyme:** Käsepappel, Hanfpappel, Rossmalve, Rosspappel, Stockrose, Waldmalve.

- Die Pflanze wurde schon von Hesiod als Heilkraut erwähnt. Karl der Große ließ Kulturen anlegen. Sie wurde in heutigem Sinne verwendet, zusätzlich verräuchert, um Fruchtbarkeit zu erlangen und gesunde Kinder zu gebären und um sich vor Krankheiten zu schützen. Der Volksname »Käsepappel« weist auf das Innere der Fruchtkapsel hin, das wie ein Käse aussieht und vor allem von Kindern gegessen wurde, und auf den Brei, »Pappa«, der aus den stark schleimhaltigen Blättern kommt.

BESCHREIBUNG

Die Malve ist eine zweijährige bis ausdauernde Pflanze mit fleischiger, weißlicher Pfahlwurzel. Die 30–80 cm hohen Stängel sind rund, verzweigt, behaart, aufrecht. Sie tragen wechselständige, lang gestielte, rundliche, in 5 oder 7 wenig tiefe Lappen geteilte, gekerbte Blätter. Die violettrosa Blüten, die von Mai bis August erscheinen, sitzen zu 2 oder mehreren an langen Blütenstielen in den Blattachseln. Die Frucht enthält um eine Mittelachse herum zahlreiche Samenkörner.

ANBAU UND SAMMELN

Die Malve ist in Europa verbreitet; man findet sie auf Ödland und an Bahndämmen. Zur Vermehrung sät man sie im Herbst oder Frühjahr in ein Anzuchtbeet. Dann versetzt man die Pflänzchen in feuchtkühle, gut gedüngte Erde. Die Blüten erscheinen den ganzen Sommer über nach und nach; man kann sie also ständig absammeln. Die Blätter werden von Juni bis Juli geerntet. Man lässt Blüten wie Blätter einige Tage lang mit Papier bedeckt, damit sie nicht ausbleichen, in der Sonne trocknen. Zur vollständigen Trocknung bringt man sie in trockene, luftige Räume.

Die Pflanzen von A bis Z

VERWENDUNG

Die Malve ist erweichend und abführend; sie erleichtert die Darmentleerung, ohne die Därme zu reizen. Deshalb empfiehlt sie sich Kindern, alten Menschen oder den Colitispatienten mit empfindlichen Därmen.
Sie ist ein Hustenmittel, beruhigt den Husten, die Heiserkeit, Rachenentzündungen, erleichtert das Abhusten, heilt die Bronchien und lindert asthmatische Beschwerden. Sie ist Bestandteil der Brustteemischung.
Ihre reiz- und entzündungswidrigen Eigenschaften nutzt man für Mundspülungen bei Aphten, als Lotion gegen Cuperose und Insektenstiche, für Umschläge auf müde Augen und für Sitzbäder bei gereizten Hämorrhoiden. Obwohl die Inhaltsstoffe in der ganzen Pflanze sind, werden vor allem die Blüten genutzt.
Man kocht 1 Esslöffel Blätter je Tasse 2 Minuten; von den Blüten wird 1 Esslöffel je Tasse aufgegossen und 5 Minuten ziehen gelassen. Je nach Gewohnheit trinkt man 2–3 Tassen täglich.

AUGENUMSCHLAG
Der Breiumschlag soll die Augen und Lider entlasten, Reizungen lindern, entstauen, diesen Teil des Gesichts entspannen.

Malvenblütenpulver	50 g
Kamillenblütenpulver	50 g
Essigrosenblütenpulver	50 g

Man vermengt die Pulver, nimmt 3 Esslöffel der Mischung ab und fügt die nötige Menge heißes Wasser zu, bis sich ein streichfähiger Brei ergibt. Man lässt die Paste abkühlen, bis sie lauwarm ist, und streicht sie dann auf ein feines Tuch. Man sollte sich entspannen, während man diesen Breiumschlag 30 Minuten wirken lässt.

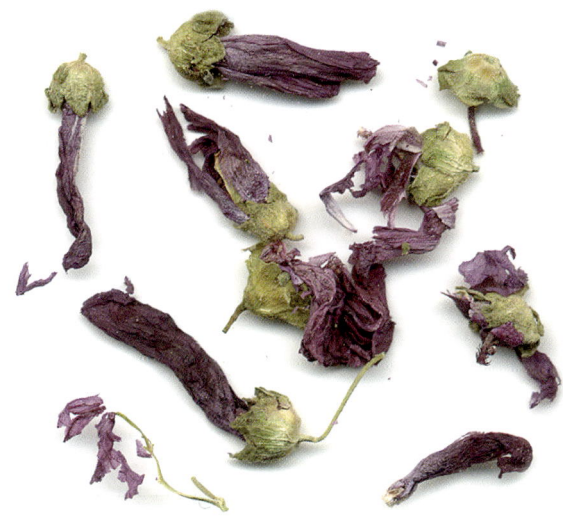

x 1,7

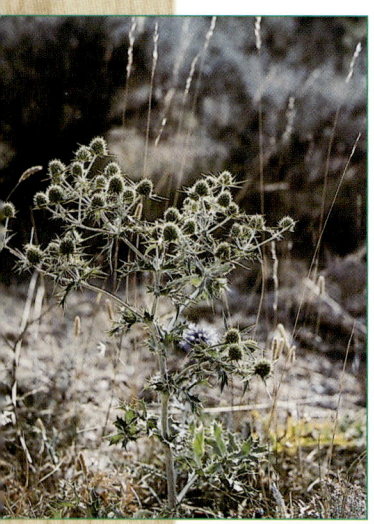

MANNSTREU, FELD-
Eryngium campestre **(Apiaceae, Doldenblütler)**

- *Eryngium* kommt vom griechischen Namen der Pflanze: »erygion«.
- Das ist das Kraut, das die Erinnerungen festhält. Wenn man seine Stadt oder sein Dorf verließ, um in der Ferne Geschäfte zu erledigen, war es klug, einen Blütenkopf des Feld-Mannstreus mitzunehmen, den man im Garten pflückte.

x 1,5

BESCHREIBUNG
Der Feld-Mannstreu ist eine ausdauernde Pflanze mit sehr langer, walzenförmiger, dicker, brauner Wurzel. Der 30–60 cm hohe Stängel ist rund, markgefüllt, kräftig, grünlichweiß und verzweigt sich breit ausladend vom Erdboden ab. Die wechselständigen Blätter mit den hervortretenden Adern sind distelartig stachelig gezähnt und weit stängelumfassend. Die weißen oder grünlichen Blüten erscheinen von Juni bis September und bilden rundliche, zahlreiche Köpfchen, deren Gesamtheit eine rundliche Doldentraube ergibt. Die ovale Frucht wird von den Kelchlappen eingeschlossen.

ANBAU UND SAMMELN
Der Feld-Mannstreu ist in ganz Europa an den dürren Stellen, den Wegrändern verbreitet und kommt nicht über 1500 m Höhe vor. Die **Stranddistel**, *Eryngium maritimum*, wächst an den sandigen Meeresküsten.
Zur Vermehrung sät man den Feld-Mannstreu in trockene, leichte Erde. Man sammelt die Wurzeln im Frühjahr und im Herbst, wäscht und schneidet sie, damit sie leichter verwendet werden können, und lässt sie zunächst in der Sonne, dann im Schatten in luftigen Räumen trocknen.

VERWENDUNG
Der Feld-Mannstreu ist ein erweichendes Diuretikum. Er lindert rheumatische und arthritische Beschwerden, Cellulitis, Albuminurie, entfernt Nierengrieß und Nierensteine, normalisiert die Harnmenge. Man kocht 1 Esslöffel Wurzeln je Tasse 5 Minuten und trinkt 2–3 Tassen täglich.

Die Pflanzen von A bis Z

MARIENBLATT
Chrysanthemum balsamita (Asteraceae, Korbblütler)

- *Chrysanthemum* kommt vom griechischen »chrysos«, »Gold«, und »anthemon«, »Blume«, aufgrund der goldfarbenen Blüten; *balsamita* bedeutet »Balsam, ätherisches Öl«.
- **Volksnamen, Synonyme:** Kaugummipflanze, Frauenminze, Marienbalsam, Balsamkraut, Frauentrost, *Tanacetum balsamita*.
- Aufgrund ihres intensiven Geruchs nach Zitrone und Pfefferminze verwendete man sie in Öl eingelegt als Balsam gegen rheumatische Beschwerden.

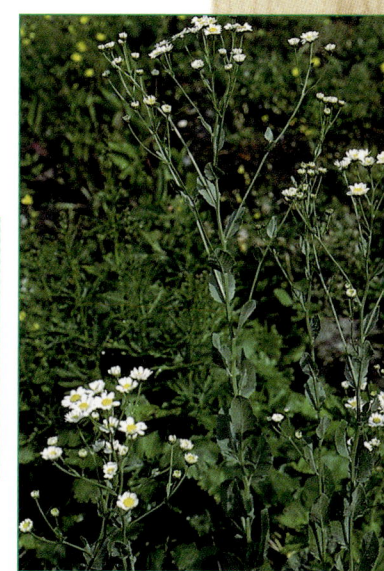

BESCHREIBUNG
Das Marienblatt ist eine ausdauernde Duftpflanze mit langer, leicht schiefer Faserwurzel. Der ca. 1 m hohe Stängel ist aufrecht, fest, weißlich, etwas behaart, leicht schleimig, zur Spitze hin verzweigt. Die Blätter sind länglich, an der Spitze stumpf, gezähnt und hellgrün. Die gelben Blüten erscheinen von Juli bis August; sie bilden kleine Köpfchen, oft mit einem Kranz weißer Zungenblüten, deren Gesamtheit eine endständige Doldentraube darstellt. Die Frucht ist länglich.

ANBAU UND SAMMELN
Das Marienblatt stammt aus Südwestasien und zieht heiße Standorte vor. Es lässt sich leicht durch Teilung des Wurzelstocks vermehren. Die Ernte erfolgt vor der Blütezeit; die abgeschnittenen Pflanzen werden zu Sträußen gebunden und in trockenen, luftigen Räumen aufgehängt.

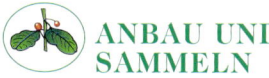

x 2,7

VERWENDUNG
Durch seine krampflösende Wirkung beruhigt das Marienblatt den nervösen Husten und entlastet die Bronchien. Es wirkt wohltuend gegen Gallensteine, erleichtert die Verdauung und entbläht die Gedärme. Man bereitet aus ihm einen Wein (S. 329), der die Eigenschaft hat, den Geist zu wecken, Fröhlichkeit zu verleihen und die Schwermut zu vertreiben.
Man kocht 1 Esslöffel 1 Minute und trinkt 2–3 Tassen täglich.
Achtung: Nicht überdosieren, während der Schwangerschaft meiden.

MARIENDISTEL
Silybum marianum **(Asteraceae, Korbblütler)**

- *Silybum* kommt vom griechischen »silybon«, »Quaste«, dem Namen für eine Distel, deren Blätter essbar waren; *marianum* im Gedenken an Maria, die Milchtropfen auf die Blätter fallen ließ, um Jesus vor den Soldaten des Herodes zu retten.

- **Volksnamen, Synonyme:** Christi Krone, Fieberdistel, Frauendistel, Heilandsdistel, Marienkörner.

- Früher erzählte man, dass Dieben das Eindringen verwehrt würde, wenn man entlang der Hausmauer die Mariendistel pflanzt. Wenn man die Distelköpfe während eines Gewitters im Herdfeuer verbrennt, würden sie die Blitze vom Haus abhalten.

BESCHREIBUNG

Die Mariendistel ist eine sehr schöne, zweijährige Pflanze mit einer starken, langen, dicken und faserigen Pfahlwurzel. Der 1 m und mehr hohe Stängel ist kräftig, aufrecht und oft verzweigt. Er trägt wechselständige, sehr große Blätter, die entlang der Adern weiß gefleckt und am Rand mit harten und spitzen Stacheln besetzt sind. Die Blüten bilden rundliche, dicke, endständige Köpfchen. Die Frucht ist etwas gedrungen und glatt.

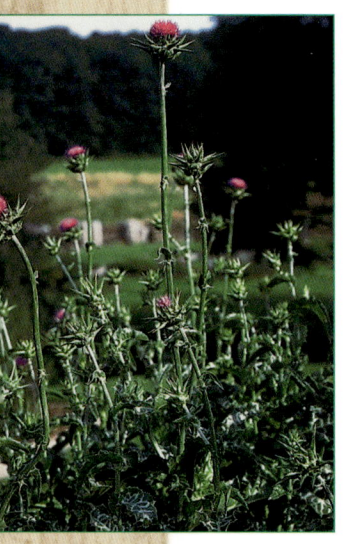

x 1,6

ANBAU UND SAMMELN

Die Mariendistel ist im Mittelmeerraum verbreitet, bei uns teilweise verwildert, und wächst kaum über 700 m Höhe. Ihre Kultur verlangt einen gut mit Mist versorgten, feuchtkühlen Boden. Man sät im Frühjahr an Ort und Stelle.
Die Blätter werden zu Sommeranfang gesammelt, um daraus Suppen zu kochen oder um sie zu trocknen. Um die Samen zu gewinnen, schneidet man die reifen Köpfchen, lässt sie trocknen und drischt die Samen aus.

VERWENDUNG

Die Mariendistel regt bei ängstlichen und gestressten Menschen den Appetit an, hilft bei Leber- und Milzbeschwerden, ist schmerzlindernd, fördert die Verdauung, indem sie die Gallenblase entstaut. Sie bringt den Plexus solaris (Sonnengeflecht) ins Gleichgewicht und regt so die Magenfunktionen an. Sie bekämpft Blutflüsse verschiedenster Art, Blut im Urin, Beschwerden mit Gebärmutterfibromen in den Wechseljahren, Hämorrhoidenblutungen, Gallensteine. Der Distelsame erhöht den Blutdruck und ist so nach einer Operation oder bei Unterdruck willkommen. Man bereitet aus 1 Esslöffel Blättern oder Samen je Tasse eine Abkochung von 2 Minuten und trinkt 2–3 Tassen täglich.

Die Pflanzen von A bis Z

MATE, GRÜNE
Ilex paraguariensis (Aquifoliaceae, Stechpalmengewächse)

- *Ilex* ist in seiner Bedeutung ungeklärt; Mate kommt von dem Quechuawort »mati«, das die Kalebasse bezeichnete, aus der man den Mate trinkt.
- **Volksnamen, Synonyme:** Jesuiten-Tee, Paraguay-Tee, Yerba Mate.
- Der Mate-Tee ist praktisch das Nationalgetränk Südamerikas. Auf dem Lande ersetzt er den Morgentee und verleiht Arbeitskraft.

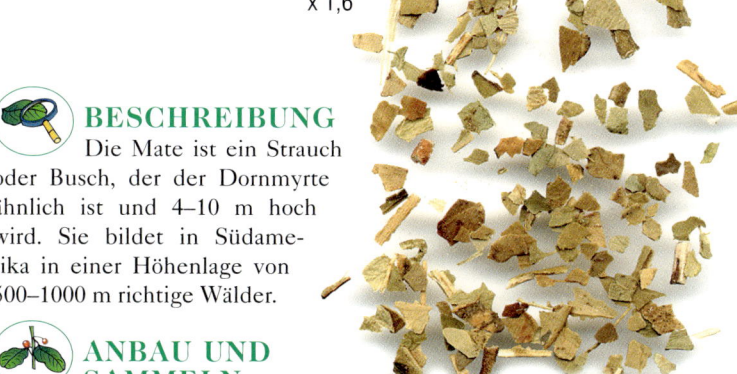

x 1,6

BESCHREIBUNG
Die Mate ist ein Strauch oder Busch, der der Dornmyrte ähnlich ist und 4–10 m hoch wird. Sie bildet in Südamerika in einer Höhenlage von 500–1000 m richtige Wälder.

ANBAU UND SAMMELN
Die Blätter der Grünen Mate werden gesammelt, wenn sie komplett entwickelt sind; man sucht die schönsten aus. Sie kommen aus Paragay, Uruguay, Nordargentinien und Südbrasilien zu uns.

VERWENDUNG
Die Indios trinken den Mate-Tee aus einer Art Flaschenkürbis, der »Mati«. Um ihn aufzusaugen benutzen sie ein Trinkrohr aus Holz oder Metall, das mehr oder weniger kunstvoll verziert ist, »bambilla« genannt wird und dessen unteres Ende mit einem Tuchfilter oder einem sehr feinen Gitternetz überzogen ist. In manchen Gegenden röstet man die Blätter.
Mate-Tee wirkt verdauungsfördernd, stimulierend, entwässernd, ist aber vor allem ein aufputschendes Getränk, das Matein enthält, welches dem Koffein ähnlich ist. In Ergänzung zu einer Schlankheitskur ist Mate-Tee nützlich, denn er verleiht Energie, sodass man die Kalorienzufuhr besser einschränken kann. Man bereitet aus Mate einen Aufguss mit 1 Teelöffel Kraut je Tasse und heißem, aber nicht kochendem Wasser. Traditionell wird 3/4 der Tasse mit Tee gefüllt und überbrüht und in kleinsten Schlucken über Stunden hinweg genossen, wobei mehrmals aufgegossen wird.
Achtung: Nicht überdosieren.

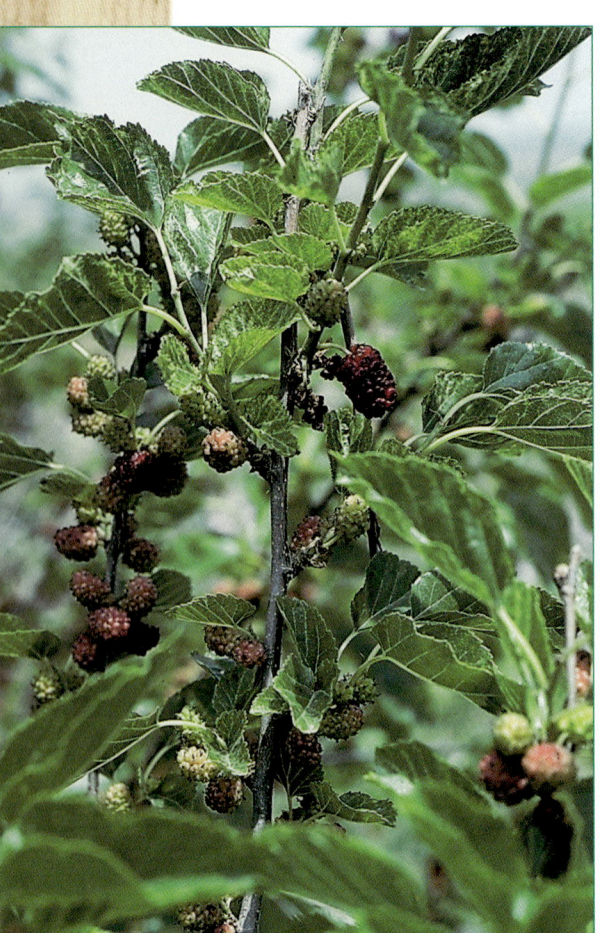

MAULBEER-BAUM, SCHWARZER

Morus nigra (Moraceae, Maulbeergewächse)

- *Morus* kommt vom griechischen »morea«, dem Namen der Pflanze; *nigra* heißt »schwarz«.

- Aus den essbaren Früchten bereitete man den Maulbeerwein. Es gibt auch einen Weißen Maulbeerbaum, dessen Früchte fade schmecken, dessen Blätter aber Nahrung für die Seidenraupe sind.

BESCHREIBUNG

Der Schwarze Maulbeerbaum ist ein 10–15 m hoher Baum, dessen ungleichmäßiger Stamm mit einer rauen, grauen Rinde bedeckt ist und einen milchigen Saft enthält. Die wechselständigen Blätter sind gestielt, oval-herzförmig, gezähnt, dick, behaart, dunkelgrün. Die kleinen, grünlichen Blüten sind eingeschlechtlich und von April bis Mai sichtbar. Die männlichen Blüten bilden längliche Ähren, die weiblichen Blütenstände sind eiförmig. Die Frucht wird durch die Vereinigung der fleischigen Blütenhüllen gebildet und ähnelt den Brombeeren.

ANBAU UND SAMMELN

Der Schwarze Maulbeerbaum kommt aus Transkaukasien bis Iran; dort ist er eine sehr bäuerliche Pflanze. Man vermehrt ihn durch Samenanzucht, Stecklinge oder Absenker.
Man sammelt die Blätter zu Blütebeginn und breitet sie in trockenen, luftigen Räumen aus.

VERWENDUNG

Solange sie unreif sind, wirken die Früchte des Schwarzen Maulbeerbaumes adstringierend; sie werden bei Darmentzündungen und Durchfällen verwendet und lindern als Gurgelmittel Halsentzündungen. Sobald die Maulbeeren rotschwarz sind, sind sie im Gegenteil abführend.
Die Blätter wirken diuretisch, liefern aber vor allem hervorragende Ergebnisse bei Diabetes II. Man kocht 1 Esslöffel geschnittene Blätter je Tasse 2 Minuten und trinkt 2–3 Tassen täglich.

Die Pflanzen von A bis Z

MÄUSEDORN, STECHENDER
Ruscus aculeatus (Asparagaceae, Spargelgewächse)

- *Ruscus* soll vom lateinischen »rus«, »Land«, und »scopa«, »Besen«, kommen, da auf dem Land aus Mäusedorn Besen gefertigt wurden; *aculeatus* kommt von »aculeus«, »Spitze«, da die Blätter sehr spitz und stechend sind.
- **Volksnamen, Synonyme:** Stechmyrte.
- Die Metzger flochten Mäusedornzweige in die Schnüre ihrer Schinken, damit die Mäuse abgehalten wurden.

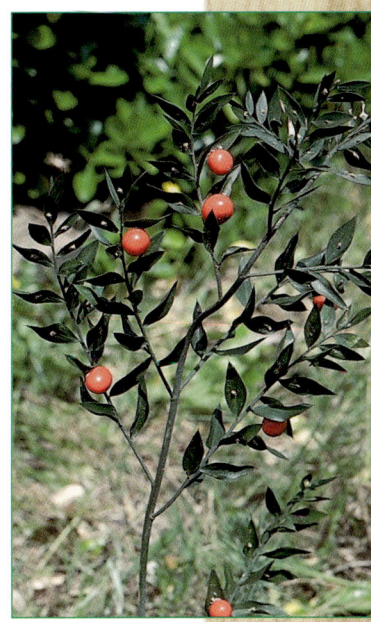

BESCHREIBUNG
Der Mäusedorn ist ein Strauch mit horizontal kriechendem, daumendickem Rhizom, das faserige, weißliche Pfahlwurzeln aussendet. Die 50 cm bis 1 m hohen Stängel, sind fest, biegsam, verzweigt. Sie tragen wechselständige Blätter, aus deren Achseln abgeflachte, blattartige, spitze, stechende Kurztriebe (so genannte Flachsprosse) entspringen. Die Blüten erscheinen von September bis April einzeln in der Mitte der blattartigen Flachsprosse. Die Frucht ist kugelig, rot und umschließt 1–3 harte, weißliche Samen; man sieht sie von Oktober bis Mai.

ANBAU UND SAMMELN
Der Mäusedorn ist in Europa verbreitet und zieht kalkhaltige Böden vor; man findet ihn in Wäldern, Hecken, selten über 700 m Höhe. Er ist frostempfindlich. Man vermehrt ihn durch Teilung des Wurzelstocks von Februar bis März. Man sammelt die Rhizome im Herbst, wäscht sie, trocknet sie, schneidet sie, um den Gebrauch zu erleichtern. Man lässt sie einige Tage in der Sonne, dann in trockenen, luftigen Räumen trocknen.

VERWENDUNG
Als Diuretikum hilft Mäusedorn bei Gicht, Rheuma, Nierensteinen und Gelbsucht. Zusammen mit anderen Entwässerungsmitteln wird aus ihm der **Fünf-Wurzel-Sirup** (S. 362) hergestellt. Er ist gefäßverengend, kräftigend und beruhigt venöse Entzündungen; er ist die ideale Droge bei Krampfadern und Hämorrhoiden. Man kocht 1 Teelöffel geschnittenes Rhizom 5 Minuten und trinkt 2–3 Tassen täglich.
Achtung: Selten können Magenbeschwerden auftreten.

x 1,5

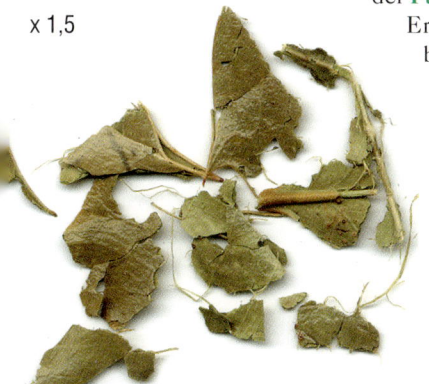

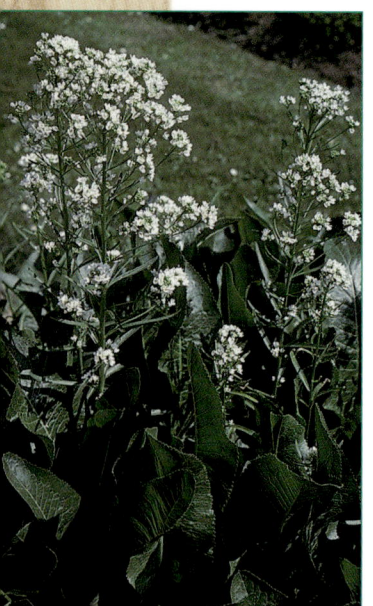

MEERRETTICH
***Cochlearia armoracia* (Brassicaceae, Kreuzblütler)**

- *Cochlearia* kommt vom lateinischen »cochlea«, »Löffel«, aufgrund der Blattform.
- **Volksnamen, Synonyme:** Kren, *Armoracia rusticana*.
- Der Meerrettich wurde schon bei den Römern kultiviert. Nach Deutschland kam er im Mittelalter und war eines der wenigen scharfen Gewürze. Man isst ihn gerne zu Würstchen, Tafelspitz, Räucherfisch oder als Brotaufstrich.

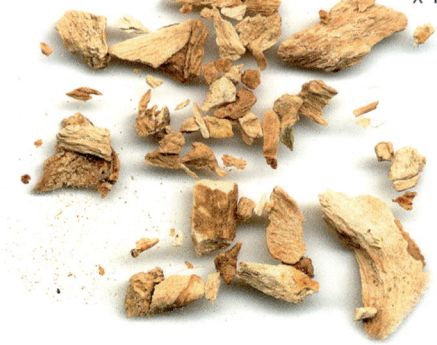

x 1,

BESCHREIBUNG
Der Meerrettich ist eine ausdauernde Pflanze mit langen, dicken, fleischigen, verzweigten Wurzeln. Die aufrechten Stängel, die mehr als 1 m hoch werden, sind hohl, gefurcht.
Die Blätter an der Basis sind groß, oval und lang gestielt; im mittleren Bereich sind sie tief gelappt; oben sind sie lanzettlich und gekerbt. Die weißen, kleinen Blüten, die von Mai bis Juni erscheinen, bilden endständige Trauben. Die runde Frucht enthält sterile Samenkörner.

ANBAU UND SAMMELN
Der Meerrettich ist slawischen Ursprungs, aber heute in Europa weit verbreitet. Er liebt feuchtkühle, schattige Orte. Zu seiner Vermehrung zerlegt man die Wurzeln im Herbst oder im Frühjahr.
Man erntet die Wurzeln von mindestens 3 Jahren alten Stöcken. Sie werden gewaschen, geschnitten und an trockenem, luftigem Ort zum Trocknen ausgelegt.

VERWENDUNG
Der Meerrettich heilt Skorbut und ist eine hervorragend anregende, kräftigende Pflanze, die die Lebenskräfte weckt. Er wirkt verdauungsfördernd und regt so die Magensaftsekretion an. Durch seine entwässernde Wirkung lindert er Gicht, Rheuma, Arthritis. Er erleichtert das Abhusten, entlastet die Bronchien, beruhigt den Husten und erleichtert das Atmen bei Asthma.
Man kocht 1 Teelöffel geschnittene Wurzeln je Tasse 5 Minuten und trinkt 2–3 Tassen täglich.
Achtung: Bei Überdosierung Reizungen im Magen-Darm-Trakt und im Harntrakt möglich. Gefahr allergischer Reaktionen. Personen mit Nierenerkrankungen, Magen- oder Darmgeschwüren sowie Kinder sollten Meerrettich meiden.

Die Pflanzen von A bis Z

MEISTERWURZ
Imperatoria ostruthium (Apiaceae, Doldenblütler)

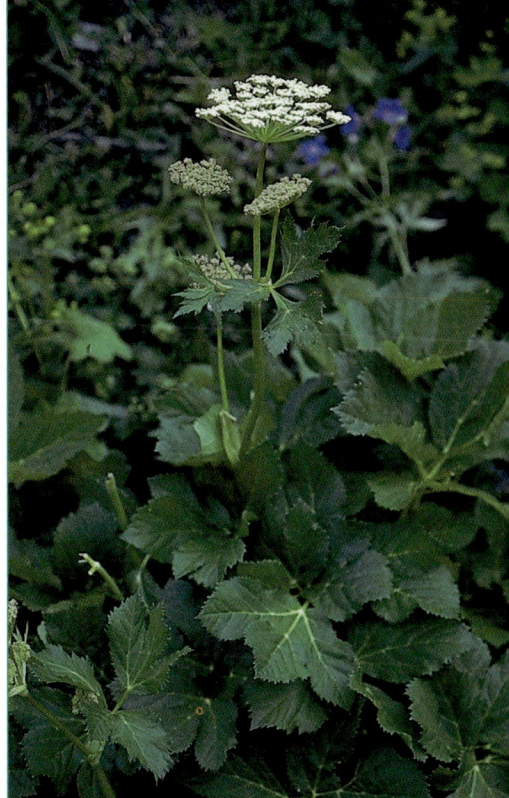

- *Imperatoria* kommt von »imperator«, »Herrscher, Meister«; *ostruthium*, da die dreiteiligen Blätter einem Sperling, auf Griechisch »strouthos«, mit ausgebreiteten Flügeln gleichen.
- **Volksnamen, Synonyme:** Beizichrut, Durstwurz, Kaiserwurz, Magisterwurzel, Ostrutwurz, Sirenenwurz, *Peusedanum ostruthium*.
- Die Meisterwurz war als stark duftendes Kraut Bestandteil von Hexenpulvern und wurde für Räucherungen verwendet. Sie wird in der Johannisnacht ausgegraben und oberhalb der Stalltür zum Schutz des Viehs befestigt. Auch an Weihnachten wird mit der Meisterwurz geräuchert.

BESCHREIBUNG
Die Meisterwurz ist eine ausdauernde Pflanze mit fleischiger, rötlichbrauner, rauer Wurzel, die sich in zahlreiche, knollige Verzweigungen teilt. Der 50 cm bis 1 m hohe, kräftige Stängel trägt wechselständige, gestielte, hellgrüne Blätter, die in 3 oder 5 große, gezähnte Teilblätter gefiedert sind. Die weißen Blüten bilden lockere, ziemlich große Doldenschirme. Die Frucht ist klein und trägt 2 breite Flügel.

ANBAU UND SAMMELN
Die Meisterwurz kommt in allen Gebirgsgegenden vor, selten auch in den Ebenen. Sie zieht silikathaltige, nicht zu feuchte Böden vor. Man vermehrt sie durch Aussaat im Frühjahr oder durch Teilung der Wurzelstöcke im Herbst. Man sammelt die Wurzeln im Frühjahr oder besser im Herbst, wäscht sie, schneidet sie und lässt sie in trockenen, luftigen Räumen trocknen.

VERWENDUNG
Die Meisterwurz regt den Appetit an und kräftigt den Organismus. Sie wirkt blähungstreibend und fördert die Verdauung. Sie ist ein schweißtreibendes, fiebersenkendes Brustmittel, beruhigt den Husten bei Grippe und Bronchitis.
Man kocht 1 Esslöffel Kraut je Tasse 5 Minuten und trinkt 2–3 Tassen täglich.
Achtung: Bei hellhäutigen Personen verstärkte Lichtempfindlichkeit möglich.

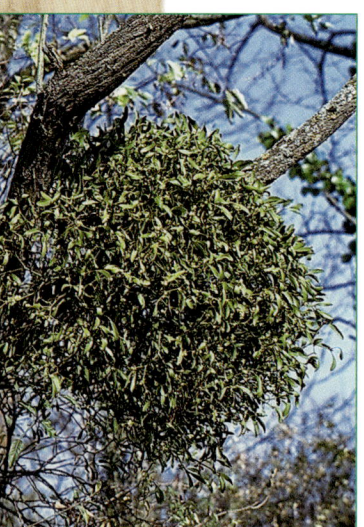

MISTEL, WEISSE
Viscum album (Loranthaceae, Mistelgewächse)

- *Viscum* bedeutet im Lateinischen »Vogelleim«, man extrahierte Leim aus der Pflanze, mit dem man die Ruten für den Vogelfang bestrich; *album*, »weiß«, aufgrund der Farbe der Früchte.

- **Volksnamen, Synonyme:** Bocksfutter, Donarbesen, Hexenbesen, Leinmistel, Vogelkläb, Vogelmispel, Wintergrün.

- Nur die Eichenmistel hatte für die Druiden magische Bedeutung. Die Mistel wurde von alters her gegen Epilepsie verwendet. Hängt bei einem jungen Mädchen ein Mistelstrauß im Türbalken, bedeutet dies, dass sie im Laufe dieses Jahres heiraten wird.

BESCHREIBUNG

Die Weiße Mistel ist ein parasitärer Strauch, der in der Rinde der Bäume verankert ist. Die Mistel dringt mit einer kräftigen Senkerwurzel in das Holz des Astes, welcher sie trägt, ein und entzieht dem Baum Wasser und Nährsalze. Der holzige Stamm ist ab seiner Basis vielfach verzweigt; die Zweige, die sich rau anfühlen, bilden einen kugeligen Busch. Die gegenständigen, dicken, fleischigen, länglichen, gelblichgrünen Blätter besitzen parallele Adern. Die gelblichgrünen Blüten sind eingeschlechtlich und zweihäusig verteilt; sie sitzen knäuelig in den Blattachseln. Die weiblichen bringen runde, weiße, fleischige Früchte hervor, die 1 oder 2 Samen enthalten.

ANBAU UND SAMMELN

Die Mistel ist in Europa beheimatet und parasitiert auf einer großen Anzahl von Bäumen. Obwohl die Eichenmistel am berühmtesten ist, gibt es sie selten, denn sie hat Schwierigkeiten, sich im Eichenholz festzusetzen, da ihre Versorgungsquelle sehr tief liegt. Die Mistel vermehrt sich in der Natur mit Hilfe von Vögeln, die die klebrigen Beeren und Samen verbreiten.

Man sammelt die Blätter von August bis September, bevor sich die Früchte bilden, und trocknet sie in dünner Schicht in trockenen, luftigen Räumen.

VERWENDUNG

Die Mistelblätter wirken hervorragend gegen Bluthochdruck, den sie senken und dabei gleichzeitig den Herzmuskel stärken. Als Diuretikum ist die Mistel nützlich bei Albuminurie (Eiweißausscheidung im Urin), Nierenentzündung, Verstopfung der Harnwege, Arteriosklerose und als Unterstützung in den Wechseljahren.

Man kocht 1 Esslöffel ganze Blätter je Tasse 2 Minuten und trinkt 2–3 Tassen am Tag.

Achtung: Es können allergische Reaktionen auftreten. Überdosierungen sind zu vermeiden.

x 1,4

Die Pflanzen von A bis Z

MÖNCHSPFEFFER
Vitex agnus-castus (Verbenaceae, Eisenkrautgewächse)

- *Vitex* ist der alte lateinische Name und geht zurück auf »vitilis«, »geflochtener«; *agnus* kommt vom griechischen »agnos«, dem Namen der Pflanze, der schon früh mit griechisch »hagnos«, »keusch«, und lateinisch »agnus«, »Lamm«, verwechselt wurde, da die Pflanze anaphrodisisch wirkt; *castus* heißt »enthaltsam, keusch«.

- **Volksnamen, Synonyme:** Keuschlamm.

- Die Mönche würzten ihre Speisen gern mit dem scharf schmeckenden Keuschlammsamen, um ihre Keuschheit zu unterstützen. Daher der Name Mönchspfeffer.

BESCHREIBUNG
Der Mönchspfeffer ist ein Strauch, dessen Stamm sich fast an der Basis schon in zahlreiche aschgraue, an den Spitzen rötliche Äste verzweigt. Die gegenständigen Blätter sind lang gestielt und handförmig in 5–7 lanzettliche, zugespitzte, ganzrandige, an der Oberseite hellgrüne, an der Unterseite filzig behaarte Teilblättchen gefiedert. Die purpurroten, manchmal weißen Blüten erscheinen von Juni bis Juli und bilden lange, lockere, aufrechte und endständige Ähren. Die Frucht ist fleischig wie ein Pfefferkorn. Sie enthält 4 scharf und pfeffrig schmeckende Samenkörner.

ANBAU UND SAMMELN
Man findet den Mönchspfeffer in Südeuropa, in Asien, Nordafrika; er zieht feuchte Standorte vor und wächst nicht im Gebirge. Man vermehrt ihn durch Samenanzucht im Frühjahr oder durch Stecklinge in derselben Zeit.

Die Früchte des Mönchspfeffers werden gesammelt, sobald sie reif sind; man zieht die aus Italien oder Sizilien vor, da sie aromatischer sind.

VERWENDUNG
Die beruhigende, krampflösende Wirkung nutzt man, um neurovegetative Störungen zu beheben, welche oftmals mit Verdauungsproblemen, Schwindel, Krämpfen, Ängsten und Schlaflosigkeit verbunden sind. Als Anaphrodisiakum dämpft Mönchspfeffer das sexuelle Verlangen. Man kocht 1 kleinen Teelöffel Früchte je Tasse 3 Minuten und trinkt 1–2 Tassen täglich.

Achtung: Gelegentlich tritt juckender Hautausschlag auf. Während Schwangerschaft und Stillzeit nicht verwenden.

x 2,8

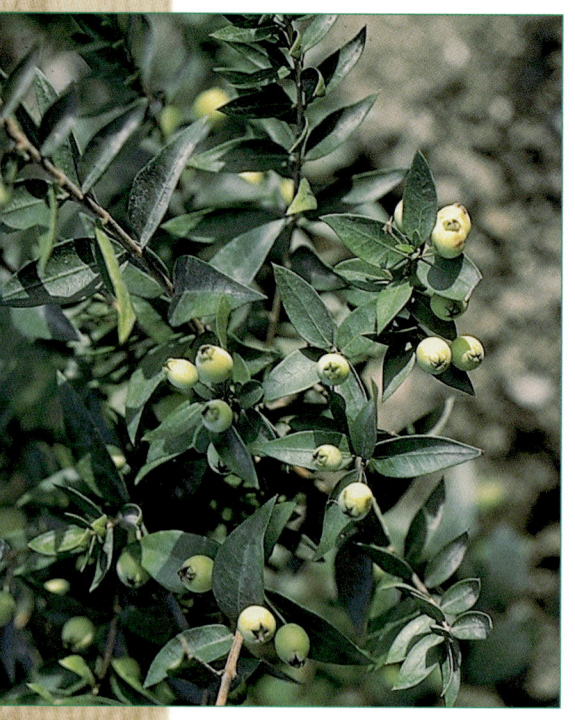

MYRTE

Myrtus communis (Myrtaceae, Myrtengewächse)

- *Myrtus* kommt von »myrtos«, dem griechischen Namen dieser Pflanze.

- **Volksnamen, Synonyme:** Brautmyrte, Echte Myrte.

- Um die Myrte ranken sich viele alte Legenden. So soll Venus sich eines Tages ihrer Nacktheit geschämt haben und ihre Blöße mit Myrtenblättern bedeckt haben. Myrte steht für Schönheit, Jugend, Jungfräulichkeit, deshalb war der Myrtenkranz auch Brautkranz. Damit aber die Myrte ihre Kräfte behält, muss sie – laut Volksbrauch – von einer Frau im Garten gepflanzt werden.

BESCHREIBUNG

Die Myrte ist ein 2–5 m hoher Strauch und vom Boden ab stark verzweigt. Die gegenständigen, kurz gestielten Blätter sind oval, zugespitzt, ganzrandig, fest, glänzend grün, mit kleinen, durchsichtigen Härchen übersät. Die weißen, duftenden Blüten, die von Mai bis Juli erscheinen, entspringen, von einem langen, aufrechten Stiel getragen, einzeln den Blattachseln. Die Frucht ist eine eiförmige Beere, die im reifen Zustand schwarz und vom Kelchblattsaum gekrönt ist.

ANBAU UND SAMMELN

Die Myrte ist in Südeuropa verbreitet; in Höhenlagen kommt sie selten vor. Sie liebt kalk- und silikathaltige Böden. Als frostempfindliche Art ist sie in Mitteleuropa nicht winterhart. Man vermehrt sie durch Samenanzucht oder durch Stecklinge.
Man sammelt die Blätter im Sommer, die Früchte, wenn sie reif sind, und lässt sie im Schatten in luftigen Räumen trocknen.

VERWENDUNG

Die Myrte wird bei Erkrankungen der Atemwege empfohlen, bei akuter oder chronischer Bronchitis, vor allem bei Raucherhusten und gewöhnlichem Husten. Sie regt die Verdauung an, und durch ihren Tanningehalt hilft sie bei Durchfällen, Weißfluss und Hämorrhoiden.
Man kocht 1 Esslöffel geschnittene Blätter je Tasse 2 Minuten und trinkt 2–3 Tassen täglich.
Ein Destillat aus Myrtenblättern und -beeren wird als Gesichtswasser verwendet, das so genannte **Engelswasser** (S. 356). Das ätherische Öl der Myrte oder Mischungen mit Myrtenöl kann man im Winter zur Luftdesinfektion im Haus versprühen.

Die Pflanzen von A bis Z

NATTERNKOPF
Echium vulgare **(Boraginaceae, Raublattgewächse)**

- *Echium* kommt vom griechischen »echis«, »Viper«, die Griffel sind wie Schlangenzungen gespalten.
- **Volksnamen, Synonyme:** Blauer Natternkopf, Blaue Ochsenzunge.

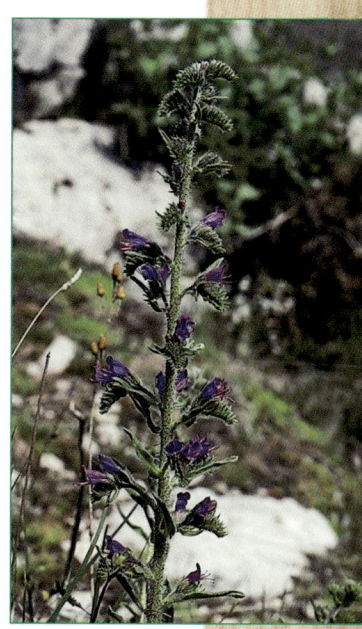

BESCHREIBUNG
Der Natternkopf ist eine einjährige Pflanze mit spindelförmiger, unverzweigter, sehr langer, bräunlicher Pfahlwurzel. Der bis 90 cm lange Stängel ist fest, unverzweigt, aufrecht, mit langen, fast schon stacheligen Haaren bewehrt. Die wechselständigen, lanzettlichen, dunkelgrünen Blätter sind wie der Stängel mit rauen Haaren bedeckt. Die glockig-trichterförmigen, blauvioletten Blüten, die von Mai bis August zu sehen sind, bilden große, pyramidenförmige Blütenstände. Die Frucht ist rundlich, rau, von einem fortbestehenden Kelch umhüllt.

ANBAU UND SAMMELN
Der Natternkopf ist in Europa weit verbreitet; er kann bis in 1800 m Höhe wachsen. Man vermehrt ihn durch Aussaat im Frühjahr oder im Herbst. Die blütentragenden Triebe werden während der Blütezeit geschnitten. Man bindet sie zu Sträußen, die man bis zur vollständigen Trocknung im Schatten in trockenen, luftigen Räumen aufhängt.

x 1,7

VERWENDUNG
Der Natternkopf wirkt entwässernd und reizlindernd und erleichtert die Atemwege.
Man kocht 1 Esslöffel geschnittenes Kraut je Tasse 2 Minuten und trinkt 2–3 Tassen täglich.
Achtung: Nicht überdosieren.

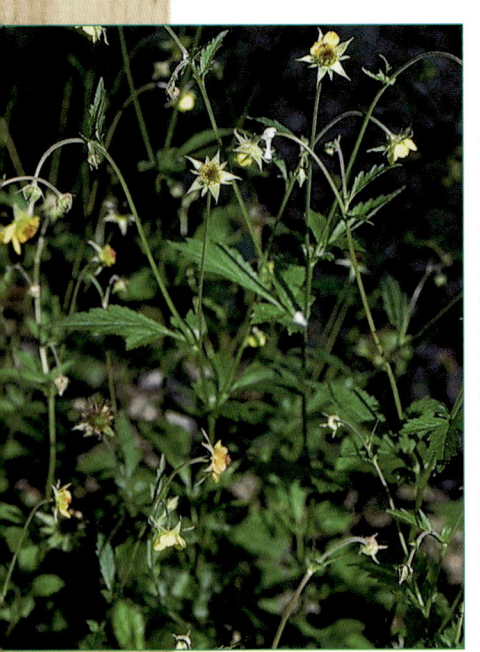

NELKENWURZ, ECHTE
Geum urbanum (Rosaceae, Rosengewächse)

- *Geum* kommt vom griechischen »geuein«, »schmecken, würzen«, da die Wurzel sehr geruchsintensiv ist; *urbanum* heißt »städtisch«.

- **Volksnamen, Synonyme:** Benediktenwurz, Buschnelkenwurz, Heil aller Welt, Mannskraftwurzel, Mauernelkenwurz, Nardenwurz, Stadtbenedikte, Weinwurz.

- Die Nelkenwurz galt als Aphrodisiakum, aber auch als antidämonisch. Bei Augenkrankheiten wurde sie Mensch und Tier als Augenbündeli um den Hals gehängt und nach der Heilung in einen Bach geworfen.

BESCHREIBUNG

Die Nelkenwurz ist eine ausdauernde Pflanze mit kriechender, faseriger, bräunlicher Wurzel. Ihr Stängel ist ungefähr 50 cm hoch, aufrecht, wenig verzweigt, leicht behaart.
An der Basis sind die Blätter lang gestielt, behaart, in 5 oder 7 Teilblättchen gefiedert, von denen das äußerste viel größer als die andern ist und 3 tief eingeschnittene, rundliche und gezähnte Lappen aufweist. Die Blätter im oberen Stängelbereich sind in 3 ungleich große, lanzettliche und stark gezähnte Teilblättchen gefiedert. Die gelben Blüten sind klein, einzeln und endständig. Die kugelige Frucht wird von zahlreichen behaarten Nüsschen gebildet, die eine lange, hakig gekrümmte Spitze tragen

x 1,3 Wurzeln

ANBAU UND SAMMELN

Die Nelkenwurz ist in ganz Europa, in Asien, Nordafrika bis in 1300 m Höhe verbreitet. Sie mag feuchte, schattige und kühle Standorte. Man vermehrt sie durch Aussaat oder durch Teilung des Wurzelstocks im Frühjahr und im Herbst. Geerntet wird die Pflanze im Frühjahr, weil sie dann die meisten Wirkstoffe enthält. Man bindet sie zu Sträußen und lässt sie aufgehängt in trockenen, luftigen Räumen trocknen. Die Wurzeln werden gleich nach dem Ausgraben gewaschen und geschnitten.

x 1,3 Pflanze

VERWENDUNG

Die Blätter und Wurzeln der Nelkenwurz sind adstringierend, können also bei akuten Durchfällen, Darmentzündung, Blutungen, Weißfluss eingesetzt werden. Man empfiehlt die Nelkenwurz auch gegen Fieber, Magenschmerzen, Aerophagie. Man kocht 1 Esslöffel Pflanzen je Tasse 3 Minuten. Davon trinkt man 2–3 Tassen über den Tag verteilt.
Achtung: Nicht überdosieren.

Die Pflanzen von A bis Z

ODERMENNIG
Agrimonia eupatoria (Rosaceae, Rosengewächse)

- *Agrimonia* kommt vom griechischen Wort »argemone«, »Plage des Auges«, die Pflanze scheint tatsächlich gegen Erkrankungen des Auges zu wirken; *eupatoria*, weil der König Mithridates Eupator sie angeblich als Arzneipflanze anerkannt hat.
- **Volksnamen, Synonyme:** Ackermännchen, Leberklette, Schafklette, griechisches Leberkraut, Sängerkraut.
- Alte Zauberer versicherten, dass die Blüten dieser Pflanze sofort welken würden, wenn man ein von einem Dämonen bewohntes Haus beträte. Sie benutzten den Odermennig auch, um diejenigen in Schlaf zu versetzen, denen sie Böses wollten, indem sie ihn in das Kopfkissen stopften. Der Bann wich erst, wenn man das Kopfkissen wegzog.

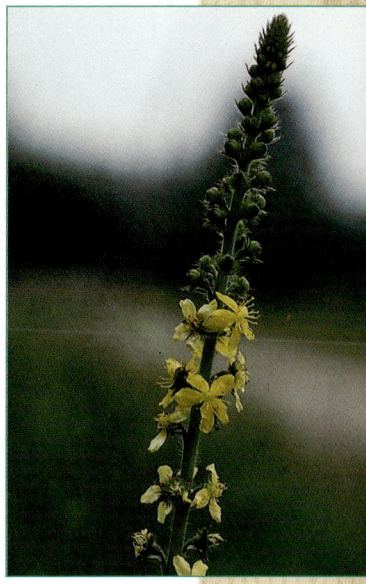

BESCHREIBUNG
Der Odermennig ist eine ausdauernde Pflanze, deren aufrechter, behaarter und unverzweigter Stängel 40–50 cm Höhe erreichen kann. Die wechselständigen Blätter sind tief in lanzettliche, am Rande grob gezähnte Teilblättchen gefiedert, die auf der Unterseite graugrün und auf beiden Seiten behaart sind. Die gelben Blüten bilden eine endständige Ähre und blühen von Juni bis August. Die etwa 6 mm lange Frucht ist behaart und oben mit hakigen Klettborsten versehen.

KULTUR UND ERNTE
Der Odermennig kommt in fast ganz Europa, mit Ausnahme der Höhenlagen, vor und liebt trockene Standorte, Gebüsch und Wegränder.
Man kann ihn während des ganzen Sommers bis in den Herbst hinein sammeln. Man schneidet ihn, bindet ihn zu Sträußen und hängt diese im Schatten trockener und luftiger Räume auf. Sein Geruch ist leicht aromatisch, sein Geschmack bitter.

VERWENDUNG
Durch seinen Gehalt an Tannin wirkt der Odermennig adstringierend. Man kann ihn als Gurgelmittel bei Hals- und Kehlkopfschmerzen, Raucherhusten, allen Munderkrankungen, egal ob es sich um Reizungen oder Ulzerationen handelt, verwenden. Von Diabetikern wird der Tee gern zur Dämpfung des Durstgefühls getrunken. Traditionell wird er bei Durchfall, Darm- und Lebererkrankungen verwendet. Man kocht 1 Teelöffel geschnittenes Kraut je Tasse 3 Minuten. Je nach Fall trinkt man 2–4 Tassen täglich oder gurgelt mit dem Tee.
Achtung: Nicht überdosieren.

x 2

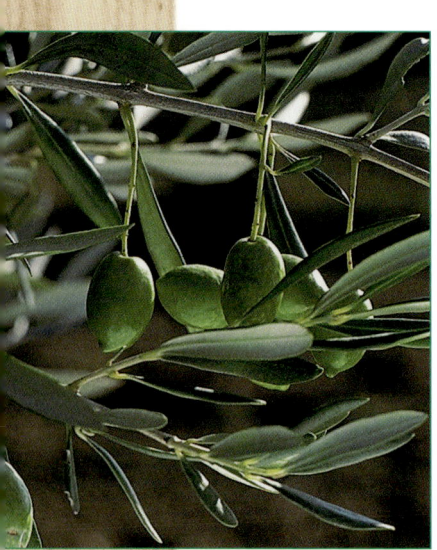

OLIVENBAUM

Olea europaea (Oleaceae, Ölbaumgewächse)

- *Olea* ist der lateinische Name des Olivenbaums; *europaea* heißt »europäisch«.
- **Volksnamen, Synonyme:** Ölbaum, Olive.
- Der Olivenbaum war im gesamten antiken Mittelmeerraum Symbol des Friedens und des Wohlstandes. Noch heute ist die Taube mit dem Ölzweig, die Noah schon das Ende der Sintflut anzeigte, ein Symbol für Frieden. Er wurde wahrscheinlich seit 4000 v. Chr. kultiviert, und die veredelten Olivenbäumchen waren vermutlich ein Gastgeschenk unter den Völkern.

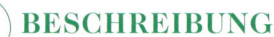

x 1,7

BESCHREIBUNG

Der Olivenbaum wird 10–15 m hoch. Sein Stamm ist mit einer glatten, gräulichen Rinde bedeckt und verzweigt sich in gewundene Äste. Die gegenständigen Blätter sind kurz gestielt, schmal, länglich, spitz, zäh, glatt. Die weißlichen oder gelblichen Blüten, die von Mai bis Juni erscheinen, bilden kurze, in den äußeren Blattachseln zusammengedrängte Trauben. Die Frucht ist die bekannte Olive.

ANBAU UND SAMMELN

Der Olivenbaum ist im Mittelmeerraum verbreitet; er wächst nicht über 800 m Höhe und ist frostempfindlich.

Man vermehrt ihn, indem man Wurzelschösslinge absticht, durch Steckreiser oder durch Samenanzucht. Man sammelt die Blätter von Mai bis Juni, lässt sie in der ersten Zeit in der Sonne, dann in trockenen, luftigen Räumen trocknen.

VERWENDUNG

Die Blätter des Olivenbaums wirken entwässernd und fiebersenkend. Sie werden mit Erfolg bei Diabetes II und Bluthochdruck eingesetzt. Hier ist die Wirkung besonders wertvoll, weil sie sofort einsetzt und lange anhält. Olivenöl wirkt beruhigend, galleabflussfördernd; es regt die Galleproduktion an und erleichtert den Abgang von Steinen.

Man kocht ca. 20 Blätter pro 1/2 Liter Wasser 10 Minuten und trinkt diese Menge im Laufe des Tages. Oder man nimmt 1 Esslöffel Olivenöl pur oder mit Zitronensaft am Morgen nüchtern zu sich.

Eine 8–10-tägige Kur von Zeit zu Zeit regt Leber und Gallenblase an.

Die Pflanzen von A bis Z

OREGANO
Origanum vulgare (Lamiaceae, Lippenblütler)

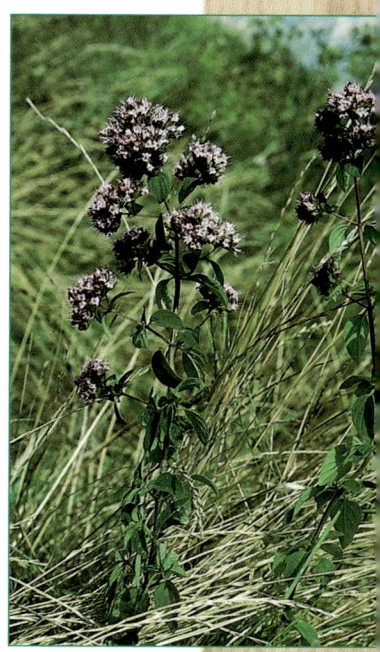

- *Origanum* kommt vom griechischen »oros«, »Gebirge«, und »ganos«, »Schmuck«; er ist ein sehr schöner Schmuck der Berge.
- **Volksnamen, Synonyme:** Wilder Majoran, Dost, Mutterkraut, Wilder Balsam, Hoher Kasper, Wilde Masera, Berghopfen, Ohrkraut.
- Der Oregano wurde in der Antike gegen Vergiftungen durch Schierling, Mohn und Herbstzeitlose eingesetzt. Im Mittelalter wurde er zum Schutzkraut gegen Hexen, Teufel und Nixen. Er wurde den Kindern zum Schutz in die Wiege gelegt. Wenn die Mutter Oreganotee trank, war das ja wirklich ein Schutz für den Säugling, denn Oregano wirkt milchbildend. Man band ihn auch in die Brautsträuße, vertrieb mit ihm Ungeziefer und würzte die Speisen mit Oregano.

BESCHREIBUNG

Der Oregano ist eine ausdauernde Pflanze mit schwärzlichem, Ausläufer treibendem, mit Faserwurzeln besetztem Rhizom. Der 40–70 cm hohe, aufrechte, rötliche, mehr oder weniger behaarte Stängel ist im oberen Teil verzweigt. Die gegenständigen, gestielten, ovalen Blätter sind dunkelgrün. Die kleinen, rosa Blüten, die von Juli bis Oktober erscheinen, bilden endständige Doldentrauben. Die Frucht besteht aus 4 ovalen und glatten Nüsschen.

ANBAU UND SAMMELN

Der Oregano ist in Europa an trockenen Standorten, in bergigen Regionen bis zu einer Höhe von 1000 m verbreitet. Man vermehrt ihn durch Samenanzucht oder Teilung des Wurzelstocks; er braucht warme, leichte Erde. Man sammelt die Blütentriebe, wenn sie von Juli bis August voll in Blüte stehen, und bindet Sträuße, die bis zur vollständigen Trocknung in trockenen, luftigen Räumen aufgehängt werden. Man löst vorsichtig die schönsten Blüten und Blätter für die Küche ab und schneidet dann das Kraut für den Kräutertee.

x 2

VERWENDUNG

Der Oregano ist ein hervorragendes Verdauungsmittel; er regt den trägen Magen an, wirkt lindernd bei Luftschlucken, gibt den Antriebsarmen Energie. Er wirkt sich auch günstig auf alle Bronchialbeschwerden aus, beruhigt den Husten und lindert den Keuchhusten. Zudem wirkt er entwässernd und schweißtreibend und ist so bei fieberhaften Zuständen wie der Grippe willkommen.
Gegen Juckreiz kann man sich mit Oreganoessig einreiben, für den man 50 g Kraut in 1 Liter Apfelessig 8 Tage lang ansetzt.
Für Tee kocht man 1 Esslöffel Blütentriebe je Tasse 2 Minuten leicht und trinkt 2–3 Tassen täglich.

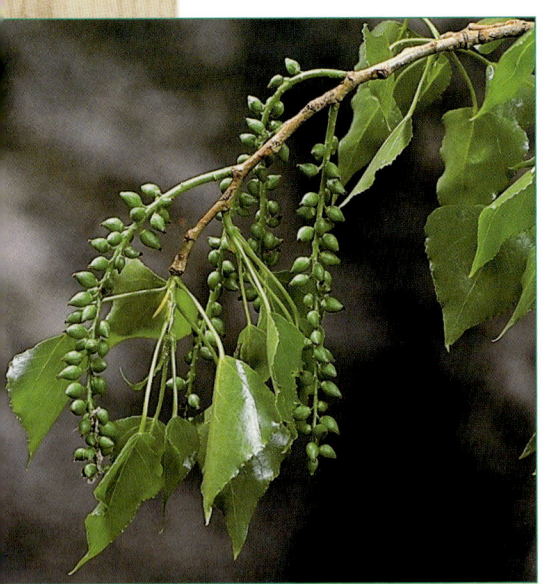

PAPPEL, SCHWARZPAPPEL

Populus nigra **(Salicaceae, Weidengewächse)**

- *Populus* bedeutet »Volk«, da der Baum oft auf öffentliche Plätze gepflanzt wurde; *nigra*, »schwarz«, aufgrund der dunklen Borke.

- Die jungen Mädchen umwickelten am Abend einige Zweige der Schwarzpappel mit ihren Strümpfen und knüpften ein rotes Band daran. Sie legten das Ganze unter ihr Kopfkissen, um von ihrem zukünftigen Liebesleben zu träumen.

BESCHREIBUNG

Die Schwarzpappel ist ein großer Baum mit Kriechwurzel; er wird 20–25 m hoch. Der aufrechte Stamm ist mit einer gräulichen Rinde bedeckt. Die Zweige tragen eiförmige, längliche, zugespitzte Knospen, die von einer klebrigen, harzigen, duftenden Masse überzogen sind. Die Blätter sind wechselständig, lang gestielt, dreieckig, spitz, gekerbt, glänzend. Die Pflanze ist zweihäusig. Die Blüten, die vor den Blättern im Frühjahr erscheinen, bilden Kätzchen, die den zukünftigen Blattachseln entspringen. Die männlichen haben rote Staubgefäße, die weiblichen sind grünlich. Die Frucht ist eiförmig, konisch. Sie enthält viele Samenkörner, die in wattige Haarschöpfe eingehüllt sind.

ANBAU UND SAMMELN

Die Schwarzpappel ist in Europa auf feuchten Böden in den Ebenen verbreitet, bei uns aber nur noch selten anzutreffen. Sie liebt kalkhaltige Böden und wächst bis 1800 m Höhe. Die Vermehrung ist Sache der Baumschule oder des Försters. Man sammelt die Knospen im März. Man breitet sie aus, bewegt sie von Zeit zu Zeit und lässt sie so in trockenen, luftigen Räumen trocknen. Die Blätter sammelt man im Juli, die Rinde zu Winterbeginn. Man lässt sie im Schatten trocknen.

VERWENDUNG

Die Knospen wirken entwässernd. Sie senken den Harnsäurespiegel, lindern die Schmerzen bei Rheuma, Arthritis, Gicht und verlangsamen den Verlauf der chronischen, deformierenden Polyarthritis. Man bereitet aus ihnen einen Wein (S. 329). Die Schwarzpappel ist auswurffördernd, keimtötend und willkommen, um Husten zu beruhigen und die Bronchien zu erleichtern. Gegen Hämorrhoiden macht man Sitzbäder mit Schwarzpappeltee. Man kocht 1 Teelöffel Pflanzen 3 Minuten und trinkt 2–3 Tassen täglich.

x 1,7 **Achtung:** Nicht verwenden bei Überempfindlichkeit gegen Salicylate.

Die Pflanzen von A bis Z

PASSIONSBLUME
Passiflora incarnata (Passifloraceae, Passionsblumengewächse)

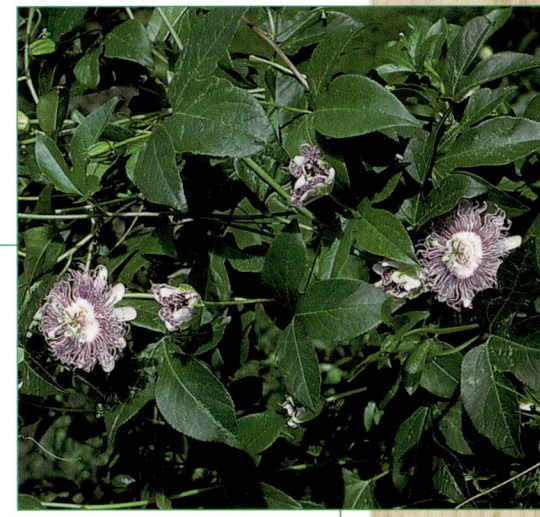

- *Passiflora* kommt vom lateinischen »passio«, »Leidensgeschichte«, und »flos«, »Blume«, die »Blume der Leidensgeschichte«; *incarnata* heißt »fleischgeworden« und spielt auf »Christus incarnatus« an.

- Christen erkennen in der Pflanze die Symbole des Leidens Christi: die weiß-lila Nebenkrone stellt die Dornenkrone dar, die Staubblätter die Kreuznägel, die Griffel und die Ranken die Geißeln. Hält man eine Passionsblume als Zimmerpflanze, so soll sie Frieden und Ruhe ausstrahlen. Trägt man eine Blüte bei sich, so zieht sie, wie es heißt, die Freundschaft an.

BESCHREIBUNG
Die Passionsblume ist eine ausdauernde Pflanze, deren windende Stängel 9 m lang werden können. Sie klettert mit Hilfe von Haftranken. Die gestielten Blätter sind in fein gezähnte Lappen geteilt. Die von Mai bis Juni erscheinenden Blüten sind groß, einzeln, radiärsymmetrisch, weiß, im Inneren mit einer Nebenkrone aus lilanen, fadenförmigen Blütenblättern geschmückt. Die orangerote Frucht ist eiförmig, dick wie ein Apfel und enthält ein gelbes Fruchtfleisch mit schwarzen Kernen.

ANBAU UND SAMMELN
Die Passionsblume stammt aus Amerika und hat sich in Europa, vor allem in der Mittelmeerregion, akklimatisiert. Man vermehrt sie durch Samenanzucht oder Teilung des Wurzelstocks. Man sammelt die Pflanze zur Blütezeit und lässt sie in trockenen, luftigen Räumen trocknen. Andere Arten der artenreichen Gattung sind weniger wirksam.

VERWENDUNG
Die Passionsblume ist krampflösend und eine der bekanntesten und am häufigsten verwendeten Pflanzen bei Schlaflosigkeit. Sie verschafft den Ängstlichen, Besorgten sowie bei psychischen Schwankungen in den Wechseljahren einen erholsamen Schlaf.
Man kocht 1 Esslöffel geschnittenes Kraut je Tasse 2 Minuten und trinkt 1 oder 2 Tassen am Abend vor dem Schlafengehen.

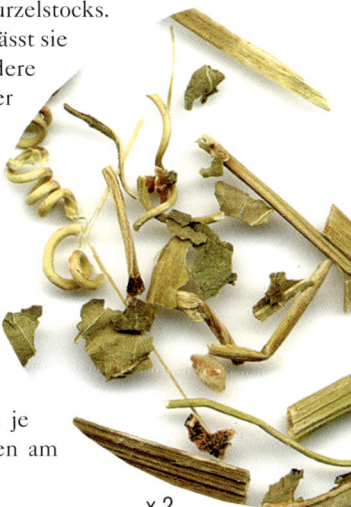

x 2

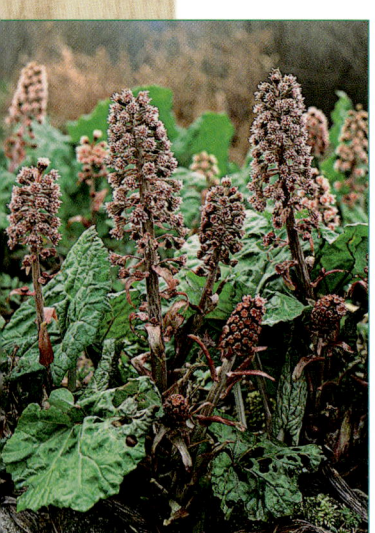

PESTWURZ, GEWÖHNLICHE
Petasites hybridus (Asteraceae, Korbblütler)

- *Petasites* ist abgeleitet vom griechischen »petasos« (breitkrempiger Hut) und zielt auf die großen, schirmartigen Blätter; *hybridus*, zu griechisch »hybris« (unehelich, zügellos), erinnert daran, dass man die Art früher für einen Bastard hielt.
- **Volksnamen, Synonyme:** Kraftwurz, Pestilenzwurz.
- Die Pflanze galt als Mittel gegen Pest und andere Seuchen. Als Sonnenschutz dienten Erntearbeitern und Kindern die auf den Kopf gesetzten riesigen Blätter.

BESCHREIBUNG
Die Gewöhnliche Pestwurz ist eine ausdauernde Pflanze mit einem kräftigen Wurzelstock, der bis 1,5 m lange Ausläufer bildet. Nach der Blütezeit (März–Mai) erscheinen die grundständigen, bis 60 cm breiten, bis 1 m lang gestielten, rundlich-herzförmigen und am Rand gezähnten Blätter. Sie sind anfangs unterseits dicht graufilzig behaart. Der 10–40 cm hohe Blütenstängel ist mit rötlichen Schuppen und wolligen Haaren besetzt. An seinem Ende stehen die großen, eiförmigen, leicht duftenden Blütenstände mit den rötlichen, nur Röhrenblüten enthaltenden Blütenköpfen. Die Pflanze ist zweihäusig. Mit etwa 0,5 cm sind die weiblichen Blütenköpfe nur halb so breit wie die männlichen. Zur Fruchtzeit verlängert sich der Blütenstängel (bis 120 cm). Die Früchte tragen einen weißen Pappus.

ANBAU UND SAMMELN
Die Gewöhnliche Pestwurz wächst in Europa sowie im westlichen Asien auf feuchten, nährstoffreichen Stellen an Ufern, auf Wiesen, in Wäldern. Während die früher volksmedizinisch verwendeten Blätter meist aus Wildsammlung stammten, werden die Pflanzen für die Herstellung der Wurzelextrakte unter kontrollierten Bedingungen angebaut. Die Vermehrung erfolgt durch Wurzelstockteilung.

VERWENDUNG
Früher wurde Tee aus den getrockneten Blättern eingesetzt, vor allem gegen Husten und krampfartige Darmbeschwerden. Wegen der Risiken ist diese Anwendung nicht mehr üblich. Heute werden Fertigpräparate mit Wurzelstockextrakten als Arzneimittel gegen Krampf- und Schmerzzustände im Bereich der ableitenden Harnwege, im Magen-Darm-Trakt, gegen Migräne und Spannungskopfschmerzen verwendet.
Achtung: Wegen der potenziell leberschädigenden und krebsfördernden Pyrrolizidin-Alkaloide in den Pflanzenteilen nur Fertigpräparate einsetzen; diese nicht während Schwangerschaft und Stillzeit verwenden.

Die Pflanzen von A bis Z

PETERSILIE
Petroselinum hortense (Apiaceae, Doldenblütler)

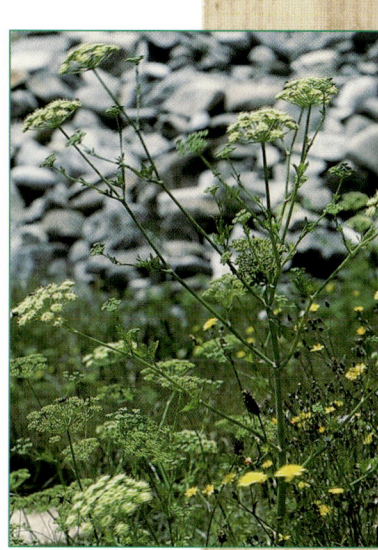

- *Petroselinum* kommt von »petros«, »Stein«, und von »selinon«, »Petersilie«. Man findet die Pflanze oft an steinigen Plätzen.

- **Volksnamen, Synonyme:** Bittersilche, Grönte, Kräutel, Perle, Peterling, Stehsalat, Geilwurz, Bockskraut; *Petroselinum crispum*.

- Man glaubt allgemein, dass die Petersilie in Rom um Erlaubnis bitten muss, keimen zu dürfen, also vergeht einige Zeit, bis sich die Pflänzchen entwickeln. Dann aber schreibt man ihnen potenzsteigernde und abortive Wirkung zu, weshalb die Straßen der Bordelle oft Peterlesgassen hießen.

BESCHREIBUNG
Die Petersilie ist eine zweijährige Pflanze mit ziemlich kräftiger, konischer, verzweigter und weißlicher Wurzel. Der 30–60 cm hohe Stängel ist gerillt, zur Spitze hin verzweigt. Die wechselständigen Blätter sind je nach Sorte unterschiedlich in breite oder eingerollte Teilblättchen gefiedert. Die kleinen, gelblichen Blüten bilden im September endständige Dolden.

Blätter x 2,3

ANBAU UND SAMMELN
Die Petersilie zieht krümelige und frische Böden vor. Man vermehrt sie durch Aussaat von März bis September. Geerntet werden die Blätter ab April, die Früchte ab ihrer Reife im September, die Wurzeln im September des zweiten Jahres. Man wäscht und schneidet die Wurzeln und lässt sie in trockenen, luftigen Räumen trocknen.

VERWENDUNG
Die Petersilie hilft, Wasser aus dem Körper zu entfernen, bei Schwellungen, Nierensteinen, Ödemen bei Herzinsuffizienz. Mit anderen Pflanzen zusammen potenziert sich die Wirkung der Wurzel. Die Pflanze erleichtert das Einsetzen der Menstruation und lindert deren Schmerzen. Sie ist nützlich gegen Bluthochdruck, wirkt kräftigend, anregend, bekämpft das Luftschlucken und Blähungen. Man legt Petersilie auf Insektenstiche und auf Brüste mit Milchstau, auf Verrenkungen, Hämorrhoiden, Unterschenkelgeschwüre. Man bereitet aus 1 Esslöffel Wurzeln, Blättern oder Früchten je Tasse eine Abkochung von 5 Minuten bei Wurzeln und 2 Minuten bei Blättern und Früchten. Man trinkt 2 oder 3 Tassen täglich.

x 2 Wurzeln

x 4 Früchte

Achtung: Petersilienfrüchte wegen ihrer Giftwirkung nicht verwenden. Zubereitungen aus Wurzel und Blättern während der Schwangerschaft und bei Nierenerkrankungen meiden. Die Lichtempfindlichkeit der Haut kann verstärkt werden.

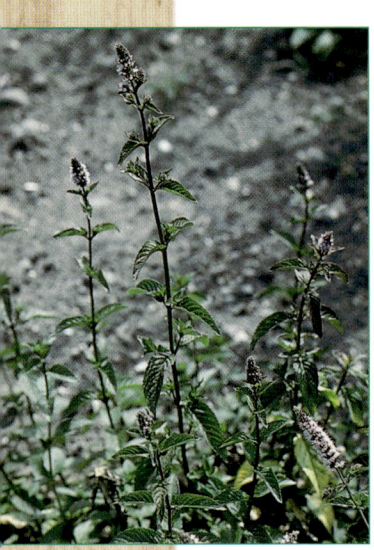

PFEFFERMINZE

Mentha piperata (Lamiaceae, Lippenblütler)

- *Mentha* kommt vom griechischen »Minthe«, dem Namen einer Nymphe, die die eifersüchtige Persephone in eine Blüte verwandelte; *piperata* heißt »gepfeffert«. Die Minzen umfassen mehrere Arten. Die wichtigste ist die Pfefferminze, eigentlich eine Kreuzung aus Wasserminze und Grüner Minze.

- **Volksnamen, Synonyme:** Edelminze, Krause Minze, Rote Münz, Englische Minze, Teeminze, Frauenminze.

- Die Minze bot Schutz vor Verhexung und Krankheit. Wenn man einige Minzblätter in eine Blumenvase warf, sollte das den Blumenstrauß länger frisch halten.

BESCHREIBUNG

Die Pfefferminze ist eine ausdauernde Pflanze mit langem, Ausläufer treibenden, kriechenden, behaarten Rhizom. Der 30–50 cm lange, aufrechte oder aufwärts strebende Stängel teilt sich in gegenständige Äste. Die Blätter sind gegenständig, kurz gestielt, oval bis lanzettlich, spitz, gezähnt, grün. Die violetten Blüten bilden längliche bis eiförmige, endständige Ähren.

ANBAU UND SAMMELN

Die Pfefferminze wird in großem Stil angebaut. Sie verlangt frische, lehmige, leichte, nährstoffreiche Erde. Man vermehrt sie durch Stecklinge, die im Herbst leicht anwurzeln. Es sind 2 Ernten möglich, eine im Juni, eine weitere im September. Man schneidet die Pflanzen nach dem Morgentau, bindet Sträuße und hängt diese in warmen, luftigen Räumen auf.

VERWENDUNG

Die Pfefferminze wirkt verdauungs- und appetitfördernd, krampflösend und bekämpft den trägen Magen, Darmbeschwerden, Luftschlucken, Blähungen. Sie regt die Galleproduktion an, lindert Leber- und Nierenschmerzen. Sie beruhigt Migräne, Neuralgien, Ischiasschmerzen (siehe **Balsam**, S. 336). Man trägt Pfefferminzöl oder -balsame auf die Schläfen oder schmerzenden Stellen auf.

Man bereitet einen Aufguss, indem man 1 Messerspitze Kraut je Tasse 5 Minuten ziehen lässt, und trinkt 2–4 Tassen täglich.

Achtung: Bei Gallensteinen nur auf ärztlichen Rat verwenden. Pfefferminzöl (oder -balsam) bei Säuglingen und Kleinkindern nicht im Gesichtsbereich auftragen.

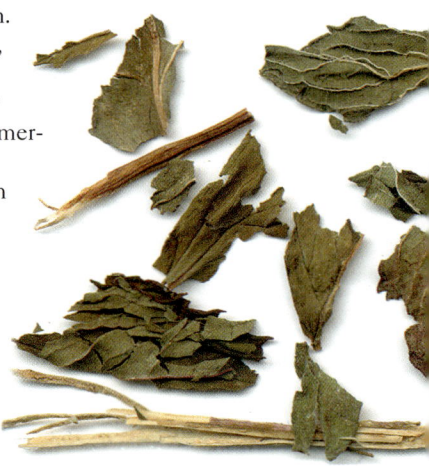

x 1,7

Die Pflanzen von A bis Z

PFIRSICHBAUM
Prunus persica (Rosaceae, Rosengewächse)

- *Prunus* ist der Name des Pflaumenbaums; *persica* heißt »persisch«.
- Früher erzählte man auf dem Lande, dass es das Fieber heilt, wenn man unter einem Pfirsichbaum schläft. In China vertreibt der Pfirsichbaum auch die bösen Geister, und man trifft nicht selten Kinder, die einen Pfirsichkern auf eine Schnur gefädelt als Kette um den Hals tragen.

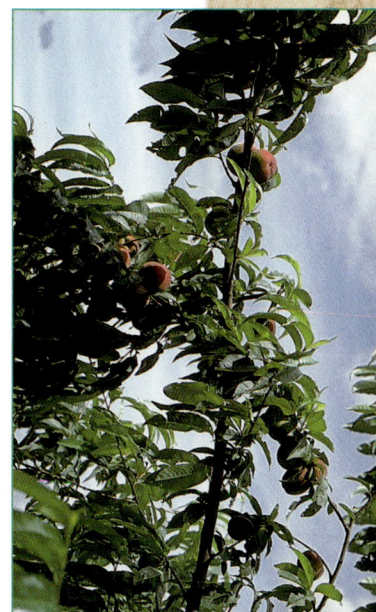

BESCHREIBUNG
Der Pfirsichbaum ist ein Baum mittlerer Größe, dessen mit einer braunen, glatten Rinde bedeckter Stamm sich in lange, aufrechte, hellgrüne Äste verzweigt. Die Blätter sind wechselständig, gestielt, länglich-schmal, spitz, sägezahnähnlich gezähnt und blaugrün. Die im Frühjahr sichtbaren blassrosa Blüten drängen sich an den Spitzen der Zweige. Die Frucht ist der wohlbekannte Pfirsich.

ANBAU UND SAMMELN
Der Pfirsichbaum stammt aus Persien. Man vermehrt ihn durch Stecklinge oder durch Samenanzucht. Man sammelt die Blüten zu Blühbeginn, die Blätter, bevor die Früchte erscheinen, und lässt Blüten wie Blätter vorsichtig auf einem Papier in trockenen, luftigen Räumen trocknen.

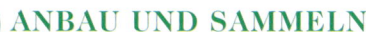

x 1   Blüten

VERWENDUNG
Blüten und Blätter des Pfirsichbaums sind leicht abführend und eignen sich für Menschen mit empfindlichen Därmen, Kinder und alte Menschen. Durch seine beruhigende Wirkung erleichtert der Pfirsichbaum den Kindern das Einschlafen, beruhigt nervösen Husten und Keuchhusten.
Er ist auch wurmvertreibend und entwässernd.
Man bereitet einen Aufguss, indem man 1 Teelöffel 5 Minuten ziehen lässt, und trinkt davon täglich 1–2 Tassen.

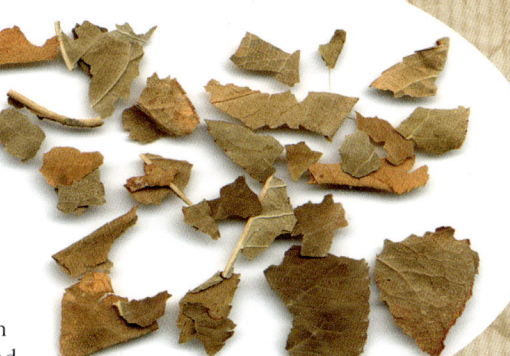

x 1,3   Blätter

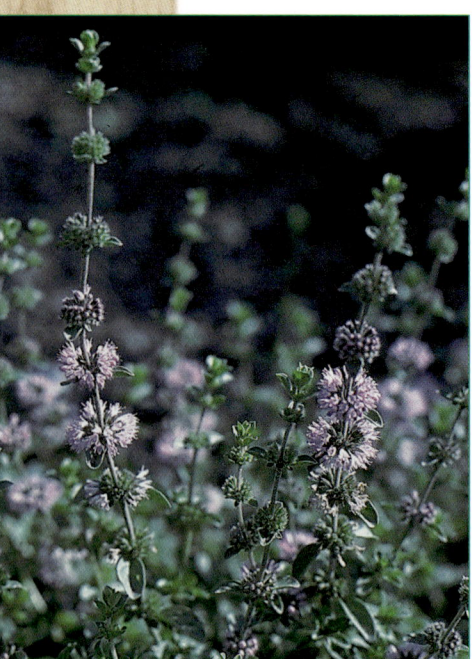

POLEIMINZE

Mentha pulegium (Lamiaceae, Lippenblütler)

- *Mentha* kommt von dem griechischen Namen »Minthe«, einer Nymphe, die die eifersüchtige Persephone in eine Blume verwandelt hat; *pulegium* kommt von »pulex«, »Flohes«, da ihr Geruch die Flöhe fernhält.

- **Volksnamen, Synonyme:** Flohkraut.

- Poleiminze wurde früher auch für Abtreibungen verwendet; dabei kam es zu tödlichen Vergiftungen. Heute wird die Poleiminze als Insektenmittel, als Putzmittelzusatz, als Räuchermittel und als Gewürz verwendet.

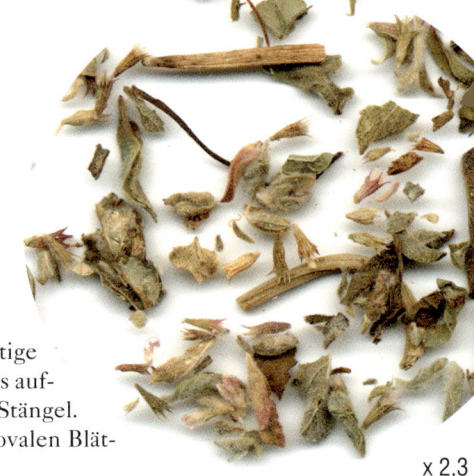

BESCHREIBUNG

Die Poleiminze ist eine krautige Pflanze mit niederliegendem bis aufsteigendem, bis 30 cm langem Stängel. Die leicht gezähnten, länglich-ovalen Blätter sind kurz gestielt.

x 2,3

ANBAU UND SAMMELN

Nur die Pfefferminze wird in Intensivkultur angebaut, aber man kann die Poleiminze auch anbauen, durch Samenanzucht oder durch Stecklingsvermehrung.
Man sammelt die Pflanzen kurz vor Blühbeginn und lässt sie im Schatten in trockenen, luftigen Räumen trocknen.

VERWENDUNG

Die Eigenschaften der Poleiminze sind die gleichen wie die der Pfefferminze, aber die Poleiminze wirkt stärker auf die Leber, stillt darüber hinaus die Hustenanfälle, erleichtert die Bronchien und das Einsetzen der Regel.
Man bereitet einen Aufguss, indem man 1 Esslöffel Kraut 10 Minuten ziehen lässt, und trinkt davon 2–3 Tassen täglich.
Achtung: Die Poleiminze ist giftig und sollte deshalb heute nicht mehr arzneilich verwendet werden.

Die Pflanzen von A bis Z

QUECKE, GEWÖHNLICHE

Agropyrum repens (Poaceae, Süßgräser)

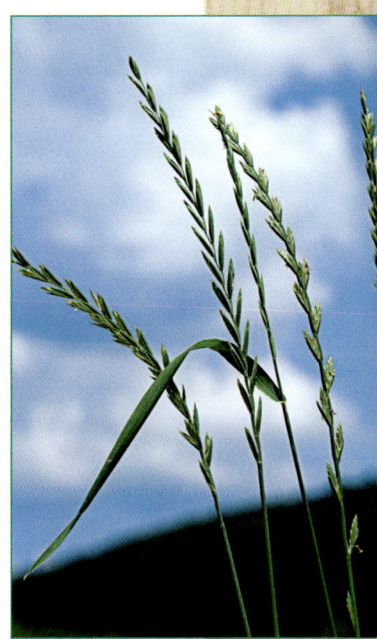

- *Agropyrum* kommt vom griechischen »agros«, »Feld, Acker«, und »pyros«, »Weizen«, weil diese Pflanze dem Getreide ähnelt; *repens* bedeutet auf Lateinisch »kriechend, Ausläufer treibend«. Also ein Feldgetreide mit kriechenden Wurzeln.

- **Volksnamen, Synonyme:** Queutsch, Quäken, Kecke, Zweckgras, Spitzgras, Schnürgras, Quitsch, Kreichweizen, Knotengras, Ackergras, Hundszahn.

- Hunde und Katzen fressen die Queckenblätter, um erbrechen zu können und die Darmpassage der Haare, die sie gefressen haben, zu erleichtern. Die Wurzeln wurden früher als Kraftfutter für die Tiere empfohlen, oder sie wurden als Kaffee-Ersatz oder zur Sirup- und Alkoholherstellung verwendet. Durch ein Gift, das durch die Wurzeln ausgeschieden wird, werden andere Pflanzen in ihrem Wachstum gehemmt.

BESCHREIBUNG

Die Quecke ist eine ausdauernde Pflanze mit reich verzweigter, faseriger, langer, Ausläufer treibender, weißgelblicher Wurzel, bei der aus jedem Knoten Würzelchen entspringen. Der 50–150 cm hohe Stängel ist aufrecht, rund und trägt wechselständige, linealische, grasartige, mit einer Blattscheide den Stängel umfassende, hellgrüne Blätter. Die grünlichen Blüten sind von Juni bis September sichtbar und bilden zu viert oder fünft Ährchen, die miteinander eine lange, lockere endständige Ähre bilden. Die Frucht ist länglich-oval.

ANBAU UND SAMMELN

Die Quecke ist für den Gärtner ein gehasstes Unkraut. Man trifft sie überall in Europa, in Asien, in Nordafrika und in Nordamerika an; sie kann bis 2000 m Höhe wachsen. Man vermehrt sie, indem man Teile der Rhizome eingräbt. Die Wurzeln kann man das ganze Jahr über sammeln oder zur Zeit der Bodenbearbeitung im Herbst. Man wäscht sie, um sie von der Erde zu befreien, schneidet sie oder bündelt sie und lässt sie in trockenen, luftigen Räumen trocknen.

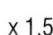

x 1,5

VERWENDUNG

Die Quecke wirkt entwässernd und erweichend. Man verwendet sie, um die Harnausscheidung zu steigern, die Nierensteine aufzulösen, Blasen- und Harnwegsentzündungen zu beruhigen. Sie liefert einen **erfrischenden Tee**, alleine oder zusammen mit anderen erweichenden und reizlindernden Pflanzen (S. 366). Man kocht 1 Esslöffel Queckenwurzeln je Tasse oder 4 Esslöffel je Liter 3 Minuten und trinkt 2–6 Tassen am Tag.
Achtung: Bei Ödemen infolge eingeschränkter Herz- oder Nierenfunktion nicht verwenden.

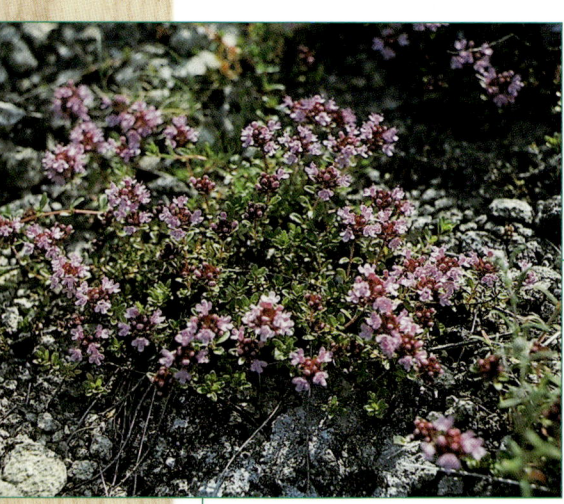

QUENDEL

Thymus serpyllum (Lamiaceae, Lippenblütler)

- *Thymus* bedeutet »duften« und meint vielleicht den rauchigen Duft. *Serpyllum* heißt »kriechend«.

- **Volksnamen, Synonyme:** Feldthymian, Wilder Thymian, Wilder Zimt, Immenkraut, Wurstkraut, Marienbettstroh, Grundling.

- Im Altertum war der Quendel der Liebesgöttin Aphrodite, bei den Germanen der Freya geweiht. Später im Christentum fiel diese Rolle Maria zu. Quendel war immer ein Aphrodisiakum.

BESCHREIBUNG

Der Quendel ist eine am Grund verholzte Pflanze mit holziger, verzweigter Wurzel. Die bis 30 cm langen, gräulichen Stängel sind liegend oder aufsteigend. Die wechselständigen, ovalen Blätter sind klein, aber größer als beim Thymian. Die rosa, weißen oder purpurfarbenen Blüten, die von Juni bis Oktober erscheinen, bilden kurze Ähren, die mit einigen Blättchen versehen sind. Die Frucht ist eiförmig, rundlich.

ANBAU UND SAMMELN

Der Quendel ist in Europa, vor allem in den südlichen Regionen, verbreitet und liebt trockene, steinige Böden; er kann bis 2000 m Höhe wachsen. Man vermehrt ihn durch Teilung der Wurzelstöcke im Frühjahr oder im Herbst.
Man kann Quendel 2-mal im Jahr ernten, einmal im Juni und einmal im September. Nachdem man ihn zu Sträußen gebunden hat, wird er im Schatten oder in der Sonne getrocknet. Man drischt anschließend durch leichte Schläge die Blättchen ab, oder man schneidet sie ab.

VERWENDUNG

Der Quendel wirkt kräftigend, anregend, krampflösend, fördert die Verdauung und löst dabei die Krämpfe. Er wirkt sehr sanft gegen Verstopfung und kann hierzu bei den empfindlichsten Menschen und bei kleinen Kindern eingesetzt werden. Als Diuretikum verflüssigt er die Bronchialsekrete, erleichtert das Atmen bei Asthma, beruhigt den Keuchhusten.
Man bereitet aus ihm ein Öl, welches man als Massageöl bei rheumatischen Beschwerden einsetzt. Man kocht 1 Esslöffel Kraut je Tasse leicht 2 Minuten.

x 1,4

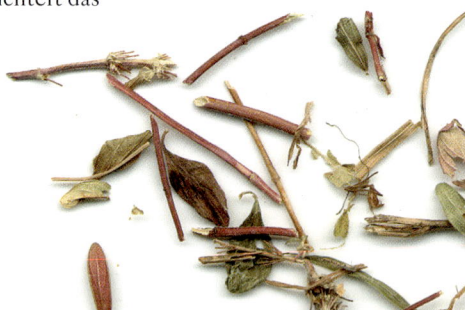

Die Pflanzen von A bis Z

RAINFARN
Tanacetum vulgare (Asteraceae, Korbblütler)

- *Tanacetum* kommt vom griechischen »tanaos«, »lang«, da die Blüten lange leben, ohne zu welken.
- **Volksnamen, Synonyme:** Dreifuß, Drüsenkraut, Kraftkraut, Milchkraut, Muttergottesrute, Regenfahn, Rehfarn, Revierkraut, Tannkraut, Weinwermut, Wurmkraut.
- Der Rainfarn wird heute im biologischen Pflanzenschutz verwendet. Rainfarntee (300 g Blätter, Stängel und Blüten in 10 l Wasser kochen) ist ein hervorragendes Insektenvernichtungsmittel. Man vernichtet mit ihm auch die Motten im Schrank und die Flöhe in der Hundehütte.

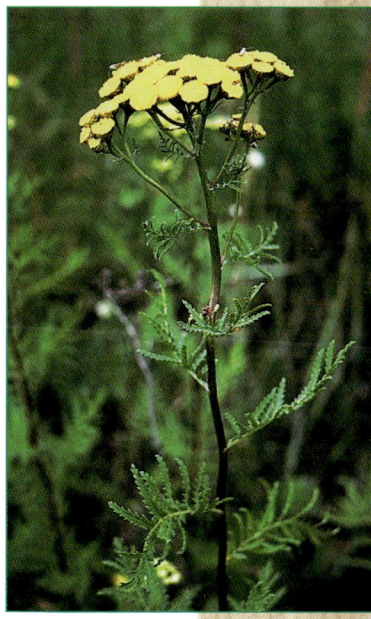

BESCHREIBUNG
Der Rainfarn ist eine ausdauernde Pflanze mit holzigem, langem und verzweigtem Rhizom. Die 50 cm bis 1m langen Stängel sind stark gerillt, fest und aufrecht. Die wechselständigen Blätter sind in längliche, gebuchtete bis gezähnte Teilblättchen gefiedert. Die gelben Röhrenblüten, die von Juli bis September zu sehen sind, bilden kleine Köpfchen, deren Gesamtheit eine dichte, endständige Doldenrispe bildet. Die Frucht ist ein Nüsschen mit einer hervorspringenden, gezähnten Kante.

ANBAU UND SAMMELN
Der Rainfarn ist in Europa auf Feldern und Ödland verbreitet; er wächst nicht über 1400 m Höhe. Man vermehrt ihn durch Aussaat im Frühjahr oder im Herbst in leichte, sonnenausgesetzte Erde.
Die Blüten sammelt man zur Hauptblütezeit. Man schneidet die Pflanzen, bindet Sträuße und hängt diese in trockenen, luftigen Räumen auf. Nach dem Trocknen trennt man die Blüten von den Pflanzen ab.

VERWENDUNG
Der Rainfarn ist kräftigend, verdauungsanregend, befördert das Einsetzen der Menstruation und lindert die damit verbundenen Schmerzen. Er wirkt fiebersenkend und lindert Gicht und Rheuma, bei innerlicher und äußerlicher Anwendung. Aber vor allem ist er als Wurmmittel erfolgreich. Wenn man ihn in Essig ansetzt (S. 346) liefert er eine Lösung, die man gegen Läuse verwenden kann.
Achtung: Der Rainfarn ist giftig und zwar auch bei äußerlicher Anwendung. Er wurde früher als Wurmmittel und Abtreibungsmittel verwendet, wobei es zu Todesfällen kam. Er ist kein Mittel für die Selbstmedikation.

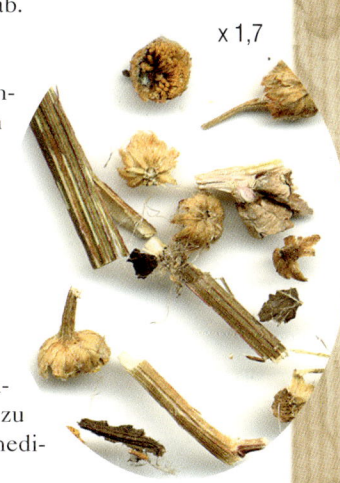

x 1,7

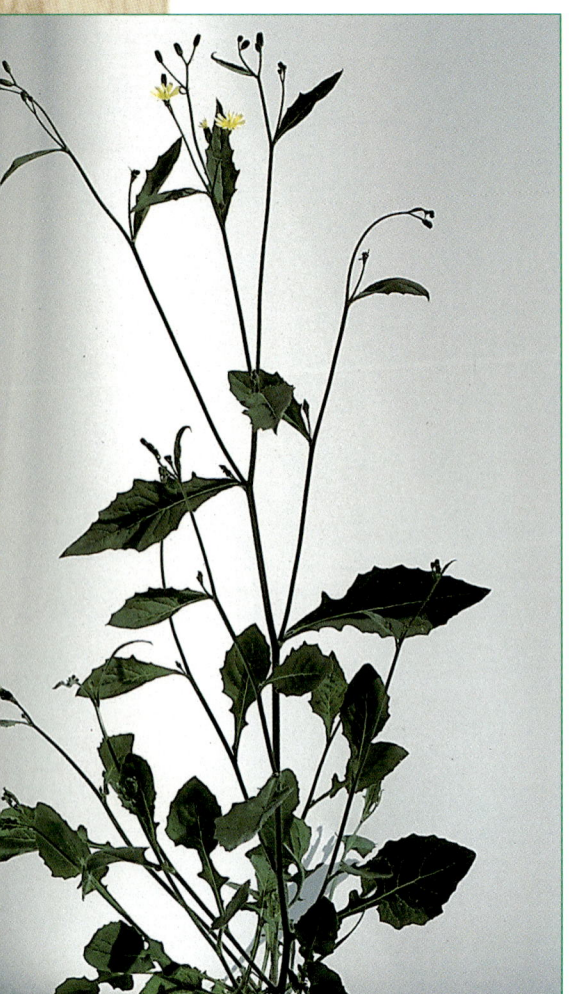

RAINKOHL, GEWÖHNLICHER

Lapsana communis (Asteraceae, Korbblütler)

- *Lapsana* kommt vom griechischen »lapadzo«, »ich reinige«, das ist eine der Eigenschaften dieser Pflanze.
- **Volksnamen, Synonyme:** Kleinköpfiger Pippau, Milchen, Hasenmus, Hasenkohl.
- Der Rainkohl wurde früher als Gemüse verwendet, z. B. in Omeletts, als Spinat oder als Belag der Quiche.

BESCHREIBUNG

Der Rainkohl ist eine einjährige Pflanze mit faserigen, büscheligen, weißlichen Wurzeln. Der 20–60 cm lange Stängel ist verzweigt und aufrecht. Die Blätter sind wechselständig. Die unteren sind lang gestielt und tief in unsymmetrische Lappen unterschiedlicher Größe geteilt, der Endlappen ist groß und im mittleren Bereich gezähnt. Oben sind die Blätter länglich-oval, zugespitzt und gezähnt. Der blütentragende Stängel trägt kleine, spitze, schmale, sitzende Blätter. Die kleinen, gelben, einzelnen Blütchen bilden lockere Rispen und sind von Mai bis September sichtbar. Sie schließen sich am Nachmittag. Die Frucht ist gedrungen und gestreift.

ANBAU UND SAMMELN

Der Rainkohl ist in Europa verbreitet und wächst auf Ödland, selten über 1800 m Höhe. Man vermehrt ihn durch Samenanzucht, sobald die Samen reif sind. Die Blätter werden ganz zu Anfang der Blütezeit gesammelt. Man lässt sie flach ausgebreitet in trockenen, luftigen Räumen trocknen.

VERWENDUNG

Die entwässernden Eigenschaften des Rainkohls lassen den Harnstoffgehalt des Blutes sinken. Er wirkt auch auf die Leber, gegen Verstopfung, Diabetes II, und lässt den Zuckergehalt im Urin sinken und lindert den diabetischen Juckreiz.
Man kocht 1 Esslöffel geschnittene Blätter je Tasse 2 Minuten und trinkt 1–3 Tassen täglich.

Die Pflanzen von A bis Z

RATANHIA, ROTE
Krameria triandra (**Krameriaceae, Krameriengewächse**)

- **Volksnamen, Synonyme:** Ratanhiawurzel, Peru-Ratanhia.
- Die Ratanhia war die wichtigste Heilpflanze der Inkas; sie nützten sie zur Wundheilung.

BESCHREIBUNG
Die Ratanhia ist ein Strauch mit walzenförmiger, rötlichbrauner, verzweigter, Ausläufer treibender Wurzel. Der aufrechte Stamm verzweigt sich in wirre, behaarte, weißliche Äste. Die wechselständigen, länglich-ovalen Blätter sind zugespitzt, hart, zäh. Die Blüten, die von Mai bis September zu sehen sind, werden von kurzen Blütenstielen getragen, die den oberen Blattachseln entspringen. Die kugelförmige Frucht umschließt 2 Samenkörner.

ANBAU UND SAMMELN
Die Ratanhia kommt in Mittelamerika, in Peru und auf den Antillen vor. Die im europäischen Handel befindliche Wurzel kommt aus Peru. Sie ist walzenförmig und mit einer braunen, faserigen Rinde bedeckt.

VERWENDUNG
Da die Ratanhia reich an Tannin ist, wirkt sie stark adstringierend und bekämpft erfolgreich Darmentzündungen und Durchfälle. Man verwendet sie für Umschläge und Einreibungen bei Geschwüren, Blutungen, Frostbeulen, Verbrennungen und zur Wundheilung.
Man kocht 1 Teelöffel Wurzeln je Tasse 5 Minuten und trinkt 1–3 Tassen täglich.
Achtung: Die innerliche Anwendung gilt als veraltet. Auch äußerlich nicht länger als 2 Wochen ohne ärztlichen Rat verwenden.

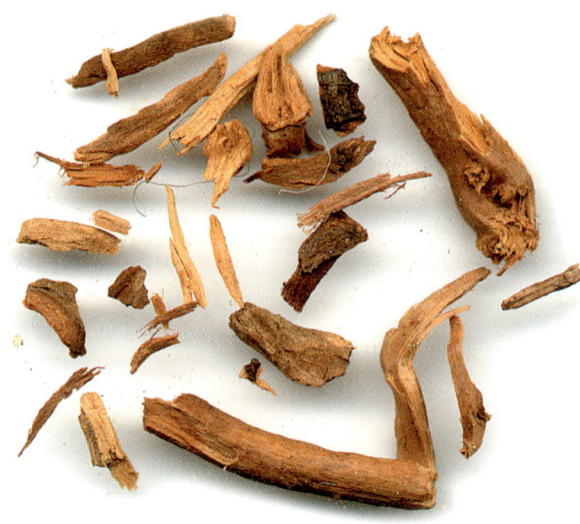

x 1,9

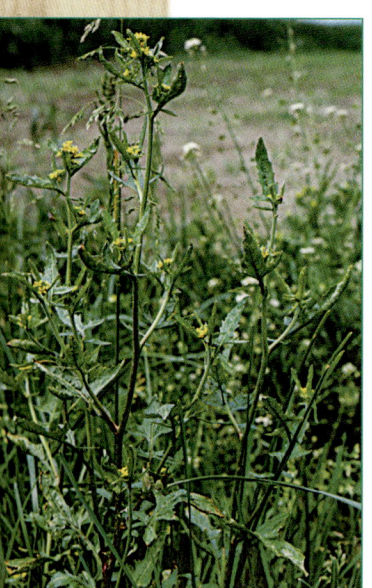

RAUKE, WEG-
Sisymbrium officinale (Brassicaceae, Kreuzblütler)

- *Sisymbrium* ist der griechische Name für Rauke.
- **Volksnamen, Synonyme:** Wegesenf, Schottendotterkraut, Wilder Rucola.

BESCHREIBUNG

Die Wegrauke ist eine einjährige Pflanze mit 50 cm bis 1 m hohem, grünlichweißem, behaartem Stängel, der eine sehr ausgebreitete Verzweigung aufweist. Die wechselständigen, gestielten, behaarten Blätter sind tief in ungleich große Lappen geteilt.
Die gelben, sehr kleinen Blüten sind von Mai bis September sichtbar und bilden längliche, endständige Stände. Die Frucht ist eine langgestreckte Schote, ein wenig buckelig; sie trägt eine sehr kurze Spitze und liegt dem Stängel eng an.

ANBAU UND SAMMELN

Die Wegrauke ist in Europa weit verbreitet; man findet sie an Bahndämmen, auf Ödland, an steinigen Stellen. Die Vermehrung erfolgt durch Samenanzucht, sobald die Samen reif sind, unter Glas oder direkt im Freiland. Man pikiert oder lichtet Sie die Pflänzchen zu Beginn des Frühjahrs aus. Geerntet werden die Pflanzen den ganzen Sommer über. Man bindet Sträuße, die man in trockenen, luftigen Räumen zum Trocknen aufhängt.

VERWENDUNG

Die Wegrauke wirkt anregend und kräftigend und beruhigt die Koliken bei Gallensteinleiden. Bei Sängern und Schauspielern ist ihre besondere Anwendung bei Heiserkeit, Stimmverlust, Hals- und Rachenkrankheiten wohl bekannt. Sie haben alle ihr kleines Geheimrezept. Zum Beispiel: Abkochung aus Wegrauke, Honig und Apfelessig und damit gurgeln.
Man kocht 1 Esslöffel je Tasse 2 Minuten und gurgelt mehrmals am Tag, wobei der Tee hinuntergeschluckt werden kann.
Achtung: Wegen der enthaltenen herzwirksamen Glykoside nicht überdosieren.

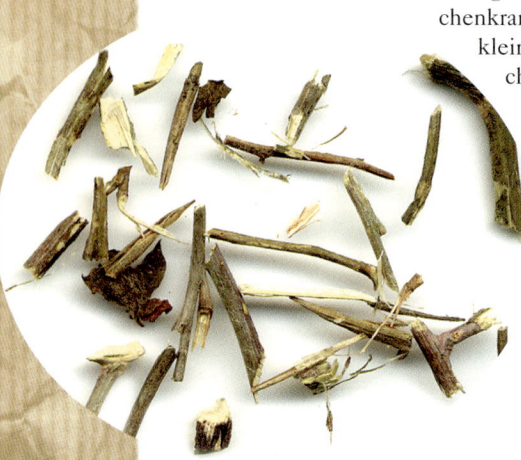

x 1,6

Die Pflanzen von A bis Z

RHABARBER, HANDLAPPIGER
Rheum palmatum (Polygonaceae, Knöterichgewächse)

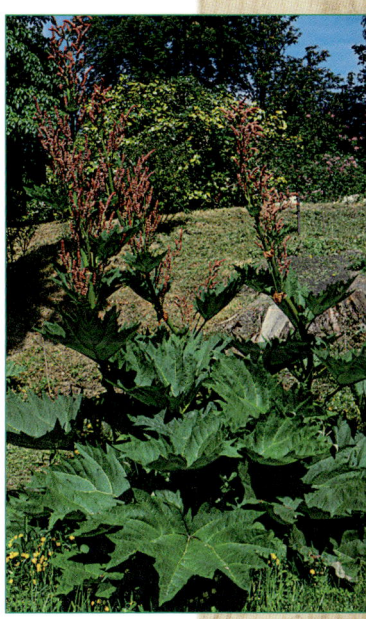

- *Rheum* kommt von »Rha«, »die Fließende«, dem früheren Namen für die Wolga, weil dort sehr viel Rhabarber angebaut wurde; »barber« heißt »barbarisch, fremdländisch«, also »das barbarische Gewächs von der Wolga«; *palmatum*, da die Pflanze palmenartige Blätter hat.

- **Volksnamen, Synonyme:** Kronrhabarber, Medizinalrhabarber, Tangutischer Rhabarber.

- Der Handlappige Rhabarber ist nicht mit unserem Gemüserhabarber zu verwechseln. Er war in China schon mindestens 2700 v. Chr. als Medizinalpflanze bekannt. Einige Jahrhunderte lang wurde er hauptsächlich in Russland angebaut.

BESCHREIBUNG
Der Handlappige Rhabarber ist eine ausdauernde Pflanze mit spindelförmiger, armdicker, gelbbräunlicher, verzweigter Pfahlwurzel. Der Stängel, der 3 m hoch werden kann, ist rund, aufrecht, im Gipfel verzweigt. Die wechselständigen Blätter sind groß, lang gestielt, glatt, rötlich, in 7 große, zugespitzte Lappen geteilt, gezähnt und mit rauen Haaren übersät. Die kleinen, gelblichen, sehr zahlreichen Blüten bilden eine große, endständige Rispe. Die Frucht ist von einem fortbestehenden Kelch umgeben.

ANBAU UND SAMMELN
Der Handlappige Rhabarber stammt aus China und wird uns von dort nach der Ernte bei Winterbeginn geliefert in Form von zylindrischen, abgerundeten, fahlgelben Teilstücken.

VERWENDUNG
Der Handlappige Rhabarber wirkt stärkend, verdauungsanregend und abführend, bekämpft Verstopfungen und entstaut gleichzeitig die Galle. Man kocht 1 Teelöffel Pflanzen pro Tasse 5 Minuten und trinkt 1 Tasse am Abend.

Achtung: Nicht länger als 1–2 Wochen ohne ärztlichen Rat verwenden. Nicht anwenden während Schwangerschaft und Stillzeit, bei akutentzündlichen Darmerkrankungen, Darmverschluss, Bauchschmerzen unbekannter Ursache sowie bei Kindern unter 10 Jahren.

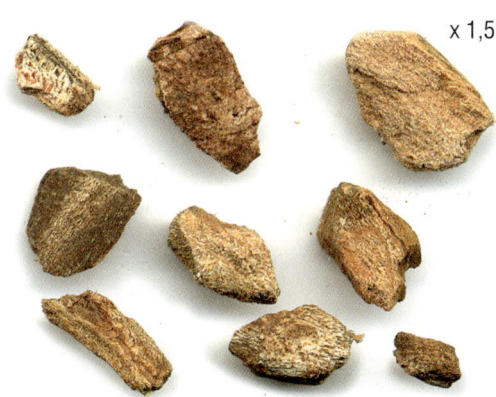

x 1,5

RINGELBLUME
Calendula officinalis (Asteraceae, Korbblütler)

- *Calendula* heißt »der kleine Kalender«, weil die Pflanze durch Öffnen und Schließen der Blüten die Tage zählt.

- **Volksnamen, Synonyme:** Goldblume, Totenblume, Studentenblume.

- Die Ringelblume ist Symbol für Armut, Schönheit und treue Liebe. Als Friedhofsblume symbolisiert sie die Unvergänglichkeit. Zu Girlanden geflochten verwehren Ringelblumen dem Bösen den Zutritt zum Haus. Eine Legende erzählt, dass eine Jungfrau, die barfuß auf eine Ringelblumenstaude tritt, fähig wird, die Sprache der Vögel zu verstehen.

BESCHREIBUNG
Die Ringelblume ist eine Pflanze mit spindeliger, weißlicher und behaarter Wurzel. Der 30–50 cm hohe Stängel ist aufrecht, stark, rund, behaart, verzweigt. Die wechselständigen, stumpfen, ganzrandigen, dicken Blätter sind grüngelblich. Die gelborangefarbenen Blüten, die von Mai bis September zu sehen sind, bilden große, einzelne, endständige Köpfchen. Die stark gebogene bis ringförmige Frucht ist außen bestachelt.

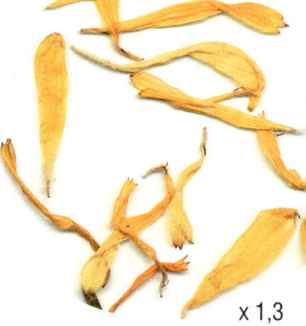

x 1,3

ANBAU UND SAMMELN
Die Ringelblume stammt aus dem Süden. Sie wird durch Samenanzucht im Herbst oder im Frühjahr vermehrt. Man pikiert die Pflanzen im April. Die Blüten erntet man, wenn sie voll erblüht sind. Man lässt sie in trockenen, luftigen Räumen trocknen. Bitte darauf achten, sie lichtgeschützt zu lagern; sie bleichen schnell aus.

VERWENDUNG
Die Ringelblume gehört zu den Pflanzen mit hervorragender und vielseitiger Heilwirkung. Sie befördert die Menstruation und lindert die damit verbundenen Schmerzen; sie bekämpft die depressive Stimmung und die Müdigkeit während dieser Tage.
Sie kämpft mit lang anhaltender Wirkung gegen Bluthochdruck, ist schweißtreibend und blutreinigend. Ihre entgiftende Kraft ist beachtenswert, deshalb verwendet man sie bei Leberstauung, verschiedenen Hautkrankheiten und allen fieberhaften Infekten. Man bereitet aus ihr auch eine Salbe, die man auf alle Hautreizungen, Ekzeme und andere Hautkrankheiten aufgetragen kann.
Man bereitet einen Aufguss, indem man 1 Esslöffel Kraut je Tasse 10 Minuten ziehen lässt. Täglich sollten 1–3 Tassen getrunken werden.
Achtung: Allergische Reaktionen können auftreten.

Die Pflanzen von A bis Z

RÖHRENKASSIE
Cassia fistula (Fabaceae, Schmetterlingsblütler)

- **Volksnamen, Synonyme:** Manna (aber nicht mit der Frucht der Manna-Esche verwechseln), Kassia, Indischer Goldregen.
- Normale Dosierung ergibt ein mildes Abführmittel, wenn man zu viel davon nimmt, können heftige Koliken ausgelöst werden.

BESCHREIBUNG
Die Röhrenkassie ist ein großer Baum mit aufrechtem Stamm. Die wechselständigen Blätter sind in 5 oder 6 gegenständige Teilblätter gefiedert, die groß, eiförmig und am Rand leicht wellig sind.
Die großen, gelben Blüten entspringen als lange, hängende Trauben den oberen Blattachseln und haben kleine Deckblätter.
Die Frucht ist eine runde, ca. 30–40 cm lange, mehr oder weniger dicke Hülse, die eine Vielzahl quergerichteter Trennwände hat, die die Frucht in Kammern einteilen, von denen jede 1 Samenkorn und schwärzliches Fruchtfleisch enthält.

ANBAU UND SAMMELN
Man findet die Röhrenkassie in Ägypten sowie in ganz Nordafrika, in Indonesien (dem alten Ostindien), in Amerika, aber nicht in Europa.
Man erntet die Hülsen, wenn sie reif sind, und lässt sie trocknen.

VERWENDUNG
Vor allem ist die Röhrenkassie ein nicht reizendes Abführmittel und als solches geeignet, Nieren, Blase und Leber zu entstauen.
Man bricht die Hülse, und gewinnt das Fruchtfleisch (den schwarzen Anteil), das sich zwischen den Samenkörnern befindet. Man verzehrt den Inhalt von 5–6 Kammern, indem man ihn langsam am Abend lutscht, um so Verstopfung zu bekämpfen.
Achtung: Die Samen sind giftig!

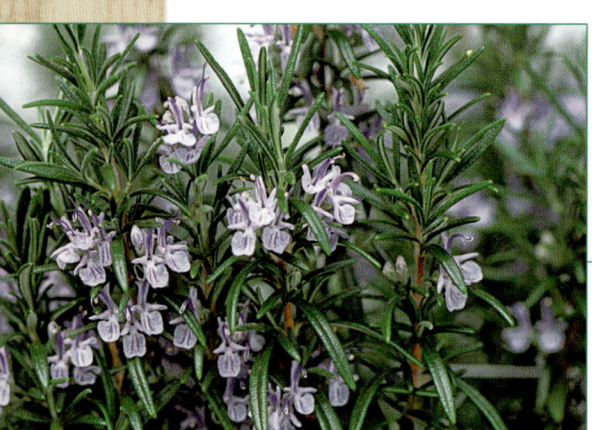

ROSMARIN
Rosmarinus officinalis
(Lamiaceae, Lippenblütler)

- *Rosmarinus* kommt von »ros«, »Tau«, und »marinus«, »Meer-«, da man die Pflanze oft an Küsten antrifft.

- **Volksnamen, Synonyme:** Brautkraut, Kranzkraut, Marienkraut, Meertau, Weihrauchkraut.

- Der Rosmarin wurde wie in Arabien der Weihrauch zur Desinfektion verräuchert. Er wurde als Brautkranz, aber auch als Trauerkranz getragen. In Griechenland war er der meerschaumgeborenen Aphrodite geweiht und ein Symbol für Fruchtbarkeit.

BESCHREIBUNG

Der Rosmarin ist ein bis zu 2 m hoher Strauch mit gräulicher Rinde. Er verzweigt sich in zahlreiche, gegenständige, gewundene Äste. Die gegenständigen, schmal-linealischen Blätter mit nach unten gerollten Rändern sind dunkelgrün und an der Oberseite glänzend. Die blauvioletten Blüten, die von Januar bis Mai zu sehen sind, bilden kurze Scheintrauben und sitzen im äußeren Zweigbereich in den Blattachseln. Die Frucht ist eiförmig.

x 1,3

ANBAU UND SAMMELN

Der Rosmarin findet sich in allen südlichen Landschaften Europas, vorzugsweise an trockenen, sonnigen Standorten. Man vermehrt ihn durch Samenanzucht, Steckreiser oder Teilung des Wurzelstocks im Herbst oder im Frühjahr. Man kann ihn mehrmals beernten, im zeitigen Frühjahr, von Mai bis Juli, und im September. Man hängt die zu Sträußen gebundenen Zweige auf und entfernt die Blätter nach der Trocknung.

VERWENDUNG

Der Rosmarin regt an bei Überlastung, langsamer und schwieriger Verdauung, intestinaler Gärung. Er ist bei allen Leberleiden willkommen, normalisiert und stimuliert die Leberfunktionen. Er ist ein sehr gutes Diuretikum, fördert das Einsetzen der Menstruation und lindert die damit verbundenen Schmerzen. Für die äußerliche Anwendung legt man ihn zusammen mit Thymian in Essig ein, um mit dieser Lösung einem Läusebefall vorzubeugen. Er ist Teil verschiedener Balsame (S. 338), die rheumatische Schmerzen lindern.
Man kocht 1 Esslöffel Blätter je Tasse 2 Minuten und trinkt 1–4 Tassen täglich.
Achtung: In höheren Dosen, über längere Zeit, während der Schwangerschaft nicht verwenden.

Die Pflanzen von A bis Z

ROSSKASTANIE
Aesculus hippocastanum (Sapindaceae, Seifenbaumgewächse)

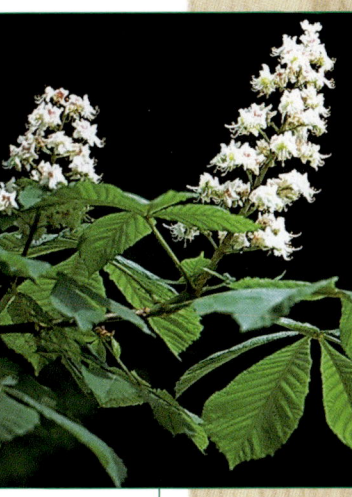

- *Aesculus* war im Lateinischen die Bezeichnung für die immergrüne Steineiche; *hippocastanum* kommt von griechisch »hippos«, »das Pferd«, und von »castanum«, »Kastanienbaum«, da man den Pferden die Kastanien gegen Würmer und Husten zu fressen gab.

- **Volksnamen, Synonyme:** Foppkastanie, Pferdekastanie, Saukastanie, Wilde Kastanie.

- Die Kastanie wurde von den innerasiatischen Reitervölkern, die sie als Pferdenahrung mit sich führten, verbreitet. Auch Ziegen und Schweine fressen die Früchte gern.

BESCHREIBUNG
Die Rosskastanie ist ein schöner, kräftiger, bis 25 m hoher Baum mit verzweigter Pfahlwurzel. Der Stamm ist mit einer rauen und gräulichen Rinde bedeckt; er teilt sich in zahlreiche, gegenständige Äste auf. Die gegenständigen Blätter sind sehr lang gestielt und in 5–7 ovale, zugespitzte, gezähnte Teilblätter gefingert. Die weißen, rot gepunkteten Blüten, die von April bis Mai sichtbar sind, bilden lange, große, endständige Rispen. Die Frucht ist eine fleischige, zähe, stachelige Kapsel, die 1–4 verformte, weil gedrückte, glänzende, mit einem weißlichem Nabel gezeichnete Samen enthält.

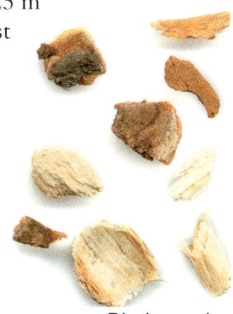

Rinde x 1

ANBAU UND SAMMELN
Der Kastanienbaum stammt aus Asien und ist in Europa weit verbreitet; er zieht tiefe und frische Böden vor. Man sammelt die Rinde im Frühjahr von mitteldicken Ästen und lässt sie an warmem Ort trocknen. Die reifen Samen sammelt man im Herbst und trocknet sie in warmen, luftigen Räumen.

VERWENDUNG
Die Kastanienrinde ist kräftigend und adstringierend und wird wie Eichenrinde gegen Darmentzündungen und Durchfälle verwendet oder als Sitzbad bei Hämorrhoiden. Häufiger verwendet man die zerstoßenen Samen als venenverengendes Mittel bei Krampfadern, Hämorrhoiden, schweren Beinen; sie erleichtern die venöse Durchblutung und regen sie an. Diese entstauende Eigenschaft hilft auch bei der Behandlung von Beschwerden der Prostata oder der Wechseljahre sowie bei Cuperose.

Samen

Man kocht 1 Teelöffel Pflanzen je Tasse 5 Minuten und trinkt 2–3 Tassen täglich.

Achtung: Bei empfindlichen Personen können Magenbeschwerden auftreten.

RUHRRINDENBAUM
Simaruba amara (Simaroubaceae, Bittereschengewächse)

- Der wissenschaftliche Name bedeutet: »die Pflanze, die nicht welkt«; *amara* heißt auf lateinisch »bitter«.
- **Volksnamen, Synonyme:** Simarouba.
- Zu Beginn des 17. Jh.s war Simarouba in Frankreich eine Art Nationalgetränk. Man bekämpfte damit Durchfallepidemien (Ruhr!). Heute heißt er auch Touristenbaum, weil die rote, sich schälende Rinde so aussieht wie die Touristen mit Sonnenbrand.

BESCHREIBUNG
Die Simarouba ist ein großer Baum von 20–25 m Höhe, der einer Esche ähnelt. Die wechselständigen Blätter sind in 10–16 wechselständige, rundliche, stumpfe, ganzrandige Teilblättchen gefiedert. Die kleinen, weißlichen Blüten bilden verzweigte und lang gestielte Rispen. Die Frucht wird von 5 eiförmigen und schwärzlichen Schalen gebildet.

ANBAU UND SAMMELN
Die Simarouba kommt aus Guayana, Brasilien und den Antillen zu uns. Die Rinde der Wurzel wird am Ende der Vegetationszeit gesammelt. Nachdem sie gewaschen und geschnitten ist, wird sie zunächst in der Sonne, dann im Schatten an luftigem Ort getrocknet.

VERWENDUNG
Die Ruhrbaumrinde ist anregend, fördert die Verdauung und senkt das Fieber. Den größten Erfolg hat sie aber bei der Bekämpfung von Durchfallkrankheiten, ob sie nun alleine oder zusammen mit anderen Pflanzen verwendet wird. Man kocht 1 Esslöffel Rinde je Tasse 5 Minuten und trinkt je nach Fall 1–4 Tassen täglich.
Achtung: Nicht überdosieren.

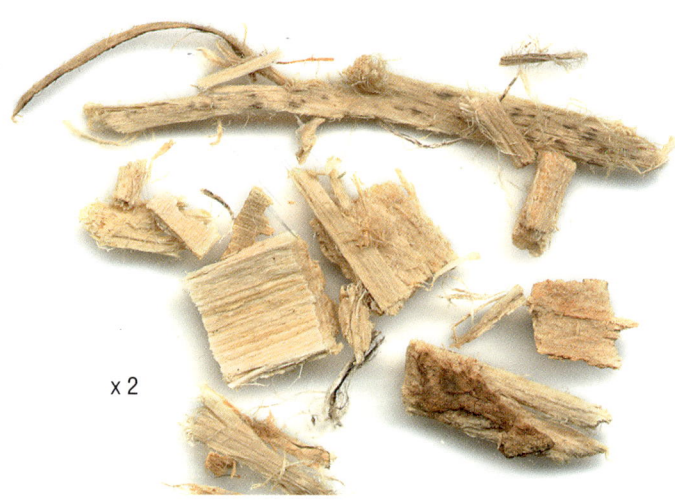

x 2

Die Pflanzen von A bis Z

SAFRAN
Crocus sativus (Iridaceae, Schwertliliengewächse)

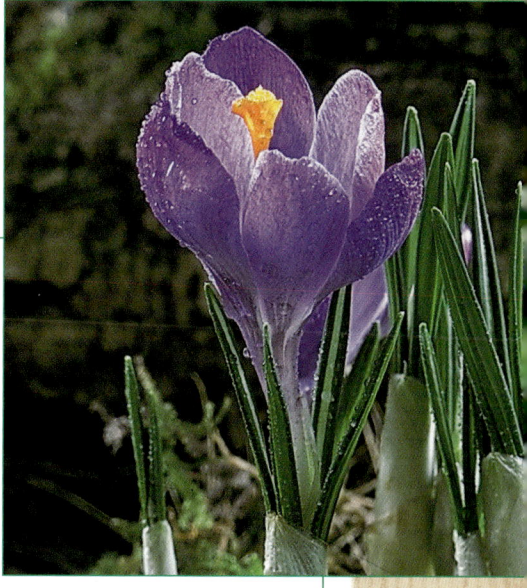

- *Crocus* kommt vom griechischen »kroke«, »Faden«, eine Anspielung auf die verlängerten Narbenfäden; *sativus* heißt »angebaut«. »Safran« kommt vom arabischen »za faran«, »sei gelb«.
- Volksnamen, Synonym: Gewürzsafran, Krokus.
- Der Gâtinais-Safran, benannt nach einer Landschaft in Zentralfrankreich, genoss im Mittelalter weltweiten Ruf, und nur die gekrönten Häupter konnten ihn als Geschenk erhalten. Auch in Mund (Schweiz) wird Safran geerntet. Man halte also diesen kleinen Krokus trotz seines Dufts nicht für exotisch! Man benötigt nicht weniger als 125 000 Blüten, um 1 kg Safran zu gewinnen.

BESCHREIBUNG
Der Safran ist eine ausdauernde Pflanze mit rundlicher, fleischiger, innen weißer Knolle, unter der ein Bündel Faserwurzeln entspringt. Die Blätter sind linealisch, schmal, regenrinnenartig gehöhlt, aufrecht, auf der Oberseite dunkelgrün, auf der Unterseite weißlich. Die großen, violetten Blüten erscheinen im Oktober aus der Knolle; sie tragen lange Narbenfäden.

ANBAU UND SAMMELN
Der Safran liebt sonnenausgesetzte, gut gedüngte und sandige Standorte. Man pflanzt die Knollen im Sommer und wechselt alle 2–3 Jahre den Platz. Man erntet vorsichtig die Stempelfäden, wenn die Blüten erblühen, und trocknet sie in einem Backofen oder, besser, ausgebreitet auf einem Sieb, das man über einer Schicht Glut aus Weinranken aufhängt.

VERWENDUNG
Der Safran wirkt anregend, erregend, aphrodisisch; er gibt die Lebenskraft zurück, bekämpft die Müdigkeit. Er fördert das Einsetzen der Menstruation und lindert die damit verbundenen Schmerzen; er wird in allen Fällen ovarialer Insuffizienz empfohlen. Um das Zahnen der Säuglinge zu erleichtern, bereitet man einen Sirup, mit dem man das Zahnfleisch einreibt. Er ist auch Zutat im **Likör des Garrus** (berühmter Heiler von Pont-Neuf) (S. 326) und im Schwedenkräuter-Elixir. In der Küche färbt er die Speisen sonnengelb und verleiht ihnen einen angenehmen Duft. Man bereitet einen Aufguss, indem man 5–6 Narbenfäden je Tasse 5 Minuten ziehen lässt, und trinkt 1–3 Tassen täglich.

Achtung: Nicht während der Schwangerschaft oder in höheren Dosen verwenden.

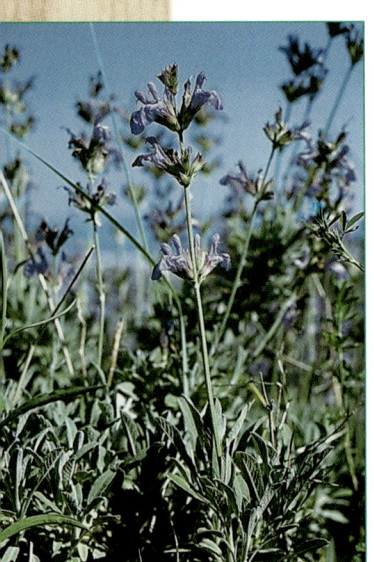

SALBEI
Salvia officinalis (Lamiaceae, Lippenblütler)

- *Salvia* kommt von »salvare«, »heilen«, die Pflanze ist ein regelrechtes Allheilmittel.

- **Volksnamen, Synonyme:** Scharlachkraut, Sophie, Salve, Allheilkraut, Griechischer Tee, Zahnblätter, Zupfblattl.

- Der Spruch »Hast du Salbei im Garten, müssen die Ärzte warten« ist selbstredend. Das Kraut mit seiner vielseitigen Heilkraft ist seit uralten Zeiten bekannt. Man sagt, dass Ludwig der XIV. täglich eine Tasse Salbeitee trank; er hat immerhin 70 Jahre lang regiert. Die Chinesen tauschten bei den Holländern die dreifache Menge besten Schwarztees gegen Salbeitee ein.

BESCHREIBUNG
Der Salbei ist ein Halbstrauch mit holziger, bräunlicher Faserwurzel. Der 20–30 cm hohe Stängel ist stark verzweigt. Die gegenständigen, gestielten, ovalen Blätter sind fein wollig behaart. Die großen blauvioletten Blüten sind von Mai bis August zu sehen, sitzen büschelig in den Blattachseln der oberen Blätter und bilden einen ährenartigen Blütenstand.

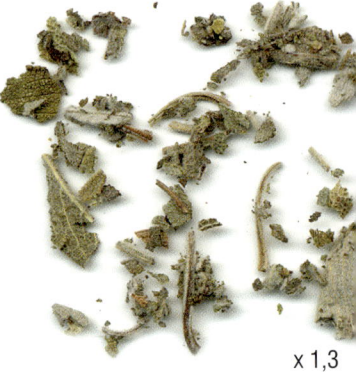

x 1,3

ANBAU UND SAMMELN
Der Salbei ist in Europa, vor allem in Südeuropa verbreitet, er liebt warme, leichte, felsige Böden. Trotz seiner wolligen Behaarung fürchtet er Fröste. Man vermehrt ihn durch Samenanzucht zu Beginn des Frühjahrs, 2 Monate später wird er pikiert und endgültig im Herbst ausgepflanzt. Man kann auch Steckreiser abtrennen oder die Wurzelstöcke teilen. Die Blätter erntet man von Frühjahr bis Herbst; man kann sie mehrmals schneiden.

VERWENDUNG
Der Salbei wirkt verdauungsfördernd und regt den Magen an. Er hemmt die Schweißbildung, gibt die Energie zurück und harmonisiert das Nervensystem. Er befördert und normalisiert die Menstruation und lindert die Schmerzen dabei; er ist bei Störungen während der Wechseljahre ideal. Heißer Salbeiwein wird Diabetikern empfohlen (die BE des Weins müssen aber angerechnet werden!). Mundspülungen mit Salbeitee heilen Aphten und kräftigen das Zahnfleisch. Man reibt die Kopfhaut zur Förderung des Haarwuchses ein und die Frostbeulen. Man kocht 1 Esslöffel Pflanzen je Tasse leicht 2 Minuten und trinkt, wenn nötig, mehrere Tassen täglich.

Achtung: Nicht überdosieren; nicht im Dauergebrauch, während der Schwangerschaft nicht innerlich verwenden.

Die Pflanzen von A bis Z

SALOMONSSIEGEL

Polygonatum odoratum (Asparagaceae, Spargelgewächse)

- *Polygonatum* kommt vom griechischen »polys«, »viel«, und »gonu«, »Knie«; das Rhizom ist mit Knoten bedeckt.
- **Volksnamen, Synonyme:** Wohlriechende Weißwurz, Butterwurzel, Falsches Maiglöckchen, Hühneraugenwurzel, Rotznase, Schminkwurz, Springwurz.
- Der Salomonssiegel galt in Märchen und Sagen als »Springwurzel«. Es hieß, dass er Türen öffnet, Quellen aus Felsen springen lässt, Schlösser und Türen mit Zauberkraft aufsperrt.

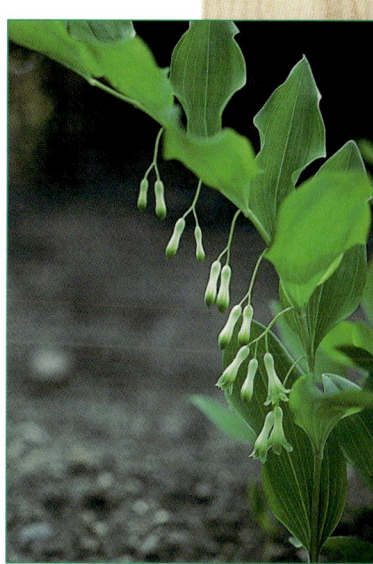

BESCHREIBUNG

Der Salomonssiegel ist eine ausdauernde Pflanze mit kantigem, bräunlichen Rhizom, das an seiner Oberseite die Narben der Stängel aufweist (Siegel), die jedes Jahr aus ihm entspringen; an seiner Unterseite hat es zahlreiche Haarwurzeln. Der im unteren Bereich kahle Stängel ist gerade und kantig. Die wechselständigen Blätter, die einseitig am Stängel sitzen, sind oval, groß und spitz. Die hängenden Blüten sind von April bis Juni sichtbar und ähneln denen des Maiglöckchens, sind aber länglicher. Die Frucht ist eine runde, schwarzbläuliche Beere, die gelbe Samenkörner enthält.

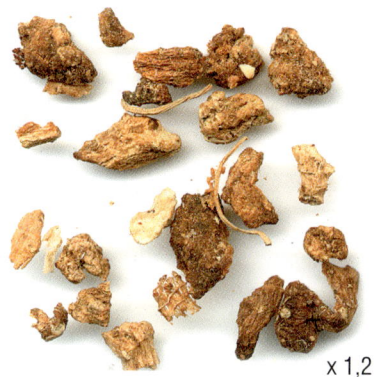

x 1,2

ANBAU UND SAMMELN

Der Salomonssiegel ist in Europa in feuchten Wäldern verbreitet. Man kann ihn durch Aussaat der reifen Samen vermehren oder man teilt das Rhizom, wobei man darauf achtet den Endteil mit den jungen Triebknospen zu pflanzen. Das Rhizom erntet man im Herbst; es wird gewaschen, geschnitten und in trockenen, luftigen Räumen getrocknet.

VERWENDUNG

Der Salomonssiegel ist ein sehr gutes Diuretikum, lindert Gicht, rheumatische Beschwerden, Arthritis und schwemmt Nierensteine aus. Seine adstringierende Wirkung verwendet man bei Hämorrhoiden, Durchfällen, Weißfluss. Darüber hinaus wird er bei Diabetes angewandt. Man macht mit Salomonssiegeltee bei Prellungen Umschläge und lässt so auch Karbunkel und Abszesse reifen.
Man kocht 1 Esslöffel Pflanzen je Tasse 5 Minuten und trinkt 1–3 Tassen täglich.
Achtung: Nicht überdosieren, nicht über längere Zeit verwenden.

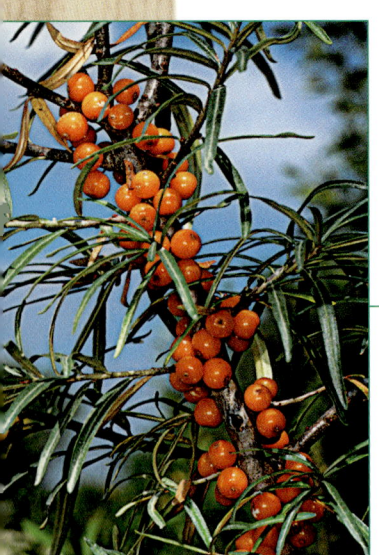

SANDDORN, GEWÖHNLICHER

Hippophaë rhamnoides (Elaeagnaceae, Ölweidengewächse)

- *Hippophaë* ist zusammengesetzt aus den griechischen Wörtern »hippos« (Pferd) und »pheos« (Distel); *rhamnoides*, abgeleitet von »rhamnus«, dem Gattungsnamen des Kreuzdorns, bezeichnet eine kreuzdornähnliche Pflanze.

- **Volksnamen, Synonyme:** Fasanenbeere, Hafdorn, Stranddorn.

- Der Strauch wird an der Küste zur Befestigung von Dünen und Dämmen gepflanzt. Das Holz schätzte man für Drechslerarbeiten. In Skandinavien, Finnland und Sibirien würzen die frischen oder getrockneten Früchte Fleisch- und Fischspeisen. Das in den Samen enthaltene fette Öl wird in Osteuropa seit langem bei Strahlenschäden und zur Wundbehandlung genutzt.

BESCHREIBUNG

Der Sanddorn ist ein 3-6 m hoher Strauch, seltener ein kleiner Baum, dessen verästelte Zweige mit kräftigen Dornen besetzt sind. Die wechselständigen, lanzettlichen, ganzrandigen Blätter sind oberseits kahl, unterseits silberglänzend behaart. Die Pflanze ist zweihäusig, es gibt also männliche und weibliche Individuen. Vor den Blättern erscheinen – von März bis Mai – die kleinen Blüten: männliche Blüten graugrün, weibliche Blüten grünbraun. Ab Ende August reifen die orangeroten, steinfruchtartigen Scheinbeeren.

ANBAU UND SAMMELN

Der Sanddorn wächst auf Sand und Schotter. Er kommt in Europa an den Küsten von Nord- und Ostsee, in England und Skandinavien, im Alpenraum und in den Karpaten vor. Wo die Pflanze gefährdet ist (z. B. Bayern, Baden-Württemberg), sollte aufs Sammeln in der Natur verzichtet werden. Im Garten gibt man dem Sanddorn einen sonnigen, nicht zu trockenen Platz in lockerer, sandiger und nährstoffarmer Erde. Damit es zum Fruchtansatz kommt, müssen neben weiblichen auch männliche Exemplare gepflanzt werden. Da die Früchte bei der Ernte leicht platzen oder zerquetscht werden, schneidet man die kleinen fruchtbesetzten Zweige behutsam mit einer Schere ab.

VERWENDUNG

Die Früchte des Sanddorns können durch ihren hohen Vitamingehalt (Vitamin C und weitere Vitamine, darunter B12) Erkältungskrankheiten vorbeugen, fieberhafte Infekte lindern und den Körper in der Rekonvaleszenz kräftigen. Da die Früchte roh sehr sauer und herb schmecken, verarbeitet man sie zu Säften, Likör, Kompott, Marmelade oder Gelee. Das Öl aus den Samen wird in verschiedenen Kosmetikprodukten verwendet. Zur Saftgewinnung dünstet man die leicht zerdrückten Früchte mit wenig Wasser weich und lässt den Saft durch ein Haarsieb oder Mulltuch ablaufen. Man nimmt den Saft esslöffelweise oder rührt ihn unter Joghurt, Quark oder Milch.

Die Pflanzen von A bis Z

SANDELHOLZBAUM, WEISSSANDEL

Santalum album (Santalaceae, Sandelholzgewächse)

- Man unterscheidet viele Arten von Sandelbäumen, die wichtigsten sind der Weißsandel, den man gewöhnlich verwendet, und der weniger parfümierte Rote Sandelbaum, der das unter dem Namen »Drachenblut« bekannte Harz liefert.
- **Volksnamen, Synonyme:** Weißer Sandelholzbaum, Gelber Sandelholzbaum.
- Das Holz des weißen Sandelbaums wurde in Südostasien zur Totenverbrennung verwendet.

BESCHREIBUNG

Der Sandelholzbaum ist ein Baum mit wechselständigen, lang gestielten, am Blattgrund mit 2 Stipeln versehenen Blättern, die in 8–10 ovale, spitze, grüne Teilblättchen gefiedert sind. Die weißgelblichen Blüten bilden in den oberen Blattachseln lange, verzweigte Trauben. Die Frucht ist eine gedrungene Hülse.

ANBAU UND SAMMELN

In Europa wird der Sandelholzbaum nur in beheizten Gewächshäusern gezogen. Er ist im ehemaligen Ostindien beheimatet.

VERWENDUNG

Üblicherweise wird das duftende Sandelholz für Duftmischungen zum Verräuchern im Haus oder in Schränken verwendet (S. 357).
Der Weißsandel ist ein keimtötendes, schmerzlinderndes Mittel für die Harnwege und wirkt deshalb bei Blasenentzündung und anderen Krankheiten.
Man kocht 1 Teelöffel Sandelholzpulver je Tasse 5 Minuten und trinkt 2–3 Tassen täglich.
Man gewinnt aus dem Sandelholzbaum ein Öl, das aufgrund seines durchdringenden Dufts in vielen Parfums verwendet wird.
Achtung: Bei längerer Anwendung drohen Nierenschäden.

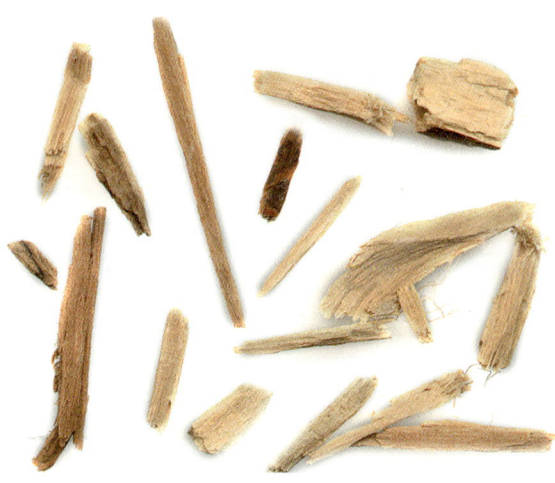

x 1,6

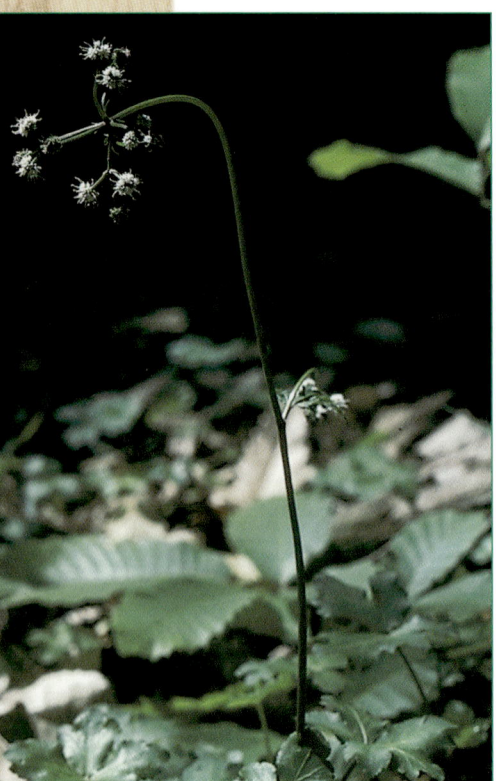

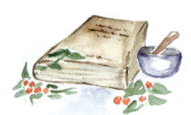

SANIKEL, WALD-

Sanicula europaea (Apiaceae, Doldenblütler)

- *Sanicula* kommt von »sanare«, »heilen«. Man schrieb dem Waldsanikel früher schon eine große Heilkraft zu.
- **Volksnamen, Synonyme:** Bauchwehkraut, Bruchkraut, Heildolde, Heil aller Schäden, Waldklette, Wundsanikel.
- Raufbolde trugen den Sanikel bei sich, um sich bei Verwundung verarzten zu können.

BESCHREIBUNG

Der Sanikel ist eine ausdauernde Pflanze mit einer ziemlich dicken, knotigen, braunen, mit zahlreichen Haarwurzeln besetzten Wurzel. Die Stängel, die 60 cm hoch werden können, sind rund, gerillt, aufrecht. Die Blätter sind im Kreis angeordnet, lang gestielt und handförmig in 3–5 gezähnte, glatte und glänzende Lappen geteilt. Die kleinen, weißen Blüten bilden endständige Dolden und erscheinen von Juni bis September. Die Frucht ist kugelförmig und mit langen, hakenförmigen Dornen bedeckt.

ANBAU UND SAMMELN

Der Sanikel ist in Mitteleuropa verbreitet und zieht feuchte Wälder und gebirgige Gegenden vor; er wächst nicht über 1500 m Höhe.
Zu seiner Vermehrung teilt man die Wurzelstöcke im Herbst oder im Frühjahr. Die Pflanzen sammelt man während des Sommers. Man lässt sie flach oder in Sträußen in trockenen, luftigen Räumen trocknen.

VERWENDUNG

Der Sanikel wurde früher als Allheilmittel betrachtet. Man weist ihm heute nur adstringierende und wundheilende Eigenschaften zu, die aber gut nützlich sind bei Durchfällen, Darmentzündungen, zu starken Monatsblutungen und Weißfluss. Wenn man eine konzentrierte Lösung von Sanikel auf eine Wunde bringt, erleichtert dies die Heilung.
Man kocht 1 Esslöffel geschnittenes Kraut je Tasse 2 Minuten und trinkt 1–3 Tassen täglich.

Die Pflanzen von A bis Z

SAUERAMPFER, GROSSER
Rumex acetosa (Polygonaceae, Knöterichgewächse)

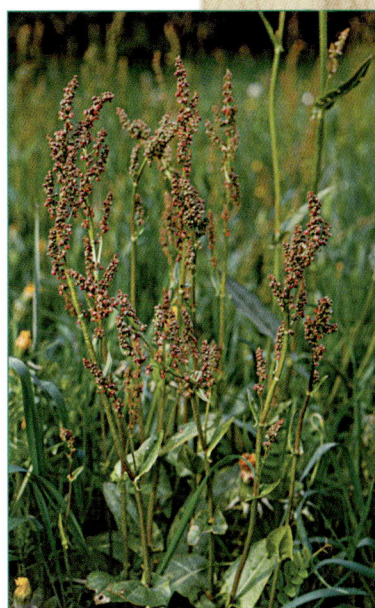

- Auf die spießförmigen Blätter zielt *Rumex*, das vom lateinischen »rumex« (Pike, Lanze) abgeleitet ist, auf den säuerlichen Geschmack das lateinische *acetosa*, »essigsauer«.
- **Volksnamen, Synonyme:** Salatampfer, Sauergras, Kuckuckskraut.
- Man sagt, dass der Geschäftserfolg garantiert ist, wenn man in einem neu eröffneten Laden stark konzentrierten Tee aus Ampfersamen ausgießt.

BESCHREIBUNG
Der Große Sauerampfer ist eine ausdauernde Pflanze mit kurzem Wurzelstock und langer, dicker, faseriger, bräunlicher Pfahlwurzel. Der 30–100 cm hohe, gefurchte Stängel ist am Grunde rot überlaufen. Die Spießecken der länglich-eiförmigen Blätter sind abwärts gerichtet; die obersten Stängelblätter sind ungestielt. Stängel und Blätter schmecken säuerlich. In einem endständigen, verzweigten Blütenstand erscheinen von Mai bis Juli die kleinen grünlichroten Blüten. Zur Fruchtzeit sind Blütenstiel und Blütenhüllblätter – deren äußere 3 zurückgeschlagen – meist auffällig rot.

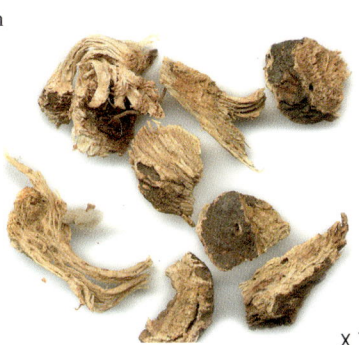

x 1

ANBAU UND SAMMELN
Der Sauerampfer ist in Europa weit verbreitet. Man findet ihn auf Wiesen, an Gebüschen und feuchten Stellen. Zu seiner Vermehrung sät man ihn von Februar bis März oder teilt die Wurzelstöcke im Herbst. Man sammelt die Wurzeln im Herbst, wäscht sie, schneidet sie in kleine Stücke und lässt sie einige Tage an der Sonne, dann in warmen Räumen im Schatten trocknen.

VERWENDUNG
Die Wurzel des Sauerampfers gehört zu den für Hautkrankheiten zuständigen Pflanzendrogen, die giftausleitend auf Leber und Därme wirken. Man verwendet sie gegen Akne, Ekzem, Schuppenflechte, bei unsauberem Teint, bei überlastetem Gesamtorganismus. Sie wirkt auch leicht abführend. Durch ihre anregenden und kräftigenden Eigenschaften, die auch auf einem hohen Eisengehalt beruhen, bekämpft sie Blutarmut und Müdigkeit.
Man kocht 1 Teelöffel geschnittene Wurzeln 5 Minuten und trinkt 1 Tasse morgens nüchtern und 1 vor dem Abendessen.
Achtung: Sauerampfer nicht überdosieren, bei Neigung zu Calciumoxalat-Nierensteinen meiden.

SAUERKIRSCHE
Prunus cerasus (Rosaceae, Rosengewächse)

- *Prunus* ist der lateinische Name des Pflaumenbaums; *cerasus* bedeutet »Kirschbaum, Kirsche« und kommt vom kurdisch-iranischen »kirahs, keras, keraseni«, was wiederum auf den antiken Perserkönig Cyrus und die von ihm gestifteten, berühmten Cyrusgärten, d. h. Obst-, Gemüse-, Blumen- und Wildparkparadiese hinweisen könnte.

- **Volksnamen, Synonyme:** Weichsel, Schattenmorellen, Große, lange Lotkirsche.

- In Japan ist der Baum heilig. Wenn man wissen will, wie viel Zeit einem zum Leben bleibt, muss man um den Baum herumgehen, wenn die Früchte reif sind, und dann den Baum schütteln; jede heruntergefallene Kirsche bedeutet ein zusätzliches Lebensjahr.

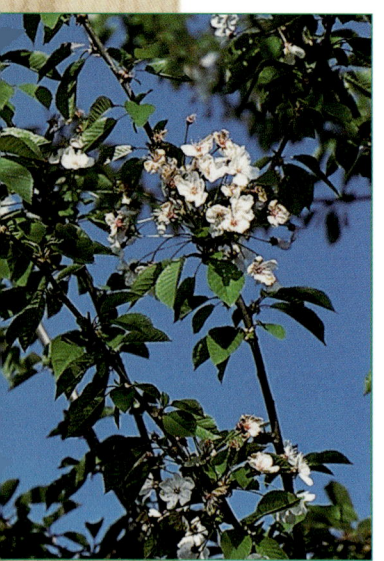

x 1,4

BESCHREIBUNG
Die Sauerkirsche ist ein schöner Baum, der 8–10 m hoch werden kann. Der aufrechte Stamm ist mit einer glatten, glänzenden Rinde bedeckt. Die wechselständigen, grünen Blätter sind gestielt, oval und gezähnt.
Die weißen Blüten, die von April bis Mai erscheinen, sind lang gestielt und büschelständig. Die Frucht ist eine Steinfrucht mit fleischig-saftigem Fruchtfleisch.

ANBAU UND SAMMELN
Der Sauerkirschbaum stammt aus Kleinasien und findet sich in allen Obstgärten. Er lässt sich leicht ziehen, lehmige und sumpfige Böden liebt er allerdings nicht. Man vermehrt ihn durch Samenanzucht (Kirschkerne) oder man sticht im Herbst die Schösslinge ab.
Man pflückt die reifen Früchte zum Verzehr, aber, wenn man Sirup und Konfitüren herstellen oder sie in Alkohol einlegen will, sollte man nicht vollreife Früchte verwenden.
Zum Trocknen entfernt man die Fruchtstiele und breitet die Früchte in trockenen, luftigen Räumen aus. Sie müssen von Zeit zu Zeit gewendet werden.

VERWENDUNG
Die Stiele der Sauerkirsche sind das bekannteste klassische Diuretikum. Sie werden in Ergänzung zu anderen Entwässerungstherapien eingesetzt oder jedes Mal, wenn man Wasseransammlungen aus dem Körper entfernen möchte. Sie lindern rheumatische Beschwerden und bekämpfen die Gicht.
Zur Erntezeit kann man eine Sauerkirschkur machen, indem man die Mahlzeiten einige Tage durch 500 g Früchte ersetzt. Das ist eine gute Diät bei Fettleibigkeit und Arthritis.
Man kocht 1 Hand voll Kirschstiele je 1 Liter Wasser 5 Minuten und trinkt diese Menge im Laufe des Tages.

Die Pflanzen von A bis Z

SCHARBOCKSKRAUT
Ficaria ranunculoides (Ranunculaceae, Hahnenfußgewächse)

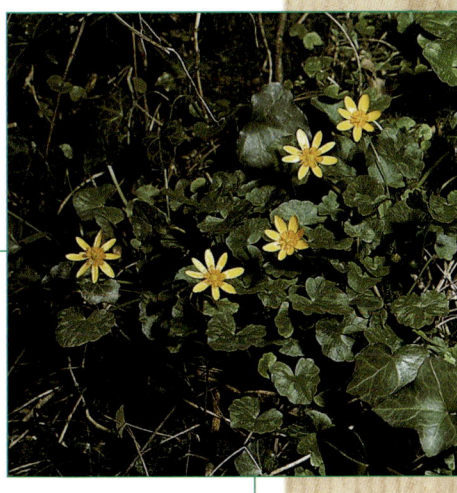

- *Ficaria* kommt von »fic« oder »ficus«, was »Feige« bedeutet, weil die Wurzelknöllchen für die Behandlung der Feigwarzen verwendet wurden. Daher auch der Name »Feigwarz«. Scharbockskraut ist eine Verballhornung von Skorbutkraut.
- **Volksnamen, Synonyme:** Skorbutkraut, Feigwarz, Feigwurz, Gichtblatt, Frühsalat, Himmelsbrot, Erdgerste.
- Früher hatte man auf dem Lande die Gewohnheit, frische Wurzeln des Scharbockskrauts in der Tasche zu tragen, um die Hämorrhoiden zu lindern. Man buk auch aus den Wurzelknöllchen, die der Regen oft zu Häufchen zusammenschwemmt, Brot; daher der Name Himmelsbrot oder Erdgerste.

BESCHREIBUNG
Das Scharbockskraut ist eine ausdauernde Pflanze mit faserigen, körnigen Wurzeln, die kleine eiförmige, fleischige Knöllchen tragen. Der sehr kurze Wurzelstock bringt mehrere, ungefähr 20 cm hohe Stängel hervor, die liegen oder nach oben steigen und Büschel bilden. Die wechselständigen Blätter haben einen an der Basis verbreiterten und stängelumfassenden Blattstiel; sie sind herzförmig, gekerbt, dick, an der Oberseite dunkelgrün, an der Unterseite heller. Die endständigen, sternförmigen, lebhaft goldgelben Einzelblüten erscheinen im März. Die Frucht ist aus zahlreichen stumpfen Nüsschen zusammengesetzt.

ANBAU UND SAMMELN
Man findet das Scharbockskraut in ganz Europa; es zieht feuchte, bedeckte und beschattete Orte vor und wächst selten über 1600 m Höhe. Man vermehrt das Scharbockskraut durch Samenanzucht. Mehr Erfolg verspricht die Teilung des Wurzelstocks.
Man sammelt die Pflanze, wenn sie entwickelt ist, bindet Sträuße und lässt diese im Schatten trocknen. Die Wurzel verliert beim Trocknen ihre Eigenschaften. Wenn man das getrocknete Kraut verwendet, wird man genauso zufriedengestellt.

x 2

VERWENDUNG
Das Scharbockskraut ist die spezifische Pflanze gegen Hämorrhoiden. Man kocht 1 Esslöffel Kraut je Tasse 2 Minuten und trinkt 2–3 Tassen täglich.
Achtung: Nicht überdosieren.

SCHAFGARBE
Achillea millefolium (Asteraceae, Korbblütler)

- *Achillea* kommt vom Griechen »Achilleios«, »Achilles«, der bei dem Kentauren Chiron die Pflanze kennen lernte und vor den Toren Trojas mit ihr die Wunden des Telephos, König aus Mysien, heilte. Von daher auch der Volksname Soldatenkraut; *millefolium*, weil die Blätter fein gefiedert sind.

- **Volksnamen, Synonyme:** Achilleskraut, Blutstillkraut, Bauchwehkraut, Gänsezungen, Katzenschwanz, Soldatenkraut, Zimmermannskraut, Grundheil, Frauenkraut.

- Nach einer Legende hatte sich Joseph der Zimmermann verletzt; sein Sohn Jesus lief, um Schafgarbenblätter zu pflücken und verband die Wunde damit, die so schnell heilte. Deshalb heißt die Blume auch Zimmermannskraut. Die Schafgarbe soll eigentlich »Scharfgarbe« geheißen haben, da sie scharf schmeckt und als Speise- und Bierwürze verwendet wurde.

BESCHREIBUNG

Die Schafgarbe ist eine ausdauernde Pflanze mit spindeliger, kleiner, weißlicher Wurzel. Der Stängel, der 1 m hoch werden kann, ist längs gefurcht, leicht behaart und gegen oben hin verzwegt. Die wechselständigen, sitzenden, langen und schmalen Blätter sind sehr fein gefiedert. Die Blüten, die von Juni bis Oktober erscheinen, bestehen aus weißen Zungenblüten und weißgrauen Röhrenblüten, die sich zu Köpfchen vereinigen, deren Gesamtheit eine endständige Dolde bildet. Die weiße Frucht sieht an ihrem Ende wie abgeschnitten, ein wenig gedrungen aus.

ANBAU UND SAMMELN

Die Schafgarbe ist in ganz Europa verbreitet und kann bis 2500 m Höhe wachsen. Sie liebt trockene oder sandige Böden. Man vermehrt sie durch Aussaat im Herbst oder im Frühjahr. Man sammelt die Blütenspitzen zur Hauptblütezeit, bindet Sträuße und hängt sie in trockenen, luftigen Räumen auf.

x 2,8

VERWENDUNG

Die Schafgarbe regt den Blutkreislauf an und hilft bei Krampfadern, Hämorrhoiden, während der Wechseljahre, zusammen mit anderen Pflanzen gegen Fettleibigkeit und Cellulitis. Als Diuretikum hilft sie, Nierenablagerungen und Nierensteine auszuschwemmen. Sie erleichtert das Einsetzen der Menstruation und lindert die Schmerzen dabei. Sie aktiviert die Verdauung und entbläht. Durch ihre adstringierende, granulierende und keimtötende Wirkung fördert sie die Heilung jeder Art von Wunden.
Man kocht 1 Esslöffel Kraut je Tasse 2 Minuten und trinkt 2–3 Tassen täglich.
Achtung: Bei empfindlichen Personen können allergische Reaktionen auftreten.

Die Pflanzen von A bis Z

SCHLEHDORN
Prunus spinosa (Rosaceae, Rosengewächse)

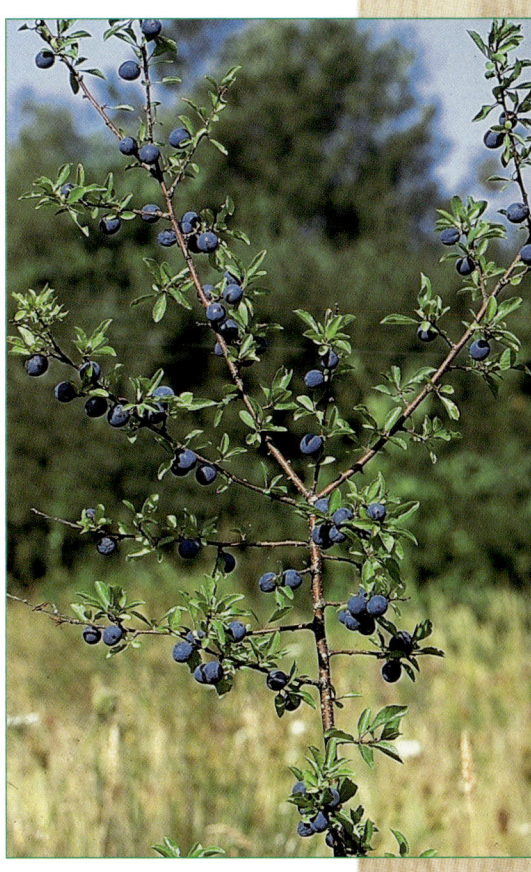

- *Prunus* ist der lateinische Name des Pflaumenbaums; *spinosa* heißt auf lateinisch »dornig, stachelig«.

- **Volksnamen, Synonyme:** Eschendorn, Heckendorn, Hagedorn, Schwarzdorn, Schlehe, Haferpflaume, Bockbeerli, Kietschkepflaume.

- Vom Weißdorn, den man oft neben ihm antrifft, unterscheidet sich der Schlehdorn durch ungeteilte, ovale, am Rand gezähnte Blätter. Man sagt, er würde Hexen und Unglück von Gebäuden fernhalten.

BESCHREIBUNG
Der Schlehdorn ist ein dorniger, buschiger, breiter Strauch. Der ungefähr 2 m hohe Stamm teilt sich in wirre Zweige, deren ausgewachsene an der Spitze einen Dorn tragen und mit einer schwärzlichbraunen Rinde bedeckt sind. Die wechselständigen Blätter sind kurz gestielt, gezähnt und dunkelgrün. Die weißen, zahlreichen Blüten erscheinen vor den Blättern im Mai. Die Frucht ist rund, fleischig, schwarzbläulich.

ANBAU UND SAMMELN
Der Schlehdorn ist in Europa in Hecken, Gebüsch und auf Waldlichtungen verbreitet. Man vermehrt ihn durch Aussaat der Samen oder durch Steckreiser.
Man erntet die Blüten vor dem völligen Aufblühen und lässt sie in trockenen, luftigen Räumen trocknen.

VERWENDUNG
Die Schlehdornblüten sind beruhigend, entwässernd, abführend und blutreinigend. Durch all diese Eigenschaften können sie Wassereinlagerungen bei Ödemen und Cellulitis ausschwemmen. Man bereitet einen Aufguss, indem man 1 Teelöffel Blüten je Tasse 10 Minuten ziehen lässt. Man trinkt 1–3 Tassen täglich.

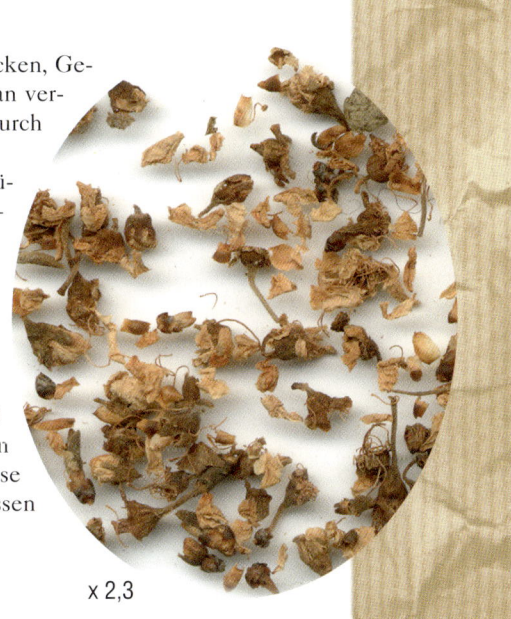

x 2,3

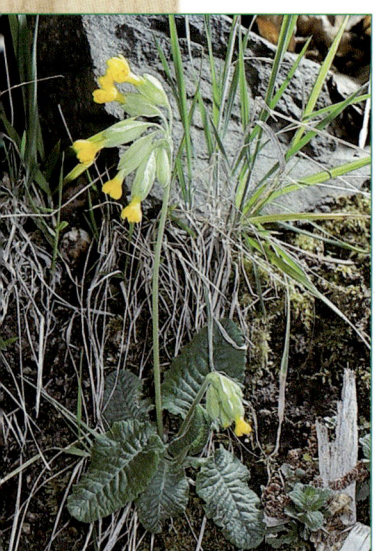

SCHLÜSSELBLUME
Primula officinalis (Primulaceae, Primelgewächse)

- *Primula* kommt von »prima«, »die Erste«, die Schlüsselblumen sind mit die ersten Frühjahrsblumen.

- **Volksnamen, Synonyme:** Primel, Frühlingsschlüsselblume, Wiesen-Schlüsselblume, Himmelsschlüssel; *Primula veris*.

- Der Name Schlüsselblume kommt von der Ähnlichkeit des Blütenstandes mit einem Schlüsselbund. Die pulverisierten Wurzeln hat man früher als Niespulver verwendet. Die Pflanze ist geschützt und darf nicht in der Natur gesammelt werden.

BESCHREIBUNG
Die Schlüsselblume ist eine Pflanze mit verzweigtem, dicken Rhizom, das Faserwurzeln entsendet. Die ovalen, gewellten, gekerbten und gezähnten Blätter sind als Rosette strahlenförmig um den Blütenstiel angeordnet. Die gelben Blüten, die von März bis Mai zu sehen sind, bilden am Ende der 10–30 cm langen Blütenstiele einfache Dolden. Die Frucht ist eiförmig.

ANBAU UND SAMMELN
Die Schlüsselblume ist in Europa an grasbewachsenen Stellen und auf Wiesen verbreitet und wächst bis 2000 m Höhe.
In der Kultur zieht sie frische, leichte, humusreiche Böden vor. Man vermehrt sie durch Teilung des Wurzelstocks nach der Blütezeit. Man sammelt die Blüten zu Beginn der Blütezeit, die Wurzeln nach der Blütezeit. Die empfindlichen Blüten werden in warmen, luftigen Räumen getrocknet. Die nicht weniger zerbrechlichen Wurzeln werden gewaschen, geschnitten und an einem warmen Ort getrocknet.

VERWENDUNG
Wurzeln und Blüten erleichtern den Bronchien das Abhusten, vermehren die Speichelbildung. Die Blüten wirken entwässernd und leicht abführend, beruhigen, entspannen, sind schlaffördernd, entlastend. Schmerzlindernde Umschläge bei Rheuma können Allergien auslösen. Man kocht 1 Esslöffel Wurzeln je Tasse 5 Minuten, aus den Blüten bereitet man einen Aufguss mit 1 Esslöffel Blüten pro Tasse. Man trinkt 2–3 Tassen täglich.
Achtung: Nicht überdosieren. Bei entsprechend veranlagten Personen können allergische Reaktionen auftreten.

x 1

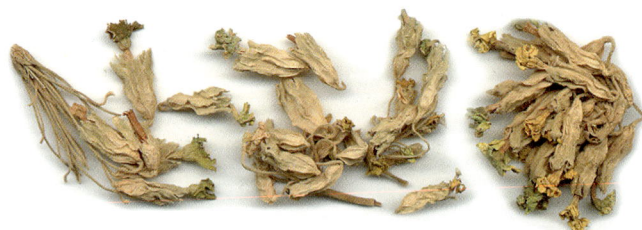

Die Pflanzen von A bis Z

SCHÖLLKRAUT
Chelidonium majus (Papaveraceae, Mohngewächse)

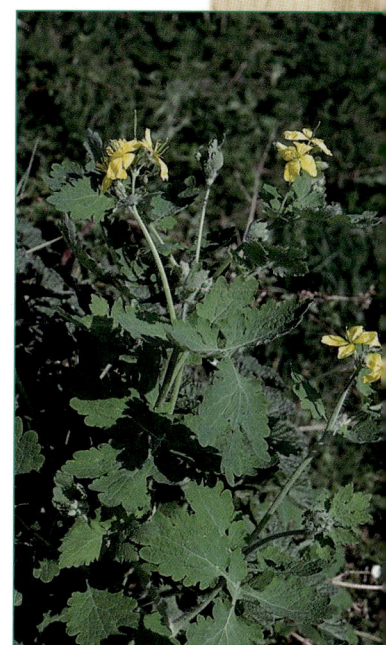

- *Chelidonium* bedeutet im Griechischen »Schwalbe«, da die Pflanze bei der Rückkehr der Schwalben zu blühen beginnt; *majus* bedeutet »groß« im Lateinischen.

- **Volksnamen, Synonyme:** Giftblume, Goldkraut, Hexenkraut, Hexenmilch, Krätzekraut, Milchkraut, Schwalbenkraut, Teufelskraut, Warzenkraut.

- Man bestreicht mit dem frischen Milchsaft des Stängels Hühneraugen und Warzen, um sie so zu entfernen. Schöllkraut ist die Zauberpflanze der Gefangenen. Der Häftling, der an seiner Haut einige Schöllkrautstängel trägt, ist sich des Erfolges seines Ausbruchsversuchs sicher. Dieses Brauchtum verlangt, dass die Pflanzen alle 2 Tage durch frische ersetzt werden. Im Gefängnis ist dies glücklicherweise nicht immer leicht. Wenn Sie vor Gericht stehen und einige Zweige des Schwalbenkrauts bei sich tragen, haben Sie gute Chancen, freigesprochen zu werden.

BESCHREIBUNG

Das Schöllkraut ist eine ausdauernde Pflanze mit rotbräunlicher, walziger, faseriger und behaarter Wurzel. Der 40–70 cm hohe Stängel ist rund, aufrecht, zerbrechlich, gegliedert und knotig, zartgrün. Die wechselständigen Blätter sind gestielt, geflügelt, gelappt, weich. Die gelben Blüten, die von April bis Oktober erscheinen, bilden kleine, endständige Büschel. Die Frucht ist eine längliche Kapsel, die die Samen enthält.

ANBAU UND SAMMELN

Das Schöllkraut ist in Europa weit verbreitet und findet sich häufig auf Ödland, auf Mauern oder steinigem Gelände. Man kann es durch Aussaat der reifen Samen vermehren. Wenn man den frischen Milchsaft nutzen will, kann man es nehmen, wenn man es braucht, aber wenn man es trocknen will, sollte man darauf achten, die Pflanze vor Beginn der Blütezeit zu schneiden. Man hängt die Sträuße in luftigen Räumen auf. Die frischen Stängel lassen einen gelblichen Milchsaft in reichlicher Menge austreten.

VERWENDUNG

Das Schöllkraut ist diuretisch, ein Wurmmittel und wirkt stark auf die Leber. Es vermehrt die Gallesekretion, erleichtert den Gallefluss, lindert Leberbeschwerden. Es wirkt blutreinigend, also hilft es bei Hautleiden, entlastet das Lymphsystem, lindert bei Angina pectoris, Bluthochdruck, Asthma, Arteriosklerose. Man bereitet eine Abkochung von 2 Minuten aus 1 Esslöffel Kraut je Tasse, stets in getrocknetem Zustand, und trinkt 1 Tasse vor den Mahlzeiten. Frisches Schöllkraut darf nicht für Tee verwendet werden. Der frische Milchsaft, den man zum Bestreichen der Warzen nimmt, ist gefährlich, wenn man ihn trinkt.
Achtung: Wegen der starken Giftigkeit der Pflanze, sollte auf Selbstbehandlung verzichtet werden.

x 1,3

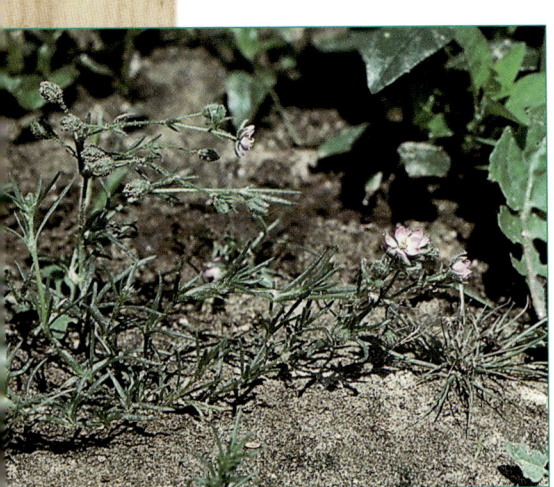

SCHUPPENMIERE, ROTE

Spergularia rubra **(Caryophyllaceae, Nelkengewächse)**

- ***Spergularia*** kommt möglicherweise von »spargere«, »ausstreuen«, die Pflanze hat zahlreiche Samen; *rubra,* weil sie rot blüht.

- **Volksnamen, Synonyme:** Roter Spärkling, Roter Spörgel, Rotes Sandkraut.

BESCHREIBUNG

Die Rote Schuppenmiere ist eine Pflanze, deren Wurzel faserig und lang ist und deren Stängel, die bis zu 25 cm lang werden können, aufrecht oder liegend sind. Die gegenständigen, linealischen, kleinen Blätter sind mit kleinen lanzettlichen Stipeln versehen. Die roten Blüten, die von Mai bis September zu sehen sind, sitzen einzeln und endständig an den Stängeln. Die Frucht ist eine Kapsel, die zahlreiche schwarze Samenkörner enthält.

ANBAU UND SAMMELN

Die Rote Schuppenmiere ist in Mittel- und Südeuropa, vor allem auf sandigen Böden häufig anzutreffen. Man vermehrt sie durch Samenanzucht im Herbst oder im Frühjahr. Man sammelt die Pflanzen während der Blütezeit von Mai bis Juni; zu Sträußen gebunden hängt man sie bis zur vollständigen Trocknung in trockenen, luftigen Räumen auf.

VERWENDUNG

Die Schuppenmiere ist die geeignete Pflanze für die Harnwege, sie begünstigt die Ausschwemmung von Nierenablagerungen und Nierensteinen. Sie ist fäulnishemmend und lindert die Entzündungen im Verdauungsapparat und in den Harnwegen.
Man kocht 4 Esslöffel je Liter 3 Minuten und trinkt 1 Liter im Laufe des Tages.

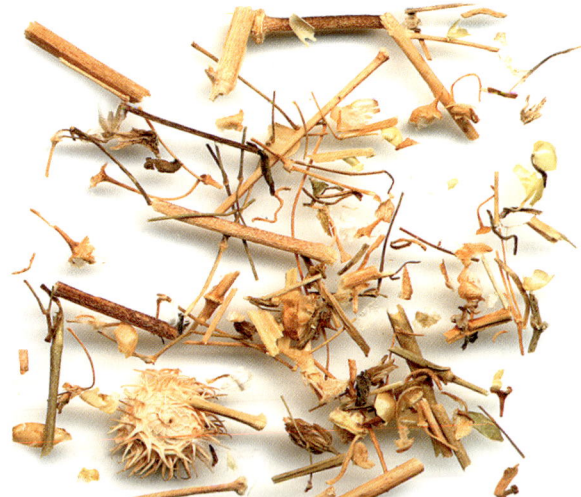

x 2

Die Pflanzen von A bis Z

SCHWARZNESSEL
Ballota nigra **(Lamiaceae, Lippenblütler)**

- *Ballota* kommt vom griechischen »ballein«, »zurückwerfen«, da die Pflanze einen sehr abstoßenden Geruch hat.
- **Volksnamen, Synonyme:** Feld-Andorn, Gottvergess, Schwarze Ballote, Schwarze Taubnessel, Schwarzer Andorn, Stinkandorn, Stinknessel, Zahllose.

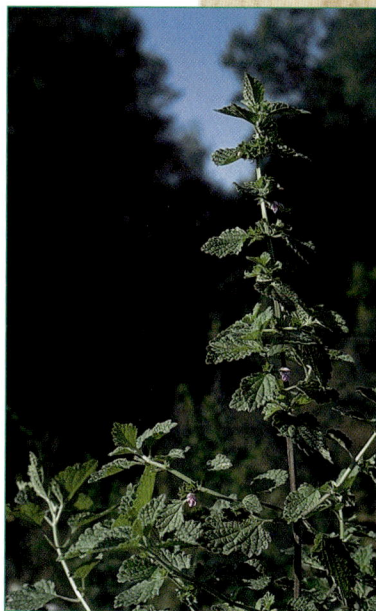

BESCHREIBUNG
Die Schwarznessel ist eine ausdauernde Pflanze mit einer zerbrechlichen, faserigen und behaarten Wurzel. Der Stängel ist ungefähr 50 cm hoch, aufrecht, vierkantig, vor allem im unteren Bereich rötlich überlaufen, verzweigt. Er trägt eine Vielzahl gegenständiger, gestielter Blätter. Sie sind oval, zugespitzt, gekerbt und geprägt. Die von Mai bis Oktober sichtbaren violetten Blüten bilden kleine Büschel in den oberen Blattachseln.

ANBAU UND SAMMELN
Die Schwarznessel ist in den warmen und gemäßigten Zonen verbreitet. Man findet sie bevorzugt auf Ödland, trockenen Stellen, auf Schuttplätzen, an Bahndämmen, in Hecken. Man kultiviert sie an warmen, der Sonne ausgesetzten Stellen durch Aussaat oder durch Teilung des Wurzelstocks vor Ende des Winters.

Die Sammelzeit für die Blütentriebe ist Juli bis August. Man schneidet die oberen 30 cm ab, bindet daraus Sträuße und hängt diese in trockenen, luftigen Räumen auf.

VERWENDUNG
Die Schwarznessel ist ein gutes Beruhigungsmittel für die Nervösen, verhilft zu besserem Schlaf, lindert die Ängste, das Herzklopfen, die Hitzewallungen, die Verdauungskrämpfe und die Hustenanfälle. Sie regt die Galleproduktion spürbar an. Als Tee oder Einlauf kommt sie als Wurmmittel in Frage.

Man bereitet aus 1 Esslöffel geschnittenem Kraut je Tasse eine Abkochung von 2 Minuten. Gewöhnlich trinkt man vor oder nach den Mahlzeiten 1–3 Tassen täglich.

x 2

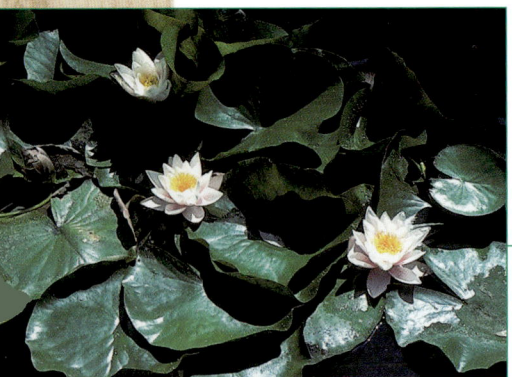

SEEROSE, WEISSE

Nymphaea alba **(Nympheaceae, Seerosengewächse)**

- *Nymphaea* kommt vom griechischen »nymphaia«, »Königin der Gewässer«; *alba* heißt »weiß« – im Unterschied zu rot, blau oder gelb blühenden Arten.
- **Volksnamen, Synonyme:** Wasserrose.
- Die Ärzte der Antike sagten über die Seerose: »Diese Pflanze liebt den feuchten Aufenthalt und ist lusterstörend, ein Gift für die Liebe.«

BESCHREIBUNG

Die Seerose ist eine ausdauernde Wasserpflanze mit dickem, fleischigem, narbenübersätem, kriechendem, Ausläufer treibendem Rhizom, das Haarwurzeln entsendet. Die lang gestielten Blätter sind groß, rundlich, an der Basis herzförmig gebuchtet; die schwimmenden sind kleiner und zäher. Die weißen Blüten mit dunkelgelber Narbenscheiben erscheinen von Juli bis August; sie sind einzeln, getragen von langen Blütenstielen. Die Frucht ist bauchig; sie umschließt reichlich Fruchtfleisch, in dem sich zahlreiche Samen befinden.

ANBAU UND SAMMELN

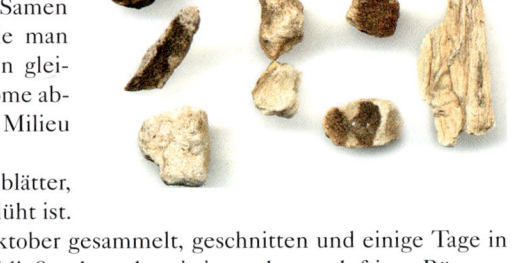

x 1,4

Die Weiße Seerose ist in den ruhigen Gewässern der Sümpfe und Weiher in Europa verbreitet, über 800 m Höhe kommt sie selten vor. Man vermehrt die Weiße Seerose durch Aussaat ihrer reifen Samen in Töpfe oder Schalen, die man dann unter Wasser setzt. In gleicher Weise kann man Rhizome abtrennen und in geeignetes Milieu verpflanzen.
Man sammelt die Blütenblätter, wenn die Blüte voll aufgeblüht ist.
Die Wurzeln werden im Oktober gesammelt, geschnitten und einige Tage in der Sonne getrocknet. Anschließend werden sie in trockenen, luftigen Räumen getrocknet.

VERWENDUNG

Die Weiße Seerose wirkt beruhigend und besänftigend und hilft somit bei Schlaflosigkeit, Erregtheit, Ängstlichkeit. Vor allem ist sie aber ein Anaphrodisiakum und bekämpft die sexuelle Erregung. Man bereitet mit 1 Esslöffel Blüten je Tasse einen Aufguss. 1 Teelöffel geschnittene Wurzeln wird 3–4 Minuten gekocht. Man trinkt 1–2 Tassen täglich, 1 davon am Abend.
Achtung: Nicht überdosieren.

Die Pflanzen von A bis Z

SEIFENBAUM, CHILENISCHER
Quillaja saponaria (Rosaceae, Rosengewächse)

- **Volksnamen, Synonyme:** Panamarinde, Panamaholz.
- Panamarinde gibt schwarzen Farben, insbesondere schwarzen Seidenstoffen, ihre Intensität und ihren Glanz zurück. Außerdem ist sie ein natürliches Haarwaschmittel.

BESCHREIBUNG
Der Seifenbaum ist ein mittelhoher Baum, dessen verzweigter Stamm von der Basis ab mit einer rauen, gräulichen Rinde bedeckt ist. Die wechselständigen, gefiederten Blätter sind an ihrer Oberseite grün. Die Blüten bilden endständige Rispen. Die Frucht ist fleischig und kugelig.

ANBAU UND SAMMELN
Der Seifenbaum ist in Mittelamerika und auf den Antillen verbreitet. In Europa ist er unter dem Namen Panamaholz bekannter. Er kommt in Form von 20 cm langen und 8–10 cm breiten Rindenstücken oder fein geschnitten zu uns und reizt leicht zum Niesen. Ebenfalls zum Waschen verwendet werden die Früchte von *Sapindus*-Arten, etwa des Seifenbaums *(S. saponaria,* siehe S. 246), oder von *S. mukorossi*, der die Waschnuss liefert.

VERWENDUNG
Die Panamarinde und die Waschnuss sind Waschmittel für empfindliche Stoffe wie die Seide und beleben die schwarzen Farben. Man benutzt sie als Haarshampoo bei jedem Haartyp, aber besonders bei fettiger Kopfhaut.
Für die Wäsche bereitet man eine konzentrierte Abkochung von 10 Minuten mit 100 g je Liter. Dann seiht man ab und gießt die Lösung mit Wasser verdünnt über die Wäsche. Man weicht die Wäsche darin ca. 12 Stunden ein, dann spült man sie mit klarem Wasser. Man kann mit dieser Lösung auch Oberbekleidung abbürsten.
Will man die Panamarinde oder die Waschnuss alleine oder zusammen mit anderen Pflanzen als Haarwaschmittel verwenden, so lässt man 4 Esslöffel Pflanzen je Liter Wasser leicht 15 Minuten kochen, dann 2 Stunden abkühlen. Nach dem Abseihen kann man mit dieser Lösung die Haare waschen und dabei die Kopfhaut massieren. Danach spült man die Haare mit klarem Wasser.
Achtung: Beide Pflanzen brennen in den Augen.

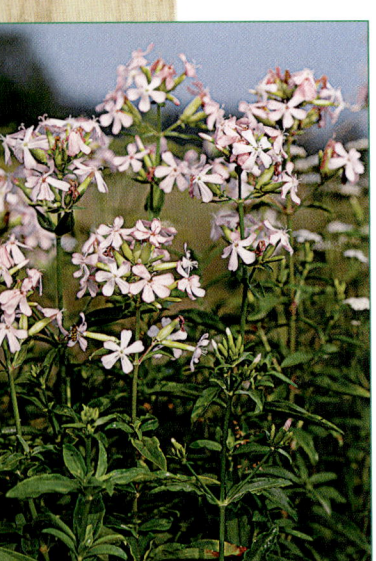

SEIFENKRAUT

Saponaria officinalis (Caryophyllaceae, Nelkengewächse)

- *Saponaria* kommt von »sapo«, »Seife«. Die Pflanze dient als Waschmittel.
- **Volksnamen, Synonyme:** Seifenwurz, Waschkraut, Gewöhnliche Seifenkraut, Echtes Seifenkraut.
- Früher verwendete man die Pflanze zum Waschen. Die Wurzeln scheinen auch gegen Hautpilzinfektionen zu wirken.

Pflanze x 1,4

BESCHREIBUNG

Das Seifenkraut ist eine ausdauernde Pflanze mit langem, knotigem, rötlichem, verzweigtem Rhizom. Die 30–60 cm hohen Stängel sind rund, aufrecht und verzweigt. Die Blätter sind gegenständig, oval bis lanzettlich, ganzrandig. Die großen, rosa Blüten, die von Juni bis Oktober erscheinen, besitzen 10–15 mm lange Kronblätter. Die Frucht ist walzig und länglich.

ANBAU UND SAMMELN

Das Seifenkraut ist in Europa an feuchten Stellen bis 1500 m Höhe verbreitet. Man vermehrt es durch Samenanzucht im Frühjahr, in leichte Erde. Im nächsten Frühjahr pikiert man die Pflänzchen. Man kann es auch durch Teilung des Wurzelstocks vermehren.
Die Blätter sammelt man kurz vor Blütebeginn; man lässt sie zu Sträußen gebunden in trockenen, luftigen Räumen trocknen. Die Wurzeln werden im Herbst ausgegraben, gewaschen, geschnitten und zum Trocknen ausgelegt.

VERWENDUNG

Wurzeln X 1

Das Seifenkraut regt die Galleproduktion an, entstaut die Leber und wirkt entgiftend bei Arzneimittelunverträglichkeit und Allergien. Seine blutreinigende Eigenschaft unterstützt bei Ekzem, Schuppenflechte, Nesselsucht, Akne, Syphilis. Es ist diuretisch und schweißtreibend und geeignet bei Rheuma, Gicht, Wasseransammlungen in den Beinen und Knöcheln, arteriellem Bluthochdruck, Grippe und Halsentzündungen. Alleine oder in Mischung (S. 396) ist es für die Frühjahrskur gut. Man wäscht auch Kleider oder Haare mit Seifenkraut. Man kocht 1 Esslöffel Blätter je Tasse 2 Minuten, 1 Esslöffel Wurzeln 5 Minuten und trinkt davon 1 Tasse nüchtern, eine weitere vor dem Abendessen.

Achtung: Bei höherer Dosierung sind Reizungen des Magen-Darm-Trakts möglich.

Die Pflanzen von A bis Z

SELLERIE, WILDER
Apium graveolens (Apiaceae, Doldenblütler)

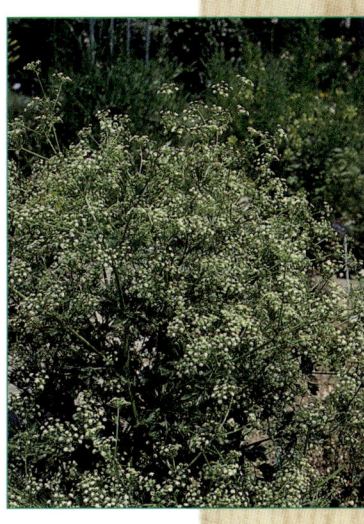

- *Apium* könnte vom keltischen »apon«, »Wasser«, kommen, da die Pflanze sumpfiges Gelände mag; *graveolens* von »grave«, »stark«, und »olens«, »riechend«. *Apium* könnte auch mit »apis«, »Biene«, zu tun haben, da die Bienen die Pflanze ganz besonders aufsuchen.
- **Volksnamen, Synonyme:** Gemüsesellerie, Eppich, Appich.
- Sellerie war bei den Griechen und Römern dem Gott der Unterwelt geweiht. Er wurde bei Leichenmählern serviert, die Grabhügel wurden mit ihm bepflanzt.

BESCHREIBUNG
Der Sellerie ist eine zweijährige Pflanze mit kurzer Pfahlwurzel. Der krautige, ca. 60 cm hohe, aufrechte, runde Stängel ist wirr verzweigt. Die Blätter, die dem unteren Bereich des Stängels entspringen, sind gelappt und lang gestielt. Sie sind dunkelgrün, glatt und glänzend. Die weißgrünlichen Blütendolden erscheinen von Juli bis September im zweiten Jahr. Sie bilden später ovale, braune, wenig erhaben weißlich gerippte, Samen.

ANBAU UND SAMMELN
Man findet die wilde Pflanze an allen feuchten Orten Europas, aber sie wächst ganz besonders gern an den Küsten des Ärmelkanals, des Atlantiks und des Mittelmeers.
Der Sellerie geht wild auf; man kann den Wilden Sellerie auch wie Kultursellerie anbauen. Man sät ihn im Frühjahr im Freiland aus. Sobald einige Blätter erscheinen, pikiert man ihn ins Anzuchtbeet und pflanzt ihn von dort im Abstand von 30–40 cm im Juni an Ort und Stelle. Die Erde muss feucht und gut gedüngt sein. Die Ernte des Wilden Selleries erfolgt Ende des zweiten Jahres. Die Wurzeln sind dann stark, gedreht, knotig, mehr oder weniger dick. Man wäscht, schneidet oder hackt sie und trocknet sie an einem warmen Ort. Die Stängel und Blätter bindet man zu Sträußen und hängt sie bis zur vollständigen Trocknung in trockenen, luftigen Räumen auf.
Sellerie ähnelt etwas der Engelwurz, aber er riecht deutlich nach Sellerie, balsamisch, aromatisch und warm. Beide werden medizinisch verwendet; man sollte sie nicht mit dem Bergsellerie oder dem Liebstöckel verwechseln.

x 1,3   Wurzeln

VERWENDUNG
Ob man den Sellerie nun als Gewürz, Gemüse oder Arzneimittel verwendet, seine Blätter und Wurzeln zeigen diuretische Wirkung und sind deshalb bei Nierensteinleiden geschätzt, ebenso bei Arthritis, rheumatischen Erkrankungen und vor allem bei Albuminurie (Ei-

weißausscheidung im Urin). Sellerie ist verdauungsfördernd und entstaut die Leber. Mit dem frischen Saft wäscht man Unterschenkelgeschwüre.
Man kocht 1 Esslöffel geschnittene Wurzeln je Tasse 5 Minuten, 1 Esslöffel Blätter 2 Minuten. Man trinkt 1–4 Tassen täglich.
Achtung: Sellerie kann allergische Reaktionen hervorrufen.

GRILLGEWÜRZ
Diese Mischung ist ziemlich scharf, man legt das Fleisch 1 Stunde vor dem Grillen darin ein.

Blätter oder getrocknete Wurzeln des Wilden Selleries	2 Esslöffel
Thymianblätter	1/2 Teelöffel
Majoranblätter	1/2 Teelöffel
Rosmarinblätter	1/2 Teelöffel
Ingwerwurzeln	1/2 Teelöffel
Weiße Senfkörner	2 Teelöffel
Schwarzer Pfeffer	1/2 Teelöffel
Cayennepulver	1/2 Teelöffel
Paprika	2 Teelöffel
Apfelessig	eine ausreichende Menge

Man zerreibt alle Pflanzen mit dem Mörser und fügt so viel Apfelessig hinzu, bis die Masse pastös wird.

SELLERIESALZ
Noch intensiver im Geruch als der Sellerie selbst, der ja schon sehr kräftig ist, ist das Selleriesalz: Man legt die, je nach Bedarf, fein oder grob geschnittenen Selleriewurzeln schichtweise in Salz ein und lässt das Ganze 10 Tage lang ziehen.

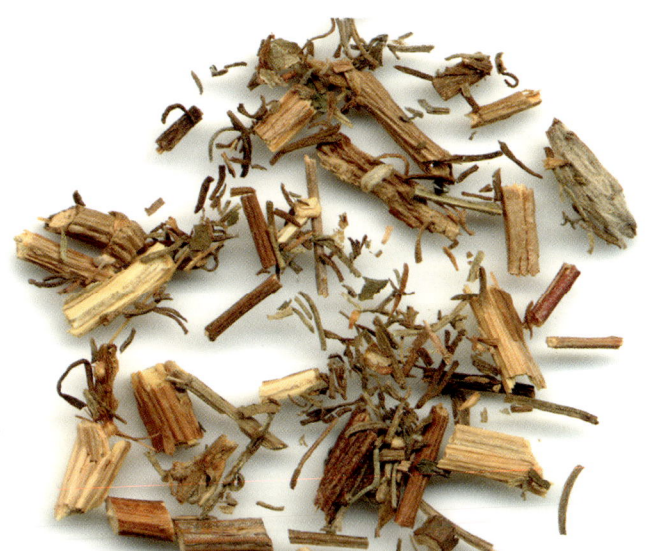

x 2,4   Blätter

Die Pflanzen von A bis Z

SENEGA
Polygala senega (Polygalaceae, Kreuzblumengewächse)

- *Polygala* ist von den Wörtern »polus«, »viel«, und »gala«, »Milch«, abgeleitet. Die Pflanze soll als Futter »viel Milch« erzeugen.
- **Volksnamen, Synonyme:** Klapperschlangenwurzel, Senegawurzel, Seneka.

BESCHREIBUNG
Die Senega ist eine ausdauernde Pflanze mit Ausläufer treibendem, holzigem, zerbrechlichem, gelblichem, mit Haarwurzeln besetztem Rhizom. Die ungefähr 30 cm langen Stängel sind unverzweigt, aufrecht oder hochstrebend. Die Blätter des Stängels sind wechselständig, schmal, dunkelgrün, lanzettlich; die der Basis bilden eine Rosette, aus deren Mitte die Stängel herauswachsen. Die blauen, von Mai bis September erscheinenden Blüten bilden endständige Trauben. Die gedrungene Frucht öffnet 2 Fächer, von denen jedes 1 Samenkorn enthält.

ANBAU UND SAMMELN
Die Senega ist in Nordamerika auf allen Böden verbreitet und kann bis 2600 m Höhe wachsen. Man vermehrt sie durch Aussaat der Samen oder Teilung der Wurzelstöcke.
Die Wurzeln sammelt man im Herbst; nachdem man sie gewaschen und geschnitten hat, lässt man sie zuerst in der Sonne, dann in trockenen, luftigen Räumen trocknen.

VERWENDUNG
Die Senega wirkt anregend und entwässernd und erleichtert somit rheumatische Beschwerden und die Verdauung. Vor allem aber ist sie erfolgreich bei Bronchitis, Husten, Asthma, hartnäckigen Katarrhen.
Man kocht 1 Teelöffel geschnittene Wurzeln 2 Minuten und trinkt 2–3 Tassen täglich.
Achtung: Bei Überdosierung können Reizungen im Magen-Darm-Trakt auftreten.

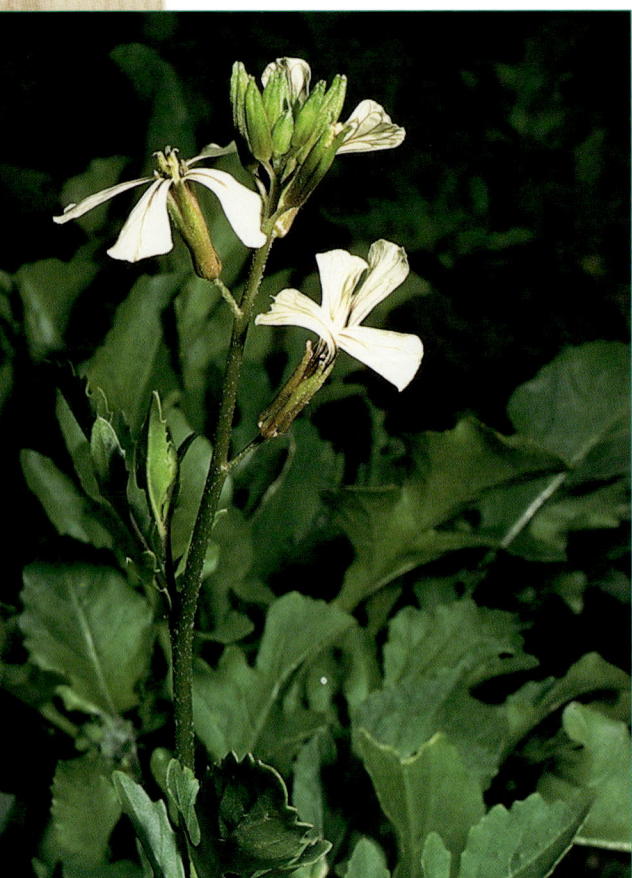

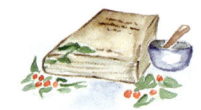

SENFRAUKE

***Eruca sativa* (Brassicaceae, Kreuzblütler)**

- *Eruca* heißt »Raupe«; die frühere wissenschaftliche Bezeichnung lautete *Brassica eruca*, »Raupenkohl«; *sativa* heißt »angebaut«.

- **Volksnamen, Synonyme:** Salatrauke, Raukenkohl, Arugula, Rucola.

- Die Senfrauke wurde schon im Mittelalter bei uns angebaut und galt als Potenzmittel.

BESCHREIBUNG

Die Senfrauke ist eine einjährige Pflanze, deren 40–80 cm hoher Stängel rund, behaart, verzweigt und aufrecht ist. Die wechselständigen, gestielten Blätter sind in ungleiche, mehr oder weniger behaarte Lappen geteilt. Die weißlichen, braun oder violett geäderten Blüten bilden endständige Trauben und blühen von April bis Juni. Die Frucht ist nahezu walzenförmig, etwas zusammengedrückt.

ANBAU UND SAMMELN

Die Senfrauke kommt in Mittel- und in Südeuropa vor; sie ist in höheren Lagen selten. Man vermehrt sie durch Aussaat der Samen im Frühjahr. Man erntet sie, wenn die Blätter und Blüten von Mai bis Juni voll entfaltet sind. Man bindet Sträuße und hängt diese an Wäscheleinen in trockenen, luftigen Räumen zum Trocknen auf.

VERWENDUNG

Die Senfrauke regt die Verdauung und den Appetit an und wirkt auch entwässernd. Ihr wird auch eine aphrodisische Wirkung zugeschrieben.
Man kocht pro Tasse 1 Esslöffel geschnittenes Kraut 2 Minuten und trinkt 2–3 Tassen täglich.

SENNA, INDISCHE

Cassia angustifolia (Caesalpiniaceae, Johannisbrotgewächse)

- *Cassia* ist der griechische Name für die Pflanze; *angustifolia* heißt »schmalblättrig«.
- **Volksnamen, Synonyme:** Alexandriner Senna, Indische Cassie, Kassie, Sennespflanze; *Senna alexandrina*.
- Die Sennesblätter muss man richtig dosieren. Am besten gibt man 10–15 % davon zu anderen, milder wirkenden Pflanzen. Der Strauch, auf dem die Sennesblätter wachsen, ist so schön, dass man ihn auf den Antillen »vergoldeter Baum« nennt. Sein Samen geht in Liebesteemischungen ein, von denen eine wirksamer ist als die andere.

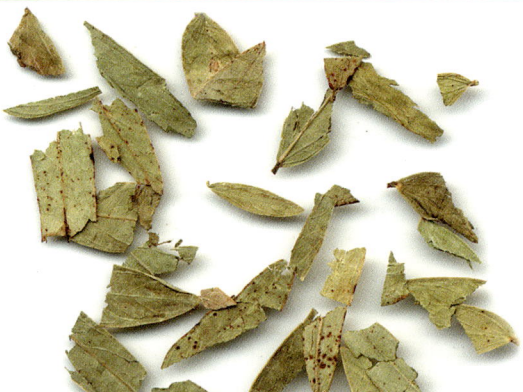

x 1,5

BESCHREIBUNG

Die Indische Senna ist ein etwa 1 m hoher Strauch mit aufrechten, runden, verzweigten, weißlichen Zweigen. Die wechselständigen Blätter haben Stipeln und sind in gegenständige, lanzettliche, ganzrandige, kleine, blaugrüne Teilblättchen gefiedert. Die gelben Blüten bilden blattachselständige Ähren. Die Frucht ist eine flache Schote, die Samen enthält, die beim Trocknen dunkel werden.

ANBAU UND SAMMELN

Die Indische Senna wird in Indien angebaut, andere Arten kommen aus Ägypten, Sudan, Syrien, Senegal. Man verwendet die Blättchen und die Samenhülsen. Die Indische Senna ist die im Handel üblichste Art.

VERWENDUNG

Wenn man sie milderen Pflanzen zufügt, ist die Senna ein wirksames Abführmittel, das die Verstopfung durch Anregung der Darmbewegung behebt. Man bereitet aus den Sennesblättern einen Kaltauszug, um so eine Überreaktion der Därme zu vermeiden. Trotz allem sollte die mildere und ebenso wirksame Mischung den reinen Blättern vorgezogen werden.

Achtung: Blätter und Fruchthülsen der Senna sind starke Abführmittel. Nicht über längere Zeit, nicht während Schwangerschaft und Stillzeit, bei Darmverschluss, akut-entzündlichen Darmerkrankungen, Bauchschmerzen unbekannter Ursache oder bei Kindern unter 10 Jahren anwenden.

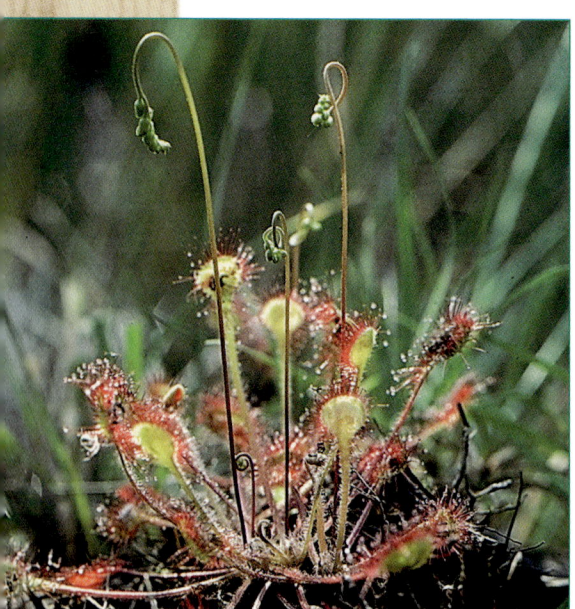

SONNENTAU, RUNDBLÄTTRIGER

Drosera rotundifolia **(Droseraceae, Sonnentaugewächse)**

- *Drosera* kommt vom griechischen »droseros«, »Tau«, ein Hinweis auf die drüsige Blattoberfläche; *rotundifolia* kommt vom lateinischen »rotundus«, »rund«.

- **Volksnamen, Synonyme:** Himmelstau, Herrgottslöffel, Himmelslöffelkraut, Widdertod.

BESCHREIBUNG

Der Sonnentau ist eine mehrjährige Pflanze mit Faser- und Haarwurzeln. Aus dem Wurzelstock entspringen runde auf der Erde ausgebreitete Blätter, die eine Rosette bilden. Der Blattstiel ist lang, rötlich, behaart, und endet in rundlichen Fangblättern, die an ihrer Oberseite und an ihren Rändern mit rötlichen, klebrigen Tentakeln besetzt sind, deren Ende wie ein anhaftender Tautropfen aussieht.

Aus der Mitte dieser Blattrosette wachsen mehrere 10–20 cm hohe Stängel, die an ihrem Ende kleine weiße Blüten tragen, welche zu einseitigen Trauben zusammengefasst sind. Die Frucht ist eine Kapsel die zahlreiche, längliche Samen enthält. Der Sonnentau ist eine fleischfressende Pflanze, die fähig ist, mit ihren klebrigen und schleimigen Blättern Insekten zu fangen und sie zu verdauen.

ANBAU UND SAMMELN

Der Sonnentau kommt in den gemäßigten Gegenden Europas vor. Er zieht torfige Sümpfe und feuchte Weiden vor und kann bis in 2000 m Höhe wachsen. Man vermehrt ihn durch Triebknospen, die man an der unterirdischen Wurzel abnimmt.

Die Pflanze sammelt man, wenn sie im Sommer in voller Blüte steht. Anschließend trocknet man sie in trockenen, luftigen Räumen.

VERWENDUNG

Sonnentau ist vor allem ein hervorragendes Mittel, um Bronchitis zu heilen, krampfhaften Husten zu beruhigen, insbesondere Keuchhusten, und das seelische Gleichgewicht zu bewahren, da er Ängste und Schlaflosigkeit bekämpft.

Man kocht 1 Esslöffel geschnittene Pflanzen je Tasse 2 Minuten alleine oder mit anderen Pflanzen gemischt (Hustenteerezept, S. 405). Man trinkt 2–3 Tassen täglich.

Achtung: Es kann zu allergischen Reaktionen kommen.

Die Pflanzen von A bis Z

SPARGEL
Asparagus officinalis (Asparagaceae, Spargelgewächse)

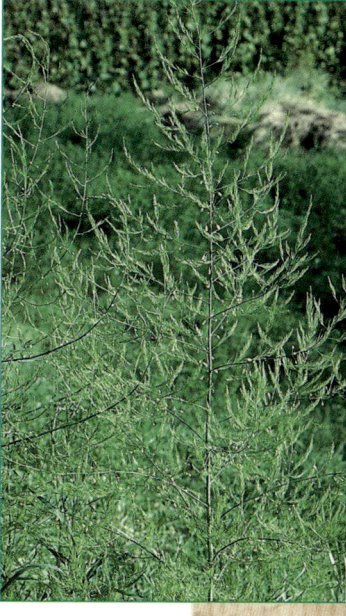

- *Asparagus* war der griechische Name für Spargel.
- Die Ägypter aßen schon vor 3000 Jahren Spargel und gaben ihn ihren Toten in die Gräber mit.

BESCHREIBUNG
Der Spargel ist eine ausdauernde Pflanze mit einem Ausläufer treibenden, dicken, walzenförmigen, fleischigen, schuppigen und verzweigten Wurzelstock, der viele längliche Faserwurzeln aufweist. Der 1 m oder mehr hohe Stängel ist rund, aufrecht und im oberen Bereich verzweigt. Er trägt Blätter, die sich in fadenförmige, weiche Ästchen fiedern. Die Blüten erscheinen von Mai bis Juni. Sie sind gelbgrünlich, glockenförmig. Die Blüten sind eingeschlechtlich, die männlichen Blüten sind größer als die weiblichen.

ANBAU UND SAMMELN
Heben Sie Gräben von 50 cm Breite und 50–60 cm Tiefe aus. Geben Sie warmen Mist in die Gräben und bedecken Sie ihn mit einer Schicht Erde. Pflanzen Sie die Spargelklauen, die Sie in der Baumschule bekommen haben, im Abstand von 50 cm. Füllen Sie anschließend den Graben mit Erde auf. Die in der Pflanzenheilkunde verwendeten Wurzeln (»Klauen«) erntet man an den zwei- bis dreijährigen Spargelstöcken. Sie sind schwer zu trocken. Man wäscht sie, nachdem man sie ausgegraben hat. Dann werden sie geschnitten und in trockenen, leicht beheizten Räumen getrocknet.

VERWENDUNG
Obwohl das von einigen Autoren bestritten wird, ist der Spargel ein gutes Diuretikum für Herzkranke, wie auch für die Menschen mit leicht geschwollenen Knöcheln. Von Menschen, die an Harnwegsläsionen leiden, ist er jedoch zu meiden. Sowohl Tee als auch Gemüse sind ebenfalls abzuraten bei Gicht, Arteriosklerose, Nierensteinen oder anderen Entzündungen der Harnwege. Man kocht 1 Esslöffel getrocknete, geschnittene Wurzeln je Tasse und trinkt davon 2–3 Tassen täglich. **Achtung:** Allergische Hautreaktionen möglich. Bei Nierenerkrankungen nicht verwenden.

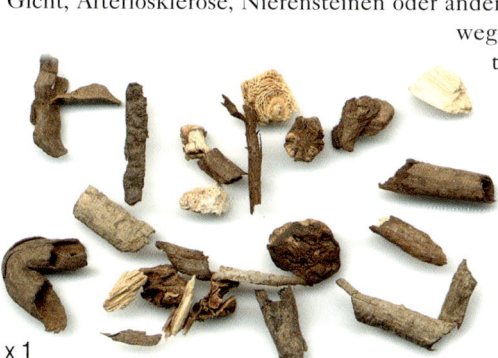

x 1

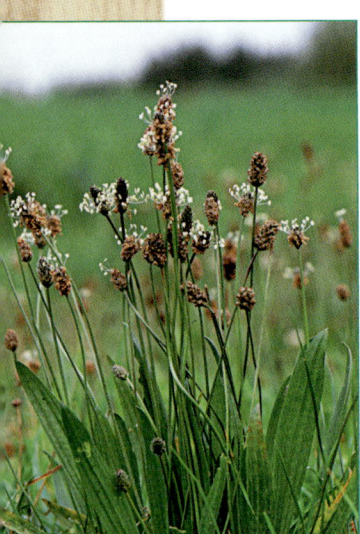

SPITZWEGERICH

Plantago lanceolata **(Plantaginaceae, Wegerichgewächse)**

- *Plantago* bezieht sich mit »planta«, »Fußsohle«, und »ago«, dem Suffix für Ähnlichkeit, auf die in der Gattung verbreitete Blattform und auf das Vorkommen an Trittstellen; *lanceolata* weist auf die schmalen Blätter der Art hin.
- **Volksnamen, Synonyme:** Heufresser, Rossrippen, Schafzunge, Spießblatt.
- Als Mittel gegen verschiedene Fußkrankheiten galt der in die Schuhe gelegte oder zwischen die Zehen gesteckte Spitzwegerich. Mancherorts war Spitzwegerich als Heilmittel für Männer, Breitwegerich für Frauen bestimmt.

BESCHREIBUNG

Der Spitzwegerich ist eine ausdauernde Pflanze mit einem kräftig bewurzelten, kurzen und dicken Wurzelstock. Die lanzettlichen, ganzrandigen Blätter, die sich in einen rinnenförmigen Stiel verschmälern, stehen in grundständiger Rosette. Sie haben 3–7 stark hervortretende parallele Nerven. Den Blattachseln entsprießen die 5-furchigen, blattlosen, die Blätter deutlich überragenden, 20–50 cm hohen Blütenstängel. In endständigen, dichten, eiförmig-länglichen Ähren erscheinen von Mai bis September die kleinen Blüten. Sie haben eine bräunlichweiße Blütenkrone und 4 weit herausragende Staubblätter mit gelblichen Staubbeuteln.

ANBAU UND SAMMELN

Der Spitzwegerich wächst in fast ganz Europa an Wegrändern, auf trockenen Wiesen, Weiden und Äckern, im Bergland bis in 1800 m Höhe. Er kommt oft von selbst in den Garten. Man kann ihn auch im Freiland aussäen und auf 20 cm Abstand vereinzeln. Er ist anspruchslos, wächst in voller Sonne, im Halbschatten und auch an schattigen Plätzen, dort aber deutlich langsamer. Man sammelt die Blätter oder das blühende Kraut (noch ohne Samen), breitet das Erntegut sofort in dünnen Schichten an einem luftigen Ort zum Trocknen aus und zerkleinert es später.

VERWENDUNG

Spitzwegerich wirkt antibakteriell, wundheilend, blutstillend. Innerlich verwendet, lindert die Droge trockenen Reizhusten, äußerlich Hautentzündungen sowie Entzündungen im Mund- und Rachenraum. Der frische Presssaft ist als Frühjahrskur zur »Blutreinigung« geschätzt, zudem bei Magen- und Darmstörungen. Die frischen zerdrückten Blätter dienen als Auflage bei Insektenstichen. Man übergießt 2 Teelöffel getrocknete Spitzwegerichblätter oder -kraut mit 1 Tasse kochendem Wasser, lässt 10–15 Minuten zugedeckt stehen und seiht ab. Der Tee kann auch mit Honig gesüßt werden. Man trinkt mehrmals täglich 1 Tasse. Für die äußerliche Anwendung (Umschläge, Spülen und Gurgeln) stellt man einen Kaltauszug her: 2 Teelöffel der Droge mit 1 Tasse kaltem Wasser ansetzen, 1–2 Stunden stehen lassen, abseihen.

Die Pflanzen von A bis Z

STECHWINDE
***Smilax aspera* (Smilacaceae, Stechwindengewächse)**

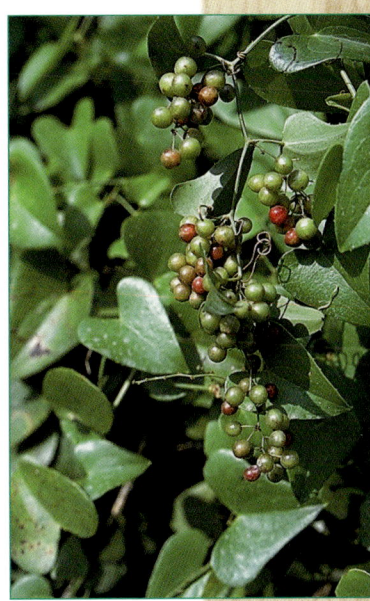

- *Smilax* kommt vom griechischen »smile«, »Schaber«, aufgrund der Blattform; *aspera* heißt »rau«, da die Blätter und Stängel mit Stacheln bedeckt sind.
- **Volksnamen, Synonyme:** Italienische Sarsaparille, Sassaparille.
- Sarsaparillwurzel, das über Jahrhunderte genutzte Mittel gegen Syphilis, stammt von verschiedenen mittel- oder südamerikanischen *Smilax*-Arten, nicht von denen des Mittelmeergebiets wie *S. aspera*. Diese dienten aber als Ersatz.

BESCHREIBUNG

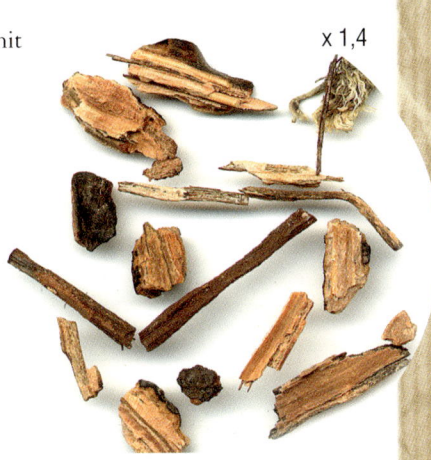

x 1,4

Die Stechwinde ist ein Strauch mit knolligem, fahlgelbem Rhizom, das mit zahlreichen langen und harten Haarwurzeln besetzt ist. Der windende Stängel klettert, ist gegliedert, verzweigt und mit Stacheln besetzt. Die wechselständigen, gestielten, zähen, spitz-herzförmigen Blätter haben an ihrem Grund 2 spiralig gerollte Haftranken. Die männlichen und weiblichen, weißen Blüten sind im Sommer zu sehen und zu kleinen, lang gestielten Dolden vereint. Die Frucht ist eine Beere, die die Samen enthält.

ANBAU UND SAMMELN

Die Stechwinde ist in Südeuropa verbreitet und hält sich an Gebüsch, an Hecken und anderen Pflanzen ihrer Nachbarschaft fest. Man vermehrt sie durch Aussaat der Samen im Frühjahr. Die Wurzeln erntet man im Herbst; man wäscht und schneidet sie und trocknet sie in trockenen, luftigen Räumen.

VERWENDUNG

Die Stechwinde ist eine der besten blutreinigenden Pflanzen; sie ist bei allen Hautkrankheiten empfohlen: bei Akne, Ekzem, Schuppenflechte, Herpes, Eiterflechte, Flechten (meist Pilzinfektionen), Syphilis. Alleine oder in Mischung ist sie für die Frühjahrskur geeignet. Ihre ausleitende Kraft ist nützlich bei Gicht, Rheuma und Urämie.
Man kocht 1 Teelöffel geschnittene Wurzeln je Tasse 5 Minuten und trinkt 1 Tasse am Morgen nüchtern, 1 weitere am Abend.
Achtung: Nicht überdosieren.

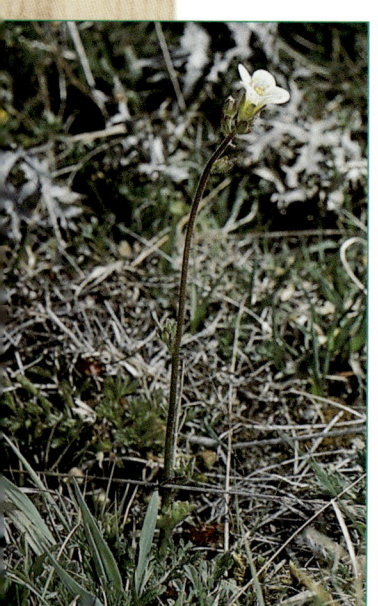

STEINBRECH, KNÖLLCHEN-

Saxifraga granulata (Saxifragaceae, Steinbrechgewächse)

- *Saxifraga* kommt von »saxa frangere«, »Steine brechen«; *granulata* heißt »gekörnt« weil in den Achseln der Grundblätter kleine Brutzwiebelchen, Knöllchen, sitzen.

- Der Name »Steinbrech« ist wortwörtlich aus einer lateinischen Textstelle von Pinius d. Älteren übersetzt. Die Römer dachten, dass die Pflanzen, von denen es sehr viele Arten gibt und manche in Felsspalten sitzen, sich diese Felsspalten selbst geschaffen haben. Später hat man dem Steinbrech aufgrund seines Namens die Kraft zugetraut, Nierensteine aufzulösen. Er wirkt immerhin diuretisch.

BESCHREIBUNG

Der Knöllchen-Steinbrech ist eine ausdauernde Pflanze mit zahlreichen Haarwurzeln. Der 20–40 cm hohe Stängel ist aufrecht, unverzweigt und klebrig. Die lang gestielten, rundlichen, leicht herzförmigen Grundblätter mit lappig gekerbtem Rand bilden eine Rosette, in deren Blattachseln sich Brutzwiebeln, die »Knöllchen« befinden. Die ziemlich großen, weißen Blüten bilden eine endständige Rispe. Die Frucht ist eine Kapsel, die zahlreiche, kleine Samenkörner enthält.

ANBAU UND SAMMELN

Der Knöllchen-Steinbrech ist in Europa verbreitet. Er zieht silikathaltige Böden vor und ist über 800 m Höhe selten. Man vermehrt ihn durch Aussaat der Samen oder durch Teilung der Wurzelstöcke.
Man sammelt die Blätter in der warmen Jahreszeit, von Juli bis September, die Wurzeln im Herbst. Man lässt sie in trockenen, luftigen Räumen trocknen.

VERWENDUNG

Der Knöllchen-Steinbrech wirkt entwässernd; seine Blätter und Wurzeln stehen in dem Ruf, Nierensteine aufzulösen.
Man kocht die Blätter 2 Minuten, die Wurzeln 5 Minuten und trinkt 2–3 Tassen täglich.

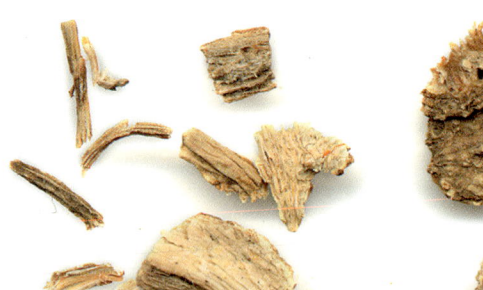

x 1,7

Die Pflanzen von A bis Z

STEINKLEE, ECHTER
Melilotus officinalis (Fabaceae, Schmetterlingsblütler)

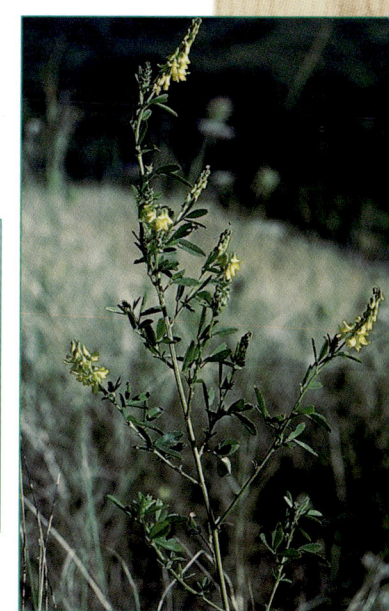

- *Melilotus* ist vom griechischen »meli«, »Honig«, und »lotus«, »Klee«, abgeleitet. Der Steinklee ist eine der besten Honigpflanzen.
- **Volksnamen, Synonyme:** Hoher Honigklee, Ackerhonigklee, Bärenklee, Schottenklee.
- Wie der Waldmeister ist der Steinklee sehr reich an Cumarinen. Im frischen Zustand oder gleich, nachdem man ihn gepflückt hat, duftet er sehr angenehm. Ein Kranz aus Steinklee über der Haustür von Neuvermählten versprach allen Glück, die unter ihm hindurchgehen.

BESCHREIBUNG

Der Steinklee ist eine zweijährige Pflanze mit faseriger, starker, weißlicher Wurzel. Die 50 cm bis 1 m hohen Stängel sind rund, gerillt, aufrecht und tragen wechselständige, lang gestielte, in 3 längliche, gezähnte Teilblätter gefiederte Blätter mit lanzettlichen Stipeln an der Basis. Die gelben Blüten, die von Mai bis September sichtbar sind, bilden endständige, aufrechte Trauben. Die Frucht ist eine behaarte Hülse, die an ihrem Ende den verbliebenen Griffel trägt. Sie enthält 2 kleine Samenkörner.

ANBAU UND SAMMELN

Der Steinklee ist in Europa verbreitet und kann bis 2200 Höhenmeter wachsen. Er zieht trockene und arme Böden vor. Wenn man ihn vermehren will, weicht man die Samen gut 10 Stunden in Wasser ein, dann sät man sie am Ende des Sommers oder im Frühjahr in gut gedüngte Erde. Anschließend dünnt man die Keimlinge aus. Man sammelt die Blüten zur Blütezeit, bindet Sträuße, die man im Schatten in luftigen Räumen aufhängt.

VERWENDUN

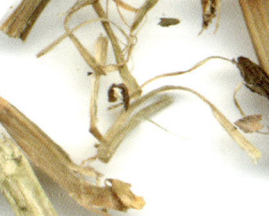

x 2,3

Der Steinklee wirkt krampflösend, entspannend und verschafft so den Ängstlichen, Besorgten, Überlasteten, den Kindern und alten Menschen Schlaf; er beruhigt neuralgische Schmerzen. Er fördert die Verdauung und wirkt reizlindernd bei Colitis ulzerosa. Als Diuretikum wirkt er keimtötend und krampflösend auf die Harnwege; man empfiehlt ihn bei Blasenentzündungen. Als Augentropfen oder Augenbad ist er nützlich bei Bindehautentzündung und anderen Augenentzündungen. Man kocht 1 Esslöffel Kraut pro Tasse 2 Minuten und trinkt 2–3 Tassen täglich.
Achtung: Steinklee kann Kopfschmerzen auslösen. Keine Verwendung während Schwangerschaft und Stillzeit.

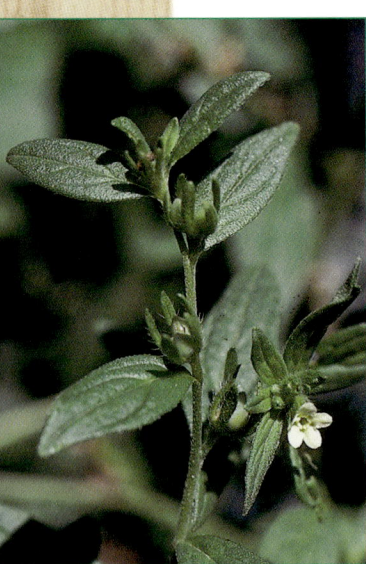

STEINSAME, ECHTER

Lithospermum officinale (Boraginaceae, Raublattgewächse)

- *Lithospermum* geht auf das griechische Wort »lithos«, »Stein«, und »sperma«, »Same« zurück. Die Samen sind sehr hart.
- Eine Steinsamenart wird von den Einheimischen Amazoniens als »Pille« benutzt.

BESCHREIBUNG

Der Steinsame ist eine ausdauernde, 40–80 cm hohe Pflanze mit aufrechtem, starkem, mit Haaren bedecktem, im oberen Teil verzweigtem Stängel. Die wechselständigen Blätter sind sitzend, länglich-oval, leicht mit abstehenden Haaren besetzt, an der Oberseite grün, an der Unterseite heller. Die kleinen, einzelnen, weißen, blattachselständigen Blüten sind von Mai bis Juli sichtbar. Die ovale Frucht schimmert perlmuttartig und ist perlenhart.

ANBAU UND SAMMELN

Man findet den Steinsamen in ganz Europa, vorzugsweise auf kalkhaltigen Böden; er wächst nicht über 700 m Höhe.
Man vermehrt ihn durch Aussaat der Samen, sobald sie reif sind. Die Pflänzchen werden im Frühjahr an Ort und Stelle versetzt. Man schneidet im Spätsommer die oberen 20–30 cm der Triebspitzen, bindet Sträuße und lässt sie an einem trockenen, luftigen Ort trocknen.

VERWENDUNG

Der Steinsame wirkt diuretisch; er entwässert die Nieren, die Blase, erleichtert die Auflösung und das Ausspülen der Nierensteine. Diese abflussfördernde Wirkung ist auch bei Gallensteinen, Ödemen, Wasseransammlungen, Cellulitis willkommen.
Man hat auch antihormonelle Wirkstoffe gefunden.
Man kocht 1 Esslöffel geschnittenes Kraut je Tasse 2 Minuten und trinkt davon 2–3 Tassen täglich.
Achtung: Wegen der enthaltenen giftigen Pyrrolizidinalkaloide ist die Droge außer Gebrauch gekommen.

x 1,7

Die Pflanzen von A bis Z

STERNANIS
Illicium verum (Illiaceae, Sternanisgewächse)

- *Illicium* kommt von »illicere«, »anlocken«.
- **Volksnamen, Synonyme:** Badian, Chinesischer Sternanis.
- Lutschen Sie wie die Chinesen eine Sternanisfrucht nach dem Essen, um den Atem zu erfrischen und die Verdauung anzuregen. Wenn man einige Sterne auf einen Kultgegenstand legt, laden sie diesen mit starken Schwingungen auf; deshalb haben ihn die Hexer auch beim Pendeln benutzt.

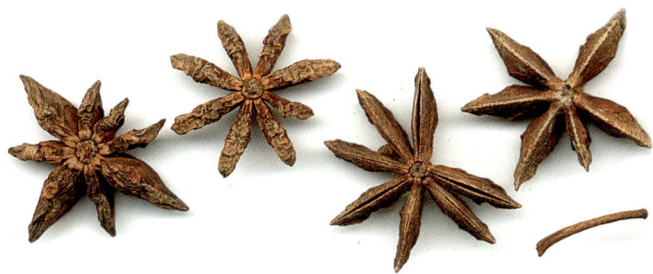

x 1

BESCHREIBUNG
Der Sternanis ist ein mittelgroßer Baum von 3–5 m Höhe. Der ziemlich starke Stamm ist verzweigt, gedrungen und mit einer gräulichen Rinde bedeckt. Die Blätter sind frisch grün, erinnern an die Blätter des Lorbeerbaumes und stehen einzeln oder büschelig. Sie sind immergrün. Die Frucht bilden 8–12 Teile, die sich zu einem Stern zusammenschließen; die Schale ist zäh, öffnet sich an einer mittig liegenden Naht und umschließt einen braunen, rundlichen und glänzenden Samen.

ANBAU UND SAMMELN
Man findet den Sternanis vor allem in China, in Japan, in Indien, auf den Philippinen, wo er die feuchten Orte bevorzugt.
Im Süden Frankreichs kann er im Freiland gezogen werden. Er braucht eine Mischung aus Heideerde und (wenig saurem) lehmigem Sand. Man vermehrt ihn durch Samenanzucht, Stecklinge, oder Absenker, die man aus jungen Trieben gemacht hat. Man erntet die schönsten Früchte, wenn sie kastanienbraun sind. Die beste Fruchtqualität kommt aus China.

VERWENDUNG
Bei den Chinesen steht der Sternanis in großer Verehrung. Sie essen ihn nach den Mahlzeiten, fügen ihn dem Tee oder dem Kaffee zu. Er duftet intensiver als der europäische Anis, wirkt blähungslösend, fördert die Verdauung, bekämpft Aerophagie (Luftschlucken) und Blähungen.
Man bereitet aus 4–5 Sternen je Tasse eine Abkochung. Wie bei allen blähungstreibenden Mitteln üblich, trinkt man 1 Tasse 10 Minuten vor oder 1 Stunde nach den Mahlzeiten.
Achtung: Es kann zu allergischen Reaktionen kommen.

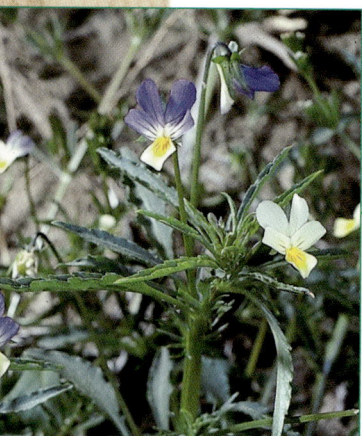

STIEFMÜTTERCHEN
Viola tricolor (Violaceae, Veilchengewächse)

- *Viola* soll vom griechischen »ion« kommen. Die Legende erzählt, dass dieser Name an Io, die Geliebte von Zeus erinnert. Nachdem diese in eine Färse verwandelt wurde, bedeckte sich die Erde mit Stiefmütterchen, um sie zu ernähren; *tricolor*, weil die Blüten aus 3 Farben zusammengesetzt sind.

- **Volksnamen, Synonyme:** Ackerveilchen, Dreifaltigkeitsblume, Freisamkraut, Jesusblümchen, Nachtveigerl, Schöngesicht, Gedenkemein, Mädchenaugen.

- Die Blütenblätter des Stiefmütterchens sollen eine Familie mit Stiefmutter symbolisieren. Das unterste, größte Blütenblatt, das auf 2 Kelchblättern sitzt, ist die Stiefmutter, links und rechts neben ihr sitzen ihre bunten Töchter, oberhalb die einfach gefärbten Stieftöchter, die gemeinsam auf nur einem Kelchblatt sitzen. Der Vater ist der Stempel in der Mitte der Blüte, von den Frauen eingezwängt.

BESCHREIBUNG

Das Stiefmütterchen ist eine einjährige Pflanze mit spindelförmiger, faseriger, behaarter Wurzel. Der 10–30 cm lange Stängel ist von der Basis an verzweigt. Die wechselständigen Blätter sind gestielt, gezähnt, tief in 3 oder 5 sehr schmale Lappen geteilt. Die kleinen, gelb-violett-weiß gefärbten Blüten sind von Juni bis Oktober zu sehen. Die kugelige Frucht öffnet sich mit 3 mit Samen gefüllten Fächern.
Das Wilde Stiefmütterchen ist die verkleinerte Ausgabe des Gartenstiefmütterchens.

x 1,6

ANBAU UND SAMMELN

Das Stiefmütterchen ist in Europa auf den Feldern und auf Ödland verbreitet und wächst nicht über 1900 m Höhe. Es wird durch Aussaat im Frühjahr vermehrt, man verpflanzt es im Herbst, es wird im folgenden Jahr blühen. Man sammelt die Pflanzen ohne Wurzeln oder nur die Blüten und lässt sie im Freien trocknen. Man deckt dabei die Blüten mit Papier ab, damit sie nicht ausbleichen. Da die Blüten sehr teuer sind, ist eher das Kraut in Gebrauch.

VERWENDUNG

Das Stiefmütterchen ist eine unserer besten blutreinigenden Pflanzen und wirkt deshalb bei Ekzem, Schuppenflechte, Eiterflechte, Flechten (meist Pilzinfektionen), Herpes, Akne, einfach bei allen Hautkrankheiten. Darüber hinaus lindert es rheumatische Schmerzen.
Man bereitet aus den Blüten einen Aufguss, indem man 1 Teelöffel Blüten 3 Minuten ziehen lässt. Von dem geschnittenen Kraut kocht man 1 Esslöffel je Tasse 10 Minuten. Man trinkt 1 Tasse davon nüchtern, 1 oder 2 weitere vor den Mahlzeiten. Man kann diesen Tee auch als Lotion benützen, einzeln, oder besser noch zusammen mit anderen Pflanzen (S. 353). Man stellt auch einen **Sirup** her (S. 361).

Die Pflanzen von A bis Z

STORCHSCHNABEL, STINKENDER

Geranium robertianum (Geraniaceae, Storchschnabelgewächse)

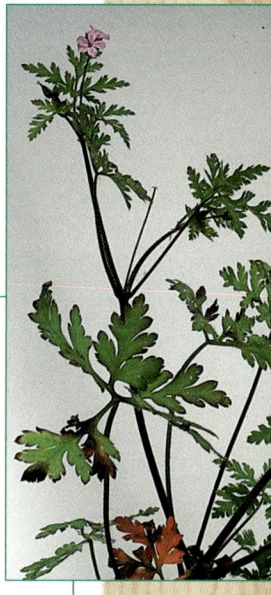

- *Geranium* kommt vom griechischen »geranos«, »Kranich«, da die Frucht einem Kranichkopf gleicht; *robertianum* ist eine Abänderung von »ruppertianum«, was sich auf den Heiligen Ruprecht, einen Bischof von Salzburg, bezieht, der die blutgerinnenden Eigenschaften dieser Pflanze entdeckt haben soll. Die Gattung *Geranium* darf nicht mit den Gartengeranien verwechselt werden, die im Allgemeinen Pelargonien sind.
- **Volksnamen, Synonyme:** Ruprechtskraut, Gottesgab, Rotlaufkraut.
- Dank des Storchschnabels wurden den Hexen, die ihn vor ihrem Haus anpflanzten, Besucher angekündigt, da sich die Blüten magisch in die Richtung, aus der diese kamen, wandten. Den bösen Geistern, die es wagten eine Türklinke oder einen Fenstergriff anzufassen, der vorher mit Storchschnabel eingerieben war, erging es schlecht.

BESCHREIBUNG

Der Storchschnabel ist eine ausdauernde Pflanze mit zarter, behaarter Wurzel. Der 40–50 cm hohe Stängel ist rund, gegliedert, rötlich, behaart, stark verzweigt. Die gegenständigen Blätter sind lang gestielt und fast bis zum Mittelnerv tief gelappt, was sie wie einen Fächer aussehen lässt. Die purpurrosa Blüten, die von April bis November erscheinen, werden von Blütenstielen getragen, die die Blätter überragen. Da die Blätter des Storchschnabels dem Schierling sehr ähnlich sehen, ist die Pflanze gründlich zu bestimmen.

ANBAU UND SAMMELN

Er ist in Europa weit verbreitet, in der Provence kommt er seltener vor, man findet ihn auf alten Mauern, entlang der Hecken, auf Schuttplätzen. Er liebt frische, kalkhaltige und schattige Böden. Man vermehrt ihn durch Samenanzucht im Frühjahr.
Man sammelt die Pflanzen während ihrer Blütezeit, schneidet sie ab, bindet sie zu Sträußen und lässt diese in trockenen, luftigen Räumen trocknen.

VERWENDUNG

Der Stinkende Storchschnabel wirkt adstringierend und anregend. Man verwendet ihn bei Darmerkrankungen, Blutungen, als Gurgelmittel bei Halsschmerzen, geschwollenen Mandeln, als Mundspülung bei Mundschleimhautentzündungen, zum Waschen gereizter Augen, als Umschlag aus frischen oder getrockneten Pflanzen, um die Wundheilung zu fördern. Er ist das ideale Getränk für Diabetiker; er senkt die Zuckerausscheidung im Urin. Man kocht 1 Esslöffel geschnittenes Kraut je Tasse 2 Minuten und trinkt 2–3 Tassen täglich.

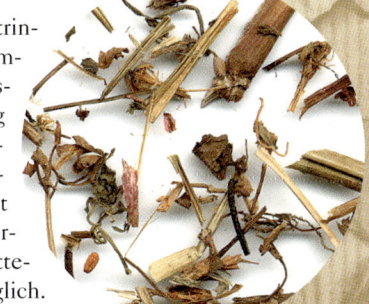

x 1,2

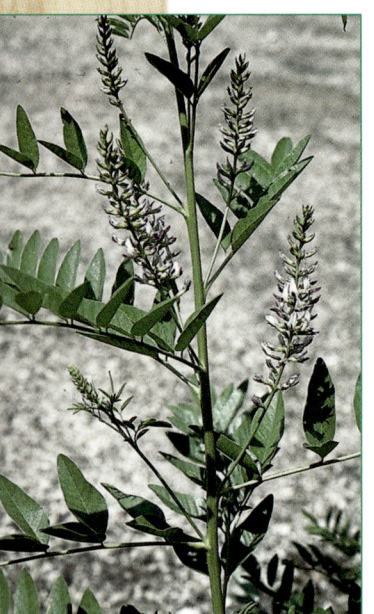

SÜSSHOLZ

Glycyrrhiza glabra (Fabaceae, Schmetterlingsblütler)

- *Glycyrrhiza* kommt vom griechischen »glycys«, »süß«, und von »rhidza«, »Wurzel«. Die Wurzel ist süß, duftend und angenehm.

- **Volksnamen, Synonyme:** Lakritze, Bärendreck.

- Süßholz war schon in der Antike als Medikament und als Getränk bekannt. In Europa kennt man es seit dem Mittelalter. Es wurde in Deutschland in Weinbaugegenden auch angebaut. Es heißt, wer einige Wurzelstückchen bei sich trägt, kann die Liebe anziehen.

BESCHREIBUNG

Süßholz oder Lakritze ist eine ausdauernde Pflanze mit sehr langem, verzweigtem, walzigem, bräunlichem, Ausläufer treibendem Rhizom. Der 1 m und mehr hohe Stängel ist rund, unverzweigt, aufrecht. Die wechselständigen Blätter mit ihren bauchigen Stielen sind in ovale, ganzrandige, leicht klebrige Blättchen gefiedert. Die violetten Blüten, die von Juni bis Juli erscheinen, bilden lang gestielte, blattachselständige Trauben. Die Frucht ist eine ovale, gedrungene Hülse, die die Samenkörner umschließt.

ANBAU UND SAMMELN

Süßholz ist auf lockeren, sonnig-warmen Böden verbreitet. Man vermehrt es, indem man Wurzelstücke von Februar bis März in die Erde legt. Die Wurzeln erntet man im Herbst von 3-jährigen Stöcken. Nachdem sie gewaschen und in 20 cm lange Stücke geschnitten wurden (für den Tee schneidet man kleinere Stücke), trocknet man sie in trockenen, luftigen Räumen.

VERWENDUNG

Süßholz wird erfolgreich als magenstärkendes Mittel eingesetzt; es beruhigt die Schmerzen und heilt die Geschwüre. Es wirkt beruhigend und reizlindernd bei schmerzhaften Durchfällen (siehe **Süssholzpulvermischung**, S. 358). Es lindert sanft den Husten, Reizungen im Hals, Entzündungen im Mundraum und, als Augenbad angewendet, Bindehautentzündungen. Es verschafft eine klare Stimme und stillt den Durst.
Man kocht 1 Teelöffel je Tasse 3 Minuten und trinkt 1–3 Tassen täglich vor oder nach den Mahlzeiten.
Achtung: Bei übermäßigem Genuss über längere Zeit kann es zu Nebenwirkungen wie Bluthochdruck kommen. Nicht anwenden bei Bluthochdruck, Lebererkrankungen, Nierenfunktionsschwäche, Kaliummangel, während der Schwangerschaft.

x 0,6

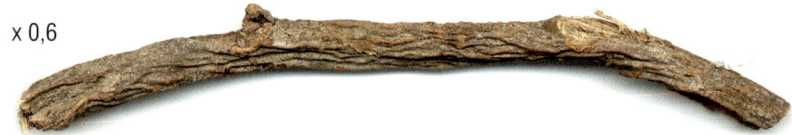

Die Pflanzen von A bis Z

TAIGAWURZEL

Eleutherococcus senticosus (Araliaceae, Efeugewächse)

- *Eleuthero* bedeutet auf Griechisch »frei«, »kokkos«, »Fruchtkern«; *senticosus* heißt im Lateinischen »dornenstrauchartig«.
- **Volksnamen, Synonyme:** Sibirischer Ginseng, Stachelpanax, Teufelsbusch.
- Wie der koreanische Ginseng verleiht die Taigawurzel den erschöpftesten Menschen Energie.

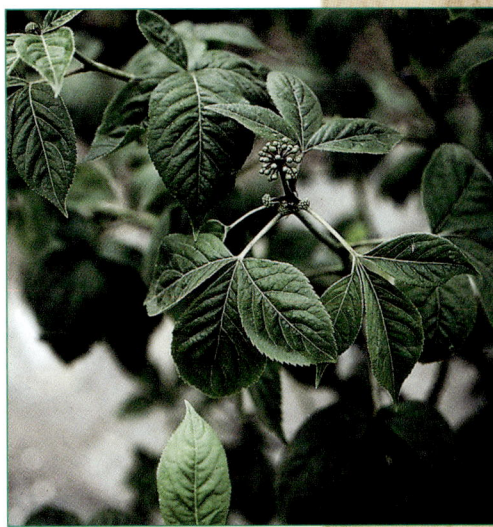

BESCHREIBUNG
Die Taigawurzel ist ein in Sibirien beheimateter Busch.

ANBAU UND SAMMELN
Man vermehrt die Taigawurzel durch Samen, Wurzelschösslinge oder Absenker; die Taigawurzel liebt einen gut gedüngten, feuchten Boden ohne Staunässe. Man erntet die Taigawurzel im Herbst, wäscht und schneidet sie und lässt sie in trockenen, luftigen Räumen trocknen.

VERWENDUNG
Wie der Ginseng stärkt die Taigawurzel die Widerstandskraft des Organismus gegen einwirkende Widrigkeiten, steigert die Leistungsfähigkeit und vertieft die Erholung. Sie wirkt hervorragend gegen Stress, stellt das körperliche und seelische Gleichgewicht wieder her und wirkt erotisierend. Ihre zellregenerierenden Eigenschaften kommen vor allem den Senioren und erschöpften Menschen zu Gute.
Man kocht 1 Esslöffel Wurzeln je Tasse 5 Minuten und trinkt 2–3 Tassen täglich.
Achtung: Nach spätestens 3 Monaten eine mehrmonatige Anwendungspause einlegen. Bei Bluthochdruck, Fieber, Erkrankungen des Immunsystems, bei Säuglingen und Kleinkindern nicht verwenden.

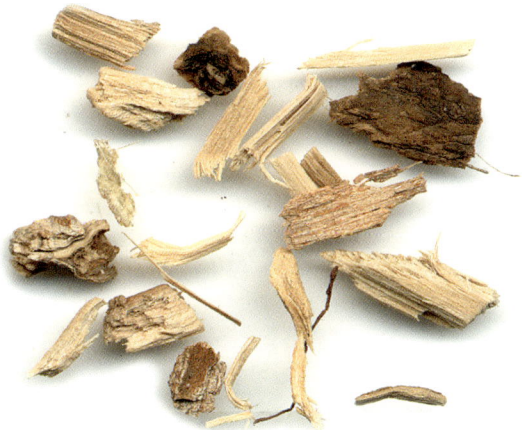

x 1,7

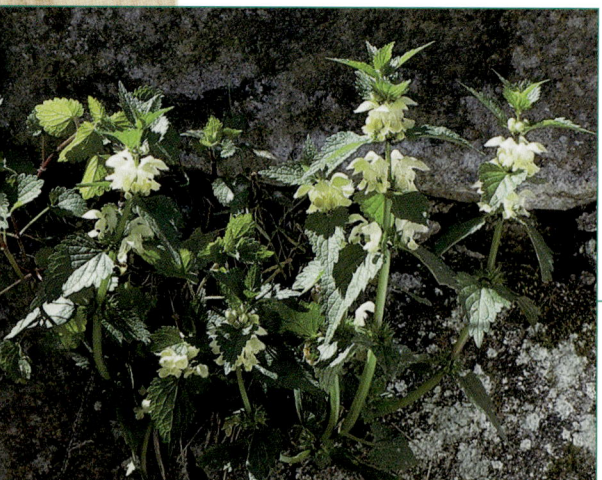

TAUBNESSEL, WEISSE

Lamium album (Lamiaceae, Lippenblütler)

- *Lamium* kommt vom griechischen »laimos«, »Schlund, Rachen«, mit Bezug auf die Blütenform.

- **Volksnamen, Synonyme:** Bienensaug, Weiße Nessel, Nettel, Todeskraut.

- Die Pflanze war in der Antike geschätzt, ist dann aber in Vergessenheit geraten und erst durch Pfarrer Kneipp wieder entdeckt worden. Die Taubnessel heißt im Volksmund auch »Todeskraut«, weil sie keine Brennhaare hat. Die Taubnessel imitiert die Brennnessel und wird deshalb von vielen Tieren nicht gefressen.

BESCHREIBUNG

Die Weiße Taubnessel ist eine ausdauernde Pflanze mit faseriger, leicht Ausläufer treibender, weißlicher Wurzel. Der 20–50 cm hohe Stängel ist behaart, unverzweigt oder verzweigt. Die gegenständigen, lang gestielten, zart grünen Blätter sind oval, zugespitzt, der Rand ist gesägt, die Oberfläche geprägt. Die weißen, ziemlich großen Blüten sitzen büschelig in den Achseln der oberen Blätter und gleichen einem offenen Tiermaul. Sie sind vom Frühjahr bis Herbst zu sehen. Die Frucht ist vierteilig.

ANBAU UND SAMMELN

Die Weiße Taubnessel ist in Europa auf allen Böden weit verbreitet, über 1000 m Höhe kommt sie selten vor. Man vermehrt sie durch Samenanzucht im Frühjahr, von Juni bis Juli pflanzt man die Pflänzchen an Ort und Stelle. Wenn man die Blüten sammelt, wählt man die ersten aus; da sie empfindlich sind, müssen sie schnell im Schatten getrocknet werden. Wenn man die blütenbesetzten Triebe ernten will, schneidet man während der ganzen Blütezeit 20–30 cm von oben ab, bindet sie zu Sträußen und hängt sie in trockenen, luftigen Räumen zum Trocknen auf.

VERWENDUNG

Man verwendet die Weiße Taubnessel mit Erfolg bei Vaginalausfluss, krankhaften Uterusblutungen, schmerzhafter Regel.

Als Entwässerungsmittel lindert sie Blasenentzündung und Prostatabeschwerden. Sie wirkt auch beruhigend, schlaffördernd, entspannend, erholsam. Durch ihre adstringierende Wirkung heilt sie Durchfälle und lindert Hämorrhoidenbeschwerden.

Man bereitet aus 1 Teelöffel Blüten je Tasse einen Teeaufguss und trinkt 2–3 Tassen täglich, vor allem bei Vaginalausfluss. Aus dem Kraut bereitet man eine 3-minütige, leichte Abkochung und trinkt 2–3 Tassen täglich.

x 1,8

Die Pflanzen von A bis Z

TAUSENDGÜLDEN- KRAUT

Erythraea centaurium **(Gentianaceae, Enziangewächse)**

- *Erythraea* kommt vom griechischen »erythros«, »rot«, und bezieht sich auf die Blütenfarbe; *centaurium*, weil ihre Eigenschaften von dem Kentaur Chiron entdeckt wurden, der damit eine Beinwunde behandelte. *Centaurium* könnte jedoch auch von »centum«, »hundert«, und »aurum«, »Gold«, kommen, so jedenfalls wurde der Name ins Deutsche übersetzt.

- **Volksnamen, Synonyme:** Hundertguldenkraut, Gottesgnadenkraut, Laurinkraut, Sanktorinkraut.

- Eine junge Frau brauchte nur einige Zweige in ihren Büstenhalter zu stecken, um auf Männer attraktiv zu wirken.

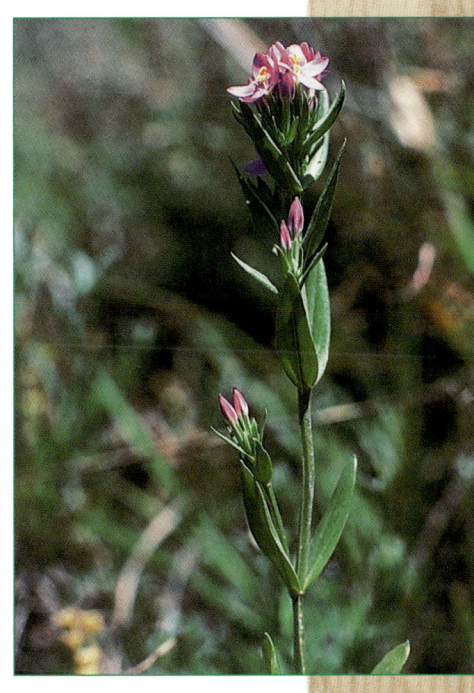

BESCHREIBUNG

Das Tausendgüldenkraut ist eine hübsche einjährige Pflanze von 20–40 cm Höhe. Die aufrechten, verzweigten Stängel tragen länglich-ovale Blätter, die an der Basis der Pflanze eine Rosette bilden, weiter oben am Stängel wechselständig sind. Die kräftig rosafarbenen Blüten erscheinen von Juni bis September und bilden eine endständige Dolde. Die Frucht ist eine Kapsel, die winzige Samenkörner einschließt.

ANBAU UND SAMMELN

Man vermehrt das Tausendgüldenkraut durch Aussaat im Frühbeet oder im Freiland. Man sammelt die Blütentriebe zur Hauptblütezeit und bindet sie zu Sträußen. Man achtet darauf, die Sträuße mit Packpapier einzuhüllen, damit die Farbe der Blüten erhalten bleibt. Man hängt sie in trockenen, luftigen Räumen auf.

VERWENDUNG

Früher wurde das Tausendgüldenkraut gegen zu hohes Fieber eingesetzt. Heute nimmt man es für die Frühjahrskur, um die Verdauung und die Leberfunktion anzuregen. Man verwendet es als Wurmmittel und als leichtes Abführmittel sowie gegen Müdigkeit Ekzeme und Gicht. Man lässt 1 Esslöffel geschnittenes Kraut 2 Minuten kochen und trinkt 2–3 Tassen täglich, 1 davon am Morgen nüchtern.
Achtung: Bei Magen- und Darmgeschwüren nicht verwenden.

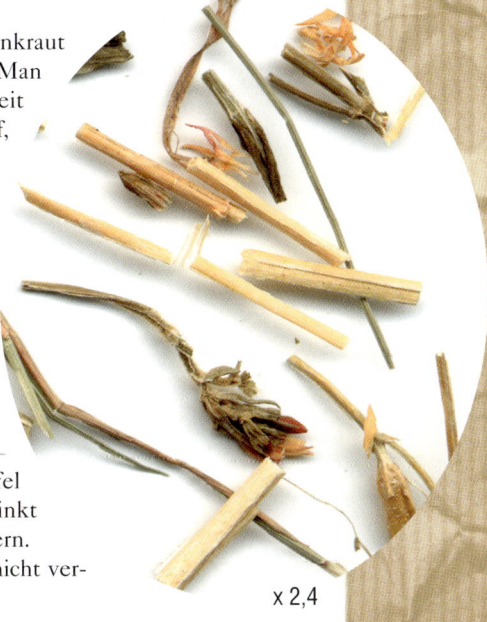

x 2,4

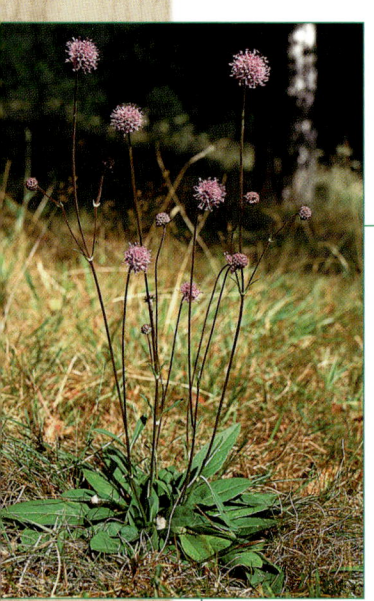

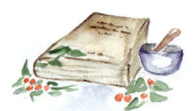

TEUFELSABBISS
Succisa pratensis (Dipsacaceae, Kardengewächse)

- *Scabiosa*, der ursprüngliche Name, kommt von »scabie«, »Krätze, Grind«, die Pflanze wird gegen Hautkrankheiten verwendet; *succisa* heißt »unten abgebissen«, da der Wurzelstock allmählich abstirbt und wie abgebissen aussieht.

- **Volksnamen, Synonyme:** Abbiss, Teufelwurz, Teufelsbiss, Skabiose; *Scabiosa succisa*.

- Eine Tiroler Pflanzenlegende berichtet von einem Arzt, der mit dem Teufel einen Pakt einging, um von diesem besondere Heilkenntnisse mitgeteilt zu bekommen. Der Teufel erboste sich nach einiger Zeit darüber, dass immer weniger Menschen in die Hölle kamen, weil sie nicht starben, sondern von dem kundigen Arzt kuriert wurden. Da brach der Teufel den Pakt und ließ den Arzt blind werden. Dieser tastete jedoch die Wiese ab, bis er die Skabiose fand und heilte seine Erblindung mit ihr. Nun biss der Teufel vor Wut in die Wurzel dieser Pflanze, weshalb diese nun so abgebissen aussieht – so ist sie zu ihrem Namen gekommen.

BESCHREIBUNG

Der Teufelsabbiss ist eine ausdauernde Pflanze mit kurzem, länglichem, etwas dickem, unverzweigtem, faserigem, weißlichem Rhizom. Der 40–70 cm hohe Stängel ist rund, aufrecht, verzweigt, mit Haaren bedeckt. Die Blätter sind gegenständig, lanzettlich, leicht gezähnt. Die rosafliederfarbenen Blüten, die von Juli bis Oktober zu sehen sind, bilden endständige Köpfchen. Die Frucht ist eiförmig, von einem fortbestehenden Kelch umhüllt und von einem Spreublatt überragt.

ANBAU UND SAMMELN

Der Teufelsabbiss ist in Europa verbreitet; er liebt feuchte Standorte, und man kann ihn bis auf 2000 m Höhe antreffen. Man vermehrt ihn durch Aussaat der Samen im Frühjahr. Die Blätter oder auch nur die Blüten sammelt man von Juni bis September. Sie werden ausgebreitet in trockenen, luftigen Räumen getrocknet.

VERWENDUNG

x 1,7

Da der Teufelsabbiss schweißtreibend und blutreinigend ist, wird er bei Hautkrankheiten verwendet: Akne, Ekzem, Schuppenflechte, Flechten, Juckreiz, und Krätze, wie sein lateinischer Name angibt. Er ist nützlich bei bronchialen Erkrankungen, Kehlkopfentzündungen und anderem hartnäckigen Husten; er verflüssigt den Schleim. Man kocht 1 Esslöffel Blätter je Tasse 2 Minuten und trinkt 1 Tasse nüchtern, 1 weitere abends.

Die Pflanzen von A bis Z

TEUFELSKRALLE
Harpagophytum procumbens (Pedaliaceae, Sesamgewächse)

- *Harpagophytum* kommt vom griechischen »harpagos«, »Kralle«, da die Früchte wie Haken aussehen.
- **Volksnamen, Synonyme:** Trampelklette.
- Die krallenförmigen Früchte haken sich an den Beinen der Tiere, vor allem der Schafe fest. Diese sind dadurch so belästigt, dass manche an Entkräftung sterben. Daher kommt der Name »Teufelskralle«. Die Art darf nicht mit der keimenden Teufelskralle aus der Familie der Glockenblumengewächse verwechselt werden.

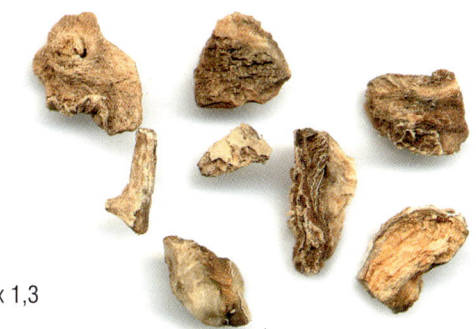

x 1,3

BESCHREIBUNG
Die Teufelskralle ist eine buschige Pflanze mit tiefer Wurzel, die 1 m lang werden kann und von der braunrötliche, bis zu 1,50 m lange Sekundärwurzeln um die Pflanze herum ausgehen. Die tief gebuchteten Blätter tragen an ihrer Basis eine einzelne rotviolette Blüte.

ANBAU UND SAMMELN
Die Teufelskralle ist in Südafrika beheimatet, genauer in Namibia. Man erntet die Sekundärwurzeln, die oft genug 80 cm tief unter der Erde sind. Man wäscht sie und entfernt eine Art Korkschicht, die sie schützt, schneidet sie in Scheiben und lässt diese in der Sonne oder im Schatten in luftigen Räumen trocknen.

VERWENDUNG
Die Teufelskralle regt die Funktion von Leber und Gallenblase an, wirkt bei Prostatabeschwerden, senkt den Cholesterinspiegel und den Harnsäurewert, wird aber besonders bei allen entzündlichen Prozessen eingesetzt. Man kocht ungefähr 1 Esslöffel in 1/2 Liter Wasser 5 Minuten und lässt dann 10 Minuten ziehen. Eine andere Zubereitungsmethode ist, die Wurzeln die ganze Nacht einzuweichen, am Morgen zum Kochen zu bringen, dann abzuseihen. Man trinkt 1/2 Liter dieses Teegetränks im Laufe des Tages auf 2–3 Mal verteilt, vorzugsweise vor den Mahlzeiten. Man unterbricht eine dreiwöchige Kur zuerst für 8, dann 15, dann 20 Tage und wiederholt dann jeweils die Kur.
Achtung: Bei Magen- oder Darmgeschwüren nicht verwenden.

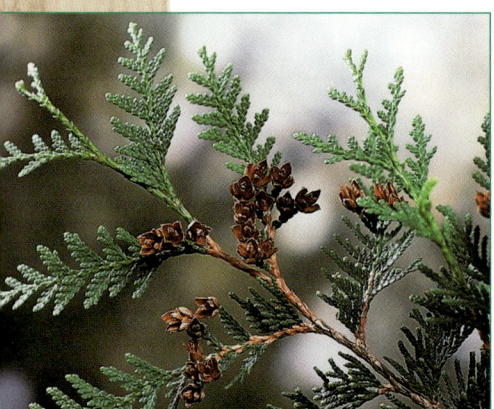

THUJA

Thuja occidentalis (Cupressaceae, Zypressengewächse)

- *Thuja* kommt vom griechischen »thyo«, »ich opfere«, man verräucherte früher die Zweige an heiligen Orten.
- **Volksnamen, Synonyme:** Lebensbaum, Friedhofsbaum, Heckenthuja.

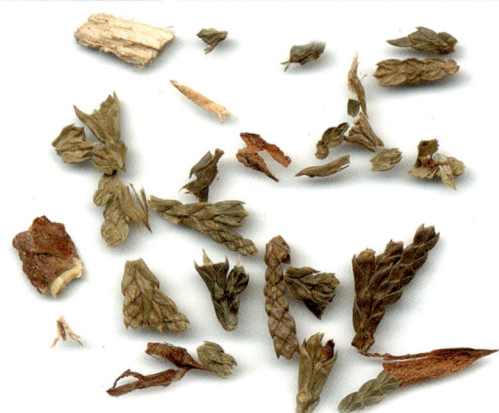

x 1,6

BESCHREIBUNG

Die Thuja ist ein Baum, der 8–10 m Höhe erreichen kann und dessen Stamm sich in ausladende Äste verzweigt. Die sehr kleinen, schuppenförmigen, an den Zweig gepressten Blätter sind gelbgrün. Die Blüten erscheinen im Mai und bilden kleine, endständige Kätzchen. Die Frucht ist ein eiförmiger, zur Spitze hin breiter werdender Zapfen.

ANBAU UND SAMMELN

Die Thuja ist in Nordamerika beheimatet und liebt frische, schattige Standorte. Man vermehrt sie durch Samenanzucht oder durch Stecklingsvermehrung.
Die Ernte der Blätter und Zweige findet im Laufe des Sommers statt. Man lässt sie im Schatten in trockenen, luftigen Räumen trocknen.

VERWENDUNG

Die Thuja ist entwässernd und stärkt die Harnwege. Deshalb wird sie bei Prostatahypertrophie, Blasenentzündung, Harninkontinenz, lymphatischen Erkrankungen, Entzündungen der Harnwege verwendet.
Sie ist schweißtreibend und auswurffördernd, lindert weiterhin Gicht, Rheuma und liefert gute Ergebnisse bei der Behandlung von Schuppenflechte und Hämorrhoiden. Mit Thujaöl, rein oder mit Alkohol vermischt, behandelt man Papillome und Warzen.
Achtung: Da Thuja sehr stark giftig ist, ist sie nicht für die Selbstmedikation geeignet.

Die Pflanzen von A bis Z

THYMIAN
Thymus vulgaris (Lamiaceae, Lippenblütler)

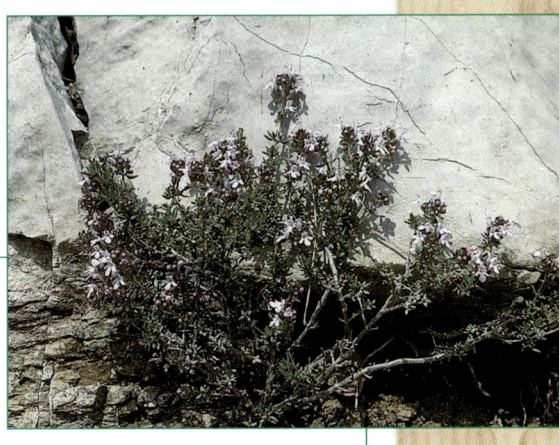

- *Thymus* bedeutet »duften«, aufgrund des angenehmen Dufts der Pflanze. Ob mit dem ägyptischen Kraut »tham«, das zur Waschung der Leichen diente, Thymian gemeint war, ist ungewiss.
- **Volksnamen, Synonyme:** Bienenkraut, Immenkraut, Kuttelkraut, Römischer Thymian.
- Der Legende nach wuchs Thymian an der Stelle, wo die Tränen der schönen Helena zu Boden fielen.

BESCHREIBUNG

Der Thymian ist ein Halbstrauch mit holzigen, verzweigten, gewundenen Wurzeln. Die 10–30 cm langen Stängel sind an der Basis holzig, im Gipfel krautig und sehr wirr. Die gegenständigen sitzenden, sehr kleinen, oval-lanzettlichen Blätter haben an der Unterseite einen roten Rand. Die rosa Blüten, die von Juni bis Oktober zu sehen sind, stehen büschelig; ihre Gesamtheit bildet eine endständige, mit Blättern durchsetzte Traube. Die Frucht setzt sich aus 4 eiförmigen, rundlichen Nüsschen zusammen.

ANBAU UND SAMMELN

Der Thymian ist in ganz Südeuropa verbreitet. Er zieht trockene, felsige, sonnenausgesetzte Böden vor und kann bis zu 1500 oder 2000 m Höhe wachsen. Man vermehrt ihn durch Aussaat im Frühjahr, pikiert ihn 2 Monate später, oder durch Teilung der Büsche.

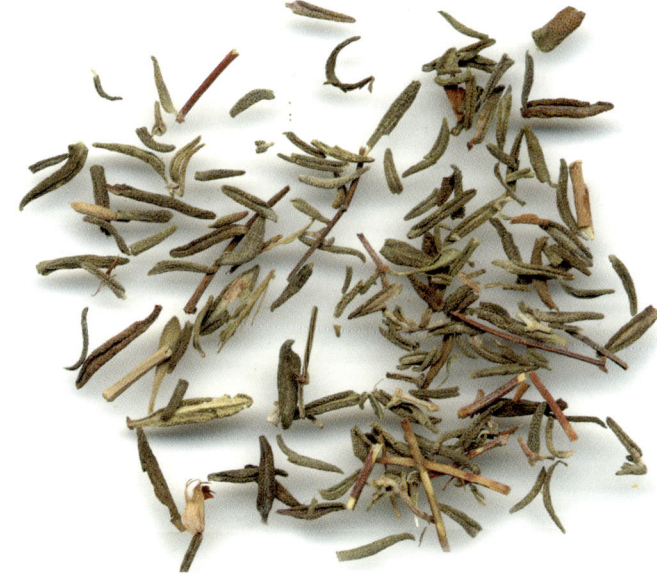

x 2

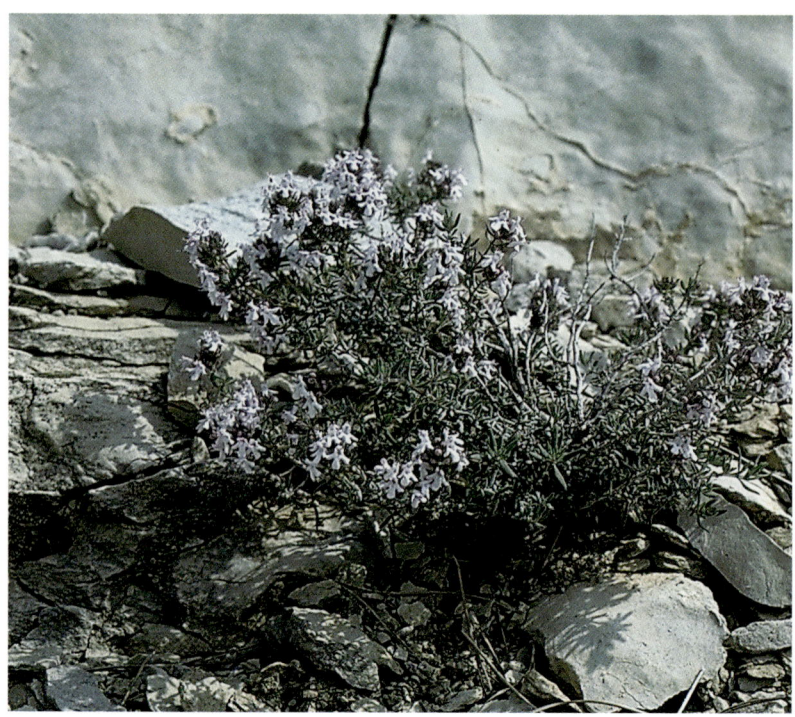

Thymian lässt sich 2-mal beernten, im Juni und im September. Man bindet die Stängel zu Sträußen, die man in trockenen, luftigen Räumen aufhängt. Nach vollständiger Trocknung drischt man die Blättchen aus.

VERWENDUNG

Der Thymian wirkt allgemein keimtötend und ist deshalb bei Bronchitis, Husten, Halsentzündung, fieberhaften Infekten, Grippe willkommen. Er unterstützt das Verdauungssystem, regt es an, vermeidet die Müdigkeit nach den Mahlzeiten. Er verhindert Mundgeruch und Darmgärungen.
Als Kräftigungsmittel bekämpft er Blutarmut, steigert die körperliche, intellektuelle und psychische Kraft. Er ist ein wahrhaftes Aphrodisiakum. Als Diuretikum lindert er Rheuma, Gicht und Arthritis.
Als Wurmmittel kann man ihn ohne Gefahr auch Kindern verabreichen. Man macht mit ihm alleine oder zusammen mit anderen Pflanzen Breiumschläge, um Haarausfall zu bekämpfen und neuen Haarwuchs zu fördern. In Öl eingelegt benützt man ihn für schmerzlindernde Massagen und zur Reinigung und Desinfektion von Wunden.
Zur Kräftigung des Zahnfleisches spült man mit Thymiantee oder Teemischungen den Mund. Es wird auch Thymianzahnpasta verwendet. In Essig eingelegt ergibt er eine Lotion gegen Akne.
Man kocht 1 Esslöffel Kraut je Tasse 2 Minuten und trinkt 1–3 Tassen täglich. Eine andere Thymianart, die im Duft leichter, zitronenähnlicher ist, ergibt ein sehr angenehmes Getränk; man nennt sie Zitronen-Thymian.
Achtung: Nicht überdosiert oder über längere Zeiträume verwenden.

Die Pflanzen von A bis Z

TIGERGRAS
Centella asiatica (Apiaceae, Doldenblütler)

- **Volksnamen, Synonyme:** Gotu Kola, Asiatischer Wassernabel, Fo-ti-tieng, Brami.
- Der Name Tigergras kommt von der Angewohnheit der Tiger, ihre Wunden im Tigergras zu wälzen und es zu fressen, bis sie geheilt sind. Der verwandte europäische Wassernabel *(Hydrocotyle vulgaris)* wird nicht mehr verwendet; man zieht den asiatischen ihm vor.

BESCHREIBUNG
Das Tigergras ist eine ausdauernde Pflanze mit faserigen, weißlichen Wurzeln. Der unterschiedlich hohe Stängel ist knotig, Ausläufer treibend. Er entsendet an jedem Knoten Wurzelbündel und wechselständige, lang gestielte, rundliche, am Rand gekerbte Blätter. Die kleinen, purpurroten Blüten bilden zu dreien oder vieren kurz gestielte Dolden.

ANBAU UND SAMMELN
Das Tigergras ist eine in Indonesien (dem ehemaligen Ostindien) heimische Pflanze, die man an feuchten Stellen, am Rande der Sümpfe und Bäche findet.
Die Pflanze wird geerntet, wenn sie voll entwickelt ist. Sie wird im Schatten in luftigen Räumen getrocknet.

VERWENDUNG
Man verwendet das Tigergras mit Erfolg bei chronischen, hartnäckigen Ekzemen und Unterschenkelgeschwüren; es regt alle Hautfunktionen an und aktiviert die Durchblutung.
Als Entwässerungsmittel lindert es Rheuma, bekämpft Cellulitis und ergibt eine hervorragende Zutat in Schlankheitsteemischungen.
Man kocht 1 Esslöffel Kraut je Tasse 2 Minuten, lässt 10 Minuten ziehen und trinkt 2–3 Tassen täglich.
Achtung: Allergische Reaktionen bei Hautkontakt möglich.

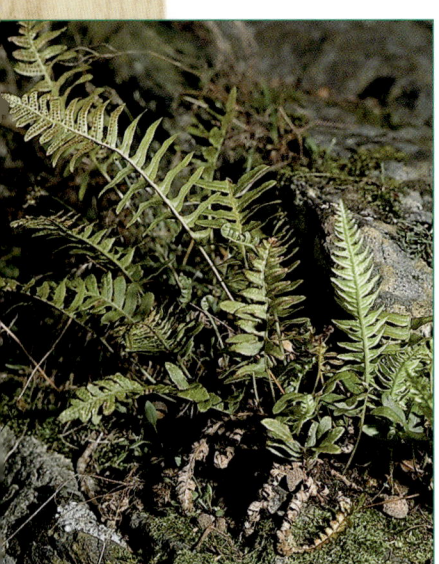

TÜPFELFARN, GEWÖHNLICHER

Polypodium vulgare (Polypodiaceae, Tüpfelfarngewächse)

- *Polypodium* kommt vom griechischen »polys«, »viel«, und »podion«, »kleiner Fuß«; die Wurzel des Tüpfelfarns ist stark verzweigt und mit zahlreichen Haarwurzeln besetzt.
- **Volksnamen, Synonyme:** Süßfarn, Engelsüß, Süßwurzel, Steinlakritze, Bauernfarn.
- Man gab früher den Säuglingen kleine Wurzelstückchen als Schnuller.

BESCHREIBUNG

Der Tüpfelfarn ist eine ausdauernde Pflanze mit langem, dickem, fleischigem, schuppenbedecktem, braunschwärzlichem, kriechendem Rhizom, unter dem Haarwurzeln entspringen und darüber die Blätter. Diese ähneln den Blättern des Wurmfarns sehr: Sie sind 20–50 cm lang, lang gestielt; die Blattspreite ist in wechselständige, eng aneinandersitzende, lanzettliche, kaum gezähnte Lappen geteilt. Die Fortpflanzungsorgane, die Sporen, sind in den Sporenkapseln, den Sporangien, eingeschlossen. Diese sind an der Unterseite der Farnwedel in Gruppen (Sori) angeordnet und erscheinen wie Tupfen.

ANBAU UND SAMMELN

Der Tüpfelfarn ist in den gemäßigten Regionen Europas verbreitet. Man findet ihn in Wäldern und am Fuße schattiger Mauern; er kann bis in 2000 m Höhe wachsen.
Man vermehrt den Gewöhnlichen Tüpfelfarn, indem man entweder im Frühjahr oder aber im Herbst das Rhizom zerteilt.
Man sammelt das Rhizom von Juli bis September. Nachdem es gewaschen und geschnitten ist, legt man es in warmen, luftigen Räumen zum Trocknen aus.

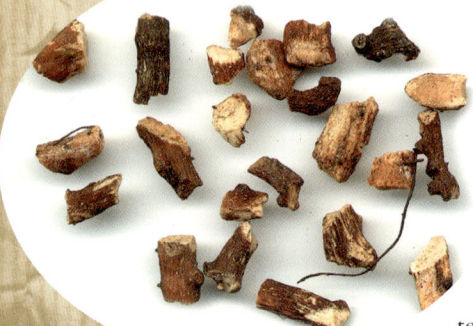

x 1,2

VERWENDUNG

Der Tüpfelfarn fördert erfolgreich und sanft die Galleproduktion und den Galleabfluss und hat so positiven Einfluss auf alle Leberbeschwerden. Als sanftes Abführmittel eignet er sich für Kinder und alte Menschen.
Er hilft bei Husten, chronischer Bronchitis durch seine auswurffördernde Eigenschaft.
Man kocht 1 Teelöffel Rhizom je Tasse 5 Minuten und trinkt 1 Tasse vor den Mahlzeiten oder am Abend vor dem Schlafengehen.

Die Pflanzen von A bis Z

ULME, FELD-
Ulmus minor (Ulmaceae, Ulmengewächse)

- *Ulmus* bezeichnet auf Latein die Ulme.
- **Volksnamen, Synonyme:** Feldrüster, Rüster, Parkulme, Rotrüster; *Ulmus campestris*.
- Der Baum galt in der Antike als Sinnbild für Tod und Trauer. Die Ulme wurde wie die Linde auf Versammlungsplätzen gepflanzt. In der germanischen Mythologie entsteht die Frau aus einem Ulmenbaum, der Mann aus einer Esche. Heute ist dieses Symbol für den Tod selbst vom Tode bedroht: Die Ulme ist sehr selten geworden, da der Splintkäfer eine Pilzkrankheit überträgt, die für diesen Baum tödlich ist.

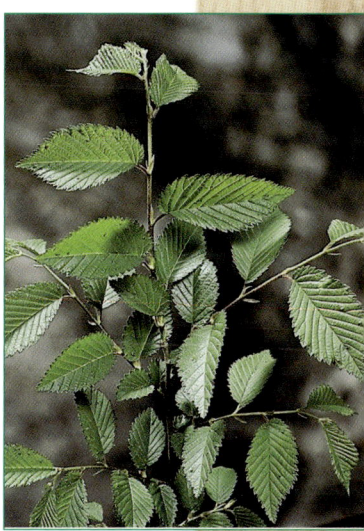

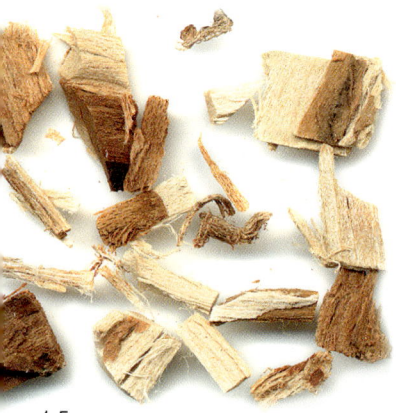

x 1,5

BESCHREIBUNG
Die Ulme ist ein Baum mit starken, zahlreichen Pfahl- und Kriechwurzeln, die viele Schösslinge bilden. Der manchmal 30 m hohe Stamm ist aufrecht, gleichmäßig, mit einer dicken, rissigen Rinde bedeckt, er verzweigt sich zu einer kugeligen Krone. Die wechselständigen, gestielten, gezähnten, rauen Blätter, sind unsymmetrisch geformt: eine Seite ist halbkreisförmig, die andere zieht sich fast bist zur Basis des Blattstiels herab. Die rötlichen oder grünlichen Blüten sitzen büschelig seitlich an den Ästen und erscheinen vor den Blättern von März bis April. Die Frucht ist geflügelt.

ANBAU UND SAMMELN
Die Ulme ist in den gemäßigten Zonen Europas, den Wäldern, Straßenrändern bis zu einer Höhe von 1300 m verbreitet.
Man vermehrt sie durch Samenanzucht in Töpfen und pflanzt aus, sobald die Pflänzchen sich entwickelt haben.
Es wird die innere, sekundäre Rinde oder der Bast vor der Blütezeit gesammelt. Man schneidet hierzu 10 cm lange und 4–5 cm breite Teile aus der Rinde und lässt sie in warmen Räumen trocknen. Um die Verwendung zu vereinfachen, schneidet man sie vor dem Trocknen noch in kleinere Stücke.

VERWENDUNG
Die Ulmenrinde wirkt blutreinigend und ist bei innerlicher und äußerlicher Anwendung nützlich, z.B. als Umschlag auf Schrunden, Frostbeulen, Ekzeme, Akne, Flechten. Sie ist ein gutes Mittel für die Frühjahrskur. Mit ihrer entwässernden und schweißtreibenden Eigenschaft lindert sie rheumatische Beschwerden. Man kocht die Rinde 5 Minuten, lässt sie anschließend 10 Minuten ziehen und trinkt 2–3 Tassen täglich.

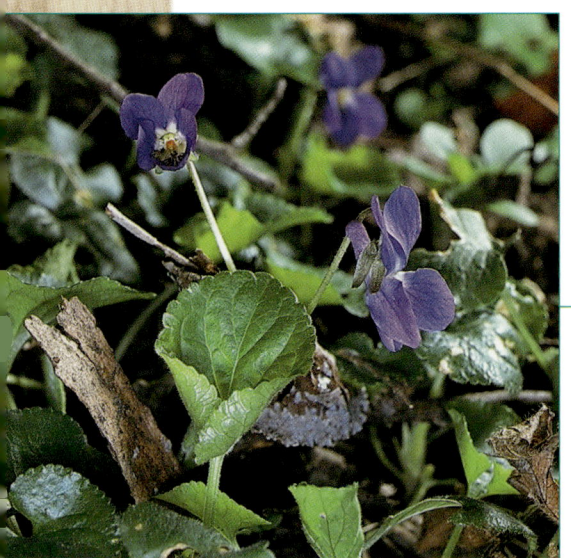

VEILCHEN, MÄRZ-

Viola odorata (Violaceae, Veilchengewächse)

- *Viola* war der lateinische Pflanzenname für diese Blume; er könnte vielleicht auf »vialis«, »am Wege wachsend«, zurückgehen; die alten deutschen Volksnamen »Vial«, »Vegeli« und russisch »fialki« sind dazu näher verwandt ; *odorata* heißt »duftend«.

- **Volksnamen, Synonyme:** Märzveigerl, Heckenveigerl, Osterveigerl, Vegeli, Viole.

- Eine griechische Sage erzählt von Io, der Geliebten von Zeus, die der Göttervater, um sie vor der Eifersucht Heras zu schützen, in eine Färse (Jungkuh) verwandelte. Danach ließ er zu ihrer Nahrung überall Veilchen sprießen.

BESCHREIBUNG

Das Veilchen ist eine ausdauernde Pflanze mit Ausläufer treibendem, knotigem, verzweigtem, weißlichem Rhizom, das mit zahlreichen faserigen, behaarten Würzelchen besetzt ist. Die lang gestielten, leicht gezähnten Blätter sind herzförmig. Die violetten oder blauen, stark duftenden, gestielten Einzelblüten sind von Februar bis April zu sehen. Die Frucht ist eine Kapsel.

ANBAU UND SAMMELN

Das Veilchen ist fast überall auf der Welt vertreten, es wächst bis 1000 m Höhe. Man vermehrt es durch Aussaat oder durch Teilung der Stöcke im Frühjahr. Blüten wie Blätter sammelt man, wenn sie sich voll entwickelt haben; dann trocknet man sie vorsichtig auf Papier im Schatten in trockenen, luftigen Räumen. Die Wurzeln gräbt man im Herbst aus.

Blüten x 1,7

VERWENDUNG

Die Veilchenwurzel ist ein Brechmittel und wirkt auswurffördernd, sie lindert Rheuma und bekämpft Hautkrankheiten.
Die Blätter wirken diuretisch und leicht abführend; sie werden als Kompressen oder als Augenbäder bei Reizungen des Auges und der Augenlider angewendet. Die Blüten sind schweißtreibend und leicht abführend; sie bekämpfen Verdauungsstörungen und sind immer angeraten, wenn es um Atemwegserkrankungen geht: Husten, Bronchitis, Rachenentzündungen, Verschleimungen. Man kocht 1 Teelöffel Wurzeln je Tasse 5 Minuten, 1 Teelöffel Blätter je Tasse 2 Minuten. Die empfindlichen Blüten halten nur einen 5-minütigen Aufguss aus, in einer Dosierung von 1 Teelöffel je Tasse. Man trinkt 1–3 Tassen täglich.

Blätter x 1,3

Die Pflanzen von A bis Z

VENUSHAARFARN
Adiantum capillus-veneris (Adiantaceae, Frauenhaarfarngewächse)

- *Adiantum* kommt vom griechischen »adiantos«, »wasserabweisend«, da das Wasser von den Blättern abläuft; *capillus-veneris* bedeutet »Venushaar«.
- **Volksnamen, Synonyme:** Frauenhaarfarn.

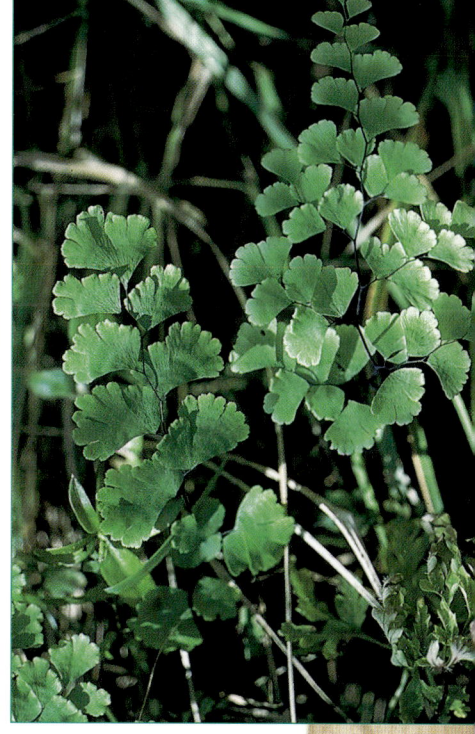

BESCHREIBUNG
Der Venushaarfarn ist eine ausdauernde Pflanze mit einem kriechenden Rhizom, das mit Faserwurzeln besetzt ist. Die strahlenförmig angeordneten, gestielten Blätter sind hauchzart und gefiedert; die Fiedern haben die Form eines Dreiecks oder eines Fächers, an ihrer Basis sind sie glattrandig, an der Oberkante gekerbt, zu Röhrchen gerollt, so lange sie jung sind. Die Pflanze bringt keine Blüten hervor.

ANBAU UND SAMMELN
Der Venushaarfarn findet sich im mediterranen Bereich so gut wie überall, wenn die Voraussetzungen stimmen, vor allem an feuchten, schattigen und steinigen Plätzen. Selten wächst er über 1300 m Höhe.
Der Anbau ist sehr einfach: Man schneidet eine Wurzel in Stücke, die man im Herbst oder im Frühjahr pflanzt. Man sammelt die Pflanze von Juni bis September. Sie wird ausgebreitet oder gebündelt in trockenen, luftigen Räumen getrocknet.

VERWENDUNG
Man hat dem Venushaarfarn diuretische und steinlösende Eigenschaften nachgesagt, aber er wird mit Erfolg vor allem bei Husten, Schnupfen, allen bronchialen Beschwerden verwendet. Man bereitet eine Abkochung mit 1 Esslöffel geschnittenem Kraut je Tasse und trinkt 2–3 Tassen am Tag.

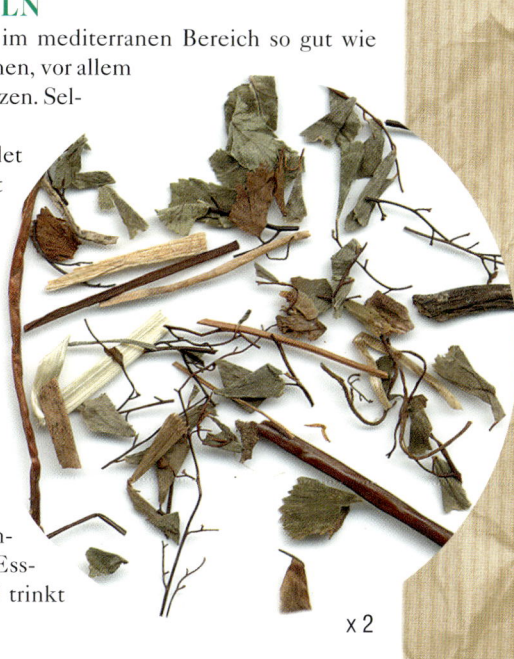

x 2

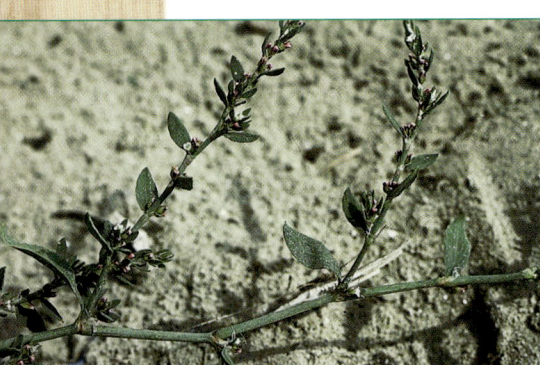

VOGEL-KNÖTERICH

Polygonum aviculare (Polygonaceae, Knöterichgewächse)

- *Polygonum* kommt vom griechischen »polys«, »viel«, und »gonu«, »Knie«; da die Stängel sehr knotig sind; *aviculare* kommt von der Tatsache, dass die Samen von den Vögeln sehr geschätzt werden.

- **Volksnamen, Synonyme:** Angerkraut, Blutkraut, Ferkelkraut, Hühnergras, Saugras, Wegtritt, Zehrgras.

- Vogelknöterich wurde zusammen mit Schafgarbe und Johanniskraut verräuchert, um Krankheiten abzuwehren.

BESCHREIBUNG

Der Vogelknöterich ist eine einjährige Pflanze mit verzweigten Wurzeln, die mit Haarwurzeln besetzt sind. Die zahlreichen Stängel, die 60 cm lang werden können, sind aufrecht oder Ausläufer treibend und knotig. Die wechselständigen, länglichen Blätter haben einen kurzen, stängelumfassenden Blattstiel. Die weißen, rosa oder rötlichen, büschelig blattachselständigen Blüten sind von Juni bis Oktober zu sehen. Die braune, matte Frucht umschließt nur 1 Samenkorn.

x 2

ANBAU UND SAMMELN

Der Vogelknöterich ist in Europa weit verbreitet. Man kann ihn durch Samenanzucht vermehren, aber man findet ihn auch sehr leicht in der Natur. Man beerntet ihn zur Blütezeit von Juni bis Oktober.
Nachdem man ihn geschnitten und zu Sträußen gebunden hat, hängt man diese zum Trocknen in trockenen, luftigen Räumen auf.

VERWENDUNG

Durch seine adstringierende Wirkung ist der Vogelknöterich bei Durchfällen, zu starken Monatsblutungen, Fibromblutungen, Weißfluss, Hämorrhoiden hilfreich. Als Diuretikum lindert er Gicht, Rheuma, schwemmt Nierensteine aus und heilt Ödeme. Er ergibt ein gutes, für Diabetiker geeignetes Getränk.
Man kocht 1 Esslöffel geschnittenes Kraut je Tasse 2 Minuten und trinkt 2 bis 3 Tassen täglich.

Die Pflanzen von A bis Z

WACHOLDER
Juniperus communis (Cupressaceae, Zypressengewächse)

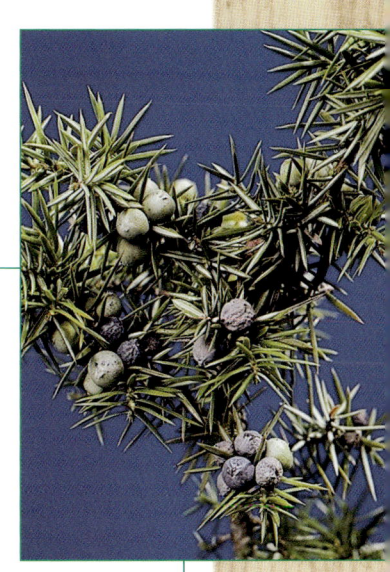

- *Juniperus* könnte vom keltischen »juniprus«, »herb«, kommen und auf den Geschmack der Beeren anspielen. Es ist aber auch denkbar, dass *Juniperus* »Beeren der Juno« heißt: Juno war die Göttin der Frauen und der Geburt, Wacholderbeeren sind wehenfördernd.
- **Volksnamen, Synonyme:** Krammetsbaum, Kranewitt, Kranewitter, Machandelbaum, Räucherstrauch, Wachtelbeerstrauch, Weckholder, Weihrauchbaum.
- Der Wacholder bedeutete früher Schutz vor Hexen und bösen Geistern, mit ihm wurden die Häuser ausgeräuchert, er hat eine keimtötende Wirkung. Während der Pest wurden Wacholderbeeren in großen Mengen verräuchert.

BESCHREIBUNG
Der Wacholder ist ein kleiner, langsam wachsender Baum mit einer stark verzweigten, kräftigen Wurzel. Der Stamm, aus dem sehr oft schon auf Bodenniveau die Äste herauswachsen, sodass sich eine buschige Form ergibt, hat eine rötlichbraune, spröde Rinde. Die dunkelgrünen Blätter, von denen 3 oder 6 zusammenstehen, sind linealisch, sehr schmal und starr, sie enden in einer scharfen Spitze. Die Blüten bilden in den Blattachseln Kätzchen und erscheinen im April. Die Frucht ist eine fleischige, blauschwärzliche Kugel, die 3 Samen umschließt.

ANBAU UND SAMMELN
Der Wacholder ist in Europa heimisch, er zieht kalkhaltige Böden vor. Man vermehrt ihn durch Samenanzucht, Steckreiser oder Absenker im August. Die Rinde oder das Holz werden im Herbst gesammelt, die Blätter kurz vor Blühbeginn, die Früchte, wenn sie reif sind, von Oktober bis November. Lassen Sie sie in trockenen, luftigen Räumen trocknen.

VERWENDUNG
Die Wacholderbeeren, seit langem bekannte Entwässerungsmittel, lindern bei Gicht, Rheuma, Arteriosklerose, Blasenentzündung; sie entlasten die Nieren und die Harnblase. Ihre schweißtreibende Wirkung senkt das Fieber, regt die Verdauung an, fördert das Abhusten bei hartnäckiger Bronchitis; man empfiehlt bei Schnupfen die Verräucherung von Wacholderbeeren.
Man kocht 1 Teelöffel Beeren je Tasse 5 Minuten und trinkt 2–3 Tassen am Tag.
Wacholderholz wird als Mottenschutzmittel gebraucht.
Achtung: Nicht längere Zeit ohne ärztlichen Rat, während der Schwangerschaft oder bei Nierenerkrankungen überhaupt nicht verwenden.

x 1,6

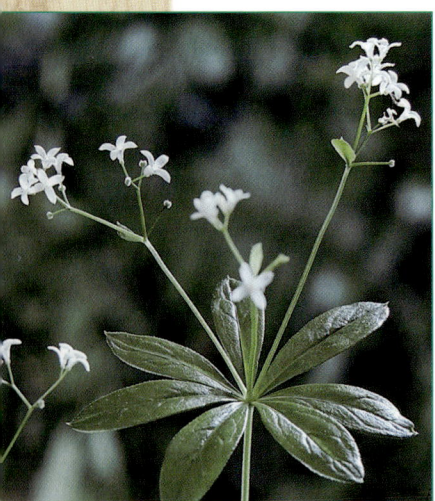

WALDMEISTER
Asperula odorata (Rubiaceae, Rötegewächse)

- *Asperula* kommt von »asper«, das bedeutet »rau, uneben«, einige Stiele sind sehr derb; *odorata*, weil Waldmeister beim Trocknen einen köstlichen Duft entfaltet.

- **Volksnamen, Synonyme:** Maiblume, Sternleberkraut, Herzfreude, Halskräutlein, Waldleberkraut, Waldmutterkraut, *Galium odoratum*.

- Man schützte sich mit Waldmeister gegen Hexen, mischte ihn in Kräuterkissen, vor allem für die gebärende Mutter, und benutzte ihn als Mottenmittel.

BESCHREIBUNG
Der Waldmeister ist eine kleine, ausdauernde Pflanze mit dünner, fasriger und kriechender Wurzel. Die aufrechten Stängel sind 10–30 cm hoch und sehr dünn, fast vierkantig, knotig. Um den Stängel gruppieren sich je 6 bis 9 Blätter und bilden so einen Stern. Sie sind grün, oval bis lanzettlich, an der Basis verengt, spitz, glatt und glänzend, an den Rändern rau. Die weißen, sehr kleinen Blüten erscheinen von Mai bis Juni, sie bilden endständige Doldentrauben. Die Frucht ist mit starren und hakigen Haaren bedeckt.

ANBAU UND SAMMELN
Der Waldmeister kommt in den gemäßigten Zonen vor, über 1600 m und in Mittelmeergegenden ist er selten.
Er verlangt eine leichte Erde und einen offenen Standort. Hier kann er im

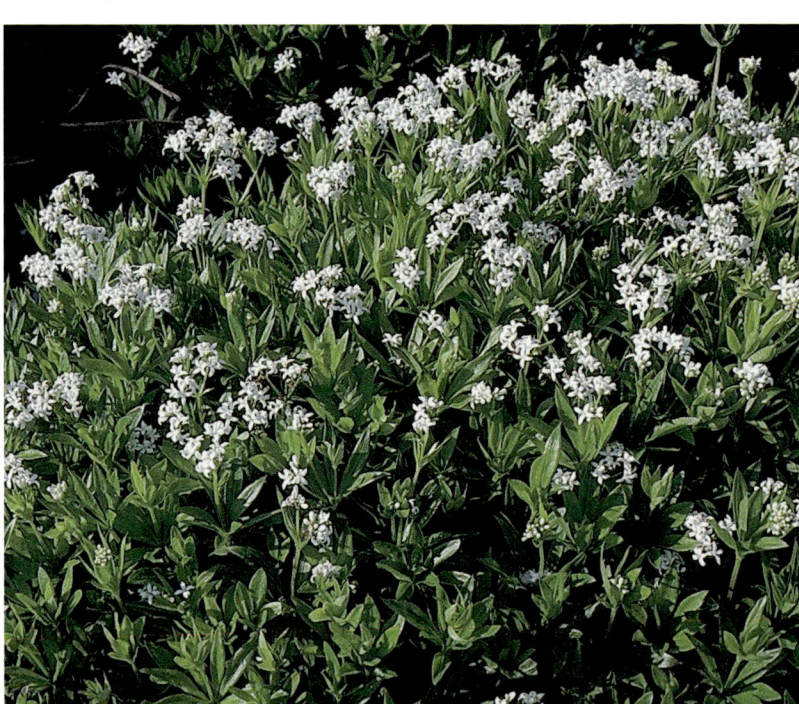

Die Pflanzen von A bis Z

Herbst oder im Frühjahr gesät werden, oder man teilt eine Waldmeisterstaude im Frühjahr. Anschließend braucht er überhaupt keine Pflege.
Man erntet ihn zur Blütezeit im Mai. Man bindet ihn zu Sträußen, die man in trockenen, luftigen Räumen aufhängt. Nach dem Trocknen werden die Blätter abgerieben, sie verbreiten einen sehr angenehmen Duft. Es ist sehr schwierig, die Blätter zu trocknen, weil sie leicht schwarz werden.

VERWENDUNG

Waldmeister wirkt diuretisch und ist eine der guten Pflanzen für die Leber. Er ist krampflösend, erleichtert den Verängstigten und Nervösen die Verdauung. Er ist die ideale Pflanze, um sensiblen oder alten Menschen einen guten Schlaf zu verschaffen. Seine wohltuende, krampflösende Wirkung erklärt sicherlich seinen Einfluss auf die Blasenentleerung. Er muss Bestandteil jeder Mischung sein, die beruhigend oder leberheilend wirken soll. In Europa gilt »Maiwein«, ein mit Waldmeister aromatisierter Weißwein (siehe S. 329), als deutsche Spezialität. Man macht aus ihm alleine oder vermischt mit anderen Pflanzen Tabak. Gleichermaßen dient er dazu, in den Schränken Wohlgeruch zu verbreiten.
Die Kühe, die diese Pflanze in der Natur oder im Futter fressen, geben mehr und wohlschmeckendere Milch.
Man bereitet aus dem Waldmeister eine leichte Abkochung, wobei man 1 gehäuften Esslöffel Blätter je Tasse nimmt. Es ist wichtig, ihn vor dem Essen oder abends vor dem Schlafengehen zu trinken.
Achtung: Wegen Gefahr von Nebenwirkungen wie Kopfschmerzen und Übelkeit nicht überdosieren.

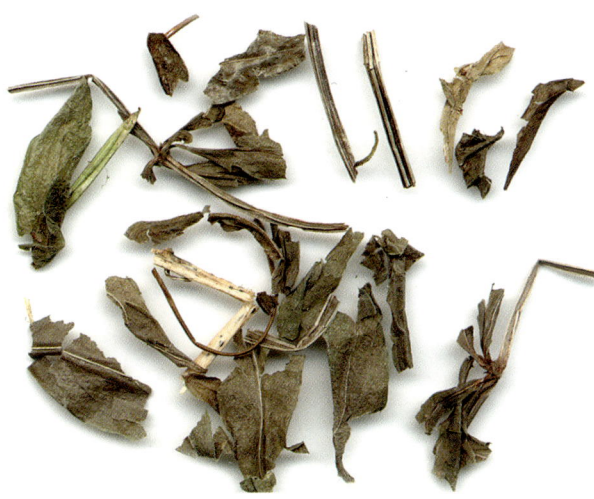

x 1,7

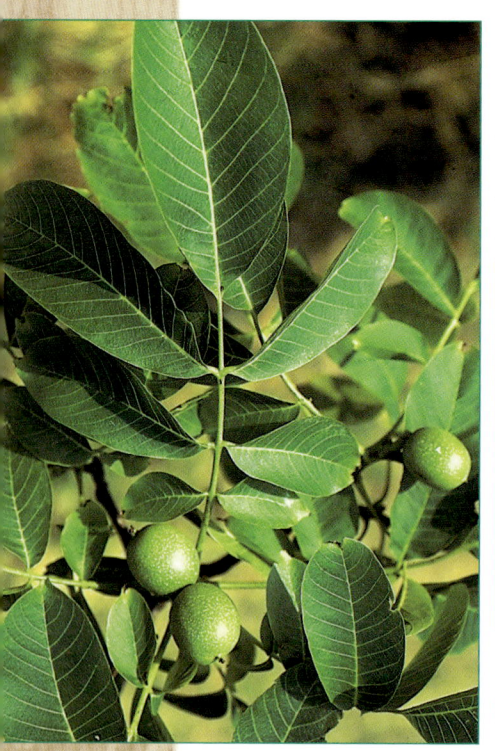

WALNUSS

Juglans regia **(Juglandaceae, Walnussgewächse)**

- *Juglans* kommt von »Jovis«, »Jupiter«, und »glans«, »Eichel«, sie war also die »Jupiternuss«; *regia* heißt »königlich«, weil sie in der griechischen Mythologie eine Speise der Götter war.

- **Volksnamen, Synonyme:** Welschnuss, Walchnuss.

- In dem Brauch, goldene Nüsse an den Weihnachtsbaum zu hängen, lebt fort, dass diese Frucht als göttlich empfunden wurde. Schließlich liefert der Walnussbaum ein herrliches Möbelbauholz, Nahrung in Form von Nüssen, Walnussöl, Farbstoff, und ist obendrein medizinisch wirksam.

x 1 Nussschale

BESCHREIBUNG

Der Walnussbaum ist ein großer Baum von 15–20 m Höhe, dessen Stamm mit aschgrauer Rinde sich in Äste mit weißlicher Rinde aufteilt. Die wechselständigen, gestielten, großen, zähen, dunkelgrünen Blätter sind in 7 oder 9 ovale, zugespitzte Teilblätter gefiedert. Die Blüten erscheinen vor den Blättern von April bis Mai. Die männlichen bilden walzenförmige, schwarzbraune Kätzchen, die im oberen Bereich der Zweige des Vorjahres hängen; die weiblichen sind viel kürzer und befinden sich am Ende der neuen Zweige. Die eiförmige Frucht ist von einer fleischigen Hülle umgeben; in ihrer harten Schale befindet sich der in 4 Lappen geteilte Samen – die köstliche Nuss.

ANBAU UND SAMMELN

Obwohl der Walnussbaum in Europa verbreitet ist, fürchtet er den Frost. Zu seiner Vermehrung legt man die reifen Nüsse während des ganzen Winters in Sand. Im Frühjahr sät man die Samen 5 cm tief. Wenn der Nussbaum 3 Jahre alt ist, wird er veredelt.

Man sammelt die Blätter, wenn sie halb entwickelt sind, von Mai bis Juni, und lässt sie ausgebreitet in trockenen, luftigen Räumen trocknen.

Die Nussaußenschalen werden im Herbst gesammelt, wenn sie auf den Nüssen schwarz geworden sind und sich von alleine ablösen. Man trocknet sie unter Dach.

VERWENDUNG

Der Walnussbaum ist kräftigend und anregend; er gibt Energie zurück, bekämpft Müdigkeit, fördert die Verdauung. Er wirkt blutreinigend und ist deshalb bei Hautproblemen nützlich, also bei Akne, Ekzem, Entzündung

und geschwüriger Veränderung der Haut, Frostbeulen, Schrunden. Er ist wertvoll bei Diabetes II, da er den Zuckerstoffwechsel reguliert und den Durst beruhigt.
Er ist adstringierend und deshalb ein gutes Gurgelmittel bei Halsentzündungen; als Sitzbad hilft er bei Hämorrhoiden, als Vaginalspülung bei Weißfluss oder Metritis (Gebärmutterschleimhautentzündung).
Man nutzt die Blätter als Schuppenmittel und die Außenschale, um die Haare zu färben. Man kocht 1 Esslöffel geschnittene Blätter je Tasse 2 Minuten und trinkt 2–3 Tassen täglich.

WALNUSSWEIN ODER -LIKÖR
Er ist kräftigend, appetitanregend und verdauungsanregend. Er ist sehr angenehm zu trinken, aber es dauert etwas lange, ihn herzustellen. Trinken Sie ein Weinglas voll vor dem Essen und ein Likörglas voll nach dem Essen.

Zimtrinde	5 g
Nelken	3 g
Chinarinde	3 g
Vanille	2 Schoten
Walnussblätter	2 frisch
	od. 20 g getrocknet
Ganze, frische Nüsse	30 Nüsse
Brauner Kandiszucker	500 g
Rotwein	3 l
oder Schnaps oder Rum	1,5 l

Überbrühen Sie die frischen, ganzen Nüssen mittlerer Größe. Geben Sie sie in eine große Flasche, die 1,5 l Schnaps oder Rum oder 3 l Wein enthält. Geben Sie die anderen Zutaten zu, spalten Sie die Vanilleschote der Länge nach. Lassen Sie den Ansatz geduldig 3 Monate lang ziehen und bewegen Sie die Flasche von Zeit zu Zeit. Seihen Sie dann ab. Fügen Sie 500 g Zucker hinzu und lassen Sie das Ganze mehrere Monate reifen.

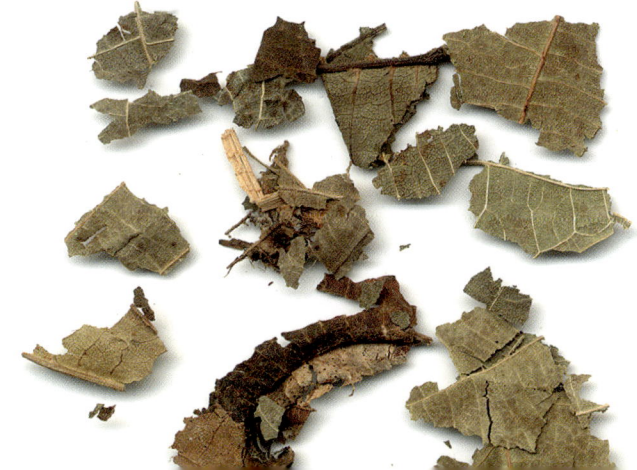

x 1,7
Blätter

WASSERPFEFFER
Polygonum hydropiper (Polygonaceae, Knöterichgewächse)

- *Polygonum* kommt vom griechischen »polis«, »viel«, und »gonu«, »Knie«, da die Pflanze knotige Stängel hat; *hydropiper* kommt vom griechischen »hydropeperi«, Dioskurides bezeichnet hiermit den Wasserpfeffer.
- **Volksnamen, Synonyme:** Pfefferknöterich, Pfefferkraut, Scharfkraut, Wasserpfeffer-Knöterich.

BESCHREIBUNG
Der Wasserpfeffer ist eine einjährige Pflanze mit zarten, faserigen, behaarten Wurzeln. Der 50 cm bis 1 m hohe Stängel ist aufrecht, rund, knotig, verzweigt. Die wechselständigen, stängelumfassenden Blätter sind lanzettlich, spitz, wellig, glänzend grün. Die rosa, manchmal gebogenen Blüten, die von April bis Oktober erscheinen, bilden walzenförmige, gebogene endständige Ähren, die am Blattgrund entspringen. Die Frucht ist oval oder flach.

ANBAU UND SAMMELN
Der Wasserpfeffer ist in Europa weit verbreitet und liebt die feuchten Orte, die Gräben und Sümpfe, im Gebirge findet man ihn nicht. Man vermehrt ihn durch Aussaat im Frühjahr.
Man erntet die Pflanzen während der Blütezeit, bindet Sträuße und lässt sie in trockenen, luftigen Räumen trocknen.

VERWENDUNG
Der Wasserpfeffer ist ein wertvolles Diuretikum; er beseitigt Nierensteine, löst Wasseransammlungen in den Knöcheln und Beinen auf. Seine blutstillende Wirkung kommt bei Blutungen von Hämorroiden, Magengeschwüren, Fibromen, Krampfadern, Blutungsstörungen in den Wechseljahren zum Einsatz. Man kocht 1 Esslöffel geschnittenes Kraut 2 Minuten und trinkt 2–3 Tassen täglich.
Achtung: Besonders das frische Kraut reizt Haut und Schleimhäute stark.

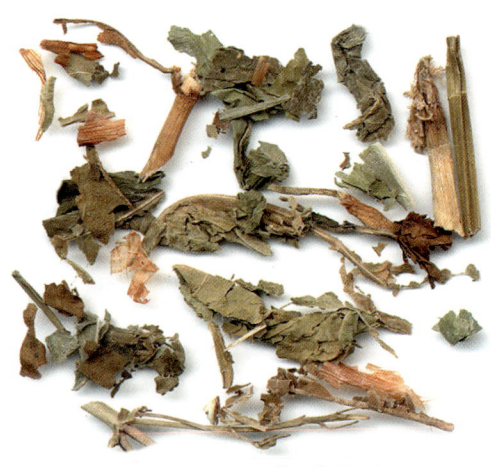

x 1,5

Die Pflanzen von A bis Z

WEGWARTE, ZICHORIE

Cichorium intybus (Asteraceae, Korbblütler)

- *Cichorium* kommt vom griechischen Namen der Pflanze, »kichorion«, dieses wieder von »kio«, »ich gehe«, und »chorion«, »das Feld«; *intybus* könnte ebenfalls auf Griechisch »Chicorée« bedeutet haben.

- **Volksnamen, Synonyme:** Blaue Distel, Hansl am Weg, Kaffeekraut, Sonnenwedel, Sonnenbraut, Wegleuchte, Wilde Endivie, Zigeunerblume.

- Wenn Gewitter im Anzug war, pflückte man die »Gewitterblumen« wie Alpenrose, Ehrenpreis, Glockenblumen, Wegwarte, Männertreu. Dieser Blumenstrauß sollte vor Gewitter schützen. Man kann Wegwarte auch mit Königskerze und Brennnessel verräuchern.

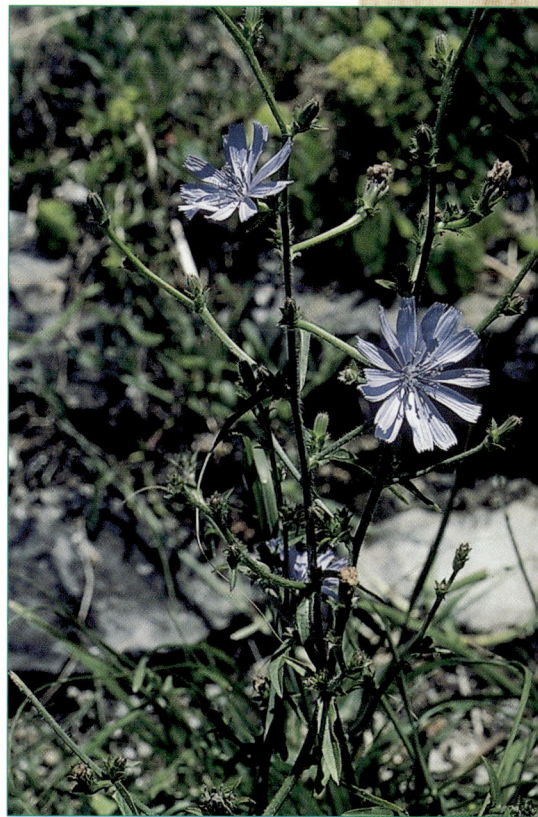

BESCHREIBUNG

Die Wegwarte ist eine ausdauernde Pflanze mit länglicher, ziemlich kräftiger, bräunlicher Pfahlwurzel. Der 40–80 cm hohe Stängel ist aufrecht, krautig, gerillt und verzweigt. Die Blätter sind oval, länglich, mit spitzen, gezähnten Lappen. Die blau-hellvioletten Blüten sind von Juli bis September zu sehen. Sie bilden große, einzelne Köpfchen, deren Gesamtheit einer lockeren, endständigen Ähre gleicht.

ANBAU UND SAMMELN

Die Wegwarte wächst in ganz Europa, in Asien, in Nordafrika, in Amerika. Man sät sie ab Ende April und im Mai in tiefgründige, gut mit Mist versorgte Erde. Die Blätter werden von Juni bis September gesammelt, bevor die Pflanze auswächst. Man gräbt die Wurzeln im Oktober aus, wäscht und schneidet sie und lässt sie in warmen und luftigen Räumen trocknen. Seit die Wegwarte in Gärten kultiviert wird, hat sie zahlreiche Varietäten hervorgebracht, die wir mit Genuss verzehren: Chicorée, Endivie etc.

x 1,5
Wurzeln

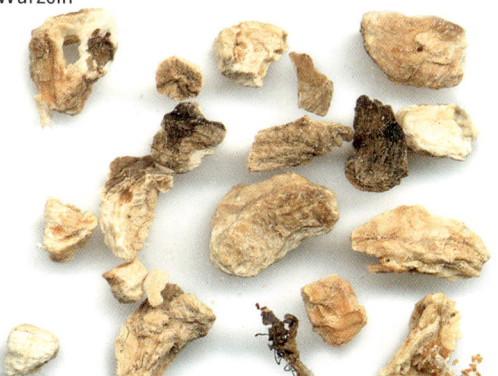

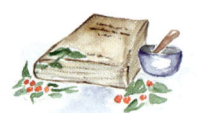

VERWENDUNG

»Freundin der Leber« nannte sie Galen, um ihr ein Loblied zu singen, denn die Wegwarte wirkt entwässernd, fördert den Gallefluss, regt die Verdauungssäfte an, reinigt das Blut. Alleine oder zusammen mit anderen Pflanzen ergibt sie eines der besten Mittel für die Frühjahrskur, die man für das Wohlbefinden oder im Hinblick auf Hautprobleme wie Ekzem, Akne, Flechten unternimmt. Sie lindert rheumatische Beschwerden, ist anregend und aufbauend, stärkt das Nervensystem, gibt das Gedächtnis zurück.

Sie wirkt auf die Leber, ist ein Darmdesinfektionsmittel, bekämpft auf milde Weise die Verstopfung. Sie ist fiebersenkend, sichert den Diabetikern eine bessere Kohlenhydratverbrennung. Diese sollten sie als Getränk verwenden, welches nicht zu sehr transpirieren lässt.

Man kocht 1 Esslöffel Blätter 2 Minuten bzw. 1 Teelöffel Wurzeln 5 Minuten. Man trinkt davon 2–3 Tassen täglich, 1 davon morgens nüchtern, 1 weitere vor dem Zubettgehen.

Achtung: Allergische Reaktionen können auftreten. Bei Gallensteinleiden nur nach ärztlicher Beratung verwenden.

ENTGIFTUNGSTEE

Entgiften und Ausleiten halten Ihren Körper in gutem Funktionszustand. Trinken Sie 2–3 Tassen dieser Mischung am Tag für die Dauer einer dreiwöchigen Kur:

Süßholzwurzel	10 g
Löwenzahnwurzel	130 g
Selleriewurzel	50 g
Fenchelwurzel	150 g
Zichorienwurzel	100 g
Splintholz der Winterlinde	100 g

Man lässt 1 Esslöffel Pflanzen je Tasse Wasser 5 Minuten kochen und dann 10 Minuten ziehen. Zur Vereinfachung kann man gleich 1 Liter dieser Mischung mit 4 Esslöffeln Pflanzen zubereiten.

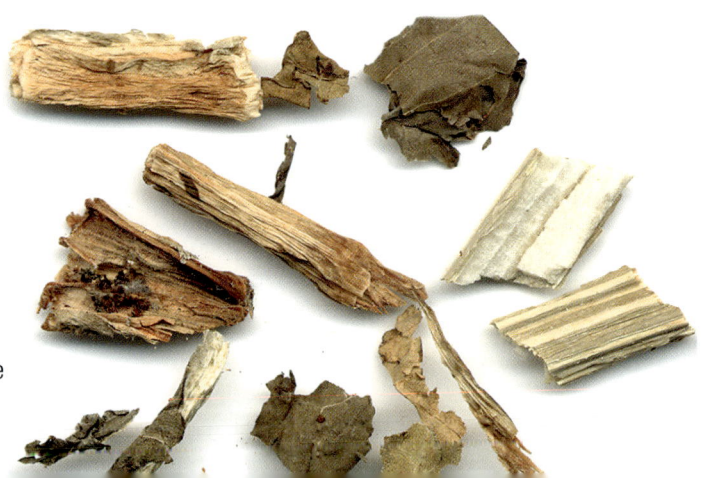

x 2
Pflanze

Die Pflanzen von A bis Z

WEIDE, SILBER-
Salix alba (Salicaceae, Weidengewächse)

- *Salix* ist der Name der Korbweide und geht zurück auf das keltische »sal«, »nahe«, und »lis«, »Wasser«; *alba*, weil die Blätter weißlich sind.
- **Volksnamen, Synonyme:** Korbweide, Fellhornrinde, Fieberweide, Salweide.
- Den Weiden wurden finstere dämonische Kräfte zugeschrieben; sie sollten Hexensammelplätze sein. Die Vorstellung, dass junge, schöne Mädchen in den Bäumen verschwinden und dann wie fürchterliche Katzen fauchen, könnte wie ähnliche Erzählungen eine Erinnerung an Menschenopferkulte sein. So war auch bei den Kelten der hohle Stamm das Tor zum Jenseits. Trotz alledem war die Weide schon bei Dioskurides als Heilpflanze bekannt.

BESCHREIBUNG
Die Silberweide ist ein Baum, der 10–12 m hoch werden kann. Er ist mit einer runzeligen, aschgrauen Rinde bedeckt. Die wechselständigen, gestielten, lanzettlichen, spitzen, feingezähnten Blätter sind an der Unterseite seidig behaart. Die gelbgrünlichen, eingeschlechtlichen Blüten, die vor den Blättern im April erscheinen, bilden walzige Kätzchen in den Achseln der Hochblätter. Die Frucht ist eiförmige Kapsel.

ANBAU UND SAMMELN
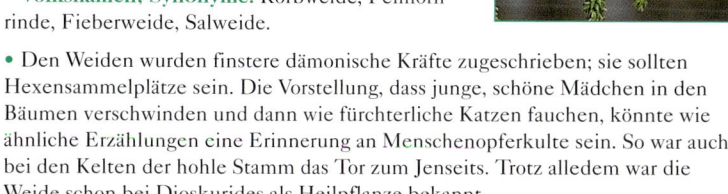

Blätter x 1

Die Silberweide kommt in verschiedenen Regionen Europas vor und zieht feuchte Böden und Flussufer vor. Eine besondere Form, die Trauerweide, ist in den Gärten wohl bekannt. Man erntet die Rinde von den 3–4-jährigen Zweigen, bevor die Blattknospen aufbrechen. Die Kätzchen sammelt man im April. Sie werden in trockenen, luftigen Räumen zum Trocknen ausgelegt. Die Blätter sammelt man in der warmen Jahreszeit.

VERWENDUNG
Die Silberweide ist der Baum gegen die Schmerzen; durch sie hat man das Aspirin entdeckt. Ihre Rinde verwendet man gegen Fieber, im Anfangsstadium gegen Grippe, zur Linderung von Rheuma, Arthritis und Arthrose. Man setzt sie auch ein bei Schuppenflechte und diversen Hautleiden, -rötungen, -reizungen und Durchfällen. Zur Beruhigung von Ängsten und als Einschlafhilfe verwendet man eher die krampflösenden, entspannenden Kätzchen. Die Silberweide wirkt anaphrodisisch, was bei sexueller Übererregung erwünscht sein kann. Man kocht 1 Esslöffel Rinde je Tasse 5 Minuten, 1 Esslöffel Kätzchen 2 Minuten und trinkt 2–3 Tassen täglich, 1 davon vor dem Schlafengehen.

Achtung: Bei empfindlichen Personen können Magenbeschwerden auftreten. Nicht anwenden während der Schwangerschaft, bei Überempfindlichkeit gegen Salicylate sowie bei spastischer Bronchitis oder Asthma bronchiale.

x 1 Rinde

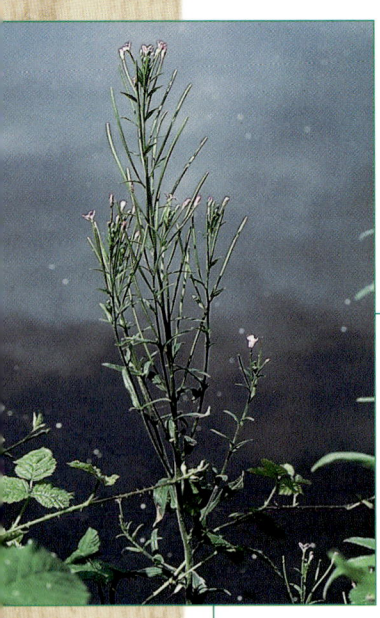
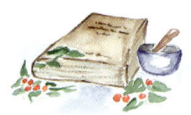

WEIDENRÖSCHEN, KLEINBLÜTIGES

Epilobium parviflorum (Onagraceae, Nachtkerzengewächse)

- *Epilobium* kommt vom griechischen »epi« , »auf, über«, und »lobium« oder »lobos«, »Hülse, kleine Frucht« und weist auf den unterständigen Fruchtknoten hin. *Parviflorum* heißt im Lateinischen »kleinblütig«.

- **Volksnamen, Synonyme:** Antinskraut, Feuerkraut, Frauenhaar, Waldröschen, Waldweidenröschen.

- Im Volksglauben galt die Pflanze u.a. als Schutzkraut vor Blitzschlag. Sie gehört auch in den Kräuterbuschen gebunden. Ein um den Hals gebundenes Säckchen wurde nach einigen Tagen in fließendes Wasser geworfen und damit alle Hals- und Zahnschmerzen. Die Pflanze hilft tatsächlich bei Mundkrankheiten. Maria Treben, österreichische Pflanzenheilkundige, hat das Weidenröschen zu einem Wundermittel gegen Prostatabeschwerden erklärt.

BESCHREIBUNG

Das kleinblütige Weidenröschen ist eine ausdauernde Pflanze mit ca. 80 cm hohem Stängel, der wie die Blätter abstehend behaart ist. Die 3–7 cm langen Blätter sind wechselständig, leicht gezähnt, an der Oberseite dunkelgrün, an der Unterseite blaugrün, sitzend am Stängel. Die Weidenröschenart, die man sammelt, erkennt man an den kleinen blass rosa oder rötlichen Blüten. Die Frucht ist eine vierkammrige Kapsel, die Samen besitzen haarige Anhängsel für die Windverbreitung.

ANBAU UND SAMMELN

Man findet das Weidenröschen in Europa leicht in der Natur.

VERWENDUNG

Das Weidenröschen enthält einen erweichenden und adstringierenden Pflanzenschleim, der gleichermaßen bei Durchfällen wie bei Atemwegserkrankungen Hilfe leistet. Man gurgelt mit Weidenröschentee, um Mund- und Halsentzündungen zu lindern. Insbesondere aber zeigt es beachtenswerte Wirksamkeit bei Verwendung gegen das benigne Prostataadenom und die Prostataentzündung.
Man kocht 1 Esslöffel je Tasse 2 Minuten und lässt diese Abkochung noch 10 Minuten ziehen. Man trinkt 2–3 Tassen täglich 3 Wochen lang als Heilkur, ca. 10 Tage je Monat als Vorbeugekur.

x 1,3

Die Pflanzen von A bis Z

WEINREBE, ECHTE
Vitis vinifera (Vitaceae, Rebengewächse)

- *Vitis* kommt von »viere«, »verbinden«, wegen der Haftranken, die von der Sprossranke ausgehen; *vinifera* bedeutet, dass es sich um eine edle Sorte handelt, die man zu Wein verarbeitet.
- **Volksnamen, Synonyme:** Rebe, Rebstock, Weinstock.
- Die Weinrebe gehört zu den ältesten Kulturpflanzen.

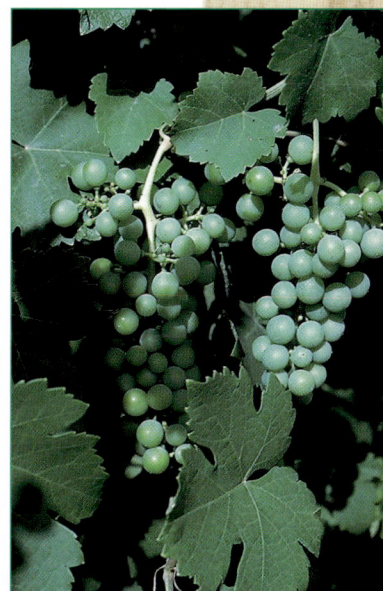

BESCHREIBUNG
Die Weinrebe, die uns wohlbekannt ist, ist eine Schlingpflanze unterschiedlicher Größe. Der gewundene, mit einer gräulichen, faserigen Rinde bedeckte Stamm teilt sich in knotige, biegsame, glattrindige Ranken, die mit Haftranken besetzt sind, mit denen sie sich an benachbarten Objekten anklammert. Die wechselständigen Blätter sind lang gestielt, an der Spreiterbasis eingebuchtet, handförmig in 5 zugespitzte, gezähnte Lappen geteilt. Sie sind an der Oberseite dunkelgrün, weißlich an der Unterseite. Die sehr kleinen Blüten, die von Mai bis Juni zu sehen sind, bilden Trauben, welche je nach Rebsorte weiße, grünliche oder rosa Früchte entwickeln, die 4 Kerne umschließen.

ANBAU UND SAMMELN
Die Echte Weinrebe wächst in den Mittelmeerländern wild. Über ihren Anbau und ihre Ernte müsste man ein eigenes Werk schreiben. Man vermehrt sie vor allem durch Steckreiser. Obwohl man die Blätter von Mai bis September ernten kann, wird man hierfür den Juni auswählen. Man lässt sie im Schatten an trockenen und luftigen Orten trocknen. Man liest dabei die aus, die am wenigsten gefleckt und nach dem Trocknen schön rot sind.

VERWEN-DUNG
Die Blätter der Roten Weinrebe sind adstringierend und werden bei Durchfall, Hämorrhoiden, Nasenbluten, Krampfadern, schweren Beinen verwendet. Sie kräftigen die venösen Gefäße. Sie stellen alleine oder in Mischung

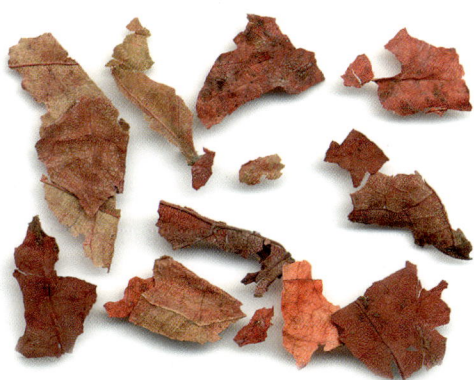

ein Heilmittel für Cellulitis und Wechseljahrsbeschwerden dar. Sie wirken auch kräftigend, und man verwendet sie als Kompressen, um Migräne zu lindern.

Der Pflanzensaft, der im Frühjahr aus den Ranken tritt (er wird »Rebenblüte« genannt), wird als Augentropfen bei Bindehautentzündung und Lidrandentzündung verwendet und bei Ekzem und Akne auf die Haut aufgetragen.

Eine 15-tägige Kur, in der man nur Trauben isst, entschlackt den Körper, bekämpft Verstopfung, Darmentzündung, Magenschleimhautentzündung, Leber- und Milzstauungen, Gicht, Rheuma, Arteriosklerose und Fettleibigkeit.

Man kocht 1 Esslöffel geschnittene Blätter der Echten Weinrebe 2 Minuten und trinkt 2–3 Tassen täglich.

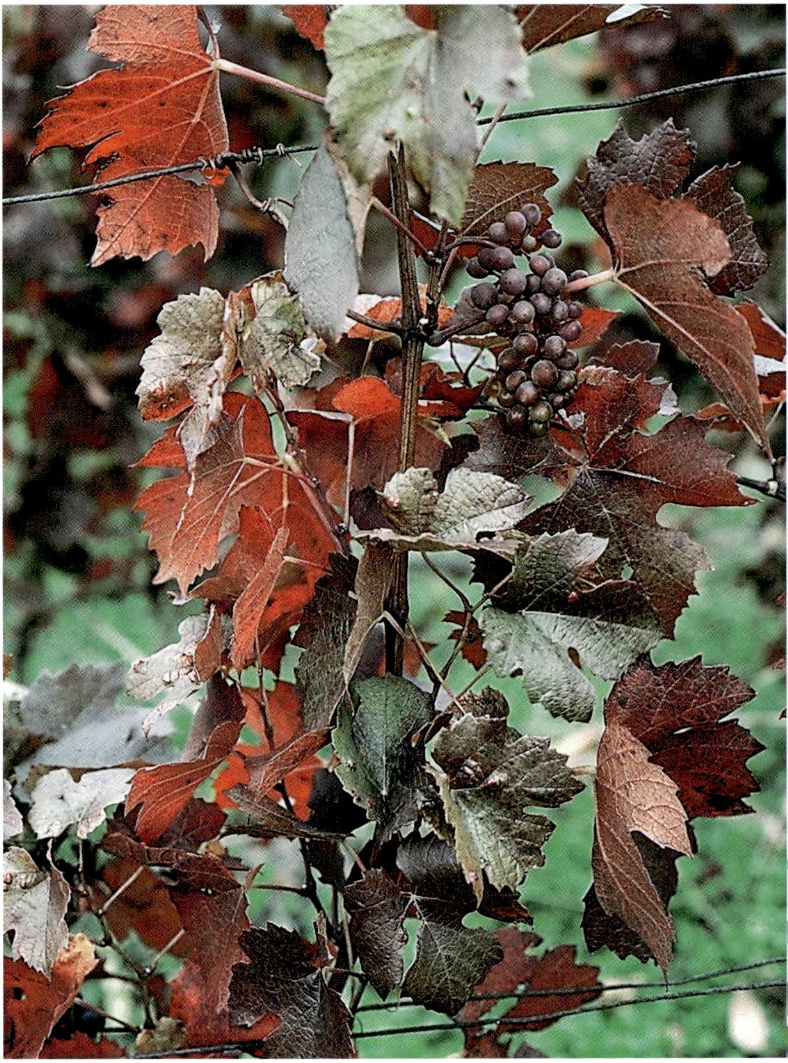

Die Pflanzen von A bis Z

WEISSDORN, ZWEIGRIFFELIGER

Crataegus oxyacantha (Rosaceae, Rosengewächse)

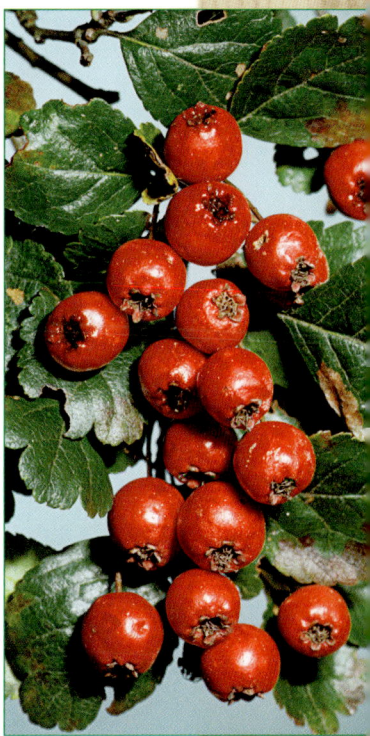

- *Crataegus* kommt von »krataigos«, dem griechischen Namen einer Pflanze derselben Gattung; *oxyacantha* kommt von »oxus«, »spitz«, und von »akanta«, »Dorn«, da der Baum mit kurzen Dornen bedeckt ist.

- **Volksnamen, Synonyme:** Hagedorn, Heckendorn, Mehlbeeren, Christdorn; *Crataegus laevigata*.

- Trotz seiner Dornen und seines harten Holzes und obwohl man aus diesem die Hackstöcke schnitzte, auf denen man die zum Tode Verurteilten hinrichtete, haben ihn die Dichter und Literaten oft besungen. Er war seit jeher dafür berühmt, die Treue in allen Bereichen zu stärken, auch wird versichert, dass er fähig ist, die Keuschheit zu schützen und das Zölibat zu verlängern! Auf die Spitze des Mastes der Boote der Marseiller Fischer gespießt, sichert er einen »wundersamen« Fischzug. Wenn man einer Frau ein Reisigbündel unter das Bett legt, ist es unnütz, sich ihr zu nähern, denn sie wird jede Gunst verweigern!

BESCHREIBUNG

Der Weißdorn ist ein Strauch, der 4 m hoch werden kann. Die gräulichen Zweige sind mit starken, kurzen Dornen besetzt. Die Blätter sind beim Zweigriffeligen Weissdorn in 3–5 wenig tiefe Lappen geteilt, an der Oberseite grün, glänzend, an der Unterseite blasser. Beim **Eingriffeligen Weissdorn** *(Crataegus monogyna)* sind die Blätter tiefer, fast fiederspaltig geteilt; er besitzt nur 1 Griffel und Steinkern. Die weißen oder rosa Blüten erscheinen im Mai; sie bilden blattachselständige Doldenrispen. Die fleischige Frucht umschließt 2 (–3) Steinkerne.

ANBAU UND SAMMELN

Der Weißdorn ist in ganz Europa, in Asien und in Nordafrika sehr verbreitet. Man kultiviert ihn durch Aussaat, aber die Pflanze keimt erst im Folgejahr, sie wächst sehr langsam. Dann pflanzt man die Pflänzchen aus, jede Erde ist ihr recht. Der Weißdorn ist sehr robust und kann 500 Jahre leben. Da er schnittverträglich ist, kann man mit ihm Hecken formen. Er dient auch als Unterlage für die Veredelung mit Birnenreiser.
Man sammelt die Blüten vor dem Aufblühen, bei dem sie ein besamtetes, wie schimmeliges Aussehen bekommen würden. Sie werden in dünnen Lagen getrocknet. Der frische und angenehme Geruch verschwindet beim Trocknen. Man sammelt auch die Blütentriebe, die flach ausgelegt oder in Sträußen getrocknet werden.

VERWENDUNG

Der Gebrauch der Weißdornblüten ist ideal bei arteriellem Bluthochdruck, Arteriosklerose, Herzklopfen und anderen Unregelmäßigkeiten des Herzens.

Weißdorn ist krampflösend und beruhigend, erleichtert den Schlaf der Nervösen und Verängstigten und lindert während des Klimakteriums Hitzewallungen. Er ist ab den Fünfzigern als klassischer Kräutertee am Abend zu empfehlen, einzeln oder zusammen mit ähnlich wirkenden Pflanzen, als kräftigendes Herzmittel und Arterienschutz. Aus den Blüten bereitet man einen Aufguss, den man 10 Minuten ziehen lässt, und nimmt hierzu 1 Teelöffel je Tasse. Man trinkt hiervon 2–3 Tassen täglich, 1 davon abends. Als Dauerkur genügt die abendliche Tasse.

Blätter
x 1,6

TEE FÜR DIE FÜNFZIGER

Er ist nützlich als Dauerkur, um die Arterien gesund zu erhalten. Man trinkt nach den Mahlzeiten oder vor dem Zubettgehen 1 Tasse davon.

Weißdornblüten	50 g
Johannisbeerblätter	30 g
Kraut der *Chrysantellum americanum*	30 g
Gingkoblätter	30 g
Mistelblätter	30 g
Blätter des Kleinen Immergrüns	30 g

Man nimmt 1 Esslöffel der Pflanzenmischung je Tasse und lässt sie 2–3 Minuten kochen, dann 10 Minuten ziehen.
Achtung: Bitte beachten Sie vor der Anwendung dieses Tees insbesondere die Warnhinweise zu Immergrün und Mistel.

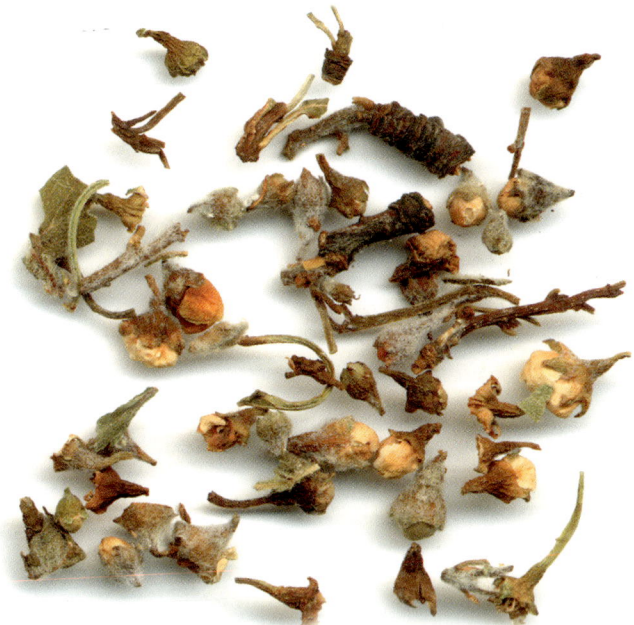

x 2,2

Blüten

Die Pflanzen von A bis Z

WERMUT

Artemisia absinthium (Asteraceae, Korbblütler)

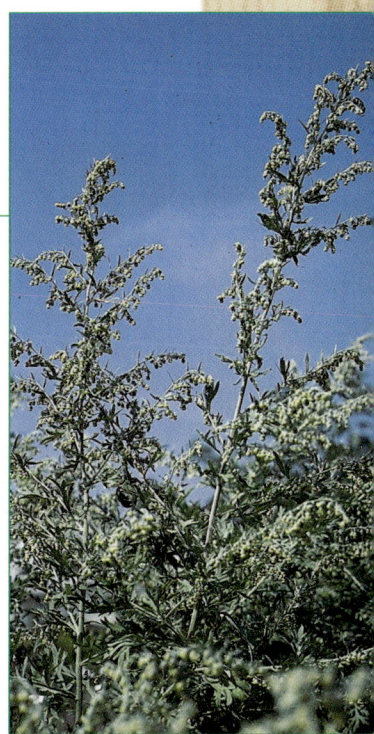

- *Artemisia* ist der alte lateinische oder griechische Name verschiedener Pflanzen dieser Art. Manche Autoren glauben sie der Artemis geweiht, der griechischen Diana, da sie in der Gynäkologie verwendet werden; andere führen sie auf Artemise, die Tochter des Königs von Karien zurück, die sie als Arznei benutzte, andere auf das griechische Wort »artemes«, »wohlbehalten«, wegen ihrer ableitenden Eigenschaften; *absinthium* kommt vom griechischen Namen »absinthion« für diese Pflanze.

- **Volksnamen, Synonyme:** Absinth, Artenheil, Bitterer Beifuß, Eberreis, Echter Wermut, Heilbitter, Magenkraut, Ölde, Schweizertee, Kampferkraut, Grabkraut, Wiegenkraut, Wurmkraut.

- Die Gallier und die Gallierinnen banden sich Wermut um die Lenden. Die einen, um Rheuma damit zu bekämpfen, die anderen, um die Menstruation zu befördern. Wenn ein junger, verliebter und ehrenwerter Mann am 1. Mai einem jungen Mädchen einen Wermutzweig schenkte, bedeutete das, dass sie Unrecht hatte, ihn zurückzuweisen. Der Wermut wird in die Buschen für die Kräuterweihe gebunden, und seine Bitterkeit hat zu der Redensart geführt: »Es bleibt ein Wermutstropfen«.

BESCHREIBUNG

Der Wermut ist eine ausdauernde Pflanze, deren verzweigter, bis zu 1 m hoher Stängel mit einem weißlichen Flaum bedeckt ist, wodurch er aschgrau erscheint. Die unteren Blätter sind tief in schmale Streifen geschnitten, die vor allem an der Unterseite weißlich und wattig sind. Je höher sie am Stängel sitzen, desto weniger sind sie geteilt, die höchsten sind ungeteilt und stumpf. Die gelbgrünlichen, kleinen, aber sehr zahlreichen Blüten erscheinen von Juli bis August. Sie bilden kleine, kugelige Köpfchen, die als endständige Trauben überhängen

Der **Salzbeifuß** *(Artemisia maritima)* ist viel kleiner und wattiger. Sein Geruch ist weniger stark, sein Geschmack weniger bitter. Er findet sich an allen Meeresufern Europas, und ganz besonders in den Sümpfen von Saintonge, daher sein alter Name Santonicum.

Diese Art hat viele Unterarten, eine davon ist das Wurmkraut.

ANBAU UND SAMMELN

Den Wermut findet man mehr oder weniger überall auf der Welt. Er bevorzugt Ödland, felsige und steinige Flächen und ist bis in 2000 m Höhe anzutreffen.

Im Anbau verlangt der Wermut eine lockere, leichte Erde an einem warmen, sonnigen Standort. Man vermehrt ihn durch Aussaat der Samen oder durch Teilung des Wurzelstocks, beides im Frühjahr. Im Winter schützt man ihn in kalten Gegenden durch Strohmulch. Die Ernte erfolgt zu Beginn der Blütezeit. Man schneidet ihn ca. 10 cm über dem Boden ab und bindet ihn zu Sträußen, die man zum Trocknen in trockenen und luftigen Räumen aufhängt.

VERWENDUNG

Der Wermut ist kräftigend, anregend, fiebersenkend, wie die meisten der bitteren Pflanzen. Er hilft bei intermittierendem Fieber, regt den Appetit an und fördert gleichzeitig die Verdauung. Den Frauen und jungen Mädchen in der Pubertät ist er eine wertvolle Hilfe, indem er die Menstruation befördert, die dabei auftretenden Schmerzen lindert und insgesamt kräftigend wirkt.

Der Salzbeifuß ist das wirksamste Wurmmittel gegen Spulwürmer und Madenwürmer, man fügt ihn anderen Pulvern hinzu, um deren Absorption zu erleichtern, so im Wurmpulver (Seite 358). Man bereitet aus Wermut auch Wein und Bier; er ist Bestandteil der Mischung **»Essig der vier Diebe«** (Seite 344). Absinth-Likör wird aber nicht aus Wermut, sondern aus der Gletscherraute herstellt, einer geschützten Pflanze, die man aber leicht kultivieren kann (siehe **Gletscherraute**, S. 119) Man kocht 1 Esslöffel geschnittenes Kraut je Tasse und trinkt 1–3 Tassen täglich vor den Mahlzeiten.

Als Wurmmittel trinkt man vor dem Zubettgehen 3 Tage vor und 3 Tage nach dem Vollmond 1 Tasse. Getrockneten Wermut kann man als Mottenmittel in den Schrank hängen. Mit der frischen Pflanze reibt man den Körper gegen Mücken ein.

Achtung: Wermut nicht überdosieren, nicht über längere Zeit anwenden; bei Magen- oder Darmgeschwüren sowie während der Schwangerschaft meiden.

WERMUTWEIN

Als nützliches, bitteres Tonikum erleichtert der Wein die Verdauung und bekämpft die Würmer. Man trinkt vor den Mahlzeiten ein Glas davon.

Triebspitzen des Wermut	30 g
Alkohol 60 %	60 ml
Weißwein	1 l

Man legt den Wermut 24 Stunden in Alkohol ein, fügt dann den Wein hinzu, lässt das Ganze 10 Tage lang ausziehen und bewegt das Gefäß dabei von Zeit zu Zeit.

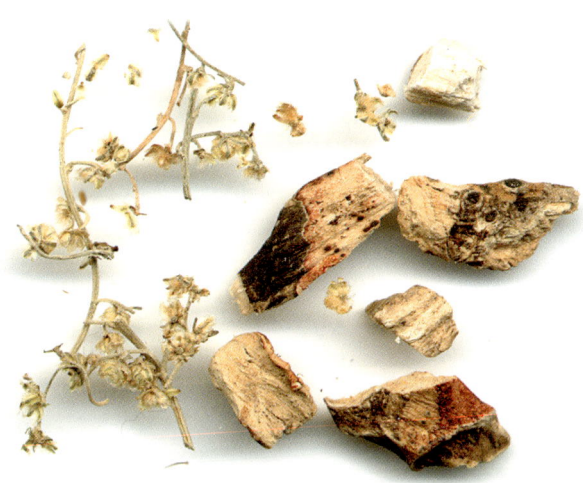

x 1,7

Die Pflanzen von A bis Z

WIESENKNOPF, GROSSER
Sanguisorba officinalis (Rosaceae, Rosengewächse)

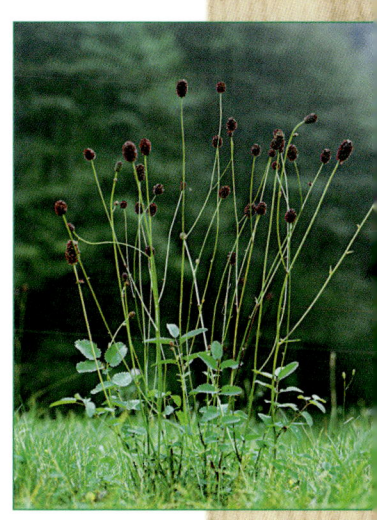

- *Sanguisorba* spielt auf die Verwendung der Pflanze gegen Blutungen an und ist aus den lateinischen Wörtern »sanguis«, »Blut«, und »sorbere«, »schlürfen, verschlingen«, zusammengesetzt.

- **Volksnamen, Synonyme:** Blutkraut, Herrgottsbart, Welsche Bibernelle. (Achtung! Bibernelle heißen auch Doldengewächse der Gattung *Pimpinella*.)

- Nach der alten, von Paracelsus zu einem System ausgebauten Signaturenlehre zeigen rote Blüten eine Beziehung zum Blut des Menschen und blutstillende Wirkung an.

BESCHREIBUNG

Der Große Wiesenknopf ist eine ausdauernde Pflanze mit einem Wurzelstock und einer kräftigen Pfahlwurzel, die bis 1 m hohe, aufrechte, kantige, oben verzweigte Stängel treibt. Die Blätter sind unpaarig gefiedert mit herzförmig-länglichen, am Rand scharf gesägten Fiedern. Von Juni bis September erscheinen die dunkelroten, eiförmigen, 1–3 cm langen Blütenköpfe. An der Frucht bleibt der Kelch erhalten.

ANBAU UND SAMMELN

Der Große Wiesenknopf besiedelt fast ganz Europa. Auf manchen feuchten Wiesen wächst er in Massen; regional ist er jedoch gefährdet. Er kommt bis in Höhen von 2000 m vor.
Die Vermehrung erfolgt durch Aussaat im Frühjahr oder durch Teilung des Wurzelstocks im Herbst.
Man erntet das Kraut zur Blütezeit, die Wurzel im Frühjahr oder Herbst. Das Kraut bindet man zu Sträußen, die Wurzel wird gereinigt, falls nötig der Länge nach halbiert, dann aufgefädelt. Kraut und Wurzeln hängt man in trockenen, luftigen Räumen zum Trocknen auf.

VERWENDUNG

Aufgrund seiner adstringierenden Eigenschaften wird der Große Wiesenknopf bei Durchfällen, Blutungen, Hämorrhoiden verwendet. Er ist eine wertvolle Ergänzung der Therapie bei Blutungsstörungen in den Wechseljahren und bei Uterusfibromen.
Man kocht 1 Esslöffel Droge (Kraut und Wurzel, geschnitten) pro Tasse 3 Minuten und trinkt 2–3 Tassen täglich.

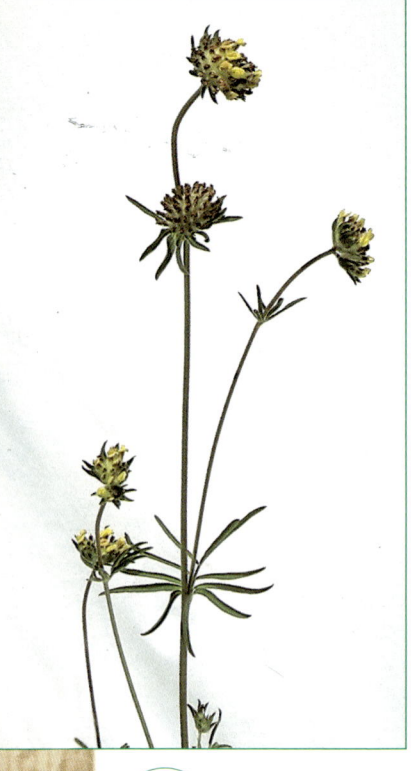

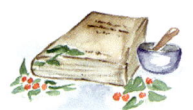

WUNDKLEE
Anthyllis vulneraria (Fabaceae, Schmetterlingsblütler)

- *Anthyllis* kommt vom griechischen »anthos«, »Blüte«, und von »ioulos«, »Bart«, da der Kelch der Blüte behaart ist; *vulneraria* kommt von »vulnus«, »Wunde«, man legt die Pflanze auf die Wunden auf.

- **Volksnamen, Synonyme:** Bärenpratzen, Frauenkäppli, Bärenklee, Bartklee, Apothekerklee, Goldknopf, Hasenklee, Wollklee, Tannenklee, Alpen-Wundklee, Echter Wundklee.

- Der Wundklee wird zur Bodenfestigung auf Hangabrissen, nach Lawinenabgang gepflanzt.

BESCHREIBUNG
Der Wundklee ist eine einjährige, zweijährige oder ausdauernde Pflanze mit faseriger Pfahlwurzel. Die aufrechten oder liegenden, behaarten Stängel können 80 cm lang werden. Die wechselständigen Blätter ohne Stipeln sind aus 3–9 ungleichen Fiederblättchen zusammengesetzt; die Grundblätter sind ganzrandig und als Rosette angeordnet. Die gelben bis orangegelben Blüten, die von Mai bis September zu sehen sind, bilden Köpfchen, an deren Grund sich kleine, rosettenartig angeordnete Blättchen befinden. Die Frucht ist eine ovale Hülse, die von einem fortbestehenden Kelch umhüllt wird.

ANBAU UND SAMMELN
Der Wundklee ist in Europa verbreitet und zieht kalkhaltige Böden vor; er kann bis in 3000 m Höhe wachsen. Er fürchtet die Trockenheit nicht. Man vermehrt ihn durch Aussaat im Frühjahr.
Die Triebspitzen werden während der Blütezeit im Sommer gesammelt. Man bindet sie zu Sträußen, die man bis zur Trocknung in trockenen, luftigen Räumen aufhängt.

VERWENDUNG
Der Wundklee gibt mit seinem Namen seine Verwendung an: Man verwendet ihn zur Wundheilung. Man legt ihn auf Wunden, auf die Spuren von Schlägen oder Prellungen jeder Art, um Blutergüsse zu vermeiden oder aufzulösen.
Man kocht 1 Esslöffel geschnittenes Kraut je Tasse leicht 2 Minuten, trinkt 1 oder mehrere Tassen im Laufe des Tages und legt gleichzeitig äußerlich Kompressen auf die zu behandelnden Schäden.

Die Pflanzen von A bis Z

WURMFARN
Dryopteris filix-mas (Aspidiaceae, Schildfarngewächse)

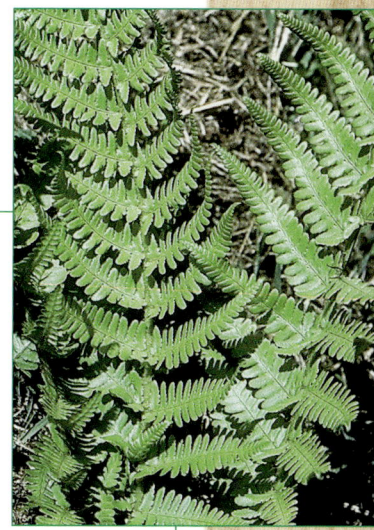

- *Dryopteris* kommt vom griechischen »dryos«, »Eiche«, und »pteris«, »Farn«, also »Farn, der auf alten Eichen wächst«; *filix-mas* kommt vom lateinischen »filix«, »Farn«, und »mas«, »männlich«.

- **Volksnamen, Synonyme:** Bandwurmwurzel, Flohkraut, Hexenkraut, Irrwurz, Johanniswurz, Teufelswisch, Wanzenkraut, Männerfarn.

- Wenn Sie bei einem Waldspaziergang die Blätter des Wurmfarns von unten betrachten, sehen Sie 2 Reihen brauner, gedrungener, herzförmiger Gebilde, die die Sporen, die Fortpflanzungsorgane, enthalten. Der Wurmfarn ist für die Gärtner, die über den Kauf eines Geländes entscheiden, eine wertvolle Zeigerpflanze. Wenn dieses Gelände mit Wurmfarn bewachsen ist, taugt es nicht als Kulturland. Wenn dagegen Brombeeren wachsen, verspricht dies Fruchtbarkeit.

BESCHREIBUNG
Der Wurmfarn ist eine krautige Pflanze. Die Blätter, die dem Wurzelstock entwachsen, bilden große, grüne 50 cm bis 1,50 m hohe Büsche und sind, solange sie jung sind, eingerollt. Der kräftige Blattstiel verlängert sich zum gefiederten, lanzettlichen und gezähnten Blatt, dem Farnwedel. Die Sporenbehälter sitzen 2-reihig unter den Blättern und haben Herzform. Der Wurmfarn blüht nicht.

ANBAU UND SAMMELN
Der Wurmfarn ist in feuchten Wäldern und schattigen Orten verbreitet und liebt lehmig-sandige Erde. Die unter den Blättern befindlichen Sporen sind die Fortpflanzungsorgane. Man legt die Blätter im Herbst auf eine Schicht warmer und leichter Heideerde und bewahrt sie im Frühbeet auf. Im Frühjahr versetzt man die jungen Pflanzen an Ort und Stelle.
Man sammelt die Farnwedel, wenn sie sich voll entfaltet haben. Die Wurzeln sammelt man im September, das ist die Zeit, in der der Wirkstoffgehalt am höchsten ist. Man wäscht sie, schneidet sie, und lässt sie an einem trockenen, luftigen Ort trocknen.

VERWENDUNG

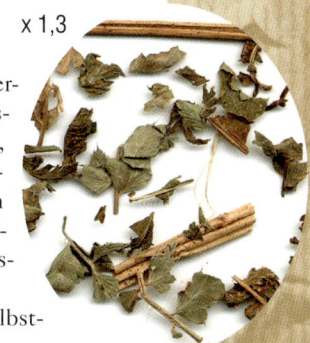

x 1,3

Der Wurmfarn ist das beste Bandwurmmittel, für Leber- und Herzleidende ist er jedoch kontraindiziert. Man kocht 1 Esslöffel Pflanzen je Tasse 5 Minuten. Am Abend trinkt man 1 Tasse, nachdem man einen Tag lang Diät gehalten oder nur Milchprodukte zu sich genommen hat. Am folgenden Morgen nimmt man ein Abführmittel, z.B. 1 Tasse Faulbaumrindentee. Mit den Blättern stopft man die Kissen und Matrazen blutarmer oder einnässender Kinder und auch der Rheumakranken.
Achtung: Wurmfarn ist giftig, seine Anwendung veraltet. Von Selbstbehandlung ist abzuraten.

YSOP
Hyssopus officinalis (Lamiaceae, Lippenblütler)

- *Hyssopus* kommt von der griechischen Bezeichnung der Pflanze »hyssopos«.
- **Volksnamen, Synonyme:** Eisopp, Joseph, Kirchenseppl.
- Der Ysop ist eine sowohl wohlwollende als auch übel wirkende Zauberpflanze. Eine Pflanze, die im Alt-Hebräischen »esob« hieß, im Arabischen »assaf«, galt den Hebräern als Heilige Pflanze. Es handelte sich aber wahrscheinlich eher um eine Majoranart, da der Ysop weder in Palästina noch in Griechenland wuchs. Er war Teil der Johanniskräuter, die zur Reinigung dienten. In Pulverform bewahrt er das ganze Haus vor übelwollenden Einflüssen.

BESCHREIBUNG

Der Ysop ist ein Halbstrauch mit holziger, starker, verzweigter, faseriger Wurzel. Der 20–60 cm hohe, aufrechte Stängel verzweigt sich leicht und bildet einen kleinen Busch. Die gegenständigen, ovalen bis lanzettlichen, kleinen, gebüschelten Blätter stehen sternartig um den Stängel herum. Die blauen Blüten, die von Juni bis September zu sehen sind, sitzen büschelig in den Achseln der oberen Blätter; insgesamt ergibt sich eine Blätter und Blüten tragende, endständige Ähre. Die Frucht teilt sich in 4 Teile, von denen jeder Samen umschließt.

ANBAU UND SAMMELN

Der Ysop stammt aus Südwestasien und Südeuropa. Er liebt besonders die trockenen Hänge und findet sich oft in Nachbarschaft von Lavendel, Thymian, Rosmarin.
Man vermehrt ihn durch Samenanzucht im Freiland von März bis April. Er wird zur Hauptblütezeit gesammelt. Man schneidet die Stängel und bindet sie zu Sträußen, die man in trockenen, luftigen Räumen zum Trocknen aufhängt. Vom zweiten Pflanzjahr ab kann man ihn 2-mal pro Jahr schneiden, im Juni und im September.

VERWENDUNG

Der Ysop ist verdauungsfördernd und wie Salbei schweißhemmend. Aber er ist vor allem für die Atemwege wertvoll. Er unterdrückt den Husten, erleichtert das Abhusten und den Asthmatikern und den Bedrückten das Atmen. Als Gurgelmittel lindert Ysoptee Halsschmerzen.

Man kocht 1 Esslöffel Kraut je Tasse leicht 2 Minuten und trinkt davon 2–3 Tassen täglich.
Achtung: Nicht überdosieren und nicht über längere Zeit verwenden.

x 2,2

Die Pflanzen von A bis Z

ZAUBERNUSS, VIRGINISCHE

Hamamelis virginiana (Hamamelidaceae, Zaubernussgewächse)

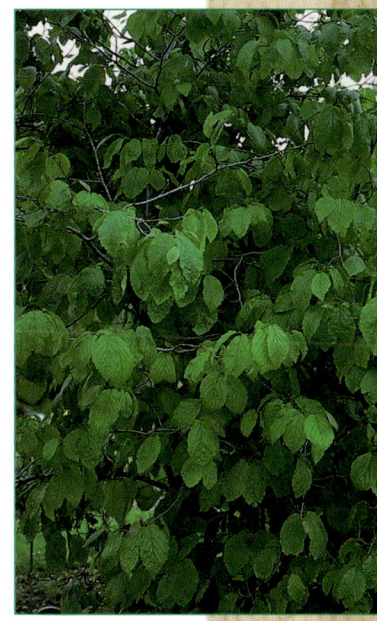

- *Hamamelis* kommt vom griechischen »hama«, »gleichzeitig«, und »melon«, »Apfel«.
- **Volksnamen, Synonyme:** Hamamelis, Hexenhasel, Zauberhasel.
- Indianische Schamanen nutzten ihr Holz als Zauberstab. Wenn man ständig einige frische Blätter bei sich trägt, ist man vor Herzleiden geschützt.

BESCHREIBUNG

Die Zaubernuss ist ein Strauch von 1 m Höhe oder mehr. Die ovalen, zur Spitze hin manchmal spitzen, an den Rändern gewellten und gezähnten Blätter sind grün, manchmal rötlich.

ANBAU UND SAMMELN

Die Zaubernuss ist in den USA, vor allem in Virginia, wie der wissenschaftliche Name angibt, sehr häufig. Die Blätter werden gesammelt, wenn sie voll entfaltet sind. Sie werden in trockenen, luftigen Räumen getrocknet.

VERWENDUNG

Ihre anregende und adstringierende Wirkung macht sie für das venöse Gewebe besonders nützlich. Sie erleichtert Hämorrhoidenbeschwerden, Krampfadern, schwere Beine und bekämpft eine schlechte Durchblutung im Allgemeinen.
Man lässt 1 Esslöffel geschnittene Blätter je Tasse 2–3 Minuten kochen und anschließend 10 Minuten ziehen. Davon trinkt man 2–3 Tassen täglich.
Achtung: Bei empfindlichen Personen ist Magenreizung möglich.

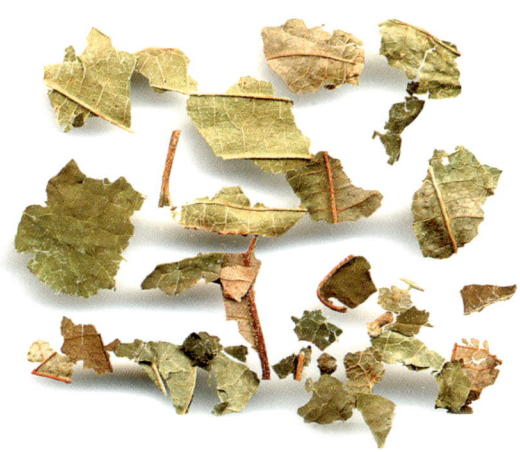

x 1,6

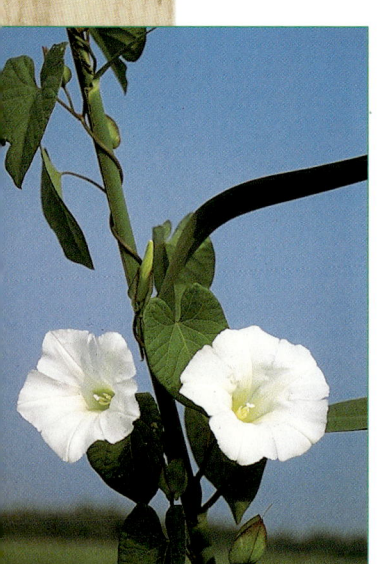

ZAUNWINDE, ECHTE
Calystegia sepium (Convolvulaceae, Windengewächse)

- *Sepium* kommt von »saepes«, »Zaun«.

- **Volksnamen, Synonyme:** Feldzaunwinde, Ackerranke, Teufelsdarm.

- Man nannte die Wurzeln der Zaunwinde auch »Teufelsdarm«, weil sie sich so tief in die Erde gräbt. Dieses Unkraut bringt auch die Gärtner oft zur Verzweiflung. Wenn diese allerdings schlau sind, sammeln sie die Samen und stopfen diese in ihr Kopfkissen; das soll Alpträume vertreiben.

BESCHREIBUNG
Die Zaunwinde ist eine ausdauernde Pflanze mit langem, dünnem, weißlichem und kriechendem Rhizom, das eine große Anzahl an Faserwurzeln entsendet. Der sehr lange Stängel windet sich um benachbarte Objekte. Die wechselständigen, gestielten Blätter sind groß, zugespitzt, herzförmig. Die weißen, großen, trichterförmigen Blüten sind von Juni bis September zu sehen und werden von einzelnen, blattachselständigen Blütenstielen getragen. Die Frucht ist eine rundliche Kapsel, die ziemlich dicke Samenkörner umschließt.

ANBAU UND SAMMELN
Die Zaunwinde ist in Europa verbreitet. Man findet sie bis in Höhen von 1500 m an feuchten, schattigen Stellen. Man vermehrt sie durch Samenanzucht im Frühjahr oder durch Verpflanzen der Wurzeltriebe.
Man sammelt die Blätter im Juli und lässt sie im Schatten in luftigen Räumen trocknen.

VERWENDUNG
Die Zaunwinde ist ein Abführmittel, das die Darmpassage erleichtert, indem es den Gallenabfluss fördert. Man kocht 1 Esslöffel Blätter je Tasse 2 Minuten und trinkt abends vor dem Schlafengehen 1 Tasse.
Achtung: Es kann zu starker Darmreizung kommen.

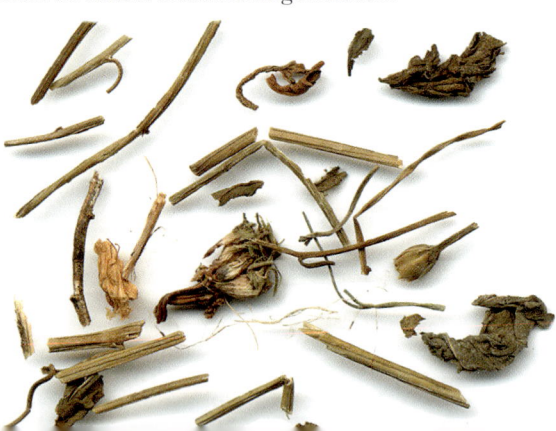

x 1,6

Die Pflanzen von A bis Z

ZIMTBAUM

Cinnamomum ceylanicum (Lauraceae, Lorbeergewächse)

- Ursprungsland ist Ceylon.
- Aufgrund ihres köstlichen Geruchs kann man die Zimtstange in Duftpotpourris oder anderen Duftspendern verwenden. Bei der Anwendung zu Hause, in Duftwässern oder als Badezusatz, sollte man zunächst einen Probeversuch machen: Zimtöl kann leicht die Haut reizen. Neuerdings sind Zimtschuhsohlen im Handel, die den Fußgeruch bekämpfen sollen.

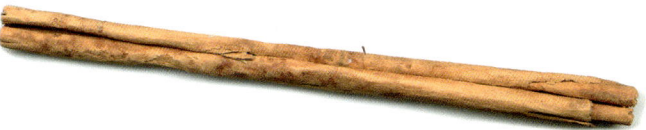

x 1

BESCHREIBUNG

Der Zimtbaum ist ein Baum, dessen aufrechter, 8–10 m hoher Stamm mit einer außen gräulichen, innen rötlichen Rinde bedeckt ist. Die wechselständigen oder unregelmäßig gegenständigen Blätter sind kurz gestielt, ganzrandig und ledrig. Die kleinen, weißgelblichen Blüten bilden achselständige Rispen. Die Frucht mit grünlichem Fruchtfleisch ist eiförmig.

ANBAU UND SAMMELN

Die Familie der Zimtbäume hat zahlreiche Mitglieder. Der wichtigste und beste Zimtbaum kommt aus Sri Lanka (Ceylon), wo er auf weiten Flächen wächst. Man findet auch in China, in Cayenne, auf den Seychellen etc. Zimtbäume. Man beerntet ihn 2-mal im Jahr. Man schneidet die mehr als 3-jährigen Zweige, spaltet sie der Länge nach, um die Rinde – die Zimtstange – von dem Holz zu trennen, rollt sie und legt sie in die Sonne zum Trocknen.

VERWENDUNG

Die Zimtstange wird sehr häufig als Gewürz verwendet und wirkt verdauungsfördernd, krampflösend, kräftigend, erregend. Man benützt sie selten einzeln; kombinieren Sie den köstlichen Duft des Zimts mit anderen aromastarken Pflanzen.
Zimt hat seinen Platz in winterlichen Getränken, um fieberhafte Infekte abzuwehren und in kräftigenden und erregenden Mischungen, die die Liebeslust steigern wollen.
Achtung: Nicht anwenden bei Magen- oder Darmgeschwüren, bei Überempfindlichkeit gegen Zimt und während der Schwangerschaft. Allergische Reaktionen auf Zimt sind möglich. Wegen eines erhöhten Gehaltes an Cumarin gelten manche Chargen von Cassia-Zimt (nicht von Ceylon-Zimt) als gesundheitlich bedenklich.

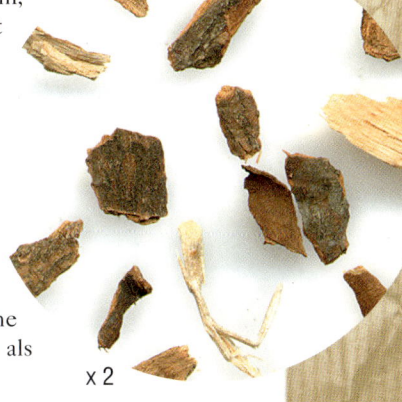

x 2

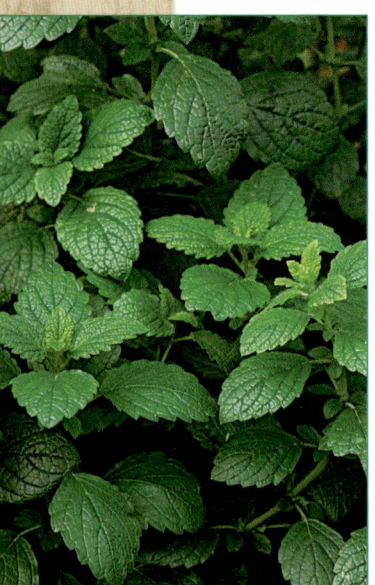

ZITRONENMELISSE

Melissa officinalis **(Lamiaceae, Lippenblütler)**

- *Melissa* ist der griechische Name für die Pflanze und für die Biene, welche die Zitronenmelisse häufig besucht.

- **Volksnamen, Synonyme:** Bienenkraut, Honigblume, Herzkraut, Frauenwohl, Balsammelisse, Nervenkräutl.

- Die Imker wissen, dass sie Bienenschwärme anziehen, wenn sie den Kasten mit einem Büschel Zitronenmelisse einreiben, die Honigernte wird steigen. Auch den Kühen gab man sie zur Steigerung der Milchmenge zu fressen. Geistige Leistung soll sich ebenfalls mit Zitronenmelisse steigern. Ihre nervenstärkende Wirkung spiegelt sich in dem Aberglauben, sie könne Liebeskummer vertreiben.

BESCHREIBUNG

Die Zitronenmelisse ist eine ausdauernde Pflanze mit langer Kriechwurzel. Der 40–80 cm lange Stängel ist aufrecht, mehr oder weniger verzweigt. Die gegenständigen Blätter sind lang gestielt, oval, gekerbt, geprägt, glänzend, an der Oberseite dunkelgrün, an der Unterseite blasser. Die weißen Blüten, die von Juni bis September erscheinen, sitzen in den oberen Blattachseln. Die Frucht ist von einem fortbestehenden Kelch umgeben und enthält glänzende, dunkelbraune Samenkörner.

ANBAU UND SAMMELN

Die Zitronenmelisse ist im östlichen Mittelmeerraum beheimatet, aber stellenweise bei uns verwildert. Zur Vermehrung sät man sie im Februar aus und verpflanzt sie 2 Monate später an Ort und Stelle.
Mit der Ernte beginnt man kurz vor Blühbeginn, von Mai bis Juni, im zweiten Pflanzjahr; eine zweite Ernte lässt sich vielleicht im September durchführen.
Man streift die Blätter ab und lässt sie im Schatten in trockenen, luftigen Räumen trocknen.

VERWENDUNG

Die Zitronenmelisse wirkt krampflösend, entspannend und verschafft den Nervösen und Erregten einen guten Schlaf, fördert die Verdauung, beruhigt die Magen-Darm-Beschwerden sowie das Schwangerschaftserbrechen und bringt den Überlasteten Erholung.
Wie der Waldmeister entspannt sie die Gallenblase bei Menschen mit Angstzuständen. Man stellt einen **Melissengeist** her (S. 319), der dem Rezept der Karmeliterinnen sehr ähnlich ist. Man kocht 1 gute Messerspitze Blätter je Tasse 2 Minuten und trinkt 1 Tasse nach den Mahlzeiten.

x 2,5

Die Pflanzen von A bis Z

ZITRONENVERBENE
Lippia citriodora (Verbenaceae, Eisenkrautgewächse)

- *Lippia* kommt von Lippi, einem Botaniker des 17. Jh.s, der der Pflanze seinen Namen überließ; *citiodora* bedeutet »nach Zitrone duftend«.
- **Volksnamen, Synonyme:** Duftverbene.

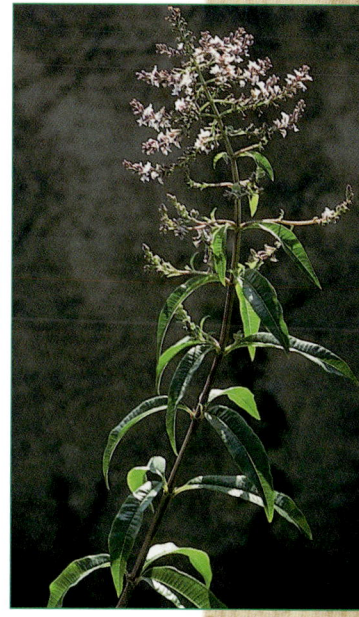

BESCHREIBUNG
Die Zitronenverbene ist ein Strauch, der 2 m hoch werden kann. Der Stängel ist kantig, gerillt und verzweigt. Die Blätter sind gegenständig, lanzettlich, kurz gestielt. Die rosavioletten Blüten, die von Juli bis August erscheinen, sind klein, zahlreich; sie bilden endständige Ähren. Die kleine Frucht enthält 2 Samen.

ANBAU UND SAMMELN
Die Zitronenverbene stammt aus Chile und wird in Südfrankreich und Nordafrika angebaut; sie liebt frische, mittelschwere, durchlässige, nach Süden ausgerichtete Standorte. Man vermehrt sie durch Teilung der Stöcke im Herbst oder durch Abnahme der bewurzelten Absenker im Frühjahr.
Die Blätter sammelt man im Sommer; man trocknet sie im Schatten in trockenen, luftigen Räumen.

VERWENDUNG
Die Zitronenverbene wirkt verdauungsfördernd und krampflösend, wird aber vor allem wegen ihres sehr angenehmen Dufts verwendet. Sie ergibt ein Getränk, welches nach den Mahlzeiten ein wahrer Genuss ist. Man bereitet einen Aufguss, indem man 4–5 Blätter je Tasse 10 Minuten lang ziehen lässt.

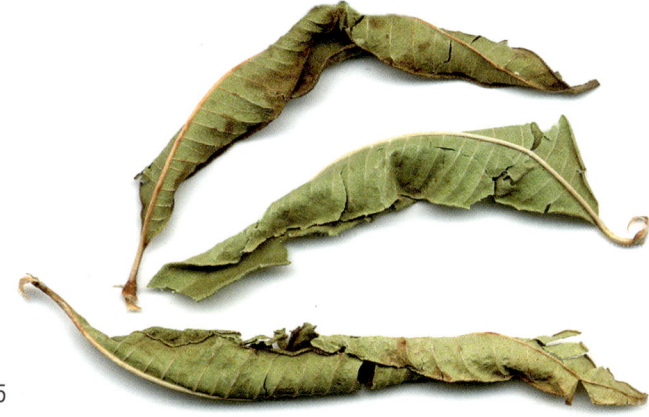

x 1,5

ZITWERWURZEL

Curcuma zedoaria (Zingiberaceae, Ingwergewächse)

BESCHREIBUNG

Die Zitwerwurzel ist eine ausdauernde Pflanze mit einem fleischigen, weißlichen, 30–60 cm langen Rhizom. Die Blätter sind aufrecht, lanzettlich, wechselständig, an der Oberseite grün, an der Unterseite purpurfarben. Die Blüten, die vor den Blättern erscheinen, sind sehr groß, weiß-violett gefleckt, zu viert oder zu sechst vereint. Die Frucht ist eine kugelige Kapsel.

ANBAU UND SAMMELN

Da die Zitwerwurzel ein warmes Gewächshaus benötigt, findet man sie nur in Botanischen Gärten. Für den Gebrauch in der Pflanzenheilkunde kommt sie aus Indien oder China zu uns.
Man sammelt die Rhizome zu Winterbeginn oder im Frühjahr; nachdem sie gewaschen und geschnitten sind, trocknet man sie in trockenen, luftigen Räumen.

VERWENDUNG

Die Zitwerwurzel ist Bestandteil vieler großer, alter Arzneizubereitungen: des Balsamo Fioraventi, des Schwedenbitter-Elixirs usw.
Die Zitwerwurzel ist verdauungsfördernd, wurmtötend, schweißtreibend und außerdem ein sehr gutes Stärkungsmittel, das den gesamten Organismus regeneriert.
Man kocht 1 Teelöffel geschnittene Wurzeln je Tasse 5 Minuten und trinkt 2–3 Tassen täglich.

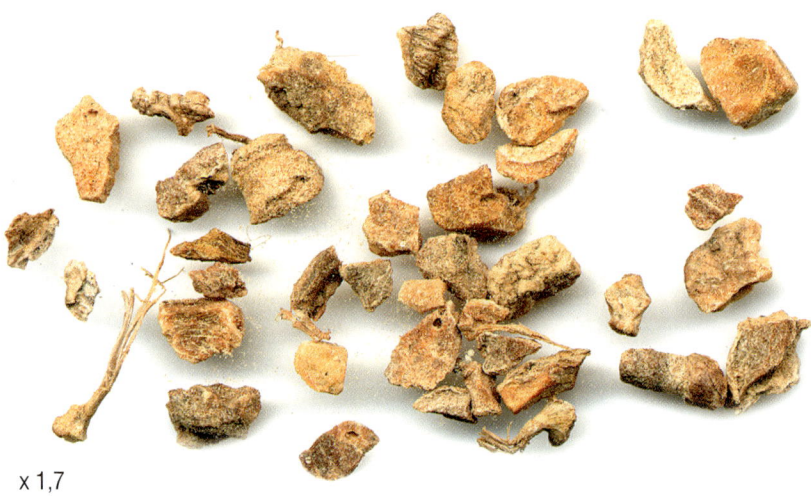

x 1,7

ZYPRESSE, IMMERGRÜNE

Cupressus sempervirens (Cupressaceae, Zypressengewächse)

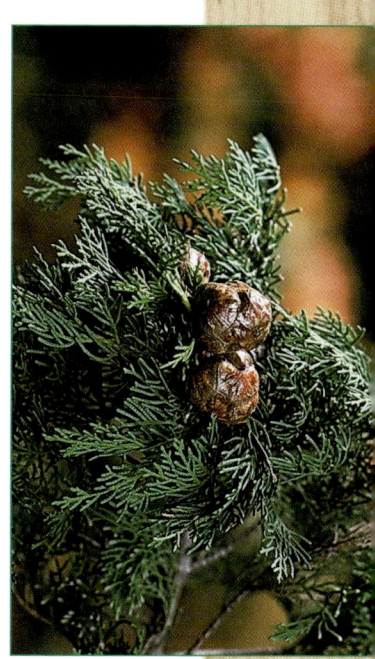

- *Cupressos* kommt von »Cuparissos«, dem Namen des jungen Griechen, der von Apollon in diesen Baum verwandelt wurde; *sempervirens*, weil die Pflanze immergrün ist.
- **Volksnamen, Synonyme:** Echte Zypresse, Italienische Zypresse, Mittelmeerzypresse, Trauerzypresse.
- Die Zypresse ist Symbol des Schmerzes und Baum der Friedhöfe. In das Holz des dritten Astes, der oberhalb des Bodens einer gut entwickelten Zypresse abzweigt, schnitzen persische Heiler das, was sie einen Heilzinken nennen, welcher auch vor Dieben schützt. Wenn man in der Provence ein Mas (Bauernhaus) errichtete, pflanzte man 2 Zypressen vor das Haus, um 100 Jahre später damit den Firstbalken ersetzen zu können… und man pflanzte 2, für den Fall, dass einer nicht gerade wuchs.

BESCHREIBUNG

Die Zypresse ist ein Baum von 15–20 m Höhe mit aufrechten, dichten Ästen, welche eine kegelförmige Krone bilden. Die Zweige sind von kleinen, gegenständigen Blättern bedeckt, die einer Anhäufung von Schuppen ähneln. Die eingeschlechtlichen Blüten sind Kätzchen, die eine kegelige bis kugelige Frucht hervorbringen.

ANBAU UND SAMMELN

Die Zypresse ist asiatischen Ursprungs. Man findet sie auch in Griechenland und sehr häufig im Süden Frankreichs. Sie liebt lockere und warme Böden. Man sammelt die Zapfen oder Nüsse der Zypresse, solange sie noch grün und fleischig sind, und lässt sie in trockenen, luftigen Räumen trocknen. Das Holz, die Blätter und die Zweige sind das ganze Jahr über zu sammeln.

x 2,8

VERWENDUNG

Die Zypresse wirkt gefäßverengend und ist deshalb für das venöse System von großer Bedeutung. Sie entlastet die schweren Beine, die Krampfadern, lässt die Hämorrhoiden schrumpfen, normalisiert zu starke Regelblutungen. Ihr reicher Gehalt an Tannin kommt bei Durchfällen, bei Harninkontinenz und Prostatabeschwerden zur Wirkung. Man kocht 1 Teelöffel zerdrückte Beeren je Tasse 2 Minuten und trinkt 2–3 Tassen täglich.

Die Anwendung der Pflanzen

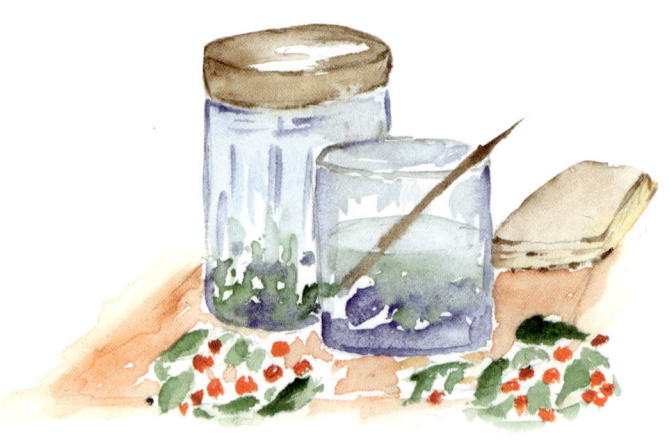

Heilwirkung der Pflanzen

Die Sprache des Pflanzenheilkundlers benennt besondere Eigenschaften der Pflanzen; manche besitzen mehrere.

DIE ADSTRINGIERENDEN

Sie ziehen das Gewebe zusammen und neigen dazu, die Schleimsekretion zu hemmen. Man verwendet sie bei Durchfall, Angina, schlechter Durchblutung und Hämorrhoiden; sie sind reich an Tannin.

Bärentraube, Blaubeere, Blutweiderich, Brombeere, Dornmyrte, Eiche, Erdbeere, Erdbeerbaum, Erle, Eukalyptus, Frauenmantel, Gänsefingerkraut, Hagebutte, Hamamelis, Himbeere, Fingerkraut, Hirtentäschel, Labkraut, Mariendistel, Myrte, Nelkenwurz, Odermennig, Rathania, Rauke, Rosskastanie, Salomonssiegel, Sanikel, Schafgarbe, Simaruba, Spitzwegerich, Storchschnabel, Taubnessel, Vogelbeere, Vogelknöterich, Echte Weinrebe, Zypresse.

DIE ANREGENDEN, STÄRKENDEN

Sie regen an und erhöhen so die körperliche Vitalität.

Beifuß, Benediktenkraut, Blutweiderich, Bockshornklee, Brennnessel, Diptamdosten, Eiche, Gelber Enzian, Erdrauch, Eukalyptus, Fieberklee, Fingerkraut, Silberblättriges Heiligenkraut, Hopfen, Immergrün, Ingwer, Echte Kamille, Römische Kamille, Kerbel, Löwenzahn, Lorbeer, Meerrettich, Meisterwurz, Minze, Isländisches Moos, Quendel, Rhabarber, Rosskastanie, Safran, Sauerampfer, Senega, Storchschnabel, Walnuss, Wegrauke, Wermut, Wiesenbärenklau.

DIE ANTISEPTISCHEN

(Siehe: DIE KEIMTÖTENDEN)

DIE APHRODISIERENDEN

Sie steigern die sexuelle Erregbarkeit.
Bohnenkraut, Ginseng, Ingwer, Kapuzinerkresse, Rauke, Safran, Sellerie, Vanille, Wiesenbärenklau, Zimt.

DIE APPETITANREGENDEN

(Siehe auch: DIE BITTEREN)
Wiesenbärenklau, Schafgarbe, Kapuzinerkresse, Sellerie, Ingwer, Rauke, Safran, Bohnenkraut, Vanille.

DIE AUSLEITENDEN

Sie sind dafür bestimmt, innere Organe zu entstauen. Sie wirken rötend und blasenziehend und rufen eine mehr oder weniger starke Hautreizung hervor.
Knoblauch, Nelkenpfeffer (Piment), Pfeffer, Senf.

DIE AUSWURFFÖRDERNDEN

Sie begünstigen das Abhusten von Schleim.
Andorn, Buchs, Eibisch, Gundermann, Heidekraut, Hirschzunge, Kapuzinerkresse, Klatschmohn, Königskerze, Kresse, Löffelkraut, Lorbeer, Lungenkraut, Malve, Pappel, Sonnentau, Wacholder, Ysop.

DIE BALSAMISCHEN

Sie regen die Atem- und Verdauungswege an und sind würzend.
Basilikum, Eukalyptus, Römische Kamille, Kiefer, Lavendel, Myrte, Quendel, Salbei, Thymian, Wacholder, Ysop.

DIE BANDWURMMITTEL

Sie vertreiben insbesondere den Bandwurm.
Granatapfel, Kürbiskerne, Wurmfarn.

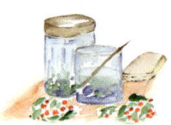

DIE BERUHIGENDEN

(Siehe auch: DIE REIZLINDERNDEN)
Sie mindern die Reizbarkeit, wirken schlaffördernd, entspannend, beruhigend. Sie sind gleichermaßen hustenlösend, krampflösend und lindern Kopfschmerzen.
Baldrian, Gänseblümchen, Hopfen, Hornklee, Hundszunge, Klatschmohn, Lavendel, Linde, Mönchspfeffer, Bitterorange, Passionsblume, Pfirsich, Schlehdorn, Schlüsselblume, Seerose, Taubnessel, Waldmeister, Weißdorn.

DIE BITTEREN UND APPETITANREGENDEN

Sie regen den Appetit an und erleichtern gleichzeitig die Verdauung. Man nimmt sie vor dem Essen, die meisten werden in Wein eingelegt.
Benediktenkraut, Gelber Enzian, Echte Kamille, Römische Kamille, Wegwarte.

DIE BLÄHUNGSWIDRIGEN

Diese Pflanzen lösen die Darmgase und beruhigen das Luftschlucken. Sie wirken außerdem aufsaugend.
Anis, Basilikum, Bergminze, Bohnenkraut, Dill, Ehrenpreis, Fenchel, Kalmus, Römische Kamille, Koriander, Kreuzkümmel, Kümmel, Lorbeer, Majoran, Meisterwurz, Melisse, Nelkenwurz, Oregano, Petersilie, Pfefferminze, Sternanis.

DIE BLUTZUCKERSENKENDEN

Sie senken den Blutzuckerspiegel.
Artischocke, Avocado, Blaubeere, Bockshornklee, Bohne, Brennnessel, Brombeere, Eukalyptus, Frauenmantel, Geißklee, Immergrün, Schwarze Maulbeere, Odermennig, Olivenbaum, Salbei, Storchschnabel, Vogelknöterich, Walnuss.

DIE BLUTDRUCKSENKENDEN

Sie können überhöhte Blutdruckwerte senken.
Bärlauch, Benediktenkraut, Christdorn, Erbeerbaum, Erdrauch, Hirtentäschel, Immergrün, Katzenbart (Indischer Blasen- und Nierentee), Mistel, Olivenbaum, Schöllkraut, Ringelblume, Weißdorn.

Heilwirkung der Pflanzen

DIE BLUTDRUCKSTEIGERNDEN

Sie können den Blutdruck erhöhen, sind anregend und kräftigend.
Brennnesselsamen.

DIE BLUTREINIGENDEN

Diese Pflanzen entgiften den Körper, indem sie die ausleitenden Funktionen der Haut, der Nieren und der Leber unterstützen.
Borretsch, Brennnessel, Erdrauch, Hauhechel, Hopfen, Wilde Karde, Große Klette, Kresse, Breitblättrige Kresse, Löffelkraut, Löwenzahn, Quecke, Rainkohl, Ringelblume, Sauerampfer, Schöllkraut, Stechwinde, Stiefmütterchen, Tausendgüldenkraut, Teufelsabbiss, Ulme, Walnuss, Wegwarte.

DIE BLUTSTILLENDEN

Sie wirken adstringierend und stillen Blutungen.
Hirtentäschel, Mistel, Schlangenknöterich, Taubnessel.

DIE BRUSTMITTEL

Sie sind hustenlösend, auswurffördernd und erleichtern auf alle Fälle die Atemwege.
Eibisch, Frauenminze, Huflattich, Katzenpfötchen, Kiefer, Klatschmohn, Malve, Meisterwurz, Myrte, Pappel, Pfirsich, Rundblättriger Sonnentau, Thymian, Veilchen, Wacholder, Ysop.

DIE DARMREINIGENDEN

Das sind die stark abführenden Pflanzen, die den Darm vollständig entleeren.
Faulbaum, Röhrenkassie.

DIE ENTSPANNENDEN

Sie entspannen und erholen den Körper und vertreiben die Ängste. Es handelt sich um krampflösende, beruhigende, schlaffördernde und remineralisierende Pflanzen.
Baldrian, Basilikum, Bergminze, Engelwurz, Hopfen, Hornklee, Lavendel, Linde, Majoran, Melisse, Mönchspfeffer, Bitterorange, Passionsblume, Steinklee, Taubnessel, Waldmeister, Weißdorn.

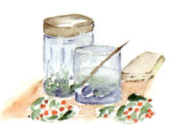

DIE ENTWÄSSERNDEN

Sie fördern in weitem Sinne den Harnabgang.

- *Entwässerungsmittel, die die Harnmenge vermehren:*
  Besenginster, Birke, Bohne, Borretsch, Erdbeere, Erdbeerbaum, Erdrauch, Frauenhaarfarn, Kleines Habichtskraut, Heidekraut, Himbeere, Hirschzunge, Holunder, Schwarze Johannisbeere, Kalmus, Wilde Karde, Große Klette, Kornblume, Labkraut, Lavendel, Löffelkraut, Mais, Mannstreu, Meerrettich, Mistel, Olivenbaum, Oregano, Petersilie, Rauke, Rosmarin, Salomonssiegel, Sauerkirschstiele, Schafgarbe, Schlüsselblume, Schöllkraut, Seifenkraut, Senega (Klapperschlangenwurzel), Steinbrech, Echter Steinsame, Vogelbeere, Vogelknöterich, Wacholder, Wegwarte, Weide, Wiesenbärenklau.

- *Entwässerungsmittel, die im Falle von Wassereinlagerungen Kochsalz ausscheiden helfen:*
  Birke, Bohne, Erdbeere, Erdbeerbaum, Hauhechel, Heidekraut, Himbeere, Schwarze Johannisbeere, Kirschstiele, Stechender Mäusedorn, Mistel, Petersilie, Schlehdorn, Sellerie, Echter Steinsame, Wacholder, Wasserpfeffer, Wiesenbärenklau,.

- *Entwässerungsmittel, die den Harnsäure- und Harnstoffwert im Blut senken:*
  Artischocke, Bärentraube, Birke, Blasenkirsche, Christdorn *(Paliurus)*, Glaskraut, Kleines Habichtskraut, Hauhechel, Heidekraut, Schwarze Johannisbeere, Mannstreu, Stechender Mäusedorn, Pappel, Petersilie, Quecke, Rainkohl, Schafgarbe, Rote Schuppenmiere, Steinsame, Wacholder, Wasserpfeffer, Wegwarte.

- *Entwässerungsmittel, die die Nierenfunktion unterstützen, Nieren und Harnwege desinfizieren und die Prostata entstauen:*
  Bärentraube, Blasenkirsche, Geißblatt, Gundermann, Heidekraut, Breitblättrige Kresse, Mistel, Rote Schuppenmiere, Taubnessel, Waldweidenröschen.

DIE ERFRISCHENDEN

Sie sind säuerlich, entwässernd, reizlindernd, leicht abführend und löschen den Durst.
Quecke, Sauerkirschstiele, Süßholz, Wegwarte.

Heilwirkung der Pflanzen

DIE FIEBERSENKENDEN

Sie bekämpfen zu hohes Fieber und wirken gleichzeitig schweißtreibend. Andorn, Benediktenkraut, Buchs, Enzian, Eukalyptus, Flieder, Olivenbaum, Salbei (dieser ist schweißhemmend), Tausendgüldenkraut.

DIE GALLEWIRKSAMEN

Sie fördern den Galleabfluss und wirken so auf die Leber, das Verdauungssystem, die Darmpassage.
Artischocke, Boldo, Buchs, Curcuma, Efeu, Echtes Engelsüß, Gelber Enzian, Faulbaum, Flieder, Echte Kamille, Labkraut, Löwenzahn, Rhabarber, Sellerie, Stechwinde, Wegwarte.

DIE GEFÄSSVERENGENDEN

Sie straffen die venösen Gefäße und bewirken so einen besseren Blutkreislauf.
Haselnuss, Stechender Mäusedorn, Rosskastanie, Zypresse.

DIE GEWICHTSREDUZIERENDEN

Sie unterstützen Schlankheitsdiäten, aber man muss sie mit entwässernden, gallewirksamen und kreislaufanregenden Pflanzen gemischt anwenden. Man trinkt von ihnen im Laufe des Tages so viel man will.
Blasentang, Blatttang, Efeu, Fenchelwurzeln, Echtes Mädesüß, Korsisches Moos, Löwenzahn, Sauerkirschstiele, Schafgarbe.

DIE HERZWIRKSAMEN

(Siehe: DIE WÜRZENDEN und DIE ANREGENDEN)

DIE HUSTENLÖSENDEN

Sie beruhigen den Husten und erleichtern die Atmung.
Andorn, Borretsch, Ehrenpreis, Eibisch, Eukalyptus, Frauenhaarfarn, Gundermann, Huflattich, Irländisches Moos, Isländisches Moos, Katzenpfötchen, Kiefer, Klatschmohn, Königskerze, Lavendel, Lungenflechte, Lungenkraut, Malve, Myrte, Salbei, Schlüsselblume, Rundblättriger Sonnentau, Vogelknöterich, Wacholder, Ysop.

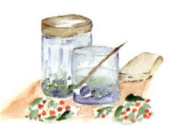

DIE KEIMTÖTENDEN

Sie unterstützen den Organismus bei der innerlichen und äußerlichen Infektionsabwehr. Es handelt sich oft um Gewürzpflanzen.
Bärlauch, Bärentraube, Basilikum, Lorbeer, Nelke, Pinienknospen, Rauke, Thymian.

DIE KOPFSCHMERZLINDERNDEN

Das sind Pflanzen, die Kopfschmerzen nervösen Ursprungs lindern.
Bergminze, Ehrenpreis, Eisenkraut, Gänseblümchen, Echte Kamille, Römische Kamille, Lavendel, Linde.

DIE KRÄFTIGENDEN

Sie kräftigen den Organismus und sind außerdem bitter, adstringierend, anregend.
Beifuß, Benediktenkraut, Brennnessel, Eiche, Enzian, Fingerkraut, Ginseng, Ingwer, Echte Kamille, Römische Kamille, Walnuss, Wegwarte, Wermut, Wiesenbärenklau.

DIE KRAMPFLÖSENDEN

Sie beruhigen Krämpfe und Beschwerden nervösen Ursprungs.
Echter Alant, Anis, Baldrian, Basilikum, Beifuß, Bergminze, Dill, Frauenminze, Gänseblümchen, Herzgespann, Hopfen, Hornklee, Echte Kamille, Römische Kamille, Echtes Labkraut, Lavendel, Linde, Majoran, Mariendistel, Melisse, Mönchspfeffer, Bitterorange, Oregano, Passionsblume, Quendel, Rosmarin, Salbei, Schafgarbe, Schlüsselblume, Steinklee, Waldmeister, Weide, Weißdorn.

DIE LAKTATIONSHEMMENDEN

Sie verringern oder verhindern die Milchbildung.
Immergrün, Petersilie, Salbei.

DIE LEICHT ABFÜHRENDEN, LAXANTIEN

Sie erleichtern die Darmpassage, ohne zu reizen.
Boldo, Eibisch, Echtes Engelsüß, Indischer Flohsamen, Holunder, Lein, Löwenzahn, Malve, Pfirsich, Quecke, Rhabarber, Schlehdorn, Sennesblätter, Stechwinde, Süßholz, Wegwarte.

Heilwirkung der Pflanzen

DIE LEBERWIRKSAMEN

Sie unterstützen alle Leberfunktionen.
Andorn, Arnika, Artischocke, Brennnessel, Buchs, Erdrauch, Faulbaum, Fenchel, Flieder, Gundermann, Echte Kamille, Kassie, Mariendistel, Labkraut, Löwenzahn, Pfefferminze, Rosmarin, Schöllkraut, Seifenkraut, Sellerie, Senega (Klapperschlangenwurzel), Stechwinde, Tausendgüldenkraut, Wegwarte.

DIE LIBIDOHEMMENDEN

Sie mindern die sexuelle Erregbarkeit.
Mönchspfeffer, Seerose, Silberweide.

DIE MENSTRUATIONSFÖRDERNDEN

Sie befördern und erleichtern das Einsetzen der Menstruation und lindern die damit verbundenen Schmerzen.
Beifuß, Diptamdosten, Fieberklee, Frauenminze, Greiskraut, Silberblättriges Heiligenkraut, Echte Kamille, Römische Kamille, Katzenminze, Lungenkraut, Pfefferminze, Ringelblume, Schafgarbe, Wermut.

DIE MILCHBILDENDEN

Sie regen bei stillenden Müttern die Milchbildung an.
Anis, Dill, Fenchel, Geißklee, Kümmel, Kreuzkümmel.

DIE MINERALSTOFFSPENDER

Indem sie uns mit Mineralien versorgen, verbessern sie den Allgemeinzustand.
Ackerschachtelhalm.

DIE REIZLINDERNDEN

Sie erweichen die Gewebe, beruhigen Entzündungen; man benützt sie innerlich als Tee und äußerlich als Breiumschlag.
Beinwell, Eibisch, Flohsamen, Römische Kamille, Kleie, Königskerze, Lein, Malve.

DIE SÄUERLICHEN

Ihr sanfter, frischer, säuerlicher Geschmack löscht den Durst.
Blasenkirsche, Hagebutte, Hibiskus, Zitronenthymian.

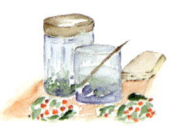

DIE SCHLAFFÖRDERNDEN

(Siehe: DIE BERUHIGENDEN)

DIE SCHMERZLINDERNDEN

Sie lindern Schmerzen.
Lavendel, Echte Kamille, Römische Kamille, Teufelskralle, Weide.

DIE SCHNUPFMITTEL

Die Pflanzen sind pulverisiert und werden aufgeschnupft. Sie reizen zum Niesen und helfen, den Schleim der Nebenhöhlen zu lösen.
Basilikum, Majoran.

DIE SCHWEISSHEMMENDEN

Diese Pflanzen hemmen übermäßiges Schwitzen.
Eichenrinde, Salbei, Ysop.

DIE SCHWEISSTREIBENDEN

Sie führen Schwitzen herbei und erleichtern es. Dadurch wird innere Wärme nach außen geleitet und Giftstoffe durch die Haut ausgeschieden.
Buchs, Geißblatt, Holunder, Wilde Karde, Lavendel, Meisterwurz, Oregano, Ringelblume, Seifenkraut, Teufelsabbiss, Wermut.

DIE STÄRKENDEN

(Siehe: DIE ANREGENDEN)

DIE STRESSMINDERNDEN

(Siehe: DIE ENTSPANNENDEN)

DIE VERDAUUNGSFÖRDERNDEN

Diese Pflanzen unterstützen die Verdauungsfunktion und »erleichtern« den Magen.
Alant, Basilikum, Benediktenwurzel, Bergminze, Bohnenkraut, Diptamdosten, Fenchel, Fieberklee, Gundermann, Holunder, Hopfen, Ingwer, Kalmus, Katzenminze, Katzenpfötchen, Kerbel, Koriander, Kreuzkümmel, Kurkuma, Lorbeer, Meerrettich, Melisse, Minze, Bitterorange, Oregano,

Heilwirkung der Pflanzen

Quendel, Rosmarin, Salbei, Steinklee, Sternanis, Tausendgüldenkraut, Walnuss, Wiesenbärenklau, Ysop.

DIE WUNDHEILENDEN

Sie kräftigen die Haut und fördern die Wundheilung.
Echte und Römische Kamille, Schafgarbe.

DIE WÜRZENDEN

Sie sind kräftigend, anregend und verdauungsanregend, duften durchdringend und sind reich an ätherischen Ölen.
Anis, Basilikum, Beifuß, Bohnenkraut, Eisenkraut, Engelwurz, Estragon, Fenchel, Römische Kamille, Kerbel, Koriander, Kreuzkümmel, Kümmel, Lavendel, Gewürzlorbeer, Majoran, Melisse, Minze, Oregano, Petersilie, Quendel, Rosmarin, Salbei, Sellerie, Sternanis, Thymian, Wacholder, Wermut, Ysop, Zitronengras.

DIE WURMMITTEL

Sie bringen Darmwürmer zum Abgang.
Eukalyptus, Granatapfel, Greiskraut, Silberblättriges Heiligenkraut, Korsisches Moos, Rainfarn, Salz-Beifuß, Schwarznessel, Tausendgüldenkraut, Ysop.

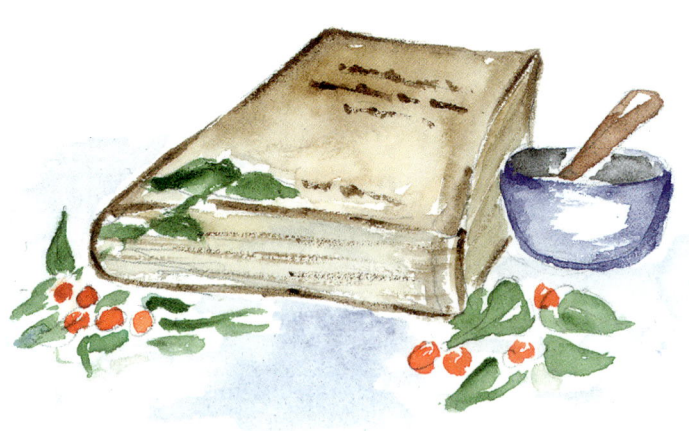

REZEPTUREN VON GESTERN – HEILMITTEL VON HEUTE

Das Pflanzenreich liefert seit Jahrhunderten unzählige Rezepte.
Abgeändert und der aktuellen Verfügbarkeit angepasst, sind sie moderne Heilmittel geworden.

ÄTHERISCHE ÖLE UND DUFTÖLE

Ätherische Öle, auch aromatische Essenzen oder Aromaöle genannte, sind durch Wasserdampfdestillation, Kaltpressung, Lösungsmittelextraktion oder andere Methoden gewonnene hoch konzentrierte Aromastoffe von Pflanzen. Ist in den folgenden Rezepten z. B. von Lavendelöl oder Eukalyptusöl die Rede, sind damit immer die entsprechenden ätherischen Öle gemeint.

So genannte Duftöle enthalten hingegen nur einen Anteil Duftstoffe und können auch künstlich »aromatisiert« sein.

Ätherische Öle unterscheiden sich von fetten Ölen u. a. dadurch, dass sie sich bei Erwärmung verflüchtigen. Sie sind flüssig, mehr oder weniger zähflüssig, manche auch fest wie etwa Kampfer, einige farbig. Sie lassen sich hervorragend mit Alkohol und Öl mischen, nicht jedoch mit Wasser.

Pflanzen enthalten ganz unterschiedliche Mengen an ätherischen Ölen: 100 kg Rosen ergeben gerade einmal 40 g Öl.

Je Gramm rechnet man im Schnitt 40 Tropfen.

Rezepturen von gestern – Heilmittel von heute

- **GARTENDUFTÖL**

Kräuter der Felder, Hecken und Wälder, Blütensträucher.

Geraniumöl	3 g
Bergamotteöl	5 g
Zedratöl	5 g
Magnolien-Duftöl	5 g
Gardenien-Duftöl	5 g
Geissblatt-Duftöl	10 g
Rosen-Duftöl	10 g
Jasmin-Duftöl	15 g

Mischen Sie die Öle. Bewahren Sie die Flüssigkeit in verschlossenen Flaschen lichtgeschützt auf.

- **GEWÜRZDUFTÖL**

Der Duft der Seidenstraße wird Ihr Haus durchdringen.

Muskatöl	1 ml
Nelkenöl	2 ml
Vetiveröl	2 ml
Zimtöl	5 ml
Opopanax-Duftöl	10 ml
Vanille-Duftöl	15 ml
Ambra-Duftöl	10 ml
Sandelholzöl	20 ml

Mischen Sie die ätherischen Öle und Aromen, bewahren Sie sie lichtgeschützt in verschlossenen Flaschen auf.

- **CAJEPUT-LAVENDEL-ESSENZ**

Eine Mischung balsamischer und atemwegsdesinfizierender, ätherischer Öle, die bei Rheuma, Bronchitis und Nebenhöhlenentzündungen hilfreich ist.

Zur Desinfektion der Raumluft gießt man einige Tropfen in einen Heizkörperverdampfer oder in eine Schale, die man auf den Heizkörper stellt.

Zum Inhalieren geben Sie einige Tropfen in kochendes Wasser und beugen dann vorsichtig Ihr Gesicht über den aufsteigenden Dampf.

Sie können diese ätherischen Öle auch direkt inhalieren, indem Sie die Nasenflügel vor dem Schlafengehen damit einreiben. So atmen Sie diese Düfte die ganze Nacht über ein.

Um die Bronchien zu erleichtern, reibt man die Brust sanft mit dem Öl ein. Kindern bestreichelt man die Brust mit 10 Tropfen Duftölmischung in 1 Esslöffel Süßmandelöl verdünnt.

Thymianöl	3 ml
Eukalyptusöl	5 ml
Quendelöl	5 ml
Lavendelöl	7 ml
Latschenkieferöl	10 ml
Cajeputöl	30 ml

Mischen Sie diese ätherischen Öle, bewahren Sie sie in verschlossenen Flaschen lichtgeschützt auf.

ALKOHOLISCHE AUSZÜGE, TINKTUREN

Tinkturen im Allgemeinen sind Auszüge oder Lösungen pflanzlicher, tierischer oder mineralischer Inhaltsstoffe, die mit Äther, Azeton, Spiritus, Wasser oder Weingeist durch Mazeration oder Perkolation hergestellt werden. Es gibt Einzeltinkturen und Mischtinkturen, wir sprechen im Folgenden von alkoholischen Auszügen von Pflanzen- oder Pflanzenölmischungen, also von alkoholischen Mischtinkturen.

Urtinkturen sind das Ergebnis einer Mischung von Pflanzensaft mit Alkohol oder der alkoholische Auszug von frischen, zermahlenen Pflanzen.

- ### KRÄUTERSCHNÄPSE, TINKTUREN

- *Kräuterschnaps des Sylvius*

Man nimmt davon nach den Mahlzeiten 1 Esslöffel in 1 Glas Wasser, um die Verdauung anzuregen, um Übelkeit, Luftschlucken und krampfhafte Blähungen zu bekämpfen; ein wirklich köstliches Medikament.

Basilikumblätter	25 g
Majoranblätter	25 g
Rosmarinblätter	25 g
Engelwurzsamen	8 g
Anis	8 g
Liebstöckelblätter	8 g
Muskatnuss	8 g

Rezepturen von gestern – Heilmittel von heute

Zimtstangen	6 g
Galgantwurzeln	6 g
Ingwerwurzeln	6 g
Nelken	3 g
Bitterorangenschalen	3 g
Branntwein oder Rum	1,5 l

Lassen Sie die Pflanzen in Branntwein oder Rum 15 Tage lang ziehen und schütteln Sie das Gefäß von Zeit zu Zeit.

Seihen Sie ab und fügen Sie 200 g Zucker zu, wenn Sie den Kräuterschnaps süßer haben wollen; Sie erhalten so einen hochprozentigen, verdünnungsbedürftigen Arzneilikör.

• *Melissengeist*

Dies ist das vereinfachte Rezept des Melissengeistes der Karmeliterinnen der Rue de Vaugirard in Paris. Dieser wird seit 1611 verkauft und als Allheilmittel betrachtet.

Er richtet deprimierte, überlastete und müde Menschen wieder auf und normalisiert Verdauungsstörungen.

Frische Melissenblütenspitzen	900 g
Zitronenschalen	150 g
Zimtstangen	80 g
Muskatnuss	80 g
Koriandersamen	40 g
Engelwurzwurzeln	40 g
Weingeist 80 %	3 l

Lassen Sie die Pflanzen in Alkohol 4 Tage ziehen und destillieren Sie dann im Wasserbad. Man kann auch einen einfachen Auszug bereiten, indem man 200 g getrocknete Melisse in Schnaps oder Rum anstelle von Weingeist einlegt.

• *Wundtinktur*

Diese Wundtinktur wurde auch Wunderwasser genannt und innerlich und äußerlich angewendet. Sie ist belebend und anregend, nützlich bei Wunden und Prellungen.

Frische Wermutblätter	10 g
Frische Engelwurzblätter	10 g
Frische Basilikumblätter	10 g
Frische Bergminzenblätter	10 g
Frische Fenchelblätter	10 g

Frische Ysopblätter	10 g
Frische Lavendelblätter	10 g
Frische Majoranblätter	10 g
Frische Melissenblätter	10 g
Frische Pfefferminzblätter	10 g
Frische Johanniskrautblätter	10 g
Frische Oreganoblätter	10 g
Frische Rosmarinblätter	10 g
Frische Bohnenkrautblätter	10 g
Frische Salbeiblätter	10 g
Frische Quendelblätter	10 g
Frische Thymianblätter	10 g
Weingeist 60%	450 ml

Für den Fall, dass Sie keine frischen Pflanzen bekommen, ersetzen Sie 10 g frische Pflanzen durch 3 g getrocknete. Lassen Sie die Pflanzen in Alkohol 6 Tage ziehen, dann destillieren Sie. Die Destillation ist die echte, alte Herstellungsweise, aber man kann auch durch einen einfachen Auszug in Schnaps oder Rum ein hervorragendes Präparat gewinnen.

• Arnikatinktur

1 Teelöffel in 1/2 Glas Wasser wird nach einem Sturz oder einer Erschütterung zur Vermeidung von Hämatomen mehrmals am Tag getrunken. Man kann diese Lösung auch als keimtötende und das Zahnfleisch stärkende Mundspülung verwenden.

Arnikablüten	25 g
Nelken	5 g
Zimtstangen	5 g
Ingwerwurzeln	5 g
Anissamen	50 g
Schnaps 45% oder Rum	500 ml

Lassen Sie die Pflanzen 10 Tage ziehen, seihen Sie dann ab. Bewahren Sie die Zubereitung in verschlossenen Flaschen auf.

• DUFTWÄSSER

Bei diesen Mischtinkturen werden Pflanzen, ätherische Öle und Harze in Alkohol angesetzt. Sie werden für äußerliche Einreibungen verwendet.

Rezepturen von gestern – Heilmittel von heute

- **»Balsamo Fioaventi«**

Er trägt seinen Namen in Erinnerung an seinen Erfinder, einen italienischen Arzt des 16. Jh.s; früher wurde er in einer Dosierung von 50 Tropfen mehrmals am Tag gegen Nierenkoliken eingesetzt, heute verwendet man ihn hauptsächlich für Einreibungen bei rheumatischen Beschwerden.

Terpentinöl	500 g
Elemiharz	100 g
Storaxbalsam	100 g
Galbanum	100 g
Myrrheharz	100 g
Lorbeerbeeren	100 g
Aloe vera	50 g
Galgantwurzeln	50 g
Zitwerwurzeln	50 g
Ingwerwurzeln	50 g
Zimtstangen	50 g
Nelken	50 g
Muskatnuss	50 g
Diptamdostblätter	50 g
Weingeist 80 %	3 l

Vermahlen Sie die Pflanzen zu Pulver, fügen Sie den Alkohol zu und lassen Sie alles 4 Tage ziehen. Fügen Sie die Harze, die Aloe und den Storax hinzu, lassen das Ganze nochmals 2 Tage ziehen und destillieren Sie dann.

- **Eau de Cologne**

Bergamotteöl	10 g
Zitronenöl	10 g
Orangenschalenöl	10 g
Rosmarinöl	2 g
Orangenblütenöl	2 g
Weingeist	1 l

Mischen Sie die ätherischen Öle in dem Alkohol.

- **Erfrischungswasser**

Eine der erfrischendsten Lotionen.

Eisenkrautblätter	30 g
Rosmarinblätter	20 g
Bergamotteöl	10 g
Zedratöl	10 g
Zitronenöl	10 g
Orangenblütenöl	5 g

Lavendelöl	5 g
Zimtöl	2 g
Weingeist 80%	1 l

Mischen Sie die Pflanzen, die ätherischen Öle und den Alkohol in einem großen Topf; lassen Sie alles 10 Tage ziehen; seihen Sie dann ab.

• *Lavendelwasser*

Ein Eau de Toilette und eine schmerzlindernde Lotion – und der liebliche Duft der Provence.

Lavendelöl	20 g
Bergamotteöl	15 g
Rosmarinöl	3 g
Ambra-Duftöl	1 g
Moschus-Duftöl	1 g
Rosen-Duftöl	1 g
Nelkenöl	0,5 g
Akazienhonig	30 g
Rosenwasser	100 ml
Weingeist 90%	500 ml

Mischen Sie das Ganze und lassen Sie alles 15 Tage ziehen, dann seihen Sie ab.

• *Wasser der Königin von Ungarn*

Es hat angeblich die Königin von Ungarn von allen ihren Krankheiten geheilt und ihre jugendliche Schönheit erhalten, sodass ihr mit 80 Jahren ein Heiratsantrag gemacht wurde. Die ursprüngliche Rezeptur ist nicht erhalten, man weiß nur, dass der Hauptbestandteil Rosmarin war.

Rosmarinblätter	30 g
Lavendelblätter	30 g
Minzblätter	10 g
Zitrone	1 Schale
Zimtstange	1
Vanille	2 Schoten
Weingeist 80%	1 l

Geben Sie die Pflanzen in den Alkohol und lassen Sie sie 10 Tage ziehen, schütteln Sie dabei mehrmals, seihen Sie dann ab.

Rezepturen von gestern – Heilmittel von heute

- *Frühlingswasser*

Flieder- und Geißblattduft, die Süße von Schwertlilie und Hyazinthe, ein Hauch von Gewürzen – das Lächeln des Frühlings.

Basilikumblätter	20 g
Estragonblätter	20 g
Geißblatt-Duftöl	20 g
Hyazinthen-Duftöl	20 g
Flieder-Duftöl	20 g
Schwertlilien-Duftöl	15 g
Orangen-Duftöl	10 g
Alkohol 80 %	1 l

Lassen Sie die Pflanzen und Öle 15 Tage in Alkohol ziehen und seihen Sie dann ab.

- *Orientalisches Wasser*

Ein Duft mit dem geheimnisvollen Charme des Orients.

Benzoe	20 g
Sandelholz	20 g
Myrrheharz	20 g
Ambra-Duftöl	20 g
Moschus-Duftöl	20 g
Zimtstangen	10 g
Jasmin-Duftöl	10 g
Opopanax-Duftöl	10 g
Kardamomsamen	5 g
Weingeist 80 %	1 l

Mischen Sie die Duftpflanzen und -öle mit dem Alkohol, lassen Sie alles 15 Tage lang ziehen, seihen Sie dann ab.

- Elixiere

Elixiere sind Pflanzenauszüge in mindestens 20%-igem Alkohol. Sie sind ihrer Zusammensetzung nach Mischtinkturen, die auch unverdünnt genossen werden und gegebenenfalls auch balsamische Zutaten und Süßungsmittel enthalten können.

- *Liebestrank*

1 Teelöffel in 1 Glas Wasser steigert die Liebeslust.

Ginsengwurzeln	20 g
Ingwerwurzeln	20 g
Kolanuss	20 g
Zimtstangen	10 g
Safranfäden	1 g
Bourbonvanille	1 Schote
Schnaps 42% oder Rum	1 l

Lassen Sie die Pflanzen 15 Tage lang ziehen, seihen Sie ab und genießen Sie. Die dicken Ginsengstücke können Sie nach und nach verspeisen.

- *Aromatisches Elixier*

Es ist angenehm zu trinken. 1 Teelöffel in 1 Glas Wasser, gezuckert oder ungezuckert, nach der Mahlzeit eingenommen, erleichtert die Verdauung, belebt Körper und Geist.

Frische Zitronenschale	40 g
Kalmuswurzeln	30 g
Galgantwurzeln	30 g
Zimtstangen	30 g
Pfefferminzblätter	30 g
Ingwerwurzel	7 g
Kardamomsamen	7 g
Schnaps 42% oder Rum	1,5 l

Lassen Sie die Pflanzen in einem großen Topf in Schnaps oder Rum 10 Tage lang ziehen, seihen Sie dann ab.

- *Mundwasser*

1 Teelöffel in 1 Glas Wasser zum Mundspülen. Es heilt, belebt und erfrischt den Atem.

Sternanissamen	10 g
Pfefferminzblätter	10 g
Kalmuswurzeln	10 g
Benzoeharz	10 g
Zimtstangen	5 g

Rezepturen von gestern – Heilmittel von heute

Nelken	5 g
Schnaps 42% oder Rum	500 ml

Lassen Sie die Pflanzen 15 Tage lang ziehen, seihen Sie dann ab.

• *Elixier »Grande-Chartreuse«*
Die Originalrezeptur verlangt die Destillation; hier ein einfacher herzustellendes Rezept.
Nehmen Sie 1 Teelöffel davon in 1 Glas Wasser nach der Mahlzeit zur Erleichterung der Verdauung oder von Zeit zu Zeit zum Genuss.

Pfefferminzöl	10 g
Engelwurzöl	5 g
Nelkenöl	1 g
Ysopöl	1 g
Melissenöl	1 g
Muskatöl	1 g
Schnaps 42% oder Rum	1 l
Rohrzucker	200 g

Lassen Sie die Pflanzen in Schnaps oder Rum 15 Tage ziehen. Seihen Sie ab und fügen Sie den Zucker hinzu.

• *Gesundheitselixier »Palais Royal«*
Dieses Elixier wirkt auf den gesamten Organismus. Es entgiftet, entschlackt, aktiviert die Organe, verbessert die Atmung, den Kreislauf, die Verdauung und unterstützt besonders die Leber, deren gutes Funktionieren viele positive Auswirkungen auf den Körper hat. Nehmen Sie 1 Esslöffel voll in 1 Glas Wasser vor den Mahlzeiten.

Odermennigkraut	0,5 g
Kardamomsamen	0,5 g
Nelken	0,5 g
Kurkumawurzeln	0,5 g
Safranfäden	0,5 g
Engelwurzwurzeln	1 g
Blüten der Römischen Kamille	1 g
Zimtstangen	1 g
Chrysantellum americanum (schwer erh.)	1 g
Mistelblätter	1 g
Kalmuswurzeln	2 g

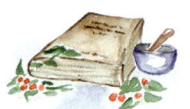

Wegwartenwurzeln	2 g
Taigawurzeln	2 g
Fenchelsamen	2 g
Lapachorinde	2 g
Salbeiblätter	2 g
Thymianblätter	2 g
Aloe-Latex (gelber Blattsaft)	3 g
Wacholderbeeren	3 g
Enzianwurzeln	3 g
Ingwerwurzeln	3 g
Wurzeln des Stechenden Mäusedorns	3 g
Rosmarinblätter	3 g
Zittwerwurzeln	3 g
Artischockenblätter	4 g
Berberitzenwurzeln	4 g
Echinacea-Wurzeln	4 g
Ginkgoblätter	4 g
Brennnesselblätter	4 g
Löwenzahnwurzeln	4 g
Venezianischer Theriak	10 g
Schnaps 42% oder Rum	1 l

Lassen Sie die Pflanzen in einem großen Topf in Schnaps oder Rum 15 Tage ziehen. Seihen Sie ab und bewahren Sie die Flüssigkeit in verkorkten Flaschen auf.

Der Venezianische Theriak kann weggelassen werden, wenn er nirgends käuflich erworben werden kann.

• LIKÖRE

Wir bezeichnen hier mit Likör einen mehr oder weniger hochprozentigen alkoholischen Ansatz mit Pflanzen und relativ hohem Zuckergehalt, den man meist nach dem Essen trinkt. Die Likörhersteller haben zu unserer Freude die ursprünglichen Rezepte aufbewahrt, die nur pflanzliche Zutaten enthielten.

• Likör des Garrus

Dieser sehr wohlschmeckende Dessertlikör, der die Verdauung nach einem guten Essen in Schwung bringt, wurde von Garrus, einem berühmten Heiler von Pont-Neuf, erfunden und hier etwas abgeändert:

Rezepturen von gestern – Heilmittel von heute

Aloe-Latex (gelber Blattsaft)	1 g
Safrannarbenfäden	1 g
Myrrheharz	0,5 g
Zimtstangen	4 g
Nelken	1 g
Vanille	1 Schote
Muskatnuss	3 g
Weingeist 80%	1 l
Orangenblütenwasser	500 ml
Zucker	1 kg

Legen Sie die Pflanzen in Alkohol ein und lassen Sie sie 4 Tage ziehen. Seihen Sie den Auszug ab und fügen Sie das Orangenblütenwasser und den Zucker zu. Schütteln Sie, bis sich der Zucker gelöst hat.

• *Anis-Fenchel-Likör*
Ein Likör mit Anisduft, den man nach der Mahlzeit zu sich nimmt, um die Verdauung anzuregen und Blähungen zu beseitigen. Mit Wasser vermischt, erhält man ein erfrischendes Getränk.

Fenchelsamen	20 g
Anissamen	15 g
Engelwurzwurzeln	10 g
Koriandersamen	5 g
Zimtstangen	1 g
Macis	0,5 g
Rohrzucker	500 g
Schnaps 42% oder Rum	1 l

Lassen Sie die Pflanzen in Schnaps oder Rum 1 Monat lang ziehen. Seihen Sie ab, pressen Sie die Pflanzen aus und fügen Sie den Zucker hinzu.

• *Schwarzer-Johannisbeer-Likör*
Er wirkt entwässernd und antirheumatisch – das Angenehme ist mit dem Nützlichen verbunden.

Frische Schwarze Johannisbeeren	1 kg
Johannisbeerblätter	50 g
Wacholderbeeren	30 g
Zimtstangen	3 g
Nelken	2 g

Vanille	1 Schote
Zucker	600 g
Schnaps oder Rum	1 l

Legen Sie den Boden des Ballons mit Johannisbeerblättern aus, dann werden die anderen Pflanzen und die Johannisbeeren eingelegt. Gießen Sie den Schnaps darüber und lassen Sie alles im verschlossenen Ballon 3 Monate stehen. Dann durch ein feines Tuch abseihen, die Beeren dabei ausdrücken und den Likör noch 1 Monat reifen lassen. Dann nochmals abseihen und den Zucker hinzufügen. Stellen Sie auf dieselbe Weise Erdbeerlikör, Himbeerlikör, Brombeerlikör, Holunderlikör, Sauerkirschlikör etc. her.

• *Likör »Chartreuse«*

Er belebt und regt die Verdauung an, ein bekanntes und sehr wohlschmeckendes Rezept.

Sternanissamen	3 g
Engelwurzsamen	2 g
Kümmelsamen	1 g
Samen der Moschus-Malve	0,5 g
Petersiliensamen	0,5 g
Safranfäden	0,3 g
Schnaps 42 % oder Rum	1 l

Lassen Sie die Pflanzen in Schnaps oder Rum 40 Tage ziehen. Seihen Sie ab und fügen Sie 1 Liter Sirup (siehe bei Gletscherrautenlikör) hinzu.

• *Gletscherrautenlikör*

Lassen Sie 40 Zweige der Gletscherraute (schwer erhältlich) 40 Tage in 42 %-igem Schnaps oder Rum ziehen. Seihen Sie dann ab.

Fügen Sie Sirup hinzu, für den Sie 400 g Zucker auf 250 ml Wasser erhitzen, bis sich der Zucker aufgelöst hat.

• *Izara-Likör*

Veilchenwurzel	25 g
Koriandersamen	15 g
Anissamen	12 g
Rohrzucker	800 g
Weingeist 90 %	1 l

Lassen Sie die Pflanzen im Alkohol 40 Tage lang ziehen. Seihen Sie ab und geben Sie den Zucker hinzu.

Rezepturen von gestern – Heilmittel von heute

ARZNEIWEINE

Auch Weine können Wirkstoffe aus Pflanzen herausziehen. Es gibt stark alkoholische Weine wie den Banyul oder den Malaga, aber auch tanninreiche wie die Bordeaux-Weine, die man für vitalisierende und verdauungsfördernde Pflanzenweine verwendet. Für harntreibende und entwässernde Weinzubereitungen sind Weißweine geeignet.

- ### Alantwein

Er wird auch Potio paulina genannt, da der Heilige Paulus ihn dem Thimeteus zur Verdauungserleichterung empfohlen haben soll.
Man trinkt 1 Rotweinglas vor dem Essen, um den Magen anzuregen, den Appetit zu wecken, die Verdauung zu erleichtern.

Alantwurzeln . . . . 60 g
Rotwein . . . . 1 l

Lassen Sie das Ganze 8 Tage ziehen und seihen Sie ab. Fügen Sie bei Bedarf 200 g Zucker oder Honig hinzu.

Die folgenden Weine bereitet man wie den Alantwein zu:

- *Bitterorangenwein:* ein Tonikum, das man vor dem Essen trinkt (30 g Bitterorange je Liter).

- *Blutwurzwein:* bei Durchfällen und Krämpfen (60 g je Liter). Wählen Sie einen tanninreichen Bordeaux-Wein.

- *Frauenminzenwein* (Marienblattwein): er erleichtert die Verdauung, man trinkt ihn nach dem Essen (30 g je Liter).

- *Gänseblümchenwein:* wird nach Stürzen, bei Nackensteife, Schwellungen verwendet (50 g je Liter).

- *Pappelwein:* lindert den Husten, erleichtert das Abhusten (60 g je Liter).

- *Waldmeisterwein:* ein köstlicher Duftwein, auch Maienwein genannt, da man ihn im Mai herstellt (30 g je Liter Wein).

- *Walnusswein:* adstringierend, kreislaufanregend; man nimmt 3–4 frische Nüsse mit ihrer grünen Hülle je Liter und fügt 1 Blatt hinzu.

• Appetitanregender Wein

Er ist anregend, belebend und steigert die Antriebskraft; man trinkt 1 Rotweinglas voll vor der Mahlzeit.

Kakaoschalen	5 g
Tausendgüldenkrautspitzen	5 g
Wurzeln des Gelben Enzians	5 g
Kolanuss	5 g
Bitterorangenschale	5 g
Rotwein	750 ml

Lassen Sie die Pflanzen 8 Tage ziehen und seihen Sie dann ab.

• Blasenkirschenwein

Um Nieren- und Harnwegserkrankungen, Steine, Gicht und Rheuma zu bekämpfen. Trinken Sie 2–3 Gläser täglich.

Blasenkirschenbeeren	100 g
Weißwein	1 l

Lassen Sie die Beeren der Blasenkirsche im Weißwein 10 Tage ziehen, schütteln Sie von Zeit zu Zeit. Seihen Sie ab.

• Chinarinden-Wein

Anregend, kräftigend, aufbauend. 1 Glas vor dem Essen. 40 g Chinarinde je Liter Wein, vorzugsweise Rotwein.

• Engelwurzwein

Der Engelwurzwein ist stresslindernd, krampflösend, ausgleichend, belebend, verdauungsanregend. Er ist eine hervorragende Zubereitung, vorausgesetzt, man trinkt nicht zu viel davon: 1 Rotweinglas als Aperitif vor der Mahlzeit.

Blüten der Römischen-Kamille	5 Blüten
Vanille	1 Schote
Kraut des Benediktenkrauts	5 g
Enzianwurzeln	5 g

Rezepturen von gestern – Heilmittel von heute

Walnussblätter	5 g
Wurzeln der Engelwurz	20 g
Rotwein	750 ml

Lassen Sie die Pflanzen in Wein 8 Tage ziehen, seihen Sie ab, fügen Sie bei Bedarf 100 g Zucker hinzu.

• ENZIANWEIN

Er regt an, kräftigt, weckt den Appetit. 1 Glas vor der Mahlzeit. Man stellt ihn mit 30 g Enzianwurzeln je Liter Wein her; man kann evtl. den Weißwein durch Rotwein ersetzen.

• WEIN DES HIPPOKRATES

Er regt die Verdauung an, stärkt, gibt die Energie zurück. Diesen sehr starken Wein trinkt man in einem Likörglas. 1 Glas vor dem Essen.

Zimtstangen	45 g
Süßmandeln	125 g
Schnaps 45 %	360 ml
Rohrzucker	900 g
Malaga-Wein	720 ml

Lassen Sie das Ganze 8 Tage ziehen, schütteln Sie von Zeit zu Zeit, seihen Sie ab.

• KOLAWEIN

Er ist verdauungsanregend und kräftigend. 1 Glas nach der Mahlzeit. Der Weißwein kann durch einen Likörwein ersetzt werden, man nimmt 60 g Kolanuss je Liter Wein.

• WERMUTWEIN

1 Glas vor den Mahlzeiten als Anregungs- und Kräftigungsmittel.

Wermutspitzen	30 g
Schnaps 45 %	60 g
Weißwein	1 l

Lassen Sie den Wermut im Schnaps 24 Stunden ziehen. Fügen Sie den Weißwein hinzu und lassen Sie den Ansatz weitere 10 Tage unter gelegentlichem Schütteln stehen. Seihen Sie ab und fügen Sie, wenn nötig, 100 g Zucker hinzu.

• Zimtweinkomposition

Trinken Sie 1 kleines Glas vor den Mahlzeiten, um die Verdauung anzuregen, aber auch zur Steigerung der Abwehrkraft gegen fieberhafte Erkrankungen im Winter.

Kardamomsamen	1 g
Nelken	1 g
Muskatnuss	1 g
Ingwerwurzeln	2 g
Bitterorangenschale	5 g
Zimtstangen	10 g
Roter Bordeaux-Wein	750 ml

Lassen Sie die Pflanzen 1 Woche lang ziehen, seihen Sie sie ab und fügen Sie bei Bedarf 150 g Zucker hinzu.

BÄDER

Mineralwasser ist in unserer Wohlstandsgesellschaft ein übliches Getränk, aber in alten Zeiten wurde es nur für Bäder genutzt und galt als heilig. Die große Zeit der Thermalbäder, der verschiedenen Quellen und des Meeres ist vorbei, obgleich sie sehr zum Wohlbefinden beitragen können.

Fuß- und Handbäder haben den Vorteil, die Durchblutung der Extremitäten anzuregen und so Blutandrang in anderen Bereichen abzuleiten, wo sie eine Gefahr darstellen (Gehirnschlag, Rheuma, Bronchitis, schwere Beine, Verspätung der Menstruation). Das kalte Sitzbad von einigen Sekunden Dauer belebt die Funktion der Ausscheidungsorgane und dadurch den gesamten Organismus und die Geschlechtsorgane.

• Kräuterbäder

Geben Sie die Pflanzen jeweils in ein Baumwoll-, Gaze- oder Leinensäckchen. Legen Sie das Säckchen in die Badewanne mit etwas sehr heißem Wasser. Nachdem sie 15 Minuten gezogen haben, lässt man das Wasser einlaufen.

Rezepturen von gestern – Heilmittel von heute

- *Babybad*

Es beruhigt und entspannt das Baby und lässt es gut schlafen. Je nach Bedarf ist es tagsüber oder abends anzuwenden.

Heublumen	50 g
Lavendelblüten	50 g
Lindenblüten	50 g

- *Kreislaufbad*

Diese Pflanzen regen als Fuß-, Hand- oder Vollbad den Kreislauf an und ergänzen sich in ihrer wohltuenden Wirkung.

Blätter der Roten Weinrebe	70 g
Rosmarinblätter	30 g
Salbeiblätter	20 g

- *Sanftes Bad*

Das ist ein sehr sanftes Bad für die empfindliche, zarte, leicht reizbare Haut.

Heublumen	100 g
Weizenkleie	100 g
Leinsamen	50 g
Ringelblumenblüten	30 g

Geben Sie die Pflanzen in ein Säckchen und legen Sie dieses in die Badewanne.

- *Schlankheitsbad*

Es aktiviert den Stoffwechsel, regt die Ausscheidung, das Schwitzen an und aktiviert wohltuend den Kreislauf. Man badet ziemlich heiß, ungefähr 15 Minuten lang, alle 2 Tage, vorzugsweise am Abend.

Meeresalgen, Blasentang oder Blatttang	200 g
Meersalz	200 g
Zitronenöl	20 Tropfen
Zypressenöl	20 Tropfen
Wacholderholzöl	20 Tropfen

Gießen Sie die ätherischen Öle auf die Algen und das Meersalz und füllen Sie alles in ein Baumwoll- oder Leinensäckchen. Legen Sie dieses Säckchen mit etwas sehr heißem Wasser in die Badewanne. Lassen Sie es 15 Minuten zie-

hen, dann kann das Badewasser einlaufen. Mit dem Säckchen massiert man dann die Problemzonen und die von Cellulitis betroffenen Stellen.

- **ÖLBÄDER**

Sie machen das Wasser weich und sanft, wobei sich die ätherischen Öle im Badewasser verteilen; aufgrund der erlesenen Zutaten sind sie auch als Massageöle verwendbar.

- *Lavendel-Majoran-Emulsion*

Zum Beruhigen, Entspannen, Erholen. Gießen Sie für ein warmes, langes Bad 2–3 Esslöffel dieser Zubereitung ins Badewasser.

Auch für Massagen des ganzen Körpers oder besonders im Bereich des Sonnengeflechts und der Wirbelsäule.

Ideal ist es, sich vor dem Bad gründlich zu massieren.

Orangenblütenöl	50 Tropfen
Majoranöl	50 Tropfen
Lavendelöl	50 Tropfen
Sesamöl (Trägeröl)	3 Esslöffel

Mischen Sie die Öle und gießen Sie sie ins warme Bad.

- *Rosmarin-Bohnenkraut-Emulsion*

Ein anregendes, belebendes, aufmunterndes Bad, das Beschwerden von Muskel- oder Gelenksrheuma lindert. Das richtige Wellnessbad für aktive, sportliche Menschen.

Auch für die Ganzkörpermassage mit Schwerpunkt auf den schmerzenden Stellen.

Ideal ist es, sich vor dem Bad gründlich zu massieren.

Wacholderbeeröl	50 Tropfen
Bohnenkrautöl	50 Tropfen
Rosmarinöl	50 Tropfen
Zitronenöl	30 Tropfen
Sesamöl (Trägeröl)	3 Esslöffel

Mischen Sie die ätherischen Öle mit dem Trägeröl und geben Sie sie ins Badewasser.

- *Zitronenemulsion*

Dieses Bad regt den Kreislauf kräftig an, entstaut und hilft gegen schwere Beine und geschwollene Knöchel.

Rezepturen von gestern – Heilmittel von heute

Im Badewasser oder als Massageöl, besonders für die Unterarme, die Beine, die Füße.
Ideal ist es, sich zuerst zu massieren, dann zu baden.

Zitronenöl	50 Tropfen
Zypressenöl	50 Tropfen
Rosmarinöl	50 Tropfen
Sesamöl (Trägeröl)	3 Esslöffel

Mischen Sie die ätherischen Öle mit dem Sesamöl und gießen Sie alles ins Badewasser.

• DAMPFBÄDER

Das üblichste Dampfbad ist die Sauna, aber man macht auch Gesichtsdampfbäder, um durch die Schweißbildung die Poren tief zu reinigen.
Sie werden je nach Behandlungsziel aus verschiedenen Pflanzen bereitet.

• *Anregendes Dampfbad*
Für alle Hauttypen, es reinigt und heilt die Haut bis in die Tiefe.

Basilikumblätter	20 g
Heidekrautblüten	20 g
Kerbelblätter	20 g
Malvenblüten	20 g
Minzblätter	20 g
Rosenblütenblätter	20 g
Thymianblätter	20 g
Eisenkrautblätter	20 g

Geben Sie 2 Esslöffel in einen Topf mit kochendem Wasser und beugen Sie vorsichtig Ihr Gesicht über den aufsteigenden Dampf.

BALSAME, CREMES UND SALBEN

• BALSAME

Ursprünglich wurde der Name Balsam Salben mit allseitiger Heilwirkung oder duftenden natürlichen Substanzen wie dem Perubalsam und dem Tolubalsam verliehen.

Bevor Balsame industriell produziert wurden, wurden zahlreiche Balsamrezepturen in kleinen Apotheken hergestellt. Die meisten trugen die Namen ihrer Schöpfer, manche auch Fantasienamen. Viele kann man heute nur noch schwer herstellen, da die meisten Zutaten schwer zu finden oder schwierig zu handhaben sind: Amber, Walrat, Drachenblut (das rote Harz der Drachenblutpalme), Stechapfel, Schwarzes Bilsenkraut, Opium, etc.

• Balsam »Sanfte Welle«

Dieser Balsam lindert Migräne; im Bereich des Sonnengeflechts einmassiert, wirkt er entspannend und angstlösend.

Majoranöl	100 Tropfen
Kamillenöl	40 Tropfen
Orangenblütenöl	40 Tropfen
Minzöl	40 Tropfen
Kampfer	10 g
Bienenwachs	100 g

Lassen Sie das Bienenwachs und den Kampfer im Wasserbad schmelzen und fügen Sie die ätherischen Öle hinzu. Dann ziehen Sie den Topf vom Feuer und rühren Sie während des Abkühlens.

• Bronchialbalsam

Massieren Sie mit diesem Balsam die Brust bei bronchialen Beschwerden wie Grippe und Husten.

Zur Befreiung der Nebenhöhlen reibt man am Abend vor dem Schlafengehen leicht die Nasenflügel ein.

Eukalyptusöl	100 Tropfen
Kamillenöl	40 Tropfen
Wacholderöl	40 Tropfen
Lavendelöl	40 Tropfen
Niaouliöl	40 Tropfen
Cajeputöl	20 Tropfen
Minzöl	20 Tropfen
Palmfett	100 g

Lassen Sie das Palmfett im Wasserbad langsam schmelzen, fügen Sie die ätherischen Öle hinzu. Rühren Sie während des Abkühlens.

Rezepturen von gestern – Heilmittel von heute

• Birkenbalsam

Tragen Sie diesen Balsam auf Ekzeme, Schuppenflechte, Pilzinfektionen (Flechten) wenn nötig mehrmals am Tag auf.

Birkenrinde (schwer erhältlich)	5 g
Birkenblätter	5 g
Lavendelblüten	5 g
Walnussblätter	5 g
Ulmenrinde	5 g
Sauerampferwurzeln	5 g
Bienenwachs	30 g
Süßes Mandelöl	200 ml
Destilliertes Wasser	100 ml

Vermahlen Sie die Pflanzen zu Pulver, fügen Sie Wasser hinzu und lassen Sie alles auf kleiner Flamme 5 Minuten kochen, dann 1 Stunde ruhen. Seihen Sie ab.

Lösen Sie das Wachs in Öl im Wasserbad und fügen Sie die Pflanzenlösung hinzu; kochen Sie, bis das Wasser verdampft ist. Dies ist der Fall, wenn die Flüssigkeit klar wird.

• Persischer Wundbalsam

Er ist sehr beliebt, man verwendete ihn als Kräftigungsmittel, Herz- und Rheumasalbe sowie als Salbenauflage auf Wunden und Unterschenkelgeschwüre.

Engelwurzwurzeln	10 g
Schafgarbenspitzen	20 g
Weingeist 80 %	720 ml

Lassen Sie die Pflanzen 8 Tage in Alkohol ziehen und schütteln Sie dabei das Gefäß von Zeit zu Zeit; dann seihen Sie ab und fügen hinzu:

Tolubalsam	60 g
Benzoebalsam (javanischer Weihrauch) ..	60 g
Myrrheharz	10 g
Arabischer Weihrauch	10 g
Aloe-vera-Harz	10 g

Lassen Sie alles zusammen weitere 8 Tage ziehen und seihen Sie dann anschließend ab.

• Schmerzbalsam

Zur Kräftigung der Muskeln bei Sportlern, zur Linderung rheumatischer Schmerzen und zur Erholung ermüdeter Glieder.

Öl der Römischen Kamille	40 Tropfen
Eukalyptusöl	40 Tropfen
Wacholderöl	40 Tropfen
Lorbeeröl	40 Tropfen
Lavendelöl	40 Tropfen
Rosmarinöl	40 Tropfen
Bohnenkrautöl	40 Tropfen
Terpentinöl	40 Tropfen
Thymianöl	40 Tropfen
Palmfett	200 g

Lassen Sie sehr vorsichtig das Palmfett im Wasserbad schmelzen und fügen Sie die ätherischen Öle hinzu. Füllen Sie alles in ein Gefäß, und rühren Sie bis zum Erkalten.

• Schrundenbalsam

Wenn man ihn regelmäßig anwendet, heilt dieser Balsam Frostbeulen und gibt einen hervorragenden Lippenschutz ab.

Walnussblätter	20 g
Rosskastanien	20 g
Ulmenrinde	10 g
Destilliertes Wasser	100ml
Opopanax-Duftöl	20 Tropfen
Palmfett	200 g
Bienenwachs	20 g

Vermahlen Sie die Pflanzen zu Pulver, schütten Sie sie in kaltes Wasser und bringen alles 3 Minuten zum Kochen. Seihen Sie ab.

Fügen Sie diese Lösung dem Palmfett, in dem das Bienenwachs gelöst wurde, hinzu. Auf sanfter Flamme kochen, bis das Wasser verdampft ist.

• Tigergrasbalsam

Er regt die Durchblutung an, strafft der Haut, wirkt gegen Cellulitis und unterstützt Schlankheitskuren.

Massieren Sie leicht, aber gleichmäßig.

Rezepturen von gestern – Heilmittel von heute

Tigergrasblätter	15 g
Efeublätter	15 g
Meeresalgen, Blasentang	15 g
Wacholderbeeren	10 g
Lavendelblüten	5 g
Zerstoßene Zypressenzapfen	5 g
Oreganospitzen	5 g
Kamillenöl	50 Tropfen
Zypressenöl	50 Tropfen
Bienenwachs	30 g
Schnaps oder Rum	350 ml
Palmfett	300 g

Vermahlen Sie die Pflanzen zu Pulver, dem Sie Alkohol zumischen. Lassen Sie diese Mischung 10 Tage ziehen, Mischung von Zeit zu Zeit schütteln. Seihen Sie dann ab.

Lassen Sie das Palmfett und das Bienenwachs im Wasserbad schmelzen, fügen Sie die Pflanzenlösung und die ätherischen Öle hinzu. Ziehen Sie den Topf vom Feuer und rühren Sie während des Abkühlens.

- *Venenbalsam*

Zur Behandlung von Hämorrhoiden und Krampfadern, mehrmals täglich aufzutragen.

Walnussblätter	10 g
Rosskastanien	10 g
Schafgarbenspitzen	10 g
Schlangenknöterichwurzeln	10 g
Wurzeln des Stechenden Mäusedorns	10 g
Öl der Römischen Kamille	20 Tropfen
Lavendelöl	20 Tropfen
Myrtenöl	20 Tropfen
Schnaps oder Rum	150 ml
Kokosöl	250 ml
Bienenwachs	20 g

Vermahlen Sie die Pflanzen zu Pulver, das Sie in Schnaps oder Rum 8 Tage ansetzen. Seihen Sie ab.

Lassen Sie das Kokosöl und das Bienenwachs schmelzen, fügen Sie die

Lösung und die ätherischen Öle hinzu und lassen Sie alles im Wasserbad 30 Minuten kochen.

• CREMES

Cremes sind weiche Salben, die man kosmetisch, medizinisch und zur Pflege verwendet. Sie erlauben es, Extrakte, ätherische oder pflanzliche Öle auf die Haut aufzubringen.

• *Frauenmantelcreme*

Diese Creme trägt man 1- oder 2-mal täglich auf juckende Haut auf, insbesondere bei vaginalem oder analem Juckreiz.

Frauenmantelkraut	10 g
Schnaps oder Rum	20 g
Destilliertes Rosenwasser	20 g
Palmfett	80 g

Lassen Sie das Frauenmantelkraut 8 Tage in Schnaps oder Rum ziehen und seihen Sie es dann ab. Lassen Sie das Palmfett schmelzen und fügen Sie die Frauenmantellösung und das destillierte Rosenwasser hinzu. Rühren Sie bis zum Erkalten.

• SALBEN

Salben setzen sich aus Harzen und verschiedenen Fetten zusammen, denen man Pflanzenextrakte, -pulver oder ätherische Öle hinzufügt. Sie unterscheiden sich von den Balsamen und den Cremes durch das Harz, das die Masse zäher macht.

Wachssalben sind mehr oder weniger weiche Massen, deren Hauptbestandteil Wachs ist, dem man Fett-Öle und ätherische Öle und Extrakte zumischt.

Man trägt sie wie Salben auf die Haut auf.

• *Rosen-Wachssalbe*

Sie ist reizlindernd und macht die Haut elastischer. Man verwendet sie als Gesichts- und als Körpersalbe.

Süßmandelöl	100 ml
Rosenwasser	30 ml
Weißes Wachs	20 g
Benzoetinktur	2 g
Rosenöl	5 Tropfen

Lassen Sie das Wachs im Öl im Wasserbad schmelzen. Ziehen Sie den Topf vom Feuer und fügen Sie Wasser, Rosenöl und Benzoetinktur hinzu, rühren Sie bis zum Erkalten.

• *Johanniskraut-Wachssalbe*
Sie wird bei Verbrennungen, Sonnenbrand und zur Wundheilung verwendet.

Johanniskrautöl	100 ml
Weißes Wachs	50 g
Geraniumöl	30 Tropfen
Lavendelöl	30 Tropfen

Lassen Sie das Wachs im Öl im Wasserbad schmelzen. Ziehen Sie den Topf vom Feuer und fügen Sie die ätherischen Öle hinzu; rühren Sie bis zum Erkalten.

BIERE

Biere lösen mit ihren Enzymen die Wirkstoffe aus den Pflanzen.

Früher gab es eine Menge Rezepturen, in denen Kräuter in Bier angesetzt oder während des Brauvorgangs zugesetzt wurden. Das Bier selbst wirkt stark entwässernd und fördert die Milchbildung der stillenden Mütter.

• INGWERBIER

Es ist anregend, aphrodisierend und regeneriert bei Erschöpfung.

Ingwerwurzeln	30 g
Selleriesamen	10 g
Blätter des Wiesenbärenklaus	10 g
Raukenblätter	10 g
Leichtes Bier	1 l

Setzen Sie die Pflanzen 5 Tage in Bier an, seihen Sie dann ab. Trinken Sie mehrere Gläser täglich.

BREIUMSCHLÄGE

Breiumschläge werden hergestellt aus in Wasser angeteigten Mehlen, aus Abkochungen, Aufgüssen, Beizen oder in Wasser, Wein oder Milch ein-

gerührten Pflanzenpulvern. Sie werden auf bestimmte Körperstellen aufgelegt.

Man wendet sie heiß oder warm, selten kalt an.

Umschläge mit Leinsamenmehl, Senf, oder Heilerde sind die bekanntesten Formen der Anwendung.

• BREIUMSCHLAG GEGEN CELLULITIS

Er soll die von Cellulitis betroffenen Zonen glätten helfen.

Blasentangpulver	100 g
Bockshornkleepulver	50 g
Efeupulver	50 g
Blätterpulver der Echten Weinrebe	50 g

Vermengen Sie die Pulver in einem Topf, bedecken Sie sie mit Wasser, lassen Sie sie leicht einige Minuten kochen.

Streichen Sie die Masse auf feines Leinen und legen Sie den Umschlag auf die zu behandelnde Stelle.

CREMES

(Siehe: BALSAME, CREMES UND SALBEN)

DAMPFBÄDER

(Siehe: BÄDER)

DUFTWÄSSER

(Siehe: ALKOHOLISCHE AUSZÜGE, TINKTUREN)

EINLÄUFE

Hierbei wird eine Pflanzenabkochung mittels eines Irrigators oder eines Ballons in den Darm eingebracht. Einläufe werden heute selten gemacht; einige Heilpraktiker bieten eine Darmreinigung an, bei der mit einem speziellen Gerät der komplette Mastdarm gereinigt und anschließend der Bauch massiert wird; dies kann bei chronischen Darmentzündungen und zur Gesundheitspflege nützlich sein.

Rezepturen von gestern – Heilmittel von heute

- ## ABFÜHRENDER EINLAUF

Dieser Einlauf ist sehr mild, denn er ist aus erweichenden und reizlindernden Pflanzen zusammengesetzt. Er kann für Menschen mit Verstopfung und Reizdarm sehr hilfreich sein.

Wenden Sie die Lösung auf einmal an. Es ist empfehlenswert, sich nach einem Einlauf 1 oder 2 Stunden zu erholen.

Blüten der Römischen Kamille	5 g
Eibischblätter	5 g
Leinsamen	20 g
Wasser	500 ml

Lassen Sie die Pflanzen 2 Minuten kochen, seihen Sie ab und lassen Sie die Abkochung vor der Anwendung abkühlen. Wenn Sie eine stärker abführende Wirkung wünschen, ersetzen Sie den Leinsamen durch Sennesblätter.

- ## WURMABTREIBENDER EINLAUF

Er ist sehr nützlich, um die hartnäckigen Spulwürmer zu vertreiben, sofern diese sich noch im Dickdarmbereich befinden. Vorzugsweise ist die Behandlung bei Vollmond durchzuführen.

Korsisches Moos (schwer erhältlich)	5 g
Rainfarnblüten (giftig)	5 g
Salzbeifuß (schwer erhältlich)	10 g
Wasser	500 ml

Lassen Sie die Pflanzen 5 Minuten kochen und 10 Minuten ziehen. Seihen Sie ab und verwenden Sie die abgekühlte Lösung.

ELIXIERE

(Siehe: ALKOHOLISCHE AUSZÜGE, TINKTUREN)

ESSIGE

Die Römer nannten den Essig »acetum«, er ist das Resultat einer sauren Vergärung alkoholischer Flüssigkeiten wie Wein, Apfelwein, Bier etc. Eine Mischung aus Weinessig und Wasser (»posca«) war das übliche Getränk der römischen Soldaten.

Essig kann aufgrund seines alkoholischen Ursprungs und seiner Säure eine Vielzahl von Wirkstoffen aus den Pflanzen lösen.

- Fruchtessig

Lassen Sie 3 kg rote Früchte, – Brombeeren, Sauerkirschen, Himbeeren, Erdbeeren – in 2 Liter Apfelessig 10 Tage lang ziehen. Seihen Sie ab, ohne die Früchte zu pressen. Sie erhalten einen köstlichen Essig.

Andere Essige für die Küche bereitet man mit Gartenkräutern oder Wildkräutern. Nehmen Sie nach Geschmack Estragon, Lorbeer, Thymian, Pfeffer, Piment etc.

- Essig der vier Diebe

Um ihr Leben zu retten offenbarten in Toulouse im 17. Jh. vier Diebe, die Pestkranke ausgeraubt hatten und hingerichtet werden sollten, das Geheimnis um das Mittel, mit dem sie sich vor der Krankheit schützten.

Der Essig der vier Diebe wirkt keimtötend. Man reibt mit der puren oder wasserverdünnten Lösung den Körper ein, zur Linderung von Hautreizungen, Juckreiz, um Pickel im Gesicht und am Körper zu bekämpfen; man verwendet ihn als Haarspülung, die den Haaren Glanz verleiht und einem Läusebefall vorbeugt.

Wermutkraut	20 g
Rosmarinblätter	20 g
Salbeiblätter	20 g
Minzblätter	20 g
Lavendelblüten	20 g
Kalmuswurzeln	3 g
Zimtstangen	3 g
Nelken	3 g
Muskatnuss	3 g
Knoblauch	3 g
Chinesischer Kampfer	5 g
Weißweinessig	1,5 l

Lassen Sie die Pflanzen in dem Essig 10 Tage ziehen. Seihen Sie ab und fügen Sie den Kampfer hinzu.

Rezepturen von gestern – Heilmittel von heute

- **H**EILESSIG

Man reibt mit ihm pur oder verdünnt den Körper ein, um Schmerzen durch Prellungen und Gelenkschmerzen zu lindern.

Zimtstangen	8 g
Macis	8 g
Nelken	8 g
Sandelholz	4 g
Fenchelsamen	4 g
Wermutspitzen	7 g
Rosmarinblätter	7 g
Minzblätter	7 g
Lavendelblüten	7 g
Majoranblätter	2 g
Apfelessig	100 ml

Lassen Sie die Pflanzen in Essig 10 Tage ziehen und schütteln Sie das Gefäß von Zeit zu Zeit. Seihen Sie ab.

- **E**SSIGLOTION

Man verwendet sie als Gesichtswasser, um Aknepickel und andere Hautunreinheiten zu behandeln, oder zur täglichen anregenden und reizlindernden Pflege. Man gibt sie auch ins Badewasser, um das Wasser weich zu machen, reibt den Körper bei Juckreiz ein und legt bei Sonnenbrand Kompressen auf.

Klettenwurzeln	15 g
Efeublätter	15 g
Brennnesselblätter	15 g
Rosmarinblätter	15 g
Knoblauch	10 g
Blüten der Römischen Kamille	10 g
Kiefernnadeln	10 g
Arnikablüten	5 g
Brunnenkresseblätter	5 g
Apfelessig	1 l

Lassen Sie die Pflanzen in Essig 15 Tage lang ziehen, schütteln Sie das Gefäß von Zeit zu Zeit. Seihen Sie ab. Für eine Haarspülung gibt man 1 Esslöffel Essiglotion ins letzte Spülwasser.

- **Essig-Duftbad**

Man verwendet es zur Hautmassage oder als Badezusatz zur Kräftigung der Haut.

Benzoeharz	100 g
Schnaps 45% oder Rum	250 g
Apfelessig	250 ml

Lassen Sie das Ganze 3 Wochen ziehen, seihen Sie dann ab.

- **Essig Gegen Läuse**

Haarwasser gegen Läusebefall.

Rainfarnblüten (giftig)	50 g
Lavendelblüten	30 g
Apfelessig	1 l

Lassen Sie die Pflanzen in Essig ziehen und seihen Sie dann ab.

GEBÄCK

Kekse, Marzipane und Makronen können Pflanzenextrakte in einer wohlschmeckenden Form anbieten.

- **Brennnesselgebäck**

Man isst bei Inkontinenz 1–2 Gebäckstücke am Abend.

Samen der Pillen-Brennnessel (schwer erhältlich)	32 g
Roggenmehl	120 g

Mischen Sie die Substanzen und fügen Sie ein wenig Wasser und Honig hinzu, sodass ein Teig entsteht. Teilen Sie diesen Teig in Stücke und backen Sie diese im Ofen.

Rezepturen von gestern – Heilmittel von heute

HONIGZUBEREITUNGEN

Hierbei werden in Honig Pflanzenpräparate, Extrakte, ätherische Öle etc. eingebracht, sodass eine sirupartige Konsistenz entsteht. Bekannt ist der Fenchelhonig. Wenn man Essig hinzufügt, bekommt man »Honigessig«.

- *Rosenhonig*

Man betupft Aphten und gurgelt damit bei Halsschmerzen. Wenn man die gleiche Menge Apfelessig hinzufügt, kann man damit Stimmlosigkeit bekämpfen und eine kräftige Stimme zurückgewinnen. Die Stimme der Sänger wird dadurch klarer.

Essigrosenpulver	50 g
Schnaps oder Rum	250 g
Gebirgsblütenhonig	300 g

Lassen Sie den Rum oder Schnaps 24 Stunden auf das Rosenblütenmehl einwirken. Seihen Sie dann ab, pressen dabei die Masse aus und fügen den Honig und ggf. den Essig hinzu.

KAPSELN, TABLETTEN UND PILLEN

- *Kapseln*

Als Kapseln bezeichnet man ovale Hüllen, die mit öligen, gebeizten oder anderen Pflanzenextrakten gefüllt sind und deren Resorption erhöhen. Die Kapselhülle kann auch magensaftresistent sein und ihren Inhalt erst im Dünndarm freigeben, wo er dann resorbiert wird (z. B. öliger Auszug der Karotte, Auszug von Stechendem Mäusedorn, Mistel etc.). Der Handel bietet eine große Auswahl.

Gelatinekapseln sind längliche oder runde Gebilde aus Gelatine, die mit fein vermahlenen Pflanzen gefüllt sind. Ihr Inhalt ist etwa zwischen 0,2 und 0,5 g dosiert, je nach Größe der Kapsel und Dichte des Pulvers. Einige Pflanzen eignen sich sehr für diese Form: Ackerschachtelhalm, Ginseng, Teufelskralle. Für andere ist sie nur eine Verlegenheitslösung: Eisenkraut, Hibiskus, Linde, Sauerkirschenstiele.

- *Pastillen und Pasten*

Das ist eine wohlschmeckende Form der Einnahme pflanzlicher Drogen. Pastillen werden auf Basis von Schleimstoffen, Zucker, Schokolade hergestellt, Pasten aus Zucker und Gumma.

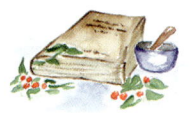

- ### Pillen

Unsere Wohlstandsgesellschaft lässt leicht vergessen, dass man bis vor nicht langer Zeit Pillen drehte. Der Wirkstoff ist ein Pflanzenextrakt oder ein Pflanzenpulver, dem man Gummasirup, Wasser, Glyzerin, Öl oder Alkohol zumischt, um eine feste Masse zu erhalten. Daraus werden dann die runden Pillen unterschiedlichen, von der Rezeptur bestimmten Gewichts gedreht – früher von Hand, heute natürlich maschinell.

- ### Tabletten

Man stellt sie her, indem man Pulver der getrockneten Pflanzen mit etwas Zucker, Milchzucker, Stärke und Gumma (damit sie ihre Form halten) verpresst. Mit einer Zuckerschicht umhüllt, heißen sie »Dragees«.

Die pflanzlichen Wirkstoffe werden so in wenig raumeinnehmender Form, genau dosiert und gut haltbar angeboten. Wie die Kapseln erleichtern sie, Heilpflanzen während des Tages, auf Reisen oder als Ergänzung zu Tee und anderen Medikamenten einzunehmen. Oft liegt die therapeutisch wirksame Konzentration so hoch, dass man sie durch Konsum der Pflanze nicht erreichen könnte, so bei Johanniskraut oder Artischocke. Durch die Tablettenform ist dies möglich.

KAUSTOFFE

Durch das Kauen dieser Massen soll die Speichelproduktion angeregt werden, damit die Pflanzenstoffe, die dem Kaumittel zugesetzt wurden, auf die Mundschleimhaut einwirken können.

Früher verwendete man Terpentin und Kitt, heute Kaugummi, Heilerde u. a., in die man ätherische Öle mischt.

Ein häufig verwendeter Kaustoff bei Halsschmerzen und anderen Krankheiten ist das Bienenkittharz Propolis, ein Sekret der Bienen, mit dem diese ihre Waben befestigen.

KONFITÜREN, MARMELADEN UND KANDIERTES

Man verarbeitet frische oder getrocknete Pflanzen und Früchte, Pulver oder konzentrierten Absud zu Elixier (siehe S. 323), Sirup (siehe S. 359), Konfitüre, Marmelade, Mus oder man kandiert sie.

Rezepturen von gestern – Heilmittel von heute

- ROSENKNOSPENKONFITÜRE

Sie lindert Durchfälle, wirkt als Gurgelmittel bei Halsschmerzen oder parfümiert einige orientalische Gerichte.

Essigrosenknospen	50 g
Destilliertes Wasser	50 g
Rohrzucker	70 g
Glyzerin	10 g

Vermahlen Sie die Rosenknospen zu Pulver, fügen Sie Wasser hinzu und lassen Sie das Ganze 2 Stunden quellen. Fügen Sie den Zucker und das Glyzerin unter Rühren hinzu.

- HAGEBUTTENKONFITÜRE

Man verzehrt sie wegen ihres hohen Gehalts an Vitamin C, bei zu flüssigem Stuhlgang, bei Kolik und Durchfall.

Hagebuttenmark	200 g
Rohrzucker	300 g

Sammeln Sie die Hagebutten nach den ersten Nachtfrösten. Pressen Sie sie aus, um das Mark zu gewinnen, mischen Sie das Mark mit Zucker und lassen Sie alles einige Minuten im Wasserbad kochen. Stellen Sie in gleicher Weise Schlehenkonfitüre her.

- KASSIENMARMELADE

Marmeladen sind sehr leicht herzustellen und erleichtern die Einnahme mancher Pflanzen.
Nehmen Sie von der Kassienmarmelade 1 Esslöffel am Morgen und am Abend, um Verstopfung zu bekämpfen, bronchiale Infektionen abzuwehren und Husten zu beruhigen.

Eschenmanna	50 g
Kassienmark	30 g
Eibischblätterpulver	20 g
Süßmandelöl	30 g
Orangenblütenwasser	50 g

Lassen Sie die Kassie im leicht erwärmten Orangenblütenwasser gut 12 Stunden einweichen. Überbrühen Sie das Manna, fügen Sie Süßmandelöl, den Eibisch und die Kassien-Orangenwasser-Lösung hinzu.

• Kandierte Engelwurz

Kochen Sie die frischen Stängel der Engelwurz in Wasser, bis sie weich werden. Schälen Sie die Stängel und bedecken Sie sie 24 Stunden mit einem Zuckersirup. Seihen Sie diesen Sirup dann ab und lassen Sie ihn auf leiser Flamme kochen, gießen Sie ihn wieder über die Stängel und wiederholen Sie dies mehrmals. Überzuckern Sie die Engelwurzstängel und lassen Sie sie auf leiser Flamme eine gute Stunde kochen.

KRÄUTERBRÜHE

Kräuterbrühen gehörten früher zu den Heilrezepten und hatten fest vorgeschriebene Herstellungsrichtlinien: Sie wurden 2 Stunden leicht unter 100 °C gekocht, die Gewürze wurden zum Schluss zugegeben.

Wir liefern Ihnen hier das Rezept einer Sauerampferbrühe, zur Erfrischung und um die Verdauungsorgane zu entlasten.

Frische Sauerampferblätter	40 g
Frische Salatblätter	20 g
Frische Kerbelblätter	10 g
Frische Lauchblätter	10 g
Wasser	1,5 l

Lassen Sie alles 2 Stunden kochen, fügen Sie zum Schluss etwas Salz und frische Butter hinzu.

LATWERGEN

Als Latwerge bezeichnet man brei- oder teigförmig zubereitete Arzneimittel, manchmal auch Pflanzenmus. Dazu werden Pflanzenpulver in Sirup, Honig oder einem flüssigen Harz verrührt; Latwergen stellen seit der Antike eine verfeinerte Darreichungsform für mehr oder weniger bitter oder schlecht schmeckende Pflanzen dar. Die Latwerge hat sich nur als Theriak bis in unsere Tage erhalten.

Rezepturen von gestern – Heilmittel von heute

- **VENEZIANISCHER THERIAK**

Der venezianische Theriak wurde früher mit großem Aufwand in Venedig, das lange Jahre das Monopol innehatte, hergestellt. Im Folgenden finden Sie die Original-Rezeptur, die dem Interessierten Einblicke in das Heilkräuter-Verständnis vergangener Jahrhunderte geben kann. Viele der verwendeten Drogen sind heute nicht mehr erhältlich oder als giftig erkannt. Insbesondere wegen dieser toxischen Bestandteile wird von einer Eigenherstellung und -behandlung dringend abgeraten.

Kalmuswurzeln	30 g
Ingwerwurzeln	60 g
Schwertlilienwurzeln	60 g
Wurzeln des Kriechenden Fingerkrauts	30 g
Wurzeln des Bulgarischen Rhabarbers	30 g
Baldrianwurzeln	30 g
Bärwurzwurzeln	20 g
Wurzeln des Gelben Enzians	20 g
Osterluzeiwurzeln	10 g
Wurzeln der Europäischen Haselwurz	10 g
Holz der Aloe vera	10 g
Zitronengras	30 g
Zimtstangen	100 g
Zitronenschalen	60 g
Getrockneter Blaustern	60 g
Knoblauch-Gamander-Spitzen	60 g
Andornspitzen	30 g
Bergminzenspitzen	30 g
Triebspitzen des Gelben Günsels	20 g
Poleiminzenspitzen	30 g
Diptamdost	30 g
Lorbeerblätter	30 g
Tausengüldenkraut	10 g
Johanniskrautspitzen	20 g
Schopflavendel	30 g
Essigrose	60 g
Safranfäden	40 g
Bischofskrautsamen	20 g
Anissamen	20 g
Fenchelsamen	20 g

Samen der Wilden Möhre	20 g
Seselsamen (Heilwurz, Blaugrüner Bergfenchel)	20 g
Petersiliensamen	20 g
Kardamomsamen	80 g
Schwarzer Pfeffer	60 g
Langer Pfeffer	20 g
Sorgosamen	200 g
Weiße-Rüben-Samen	60 g
Lärchenschwamm	60 g
Bibergeil	10 g
Opium aus Smyrna	120 g
Süßholzpflanzensaft	60 g
Gerberakaziensaft	40 g
Akaziengummi	20 g
Trockene Brotbrösel	60 g
Galbanum (iranische Fenchelart)	30 g
Myrrheharz	10 g
Weihrauchharz	30 g
Benzoeharz	10 g
Opopanax	10 g
Asphalt	10 g
Terra sigillata	20 g
Eisensulfat	20 g
Terpentinöl	50 g
Weißer Honig	3,5 l
Grenache-Wein	250 ml

Um den Venizianischen Theriak herzustellen, musste man alle Pflanzen und Harze, mit Ausnahme des Terpentinöls, des Honigs und des Weins sehr fein vermahlen und dann alles vermischen.

LIKÖRE

(Siehe: ALKOHOLISCHE AUSZÜGE, TINKTUREN)

LOTIONEN

Lotionen sind dazu bestimmt, auf verschiedene Körperpartien aufgebracht zu werden. Es handelt sich dabei um Aufgüsse, Abkochungen, Pflanzenauszüge oder Mischungen ätherischer Öle. Wenn die Lotion auf Wasserbasis hergestellt ist, fügen Sie zwecks besserer Haltbarkeit eine Messerspitze Salz hinzu.

• AKNELOTION

Diese Lotion wirkt heilend und straffend auf die Gesichtshaut. Es empfiehlt sich, sie auch vor einer Gesichtsmaske und nach einem Gesichtsdampfbad anzuwenden.

Odermennigkraut	20 g
Kraut des Seifenkrauts	30 g
Stiefmütterchenkraut	30 g
Brennnesselblätter	50 g
Klettenwurzeln	50 g

Geben Sie 1 Esslöffel Pflanzen in 1/4 Liter Wasser und lassen Sie dies 2–3 Minuten kochen, seihen Sie dann ab. Fügen Sie dieser Lösung 2 Esslöffel Essiglotion und eine Messerspitze Salz hinzu. Diese Lösung ist auch gekühlt nicht länger als 7–8 Tage haltbar.

• BELEBENDE LOTION

Dies ist eine Schönheitslotion zur Reinigung, Heilung, Kräftigung und Erfrischung der Haut nach dem Abschminken oder zur Tagespflege.

Schafgarbespitzen	20 g
Johanniskrautspitzen	20 g
Thymianblätter	20 g
Eisenkrautblätter	30 g
Holunderblüten	30 g
Knospen der Damaszener Rose	30 g
Benzoetinktur	20 Tropfen
Meersalz	1 Msp.

Kochen Sie 2 Esslöffel Pflanzen je 1/4 Liter Wasser 3 Minuten und lassen Sie diese Abkochung 10 Minuten ziehen.
Seihen Sie ab und fügen Sie die Benzoetinktur und das Meersalz hinzu.

- ## Haarwasser

Es wirkt kräftigend und durchblutungsfördernd auf die Kopfhaut und bekämpft Haarausfall.

Birkenblätter	10 g
Thymianblätter	10 g
Ackerschachtelhalmkraut	20 g
Brennnesselblätter	20 g
Kapuzinerkressesamen	50 g
Rhizinusöl	30 g
Weißer oder brauner Rum	1 l

Lassen Sie die Pflanzen in Rum 15 Tage lang ziehen, und schütteln Sie die Flasche dabei von Zeit zu Zeit. Seihen Sie ab. Fügen Sie Rhizinusöl hinzu. Schütteln Sie die Flasche vor Gebrauch.

- ## Mückenmittel

Reiben Sie den ganzen Körper oder nur die unbekleideten Stellen ein, um die Mücken fernzuhalten, aber auch um die Reizung des Stichs zu lindern.

Zitronengrasöl	20 g
Geraniumöl	10 g
Rhizinusöl	20 g
Apfelessig	50 ml
Lavendelduftwasser	100 ml

Vermischen Sie die ätherischen Öle und anderen Flüssigkeiten. Schütteln Sie die Flasche vor Gebrauch.

MOXAS

Moxas sind Bestandteil der japanischen und chinesischen Heilkunde, der Name ist portugiesischen Ursprungs und bedeutet Docht. Bei der Moxibustion werden kleine Mengen von Heilkräutern auf oder über Akupunkturpunkten abgebrannt. Am bekanntesten sind die japanischen Moxas, die aus Beifußkraut bestehen; die chinesischen werden aus Bärlapp hergestellt, andere aus Kohle, Gummis, Baumwolle usw.

Rezepturen von gestern – Heilmittel von heute

ÖLBÄDER

(Siehe: BÄDER)

ÖLE

Sie sind der fette Bestandteil der Ölpflanzen und dienen oft als Träger für Wirksubstanzen wie ätherische Öle und andere Extrakte. Man verwendet sie als Lösungsmittel, um aus den Heilpflanzen die Wirkstoffe herauszulösen.

- *KAMILLE-ÖL*

Dieses Kamille-Öl wirkt entzündungshemmend und wird als Massageöl bei Schmerzen verschiedenster Ursache verwendet: bei Rheuma, Ischias etc., außerdem als Pflegeöl bei empfindlicher Haut.

> Blüten der Römischen Kamille .... 100 g
> Sesamöl .... 1 l

Halten Sie die Blüten in Öl im Wasserbad 3 Stunden heiß, d.h. lassen Sie die Pflanzenwirkstoffe ziehen, rühren Sie von Zeit zu Zeit um und seihen Sie ab.

- *KAMPFER-KAMILLE-ÖL*

Wie das Kamille-Öl lindert es Schmerzen und erwärmt die Muskeln leicht.

> Natürlicher Kampfer .... 100 g
> Kamille-Öl .... 900 ml

Geben Sie den Kampfer in das zimmerwarme oder leicht erwärmte Kamille-Öl. Rühren Sie, bis sich der Kampfer gelöst hat.
In gleicher Weise stellt man die folgenden Öle her, im selben Verhältnis von Heilpflanze zu Öl:

- *Bockshornklee-Öl:* als Massageöl bei Cellulitis.

- *Flieder-Öl:* als Massageöl bei rheumatischen Beschwerden.

- *Gänseblümchen-Öl:* lindert rheumatische Beschwerden und verjüngt die Haut.

• *Gurken-Öl:* lindert bei Schrunden, Frostbeulen, Hämorrhoiden.

• *Johanniskraut-Öl:* lindert Verbrennungen, Sonnenbrand, fördert die Wundheilung

• *Lilien-Öl:* erleichtert die Heilung von Wunden und Verbrennungen. Man verwendet die Blütenblätter oder die Zwiebeln.

• *Ringelblumen-Öl:* glättet die Haut und stärkt die Hautfunktionen, bei Flechten (meist Pilzinfektionen), trockenen Ekzemen.

PASTILLEN UND PASTEN

(Siehe: KAPSELN, TABLETTEN UND PILLEN)

PFLANZENWASSER

Hierfür werden Pflanzen für eine gewisse Zeit in Wasser eingelegt und anschließend destilliert. Durch diese Destillation nimmt das Wasser die ätherischen Bestandteile der Pflanze auf. Man verwendet gewöhnlich bestimmte Pflanzen für diese Methode.

• *Hamameliswasser:* Augen- und Gesichtswasser; es entstaut und bekämpft die Cuperose.

• *Kamillenwasser:* für die Augen, aber auch als sanftes Gesichtswasser.

• *Kornblumenwasser:* es wirkt belebend, reizlindernd und kräftigend auf das Auge und die Lider.

• *Myrten- oder Engelswasser:* als Hautlotion für die empfindlichste Haut.

• *Orangenwasser:* äußerlich als Gesichtswasser; es beruhigt, entspannt, erholt, bekämpft auch Säuglingskoliken.

• *Rosenwasser:* es ist das bekannteste Pflanzenwasser, kräftigt die Haut und beseitigt Körpergeruch.

Rezepturen von gestern – Heilmittel von heute

POTPOURRIS

Für Potpourris können Sie ätherische Öle, aber auch Duftöle verwenden. Erstere bieten natürlich höhere Qualität. Potpourris gibt es in vielen Zusammenstellungen. Leider bestehen die meisten fertig angebotenen aus einfallslosen, qualitativ minderwertigen Zutaten. Andererseits sind viele Hölzer, Rinden und Blüten, die man für exquisite Kompositionen braucht, nur schwer zu finden.

Hier zwei einfache, aber gute Rezepte, eines mit Gewürznote, eines mit Blütenduft:

• GEWÜRZ-POTPOURRI

Schwarze Johannisbeerblätter, Lorbeerblätter, Macis, Muskatnuss, Nelken, Sandelholz, Tonkabohnen, Vetiverwurzeln, Zedernrinde, Zimtstangen.

• BLÜTEN-POTPOURRI

Eisenkrautblätter, Kalmuswurzeln, Lavendelblüten, Minzblätter, Rosenblüten, Sandelholz, Schwertlilienwurzeln, Zimtstangen .

Fügen Sie Veilchenwurzel hinzu, um den Duft zu fixieren, und auch einige Tropfen Geißblattöl, Rosenöl und Lavendelöl.

PULVER

Pulver sind ganz einfach das Resultat sehr trockener, pulverisierter Pflanzen, die man dann siebt. Zinnkraut, Brennnessel und Salbei werden oft in dieser Form angewendet.

• PULVER »TAUSEND-UND-EINE-NACHT«

Es wirkt verdauungsanregend, belebend, bekämpft die Müdigkeit, gibt Körper und Geist die Energie zurück, weckt die Lust.

Nehmen Sie 1 gestrichenen Teelöffel in Wasser, Honig oder Marmelade vor der Mahlzeit.

Zimtstangenpulver	10 g
Nelkenpulver	10 g
Macispulver	10 g
Muskatpulver	10 g

Galgantwurzelpulver	20 g
Sandelholzpulver	20 g
Kolanusspulver	30 g

Mischen Sie die Pulver und bewahren Sie sie lichtgeschützt in verschlossenen Behältern auf.

• SÜSSHOLZPULVER-MISCHUNG

Nehmen Sie 1 Teelöffel Pulver in Honig, Joghurt, Wasser oder Backpflaumenmus vor dem Schlafengehen bei Verstopfung.

Fenchelsamenpulver	10 g
Gewaschener Schwefel	10 g
Süßholzwurzelpulver	15 g
Sennesblätterpulver (giftig)	15 g
Rohrpuderzucker	50 g

Mischen Sie alles gut durch, bis sich ein einheitliches Pulver ergibt.

• WURMPULVER

Bei Wurmbefall von Kindern und Erwachsenen, es ist ein wohlschmeckendes Pulver.

Wermutspitzenpulver	60 g
Süßholzwurzelpulver	40 g
Anissamenpulver	10 g

Nehmen Sie davon nüchtern am Morgen in Backpflaumenmus 1 Teelöffel an Tagen während der Vollmondzeit.

SÄFTE

Säfte sind wässrig, harzig, ölig oder milchig, man erhält sie durch Auspressen der Pflanzen. Da sie schnell verderben, bereitet man sie bei Bedarf jeweils frisch zu.

Beispiel: Schöllkrautsaft auf Warzen. Der Saft ist ätzend und darf z. B. auf keinen Fall in die Augen gelangen.

Rezepturen von gestern – Heilmittel von heute

SALBEN

(Siehe: BALSAME, CREMES UND SALBEN)

SEIFEN

Bei der Seifenherstellung lässt man fette Massen mit Laugen reagieren. Wann und wo genau die Seife erfunden wurde, ist nicht bekannt.

Man hat bei den Grabungen in Pompeji eine komplette Seifenwerkstatt gefunden. Es gibt einige Tonerden, genannt Seifenerden, die man zum Waschen verwendet, den »Ghassul« oder »Rassoul« oder den »Tfal« (Lavaerde) aus Nordafrika, den »Piloh« oder den »Sapounochama« aus Griechenland. Man verwendet sie heute noch in der Körperpflege, damit die Gesichts- oder Körperhaut zarter wird, und bei fettigem Haar.

Ob es nun flüssige oder feste Seifen sind, sie scheinen genau wie eine Creme geeignet, nicht nur zu waschen, sondern auch pflanzliche Wirkstoffe auf die Haut aufzubringen.

Man stellt Tonerdeseifen, Propolisseifen, Mandelölseifen, Rosmarinseifen etc. her. Wir geben Ihnen hier ein einfaches Rezept für eine Schönheitsseife, die Sie nach Wunsch parfümieren und färben können. Benützen Sie zum Formen der Seifen Minikuchenformen.

Geraspelte Kernseife	100 g
Süßmandelöl	10 g
Gebirgsblütenhonig	10 g
Ätherisches Öl oder Duftöl	2 g oder 80 Tropfen

Mischen Sie das Mandelöl mit der Seife, dann den Honig und zum Schluss das ätherische Öl.

Anstelle des Mandelöls können Sie Ringelblumenöl, Johanniskrautöl, Avocadoöl, Weizenkeimöl, Jojoba etc. verwenden.

Der Honig kann ersetzt werden durch zerkleinerte Algen, Tonerden, Pflanzenpulver.

Das Parfüm kann sich jeder nach Belieben aussuchen, 2 g oder 80 Tropfen genügen für 100 g Seife. Färben Sie Ihre Seife mit Fruchtsaft oder Pflanzensaft von Karotten, Erdbeeren, Kresse, Petersilie etc.

SIRUPE

Es handelt sich um eine einfache Mischung aus Zucker und Wasser, die man kochen lässt, aber es ist eine genaue Dosierung vorgeschrieben, damit die Lösung stabil bleibt und nicht fermentiert.

Den Zucker kann man warm oder kalt lösen:
1800 g Zucker auf 1 Liter Wasser für eine kalte Lösung.
1650 g Zucker auf 1 Liter Wasser für eine warme Lösung.

• Sonnentau-Sirup

Dieser Sirup beruhigt den widerspenstigsten Husten und eignet sich für Kinder und für Erwachsene.

Sonnentaukraut	50 g
Klatschmohnblüten	20 g
Wasser	1 l
Zucker	eine ausreichende Menge

Gießen Sie das Wasser kochend über die Pflanzen und lassen Sie sie 6 Stunden ziehen. Dann seihen Sie ab. Wiegen Sie je 100 g Tee 180 g Zucker ab. Erhitzen Sie das Ganze, bis sich alle Stoffe vollständig gelöst haben.

Die folgenden Sirupe werden genauso hergestellt, immer mit 70 g Pflanzen je Liter Wasser.

• *Andorn-Sirup:* erleichtert das Abhusten, beruhigt die Bronchien.

• *Beifuß-Sirup:* lindert schmerzhafte Regelblutungen und befördert die Menstruation

• *Diptamdost-Sirup:* verdauungsanregend, aphrodisisch.

• *Eukalyptus-Sirup:* entwässernd, antirheumatisch.

• *Erdrauch-Sirup:* entstaut die Leber, reinigt das Blut, bekämpft Arteriosklerose.

• *Gundermann-Sirup:* sehr guter Hustensirup.

• *Hopfen-Sirup:* blutreinigend, beruhigt und erfrischt.

• *Huflattich-Sirup:* beruhigt den Husten, erleichtert die Bronchien.

• *Kamillen-Sirup:* lindert Migräne und schmerzhafte Regelblutungen, erleichtert die Verdauung und regt den Appetit an.

• *Klatschmohn-Sirup:* beruhigt nervösen Husten, ist für Kinder ein gutes Schlafmittel.

Rezepturen von gestern – Heilmittel von heute

- *Melissen-Sirup:* beruhigt, entspannt, erholt.

- *Myrten-Sirup:* hervorragender Balsam für die Bronchien und Hustensirup.

- *Schlüsselblumen-Sirup:* beruhigend und entspannend, erleichtert die Bronchien, beruhigt den Husten.

- *Seerosen-Sirup:* entspannt, fördert den Schlaf, dämpft die Lust.

- *Seifenkraut-Sirup:* blutreinigend, entstaut die Leber, die Blase.

- *Sellerie-Sirup:* kräftigend, verdauungsanregend, entstaut die Nieren, lindert Rheuma.

- *Stiefmütterchen-Sirup:* blutreinigend, bei Ekzem, Akne, als Frühjahrskur.

- *Teufelsabiss-Sirup:* wertvoll zur Blutreinigung bei Akne, Ekzemen, Schuppenflechte, fördert die Speichelbildung.

- *Wegrauken-Sirup:* nützlich bei Stimmlosigkeit.

- *Wermut-Sirup:* kräftigend, appetitanregend, wurmabtreibend, verdauungsfördernd.

- *Ysop-Sirup:* erleichtert die Bronchien, beruhigt den Husten, erleichtert das Atmen bei Asthma.

- ## KIEFERNKNOSPEN-SIRUP

Nützlich zur Hustenlinderung und um die Bronchien zu befreien.

Kiefernknospen	100 g
Schnaps oder Rum	150 g
Wasser	1 l
Zucker	eine ausreichende Menge

Lassen Sie die Knospen in Schnaps oder Rum ca. 12 Stunden lang ziehen, rühren Sie von Zeit zu Zeit um.
Gießen Sie dann kochendes Wasser darüber und lassen Sie das Ganze 6 Stunden stehen. Seihen Sie ab. Fügen Sie 180 g Zucker je 100 g Flüssigkeit hinzu.
Bereiten Sie in der gleichen Weise folgende Sirupe zu:

• *Bitterorangen-Sirup:* kräftigend, anregend, bekämpft die Müdigkeit.

• *Essigrosen-Sirup:* wirkt astringierend, bei Halsschmerzen, Anginen, Durchfällen.

• *Sauerkirsch-Sirup:* stark entwässernd und durchspülend, steigert die Harnmenge. Fügen Sie je 100 g Sauerkirschsaft 140 g Zucker zu. Lassen Sie die Flüssigkeit kurz aufkochen und seihen Sie sie ab.

Stellen Sie in der gleichen Weise Quitten-Sirup, Erdbeer-Sirup, Himbeer-Sirup, Johannisbeer-Sirup, Brombeer-Sirup etc. her.

• FÜNF-WURZEL-SIRUP

Hier eine wohlschmeckende Darreichungsform für diese entwässernden Pflanzen.

Selleriewurzeln	30 g
Spargelklauen	30 g
Fenchelwurzeln	30 g
Wurzeln des Stechenden Mäusedorns	30 g
Petersilienwurzeln	30 g
Rohrzucker	700 g
Wasser	1 l

Gießen Sie 1/2 Liter kochendes Wasser auf die Pflanzen, lassen Sie sie 12 Stunden ziehen. Seihen Sie ab. Übergießen Sie die abgeseihten Pflanzen mit dem anderen 1/2 Liter nochmals, lassen Sie das Ganze 6 Stunden stehen und seihen Sie wieder ab. Gießen Sie beide Lösungen zusammen, fügen den Zucker hinzu und lassen alles kochen, bis sich der Zucker gelöst hat und die Flüssigkeit klar erscheint.

• BLUTREINIGUNGS-SIRUP

Es gibt in den alten Schriften viele Rezepturen für einen Blutreinigungssirup; wir geben hier eine wieder, die bei Hautkrankheiten wie Akne, Ekzem, Schuppenflechte, Eiterflechte oder einfach als Frühjahrskur nützlich ist.

Anissamen	10 g
Borretschspitzen	10 g
Erdrauchkraut	10 g

Rezepturen von gestern – Heilmittel von heute

Essigrosenblüten	10 g
Holunderbeeren	10 g
Klettenwurzeln	20 g
Sauerampferwurzeln	20 g
Stiefmütterchenkraut	20 g
Stechwindenwurzeln	20 g
Kraut des Seifenkrauts	20 g
Wasser	1 l
Rohrzucker	eine ausreichende Menge

Geben Sie die Pflanzen in kaltes Wasser und bringen Sie dies 2 Minuten zum Kochen, lassen Sie dann die Mischung 5 Stunden ruhen. Seihen Sie ab. Fügen Sie je 100 g erhaltener Lösung 180 g Zucker hinzu. Lassen Sie alles bis zur Klärung kochen.

• R*habarber*-S*irup*-K*omposition*

Man kann diesen Sirup auch »Wegwarten-Sirup-Komposition« oder »Rhabarber-Wegwarten-Sirup« nennen. Er wird zur Blutreinigung und als Abführmittel benutzt und ist auch für Kinder geeignet.

Rhabarberwurzeln	40 g
Wegwartenwurzeln	40 g
Wegwartenblätter	50 g
Erdrauchkraut	15 g
Hirschzungenkraut	15 g
Beeren der Blasenkirsche	10 g
Zimtstangen	4 g
Sandelholz	4 g
Wasser	1 l
Rohrzucker	eine ausreichende Menge

• S*techwinden*-S*irup*-K*omposition*

Dieser Sirup ist blutreinigend, lindert alle Hautkrankheiten wie Ekzem, Flechten (meist Pilzinfektionen), Schuppenflechte, Akne, oder man nimmt ihn ganz einfach zur Frühjahrskur.

Trinken Sie 1/2 Rotweinglas in Wasser am Morgen nüchtern und am Abend vor der Mahlzeit.

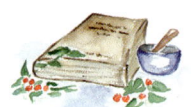

Stechwindenwurzeln	50 g
Borretschblütenspitzen	30 g
Damaszener Rose	30 g
Sennesblätter	30 g
Anissamen	30 g
Schnaps oder Rum	150 ml
Rohrzucker	500 g
Gebirgsblütenhonig	500 g
Destilliertes Wasser	900 ml

Lassen Sie die Stechwindenwurzeln in Schnaps oder Rum 10 Tage ziehen, schütteln Sie das Gefäß von Zeit zu Zeit. Seihen Sie dann ab.

Gießen Sie kochendes Wasser auf die Pflanzen und lassen Sie sie 10 Stunden ziehen. Seihen Sie ab und drücken Sie die Pflanzen dabei aus. Fügen Sie die alkoholische Stechwindenlösung, den Honig und den Zucker hinzu. Lassen Sie das Ganze auf leichter Flamme 2 Stunden köcheln.

TABAK

Heilpflanzentabak kann bei Krankheiten der Atemwege angewendet werden. Man raucht den Kräutertabak in der Pfeife oder als Zigarette. Als Zigarre eignen sich elastische, gerollte Pflanzenblätter: Am bekanntesten sind Eukalyptuszigaretten.

TABLETTEN

(Siehe: KAPSELN, TABLETTEN UND PILLEN)

TEEMISCHUNGEN

(Siehe auch S. 438 ff.) In den folgenden Teemischrezepturen wird von jeder Pflanze die gleiche Menge eingesetzt.

• A*ROMATISCHER* T*EE*

Ein verdauungsanregendes, wohlschmeckendes Getränk, das nach den Mahlzeiten genossen wird.

Basilikumblätter	20 g
Ysopblätter	20 g

Rezepturen von gestern – Heilmittel von heute

Rosmarinblätter	20 g
Salbeiblätter	20 g
Quendelblätter	20 g
Thymianblätter	20 g
Oreganospitzen	20 g

Nach Belieben können Sie Minze, Zitronengras, Süßholz und Zimtstangen hinzufügen. Bereiten Sie einen Aufguss, indem Sie 1 Esslöffel Pflanzen je Tasse 10 Minuten ziehen lassen.

- *BLÄHUNGSTEE*

Eine Mischung von so genannten warmen Samen, die die Verdauung erleichtern und Blähungen bekämpfen. Trinken Sie 1 Tasse 1 Stunde nach der Mahlzeit.

Engelwurzsamen	30 g
Anissamen	30 g
Kümmelsamen	30 g
Koriandersamen	30 g
Kreuzkümmelsamen	30 g
Fenchelsamen	30 g

Lassen Sie 1 Esslöffel Pflanzen je Tasse 3 Minuten kochen und anschließend 10 Minuten ziehen.

- *BRUSTTEE*

Er wirkt reizlindernd auf die Bronchien, beruhigt den Husten, erleichtert das Abhusten, eignet sich für Kinder und Erwachsene. Erwachsene trinken 2–3 Tassen, Kinder die Hälfte.

Königskerzenblüten	10 g
Klatschmohnblüten	10 g
Eibischblüten	10 g
Malvenblüten	10 g
Katzenpfötchenblüten	10 g
Huflattichblüten	10 g
Veilchenblüten	10 g

Bereiten Sie einen Aufguss, indem Sie 1 Esslöffel Pflanzen je Tasse 10 Minuten ziehen lassen.

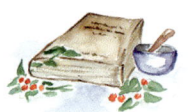

• ENTWÄSSERUNGS- ODER FÜNF-WURZEL-TEE

Man trinkt ihn wegen seiner entwässernden Wirkung nach Belieben.

Selleriewurzeln	50 g
Spargelklauen	50 g
Fenchelwurzeln	50 g
Petersilienwurzeln	50 g
Wurzeln des Stechenden Mäusedorns	50 g

Kochen Sie 4 Esslöffel Pflanzen je Liter 5 Minuten.

• ERFRISCHUNGSTEE

Wie der Name sagt, trinkt man ihn nach Belieben zur Erfrischung, zur Durchspülung und Ausscheidung.

Wacholderbeeren	20 g
Queckenwurzeln	20 g
Beinwellwurzeln	20 g
Walderdbeerblätter	20 g
Eibischblätter	20 g
Sauerampferwurzeln	20 g
Süßholzwurzeln	20 g

Kochen Sie 1 Esslöffel Pflanzen je Tasse oder 4 Esslöffel je Liter 5 Minuten und lassen Sie diese Abkochung dann noch 10 Minuten ziehen.

• MAGENTEE

Um die Verdauung zu erleichtern und dem Magen seine volle Leistungskraft zu verleihen.

Engelwurzwurzeln	20 g
Anissamen	20 g
Wacholderbeeren	20 g
Koriandersamen	20 g
Melissenblätter	20 g
Minzblätter	20 g
Orangenblätter	20 g
Salbeiblätter	20 g

Rezepturen von gestern – Heilmittel von heute

Quendelblätter	20 g
Lindenblüten	20 g

Bereiten Sie einen Aufguss, indem Sie 1 Esslöffel Pflanzen je Tasse 10 Minuten ziehen lassen.

- **VERDAUUNGSTEE**

Er erleichtert nach der Mahlzeit die Verdauung, wird aber auch zum Genuss getrunken.

Anissamen	20 g
Melissenblätter	20 g
Pfefferminzblätter	20 g
Bachminzenblätter	20 g
Orangenknospen	20 g
Orangenblätter	20 g
Lindenblätter	20 g
Eisenkrautblätter	20 g

Geben Sie 1 Esslöffel Pflanzen je Tasse in kochendes Wasser und lassen Sie das Ganze 10 Minuten ziehen.

- **WUNDHEIL- ODER SCHWEIZER TEE**

Er wird nach Stürzen und anderen Erschütterungen getrunken, lindert Migräne, Gelenkschmerzen und rheumatische Beschwerden. Trinken Sie 2–3 Tassen täglich.

Wermutspitzen	20 g
Bergminzenkraut	20 g
Ysopblätter	20 g
Oreganospitzen	20 g
Hirschzungenkraut	20 g
Ehrenpreiskraut	20 g

Kochen Sie 1 Esslöffel Pflanzen je Tasse leicht 2 Minuten und lassen Sie sie dann 10 Minuten ziehen.

TINKTUREN

(Siehe: ALKOHOLISCHE AUSZÜGE, TINKTUREN)

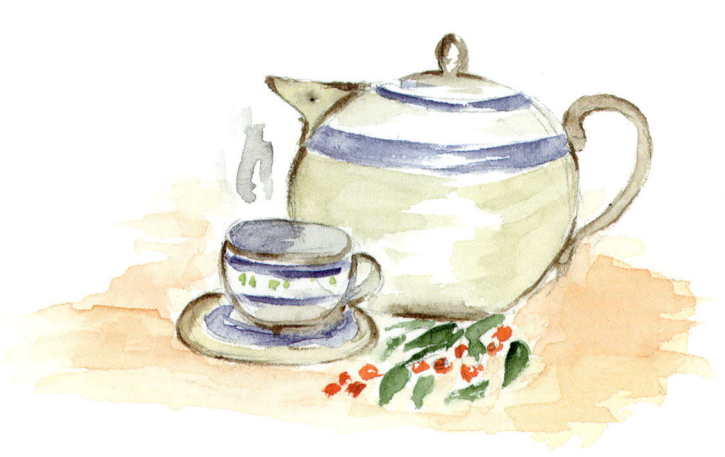

Was hilft bei welchem Leiden?

Seit Jahrhunderten sind bestimmten Krankheiten bestimmte Heilmittel zugeordnet. Wir stellen hier Pflanzenrezepte vor, die der Linderung und dem Wohlbefinden dienen, ohne den Rat und die Empfehlungen des Arztes ersetzen zu wollen.

ABSZESSE

Diese örtliche, mit Eiterbildung verbundene Entzündung wird mit blutreinigenden Pflanzen behandelt, die insbesondere die ausleitende Kraft der Leber stimulieren.

Äußerlich legt man heiße Pflanzenbreiumschläge auf, die man sehr oft erneuert.

Innerlich trinkt man von folgender Teemischung 1 Tasse nüchtern und 1 weitere vor jeder Hauptmahlzeit:

Pfefferminzblätter	10 g
Faulbaumrinde	10 g
Berberitzenwurzeln	20 g
Wegwartenwurzeln	30 g
Löwenzahnwurzeln	30 g
Sauerampferwurzeln	30 g
Klettenwurzeln	50 g

Was hilft bei welchem Leiden?

Nehmen Sie 1 Esslöffel Pflanzen je Tasse. Kochen Sie sie 3 oder 4 Minuten und lassen Sie sie dann 10 Minuten ziehen.

- **BREIUMSCHLAG**

Legen Sie diesen Breiumschlag heiß auf, und erneuern Sie ihn häufig.

Königskerzenblätter	50 g
Eibischblätter	50 g
Leinsamenmehl	200 g

Kochen Sie 5–6 Esslöffel Pflanzen auf leiser Flamme 5 Minuten in einer für eine breiige Beschaffenheit nötigen Menge Wasser.

- *Geeignete Pflanzen:* für die innerliche Anwendung als Tee alle blutreinigenden Pflanzen; für die Breiumschläge alle reizlindernden Pflanzen.

AKNE

Akne ist eine eitrige Entzündung der Talgdrüsen in den Haarwurzeln und oft verbunden mit einer Störung im Hormonhaushalt, der Verdauung oder im neurovegetativen Gleichgewicht.

Vorrangig müssen die Ausscheidungsfunktionen unterstützt werden und der Körper wieder ins Gleichgewicht gebracht werden, es ist auf eine Ernährung zu achten, die Wurst und fettes Fleisch, erhitztes Fett, zu fette Käsesorten und Schokolade meidet.

Machen Sie eine 3-wöchige Kur, die Sie bei Bedarf wiederholen. Ergänzen Sie diese Kur durch 3 Kapseln medizinischer Hefe, die Sie morgens nüchtern einnehmen, Dampfbäder, Hautlotionen und Gesichtsmasken. Propolisprodukte sind sehr geeignet.

Trinken Sie von folgender Teemischung 1 Tasse am Morgen nüchtern, 1–2 weitere am Abend vor oder nach der Mahlzeit.

Pfefferminzblätter	10 g
Waldmeistertriebspitzen	20 g
Walnussblätter	20 g
Ringelblumenblüten	20 g
Klettenwurzeln	30 g
Wegwartenwurzeln	30 g
Stiefmütterchenspitzen	30 g
Kraut des Seifenkrauts	30 g

Kochen Sie 1 Esslöffel Pflanzen dieser Mischung je Tasse 2 Minuten und lassen Sie sie dann 10 Minuten ziehen.

• *Geeignete Pflanzen:* Brennnesselblätter, Erdrauchkraut, Blätter und Wurzeln der Großen Klette, Löwenzahnblätter und –wurzeln, Sauerampferwurzeln, Stechwindenwurzeln, Stiefmütterchenkraut, Tausendgüldenkrautspitzen, Ulmenrinde, Wegwartenwurzeln.

• *KIEFERNKNOSPEN-DAMPFBAD*

Es regt die Hautausscheidung durch Schwitzen an und wirkt so tiefenreinigend. Dampfbäder sind eine wirksame Ergänzung der Gesichtsmasken.

Kiefernknospen	40 g
Klettenwurzeln	40 g
Stiefmütterchenkraut	40 g
Salbeiblätter	40 g
Holunderblüten	40 g
Rassoul-Wascherdepulver	40 g
Thymianblätter	40 g

Beugen Sie das Gesicht über den aufsteigenden Dampf. Machen Sie 1–2-mal pro Woche ein Dampfbad.

ALBUMINURIE

Es handelt sich um Eiweißausscheidung im Urin. Es kann sich um ein Ausscheidungsproblem der Niere handeln, das häufig mit hohen Harnsäurewerten verbunden ist und bei Angina, Scharlach, Schwangerschaft und Erschöpfung auftritt. Reduzieren Sie Ihren Eiweißkonsum, also Fleisch und Fisch, und ziehen Sie unbedingt einen Arzt zu Rate.

Folgende Pflanzen können Ihnen helfen: Trinken Sie 1 Liter der folgenden Teemischung im Laufe des Tages.

Habichtskrautblätter	20 g
Goldrutenspitzen	20 g
Birkenblätter	20 g
Heidekrautblüten	20 g
Beeren der Blasenkirsche	100 g

Kochen Sie 4 Esslöffel Pflanzen je Liter 3 Minuten und lassen Sie sie dann 10 Minuten ziehen.

Was hilft bei welchem Leiden?

• *Geeignete Pflanzen:* Kraut des Berufkrauts, Beeren der Blasenkirsche, Ginsterblüten, Goldrutenspitzen, Kraut des Habichtskrauts, Lindensplintholz, Narbenfäden des Mais, Mannstreuwurzeln, Mistelblätter, Queckenwurzeln, Selleriewurzeln oder -blätter.

ALLERGIEN

Jeden Tag wächst die Liste der allergenen Stoffe, der Körper wehrt sich gegen bestimmte Substanzen und drückt dies in Asthma, Nesselsucht und/oder Ekzemen aus.

Es ist hier nötig, die Ausscheidungsfunktion von Nieren, Darm und Leber zu unterstützen, damit die Leber ihre entgiftende Funktion erfüllen kann.

Ernähren Sie sich mit rohen oder schonend gedämpften Lebensmitteln, um möglichst viele Vitamine zu erhalten und Ihrem Körper die Bereitstellung von Verdauungsenzymen zu erleichtern.

Im Fall von Asthma oder Ekzemen nehmen Sie bitte Bezug auf die speziellen Abschnitte zu diesen Krankheiten. In den übrigen Fällen trinken Sie 1 Liter der folgenden Teemischung im Laufe des Tages.

Buchsblätter	20 g
Kraut des Labkrauts	20 g
Steinkleespitzen	20 g
Melissenblätter	20 g
Kraut des Seifenkrauts	20 g
Ringelblumenblüten	20 g
Goldrutenspitzen	40 g

Kochen Sie 4 gehäufte Esslöffel Pflanzen je Liter 3 Minuten und lassen Sie sie dann 10 Minuten ziehen.

• *Geeignete Pflanzen:* die blutreinigenden und leberaktiven Pflanzen, insbesondere die Goldrute.

• SONNENALLERGIE

Immer häufiger leiden Menschen unter Sonnenallergie, d.h. ihre Haut erträgt die Sonne nicht. Machen Sie vorbeugend 1–2 Monate bevor Sie sich der Sonne aussetzen, eine Kur mit obiger Teemischung gegen Allergien oder mit der **Gesundheitsteemischung »Palais Royal«** (siehe S. 372). Ernähren Sie sich von viel gekochtem oder rohem Gemüse, besonders von Karotten, die reich an Provitamin A oder Beta-Karotin sind. Ergänzen Sie diese Kost durch Karottensaft oder -kapseln.

ALLGEMEINZUSTAND

Den Körper entwässern und Gifte ausleiten – so können die Organe wieder gut funktionieren. Es kommt zu einer besseren Atmung, Durchblutung, Verdauung, und vor allem zu einer guten Leberfunktion, die besonders wichtig ist.

Der **Gesundheitstee »Palais Royal«**, dessen Rezeptur wir unten angeben, könnte auch »Tee für ein langes Leben« oder »Tee der tausend Wirkungen« heißen. Trinken Sie immer dann 1 Tasse, wenn Sie sich aufgrund eines überfüllten Verdauungssystems oder einer Müdigkeit nicht wohl fühlen, aber auch als Ergänzung der meisten anderen Therapien.

• GESUNDHEITSTEE »PALAIS ROYAL«

Trinken Sie 1 Tasse vor der Mahlzeit.

Blüten der Römischen Kamille	4 g
Zimtstangen	4 g
Kardamomsamen	4 g
Chrysantellum americanum (schwer erh.)	4 g
Kurkumawurzeln	4 g
Nelken	4 g
Mistelblätter	4 g
Kalmuswurzeln	5 g
Odermennigkraut	5 g
Wurzeln der Engelwurz	5 g
Artischockenblätter	5 g
Berberitzenrinde	5 g
Lapachorinde	5 g
Thymianblätter	5 g
Faulbaumrinde	6 g
Blätter der Schwarzen Johannisbeere	6 g
Taigawurzel	6 g
Fenchelsamen	6 g
Eschenblätter	6 g
Wacholderbeeren	6 g
Wurzeln des Gelben Enzians	6 g
Ingwerwurzeln	7 g
Immergrünblätter	7 g
Wurzeln des Stechenden Mäusedorns	7 g

Was hilft bei welchem Leiden?

Löwenzahnwurzeln	7 g
Ackerschachtelhalmblätter	7 g
Rosmarinblätter	7 g
Wegwartenwurzeln	7 g
Seifenkrautwurzeln	8 g
Echinacea-Rinde	8 g
Ginkgoblätter	8 g
Brennnesselblätter	8 g
Salbeiblätter	8 g
Sennesblätter (giftig)	8 g
Zittwerwurzeln	8 g

Kochen Sie 1 Esslöffel Pflanzen je Tasse 3 Minuten und lassen Sie sie dann 10 Minuten ziehen.

- GESUNDHEITSWEIN »PALAIS ROYAL«

Geben Sie 40 g der oben beschriebenen Mischung in 1 Liter Weißwein. Lassen Sie das Ganze ca. 10 Tage ausziehen, seihen Sie ab und fügen Sie nach Belieben 100 g Zucker oder Honig, hinzu. Trinken Sie 1 Glas vor den Mahlzeiten.

ANÄMIE

Bei der »Blutarmut« handelt es sich um ein Absinken der roten Blutkörperchen im Blut, was sich durch eine anomale Müdigkeit, Schwindel und auffallende Blässe ausdrückt.

Es ist wichtig, dass die Ernährung reich an Mineralien, Vitaminen und Chlorophyll ist, so wie sie in Gemüse, Früchten, Milch oder Fleisch und Nahrungsergänzungsmitteln auf Algenbasis oder Eisentabletten enthalten sind.

Von Zeit zu Zeit wirkt ein Rosmarin-, Bohnenkraut- oder Meersalzbad (alles als Pulver verwendet) aufbauend.

Die verdauungsanregenden und kräftigenden Bitterpflanzen sind hier willkommen. Man bereitet aus ihnen einen Tee oder einen Wein. Trinken Sie 1 Tasse folgender Mischung vor den Mahlzeiten:

- TEE

Blüten der Echten Kamille	10 g
Pfefferminzblätter	10 g
Kraut des Benediktenkrauts	20 g

Taigawurzel	20 g
Wurzel der Meisterwurz	20 g
Walnussblätter	20 g
Enzianwurzeln	30 g
Sauerampferwurzeln	30 g

Kochen Sie 1 Esslöffel Pflanzen je Tasse 3 Minuten, und lassen Sie sie 10 Minuten ziehen.

- **WEIN**

1 Likörglas vor der Mahlzeit wirkt regenerierend.

Kolombowurzel	2 g
Eichenrinde	2 g
Blüten der Römischen Kamille	3 g
Wurzeln des Gelben Enzians	5 g
Kolanuss	5 g
Chinarinde	5 g
Bitterorangenschale	10 g
Vanille	1 Schote

Lassen Sie die Pflanzen 10 Tage in 1 Liter Rotem Bordeaux oder einem anderen tanninreichen Wein ausziehen, spalten Sie die Vanilleschote der Länge nach.

- *Geeignete Pflanzen:* Kraut des Ackerschachtelhalms, Alantwurzeln, Blatttang, Bockshornkleesamen, Brombeerblätter, Chinarinde, Eichenrinde, Enzianwurzeln, Hopfenzapfen, Immergrünblätter, Ingwerwurzeln, Kresseblätter, Meerrettichwurzeln, Wurzeln der Meisterwurz, Melissenblätter, Ringelblumenblüten, Rosmarinblätter, Sauerampferwurzeln, Schafgarbenkraut, Kraut des Tausendgüldenkrauts, Walnussblätter, Wacholderbeeren, Wermutkraut.

ANGINA

Angina ist eine Hals- und Mandelentzündung. Wenn sie nicht richtig behandelt wird, kann es zu Komplikationen wie Nierenentzündung oder Gelenkrheuma kommen.

Schluckbeschwerden und Appetitmangel sind Anlass, einen belebenden Tee zuzubereiten.

Trinken Sie nach Belieben, wenn möglich heiß, mehrere Tassen täglich.

Was hilft bei welchem Leiden?

Queckenwurzeln	25 g
Erdbeerwurzeln	25 g
Wacholderbeeren	25 g
Eibischblätter	25 g
Ysopblätter	25 g
Süßholzwurzeln	25 g
Thymianblätter	25 g

Kochen Sie 1 Esslöffel Pflanzen je Tasse oder 4 Esslöffel je Liter 2–3 Minuten und lassen Sie sie anschließend 10 Minuten ziehen.

- ## GURGELLÖSUNGEN

Gurgeln Sie mit folgender Mischung mehrmals täglich:

Odermennigkraut	20 g
Erdbeerblätter	20 g
Walnussblätter	20 g
Breitwegerichblätter	20 g
Brombeerblätter	20 g

Kochen Sie 1 gehäuften Esslöffel Pflanzen je Tasse 3 Minuten und lassen Sie sie dann 10 Minuten ziehen.

- *Geeignete Pflanzen:* Breitwegerichblätter, Brennnesselblätter, Brombeerblätter, Eibischblätter, -wurzeln und -blüten, Eichenblätter, Erdbeerblätter und -wurzeln, Erlenrinde, Eukalyptusblätter, Fingerkrautwurzeln, Gänsefingerkraut, Geißblattblätter, Hauhechelwurzeln, Himbeerblätter, Huflattichblüten und -blätter, Klatschmohnblüten, Königskerzenblüten und -blätter, Ligusterblätter, Maulbeerblätter, Odermennigkraut, Rosenblütenblätter, Rosmarinblätter Schlangenknöterichwurzeln, Selleriewurzeln und -blätter, Kraut des Stinkenden Storchschnabels, Thymianblätter, Walnussblätter, Ysopkraut.

ÄNGSTE, ÄNGSTLICHKEIT

Ängste, Ängstlichkeit und Unruhe sind sehr unangenehme emotionale Zustände, die mit einem Erstickungsgefühl und beschleunigter Atmung einhergehen.

Es ist wichtig, mit Nahrungsergänzungsmitteln, insbesondere mit Magnesium, den Mineralstoffbedarf zu decken.

Ackerschachtelhalmpulver wirkt bei regelmäßiger Einnahme in diese Richtung, ebenso helfen beruhigende, entspannende, ausgleichende Pflanzen.

Trinken Sie von folgender Teemischung mehrere Tassen täglich, 1 davon abends.

Orangenblütenblätter	10 g
Quendelblätter	10 g
Blätter des Kalifornischen Goldmohns	20 g
Steinkleespitzen	20 g
Ackerschachtelhalmkraut	20 g
Engelwurzblätter	30 g
Waldmeisterspitzen	30 g
Hornkleekraut	30 g

Kochen Sie 1 Esslöffel Pflanzen je Tasse 2–3 Minuten und lassen Sie sie dann 10 Minuten ziehen.

Nehmen Sie auch 1 Teelöffel Schachtelhalmpulver in etwas Wasser, in Joghurt oder Honig.

• *Geeignete Pflanzen:* Blatttang, Engelwurzblätter oder -wurzeln, Hornkleespitzen, Passionsblumenkraut, Schwarznesselkraut, Seerosenblüten und –wurzeln, Weidenkätzchen, Weißdornblüten.

APHTEN

Eine Aphte ist ein schmerzhaftes Geschwür im Mundraum.

Machen Sie lokale Auflagen und Mundbäder, verwenden Sie aber auch verdauungsanregende Pflanzen (siehe S. 314).

Machen Sie mehrmals am Tag mit folgenden Pflanzen Mundbäder.

Brombeerblätter	20 g
Salbeiblätter	20 g
Ligusterblätter	20 g
Schlangenknöterichwurzeln	80 g

Kochen Sie 1 Esslöffel Pflanzen je Tasse 3 Minuten und lassen Sie sie dann 10 Minuten ziehen.

• *Geeignete Pflanzen:* (zum Mundspülen und Betupfen der Aphten), Basilikumblätter, Blaubeerblätter, Bockshornkleesamen, Brombeerblätter, Essigrosenknospen, Ligusterblätter, Quendelkraut, Schlangenknöterichwurzeln, Thymianblätter.

Was hilft bei welchem Leiden?

APPETITLOSIGKEIT

Appetitmangel weist häufig auf ein überlastetes Verdauungssystem oder auf einen mehr oder weniger anorektischen Zustand hin. Die appetitanregenden Pflanzen sind hier am besten geeignet, da sie als Tee, wie im folgenden Rezept, oder als Wein gleichzeitig auch die Verdauungsfunktionen anregen. Trinken Sie 10 vor jeder Mahlzeit 1 Tasse.

Kakaoschoten	40 g
Tausendgüldenkrautspitzen	40 g
Enzianwurzeln	40 g
Kolanuss	40 g
Bitterorangenschale	40 g

Kochen Sie 1 Esslöffel Pflanzen je Tasse 2–3 Minuten und lassen Sie sie dann 10 Minuten ziehen.

• *Geeignete Pflanzen:* (als Tee oder in Wein), Kraut des Benediktenkrauts, Ginsengwurzeln, Hopfenzapfen, Immergrünblätter, Ingwerwurzeln, Blüten der Echten Kamille, Blüten der Römischen Kamille, Kerbelblätter, Kresseblätter, Meerrettichwurzeln, Wurzeln der Meisterwurz, Raukenblätter, Rosmarinblätter, Wegwartenblüten und -wurzeln, Wermutkraut.

ARTERIOSKLEROSE

Arteriosklerose ist die Verdickung und Verhärtung der Arterien.

Ob die Arteriosklerose nun mit einem erhöhten Cholesterinspiegel verbunden ist oder nicht, man muss sie bekämpfen und die Elastizität der Arterien wieder herstellen, um deren völlige Zerstörung zu verhindern.

Die Ernährung entspricht der bei erhöhtem Cholesterinspiegel empfohlenen, sie soll leicht sein, reich an Gemüsen, Getreideprodukten und arm an erhitzten Fetten.

Um einen altersentsprechenden Zustand der Arterien zu wahren – mehr ist nicht zu erwarten –, können Sie zum Tee 4 Gelatinekapseln Johannisbeerkernöl oder Fischölkapseln, die die hoch ungesättigten Omega-3-Fettsäuren sind, (nicht mehr als 1–2 g täglich!), oder Sojalecithin einnehmen.

Trinken Sie 2–3 Tassen der folgenden Rezeptur täglich, vorzugsweise vor den Mahlzeiten, und wechseln Sie alle 3 Wochen mit einer Ginkgomischung oder einem Immergrünblättertee.

Artischockenblätter	20 g
Chrysantellum americanum (schwer erh.) . .	20 g
Erdrauchkraut	20 g

Mistelblätter	20 g
Blatttangthalli	20 g
Walnussblätter	20 g
Schachtelhalmkraut	20 g
Lindenblüten	20 g
Mädesüßkraut	20 g
Eisenkraut- oder Pfefferminzblätter zum Aromatisieren	20 g

Kochen Sie 1 Esslöffel Pflanzen je Tasse 2 Minuten und lassen Sie sie dann 10 Minuten ziehen.

• *Geeignete Pflanzen:* die **Gesundheitsteemischung »Palais Royal«**, die cholesterinsenkenden Pflanzen, die Pflanzen für Leber, Gallenblase und Kreislauf; Artischockenblätter, Kraut des Benediktenkrauts, Birkenblätter, Brennnesselblätter, *Chrysantellum americanum*, Erdbeerblätter, Erdbeerbaumwurzeln, Erdrauchkraut, Frauenmantelkraut, Immergrünblätter, Johannisbeerblätter, Kraut des Johanniskrauts, Lindenblüten, Löwenzahnwurzeln und -blätter, Maiglöckchenblätter, Mistelblätter, Rosmarinblätter, Salbeiblätter, Wacholderbeeren, Walnussblätter, Weißdornblüten.

ARTHRITIS

Arthritis ist eine mehr oder weniger starke Entzündung der Gelenke.

Um die manchmal sehr heftigen Schmerzen zu lindern, massieren Sie die schmerzenden Stellen mit dem **Schmerzbalsam** (siehe S. 338); wenn die Schmerzen schwer zu lokalisieren sind, reiben Sie den ganzen Körper mit der unten beschriebenen Lotion ein.

Von Zeit zu Zeit sollten Sie entwässernde Pflanzen wie das Lindensplintholz oder den **Gesundheitstee »Palais Royal«** (siehe S. 372) anwenden.

Trinken Sie von folgender Teemischung 3 Wochen lang 2–3 Tassen täglich.

Sellerieblätter	20 g
Brennnesselblätter	20 g
Mannstreuwurzeln	20 g
Birkenblätter	20 g
Johannisbeerblätter	20 g
Erdbeerblätter	20 g
Wacholderbeeren	20 g

Kochen Sie 1 Esslöffel Pflanzen je Tasse oder aber 4 Esslöffel je Liter 2 Minuten.

Was hilft bei welchem Leiden?

- **SCHMERZLOTION**

Cajeputöl	5 g
Kamillenöl	5 g
Wacholderöl	5 g
Lavendelöl	5 g
Rosmarinöl	5 g
Schnaps oder Rum	250 ml

Mischen Sie die ätherischen Öle mit Schnaps oder Rum.
Anm.: 1 g Öl entspricht durchschnittlich 40 Tropfen.

ARTHROSE

Die Arthrose ist eine degenerative Krankheit, bei der es zum Abbau der Knorpelschicht und zur Abnutzung der Knochenenden sowie zur Bildung von Knochenhervorwölbungen kommt.

Um die Schmerzen zu lindern, können Sie 3-wöchige Kuren abwechselnd mit folgenden 2 Teerezepturen machen und von Zeit zu Zeit den **Gesundheitstee** oder das **Gesundheitselixir »Palais Royal«** (siehe S. 372 bzw. 325) zur Verbesserung des Allgemeinzustands einnehmen. Trinken Sie 3 Tassen täglich und wechseln Sie wöchentlich mit dem darauf folgenden Tee.

Klettenwurzeln	30 g
Erdbeerwurzeln	30 g
Wurzeln des Stechenden Mäusedorns	30 g
Mannstreuwurzeln	40 g
Teufelskrallewurzeln	100 g
Winterlindensplintholz	100 g

Kochen Sie 1 Esslöffel Pflanzen je Tasse 5 Minuten und lassen Sie sie dann 10 Minuten ziehen. Trinken Sie 3 Tassen täglich.

Johannisbeerblätter	20 g
Erdbeerblätter	20 g
Wacholderbeeren	20 g
Schachtelhalmkraut	20 g
Holunderblüten	20 g
Mädesüßkraut	20 g
Kraut des Berufkrauts	20 g

Kochen Sie 1 Esslöffel Pflanzen je Tasse 2–3 Minuten und lassen Sie sie dann 10 Minuten ziehen.

• *Geeignete Pflanzen:* Ackerschachtelhalmkraut und Teufelskrallewurzeln gemeinsam; die Pflanzen gegen Arthritis und Rheuma.

ASTHMA

Asthma bezeichnet Atemschwierigkeiten, vor allem beim Ausatmen. Je nach Fall kann es sich zurückbilden, gleich bleiben oder chronisch werden. Wir schlagen mehrere Rezepte vor, die abgewechselt werden können.

Zur Erleichterung der Atmung trinken Sie von folgender Mischung 2–3 Tassen täglich:

Löffelkrautblätter	10 g
Quendelblätter	10 g
Königskerzenblüten	20 g
Huflattichblüten	20 g
Alantwurzeln	30 g
Ysopblätter	30 g
Kiefernknospen	30 g

Kochen Sie 1 Esslöffel Pflanzen je Tasse 2 Minuten und lassen Sie sie dann 10 Minuten ziehen.

Folgende Rezeptur erleichtert auch die Atmung, sie beruhigt, entspannt und erfrischt. Trinken Sie 2–3 Tassen täglich, 1 vor dem Schlafengehen.

Klatschmohnblüten	10 g
Ehrenpreiskraut	10 g
Alantwurzeln	20 g
Gundermannblätter	20 g
Engelwurzblätter	30 g
Anissamen	30 g
Lavendelblüten	30 g

Kochen Sie 1 Esslöffel Pflanzen je Tasse 2 Minuten und lassen Sie sie dann 10 Minuten ziehen.

Die folgende Rezeptur ist eine Allgemeintherapie bei Asthma, um das Gleichgewicht wiederherzustellen. Trinken Sie 1 Tasse vor den Mahlzeiten:

Was hilft bei welchem Leiden?

Buchsblätter	20 g
Schafgarbespitzen	20 g
Ringelblumenblüten	20 g
Goldrutenspitzen	20 g
Johanniskrautspitzen	30 g
Thymianblätter	30 g
Chrysantellum americanum (schwer erh.)	40 g

Lassen Sie 1 Esslöffel Pflanzen je Tasse 2–3 Minuten kochen und dann 10 Minuten ziehen.

• **Geeignete Pflanzen:** Alantwurzeln, Andornkraut, Anissamen, Arnikablüten, Baldrianwurzeln, Brennnesselblätter, Engelwurzblätter und -wurzeln, Eukalyptusblätter, Fenchelsamen, Gundermannblätter, Huflattichblätter und -blüten, Isländisches Moos, Johanniskrautspitzen, Kiefernknospen, Klatschmohnblüten, Königskerzenblüten und -blätter, Malvenblüten und -blätter, Lavendelblüten, Löffelkrautblätter, Meerrettichwurzeln, Mistelblätter, Odermennigkraut, Orangenblüten oder -blätter, Oreganospitzen, Quendelblätter, Rosmarinblätter, Salbeiblätter, Schöllkrautblätter, Senegawurzeln, Sonnentaukraut, Thymianblätter, Weißdornblüten, Ysopblätter.

AUGEN

Glänzend, klar und ausdrucksvoll – die Augen spiegeln die Tiefe der Seele. Die wichtigen Augenkrankheiten sind unter Lidrandentzündung und Bindehautentzündung (siehe S. 382 bzw. 413) behandelt. Die folgende Rezeptur soll Ihre Augen gegen die Einflüsse von Umweltverschmutzung, Lichtverschmutzung durch die Bildschirme und Beleuchtungen schützen. Machen Sie Kompressen oder Augenbäder.

Kornblumenblüten	20 g
Blüten der Römischen Kamille	20 g
Augentrostkraut	20 g
Essigrosenblütenblätter	20 g

Lassen Sie 1 Teelöffel Pflanzenmischung je Tasse 10 Minuten ziehen.

BANDWÜRMER (TÄNIEN)

Der Bandwurm gehört zu den Parasiten (vgl. auch S. 436). Er steigert den Hunger, führt zu Abmagerung, manchmal zu Übelkeiten. Es ist wichtig, diesen

Parasiten so schnell wie möglich loszuwerden. Da sich die Larven der verschiedenen Bandwürmer durch die Darmwand bohren und irgendwo im Körper Finnen bilden, ist eine gründliche ärztliche Untersuchung in jedem Fall erforderlich.

Der Mensch ist der Zwischenwirt oder Endwirt vieler Bandwurmarten. Früher hat man Wurmfarnwurzeln oder Granatapfelrinden zur Bekämpfung von Bandwürmern eingesetzt. Da beide Drogen giftig oder nebenwirkungsreich sind, sollte auf eine Selbstbehandlung verzichtet werden. Die Bekämpfung von Bandwürmern gehört in ärztliche Hände.

- KÜRBISKERNE

Diese Rezeptur ist angenehmer einzunehmen und kaum weniger wirksam als die nicht mehr empfohlene Behandlung mit Wurmfarnwurzeln oder Granatapfelrinde. Zerreiben Sie 50 g Kürbiskerne mit etwas Zucker oder Honig. Nehmen Sie diese Menge in mehreren kleinen Portionen im Laufe des Abends zu sich, 1 Stunde später nehmen Sie dann ein Abführmittel. Wiederholen Sie die Behandlung 1 Monat später, wenn nötig.

BINDEHAUTENTZÜNDUNG (KONJUNKTIVITIS)

Wenn die Bindehaut gerötet ist und tränt, ist es wichtig, den Allgemeinzustand mit blutreinigenden Pflanzen oder dem **Gesundheitstee »Palais Royal«** (siehe S. 372) zu stärken.

Verwenden Sie die Teerezeptur, die unter Lidrandentzündung (siehe S. 413) angegeben ist, zum Waschen, Einreiben, Auflegen als Kompressen oder als Augenbad.

- *Geeignete Pflanzen:* Augentrostkraut, Breitwegerichblätter, Holunderblüten, Blüten der Römischen Kamille, Kornblumenblüten, Rosenblüten, Steinkleespitzen.

BLÄHUNGEN (AEROPHAGIE, METEORISMUS)

Meteorismus bezeichnet die übermäßige Gasbildung im Verdauungssystem, meist im Dickdarm (»Blähdarm«), aber auch im Magen (»Blähmagen«). Aerophagie, »Luftschlucken«, ist das Eindringen von Luft in den Magen über die Speiseröhre. Möglicherweise ist die Empfindung von Luft im Magen aber auch einfach nervösen Ursprungs.

Essen Sie möglichst langsam, in Ruhe, vermeiden Sie zu viele Kohlenhydrate.

Wenn das Übel behoben ist, ist es ratsam, alle Verdauungsorgane anzuregen, die Leber, die Gallenblase und den Magen.

Was hilft bei welchem Leiden?

Unabhängig von der Lokalisation der Gasansammlung kommen dieselben blähungstreibenden Pflanzen zum Einsatz. Wir empfehlen Ihnen hier eine sehr einfache, traditionell bewährte Rezeptur.
Trinken Sie 1 Tasse 15 Minuten vor oder 1 Stunde nach der Mahlzeit.

Kalmuswurzel	20 g
Anissamen	20 g
Sternanisfrüchte	20 g
Kümmelsamen	20 g
Koriandersamen	20 g
Kreuzkümmelsamen	20 g
Fenchelsamen	20 g
Bohnenkrautblätter	20 g

Kochen Sie 1 Teelöffel Pflanzen je Tasse 3 Minuten und lassen Sie sie dann 10 Minuten ziehen.

BLASENENTZÜNDUNG (ZYSTITIS)

Häufig durch Kolibakterien (siehe S. 408) verursachte Entzündung der Blase, meist verbunden mit einem allgemeinen Harnwegsinfekt mit unterschiedlichen Symptomen: Schmerzen und Brennen beim Wasserlassen, manchmal Blut- und Eiterbeimischung im Urin, schmerzhafte Krämpfe.

Es ist nötig, die gesamten Harnwege mit diuretischen, reizlindernden und keimtötenden Pflanzen durchzuspülen. Nach Abklingen der Beschwerden können Sie den Organismus mit der **Kur für den Allgemeinzustand, Gesundheitselixir** oder dem **Gesundheitstee »Palais Royal«** stärken (siehe S. 325 bzw. 372). Heidelbeermark ergänzt diese Behandlung wirkungsvoll.

Trinken Sie nach Belieben 1 Liter im Laufe des Tages.

Kraut des Benediktenkrauts	20 g
Kraut des Glaskrauts	20 g
Bärentraubenblätter	30 g
Taubnesselkraut	30 g
Heidekrautblüten	50 g

Kochen Sie 4 Esslöffel Pflanzen je Liter 3 Minuten und lassen Sie sie dann 10 Minuten ziehen.

• *Geeignete Pflanzen:* ein Blaubeerenabsud mehrmals am Tag eingenommen wehrt zuverlässig Zystitisattacken ab; Alantwurzeln, Artischockenblätter, Bärentraubenblätter, Bärlauchblätter, Berberitzenwurzeln, Kraut des

Berufkrauts, Birkenblätter, Beeren der Blasenkirsche, Borretschspitzen, Breitwegerichblätter, Brombeerblätter, Buchublätter, Efeublätter, Erdbeerblätter und -wurzeln, Eschenblätter, Blütenblätter der Essigrose, Fenchelsamen und -wurzeln, Geißblattblätter, Kraut des Glaskrauts, Goldrutenspitzen, Hauhechelwurzeln, Heidekrautblüten, Heidelbeerblätter, Himbeerblätter, Huflattischblüten und -blätter, Johanniskrautspitzen, Kiefernknospen, Mädesüßblüten und -blätter, Maisnarbenfäden, Odermennigkraut, Queckenwurzeln, Sauerkirschstiele, Spitzen der Roten Schuppenmiere, Steinkleespitzen, Taubnesselkraut, Thujenblätter, Ulmenrinde, Wacholderbeeren, Wegwartenblätter und -wurzeln.

BLUTARMUT

(Siehe: ANÄMIE)

BLUTDRUCK, ERHÖHTER (HYPERTONIE)

Die Erhöhung des arteriellen Blutdrucks ist das Ergebnis eines erhöhten Durchflusswiderstandes in den Arteriolen. Viele Faktoren sind hierfür die Ursache, und es kann zu schwerwiegenden Komplikationen kommen.

Essen Sie nicht übermäßig viel, aber viel Knoblauch, Petersilie und wenig Salz.

Denken Sie daran, von Zeit zu Zeit die Nieren durchzuspülen, die Leber zu aktivieren, die Därme zu entleeren. Pflanzen, die das allgemeine Wohlbefinden heben, etwa im **Gesundheitstee »Palais Royal«** (siehe S. 372), sind sehr nützlich.

Eine gute Anzahl von Pflanzen bekämpft den Bluthochdruck. Wir empfehlen Ihnen folgende gute Mischung, trinken Sie 2–3 Tassen täglich.

Erdbeerwurzeln	20 g
Kraut des Benediktenkrauts	20 g
Immergrünblätter	20 g
Mistelblätter	30 g
Olivenblätter	30 g
Weißdornblüten und -blätter	40 g

Lassen Sie 1 Esslöffel Pflanzen je Tasse 2 Minuten kochen und dann 10 Minuten ziehen.

• *Geeignete Pflanzen:* Bärlauchblätter, Baldrianwurzeln, Kraut des Benediktenkrauts, Borretschspitzen, Christdornfrüchte, Efeublätter, Erdbeerwurzeln, Erdrauchkraut, Gänseblumenblüten, Greiskrautspitzen, Hirtentäschelkraut, Immergünblätter, Schwarze Johannisbeerblätter, Katzenbartblätter,

Was hilft bei welchem Leiden?

Lindenblüten und -splintholz, Mistelblätter, Olivenblätter, Petersilienblätter, Ringelblumenblüten, Schöllkrautblätter, Weißdornblüten und -blätter, Wiesenbärenklaublätter.

BLUTDRUCK, ZU NIEDRIGER (HYPOTONIE)

Bei zu niedrigem Blutdruck kann es zu einer ungenügenden Blut- und Sauerstoffversorgung von Herz, Hirn und anderen Organen kommen.
Nehmen Sie ausreichend Flüssigkeit, Salz und mehrmals am Tag Ginsengtee zu sich.

BLUTZUCKERSPIEGEL, ZU NIEDRIGER (HYPOGLYKÄMIE)

Ein zu niedriger Blutzuckerspiegel zieht verschiedene Störungen nach sich: Schweißausbrüche, Herzklopfen, manchmal Rhythmusstörungen.
Eine gründliche Untersuchung des Gesundheitszustandes ist erforderlich.
Machen Sie eine Kur mit dem Gesundheitstee »Palais Royal«, der den Allgemeinzustand bessert (siehe S. 372), verbunden mit 1–2 Tassen Tee aus Mariendistelsamen. Süßer Fruchtsaft oder Traubenzucker sind als Erste Hilfe sofort zu geben.

BRONCHITIS

Es handelt sich um eine Entzündung der Bronchien aufgrund einer Erkältung; wenn sie nicht sorgfältig behandelt wird, kann sie chronisch werden.
Die Ernährung soll leicht sein, Gemüsesuppen sind hervorragend geeignet.
Man wählt Pflanzen, die den Schleim lösen und leicht abhusten lassen und so die Bronchien erleichtern. Breiumschläge mit Leinsamenmehl wirken sich reizlindernd aus und beruhigen den Husten. Trinken Sie 2–4 Tassen der folgenden Teemischung im Laufe des Tages.

Königskerzenblüten	10 g
Borretschspitzen	10 g
Thallus des Irländischen Mooses	10 g
Wacholderbeeren	20 g
Lungenflechte	20 g
Gundermannblätter	20 g
Malvenblüten	20 g
Myrtenblätter	20 g
Kiefernknospen	20 g

Aromatisieren Sie den Tee nach Geschmack mit Süßholz. Kochen Sie 1 Esslöffel Pflanzen je Tasse 2 Minuten und lassen Sie sie dann 10 Minuten ziehen.

• *Geeignete Pflanzen:* die Brustteepflanzen; Alantwurzel, Andornkraut, Bärlauch, Beinwellwurzeln, Kraut des Benediktenkrauts, Borretschspitzen, Buchublätter, Efeublätter, Eibischblätter und -wurzeln, Echtes Engelsüß, Eukalyptusblätter, Kraut des Frauenhaarfarns, Frauenminzenblätter, Gänseblumenblüten, Geißblattblätter, Gundermannblätter, Kraut des Hirschzungenfarns, Holunderblüten, Huflattichblüten oder -blätter, Irländisches Moos, Isländisches Moos, Johanniskrautspitzen, Kraut der Katzenminze, Katzenpfötchenblüten, Kiefernknospen, Klatschmohnblüten, Königskerzenblüten und -blätter, Lorbeerblätter, Lungenflechte, Malvenblüten, Meerrettichwurzeln, Wurzeln der Meisterwurz, Myrtenblätter, Natternkopf, Oreganospitzen, Pappelknospen, Quendelblätter, Salbeiblätter, Sellerieblätter und -wurzeln, Senegawurzeln, Sonnentaukraut, Kraut des Teufelsabbisses, Thujenblätter, Thymianblätter, Veilchenblüten, Wacholderbeeren, Ysopblätter.

CELLULITIS

Cellulitis ist eine Entzündung des Bindegewebes, verursacht durch Ablagerungen und Gifte, die die Durchblutung hemmen; sie sieht wie eine Orangenhaut aus.

Die Ernährung soll ausgewogen und nicht überladen sein.

In Ergänzung zu Algenbädern, Bürstmassagen mit dem Rosshaarhandschuh und Crememassagen sollten Pflanzendrogen eingenommen werden, die ausleiten, die Durchblutung anregen und dadurch den Gewebsstoffwechsel aktivieren; der **Gesundheitstee** oder das **Gesundheitselixir »Palais Royal«** erfüllt all diese Anforderungen (siehe S. 372 bzw. 325).

Centella-Creme (Tigergrasbalsam), regelmäßig aufgetragen, liefert gute Ergebnisse. Trinken Sie von folgendem Anti-Cellulitis-Tee 1 Liter täglich:

Birkenblätter	20 g
Johannisbeerblätter	20 g
Maisbart (Narbenfäden)	20 g
Schafgarbenspitzen	20 g
Brennnesselblätter	20 g
Löwenzahnblätter	20 g
Mädesüßspitzen	20 g
Ligusterblätter	20 g

4 Esslöffel je Liter 2 Minuten kochen und 10 Minuten ziehen lassen.

Was hilft bei welchem Leiden?

• **Geeignete Pflanzen:** Birkenblätter, Blasentang, Blatttang, Brennnesselblätter, Efeublätter, Eichenrinde, Kraut des Glaskrauts, Goldrutenspitzen, Holunderblüten, Johannisbeerblätter, Ligusterblüten, Löwenzahnblätter und -wurzeln, Mädesüßkraut oder -blüten, Maisbart, Mannstreuwurzeln, Schafgarbenspitzen, Schwarzdornblüten, Tigergraskraut, Blätter der Echten Weinrebe.

CHOLESTERINSPIEGEL, ERHÖHTER (HYPERCHOLESTERINÄMIE)

Cholesterin ist ein Lipid, das im Organismus eine wichtige Rolle spielt. Es kann durch Nahrung zugeführt oder vom Körper selbst gebildet werden.

Ein erhöhter Cholesterinspiegel (LDL-Cholesterin) steht nicht nur mit ernsthaften Gefäßproblemen in Zusammenhang, er bewirkt auch Mundgeruch, einen schweren Kopf, Augenflimmern und nervöse Erschöpfung; es läuft einfach nichts mehr, eine Behandlung ist erforderlich.

Die Ernährung sollte reich an Früchten und Gemüsen und natürlich arm an erhitzten oder gehärteten Fetten und schnell abbaubaren Kohlenhydraten wie Zucker und zuckerhaltiger Nahrung sein, besonders wenn die körperliche Aktivität herabgesetzt ist.

Nehmen Sie morgens nüchtern zur Nahrungsergänzung 1 Esslöffel Sojalecithin ein; durch seinen hohen Cholingehalt bindet es Fette und Cholesterine im Darm, sodass sie ausgeschieden werden.

Die vorgeschlagenen Pflanzen erleichtern die Verbrennung der Fette und des Cholesterins, indem sie die Leber- und Galletätigkeit anregen.

Trinken Sie vor den Mahlzeiten 1 Tasse.

Waldmeisterspitzen	10 g
Erdrauchkraut	10 g
Kinkélibablätter	20 g
Löwenzahnblätter	20 g
Kraut des Seifenkrauts	20 g
Artischockenblätter	30 g
Chrysantellum americanum (schwer erh.) . .	40 g

Aromatisieren Sie den Tee mit Pfefferminz- oder Eisenkrautblättern. Kochen Sie 1 Esslöffel Pflanzen je Tasse 2–3 Minuten und lassen Sie sie dann 10 Minuten ziehen.

• **Geeignete Pflanzen:** Kraut des Ackerschachtelhalms, Artischockenblätter, *Chrysantellum americanum*, Kraut des Erdrauchs, Kinkélibablätter, Löwenzahnwurzeln, Queckenwurzeln, Stechwindenwurzeln, Wegwartenwurzeln, Winterlindensplintholz.

COUPEROSE

Couperose ist eine Rötung der Haut, gestaute Veniolen scheinen durch die Haut durch. Eigentliche Ursache ist aber eine Ausdünnung des Bindegewebes um die Gefäße.

Zur Behandlung dieser Störung trinkt man den kreislaufanregenden Tee (siehe S. 411) und verwendet eine geeignete Gesichtslotion.

Folgende Rezeptur eignet sich zur Anwendung als Lotion oder für Kompressenauflagen auf das Gesicht morgens und abends.

Essigrosenblüten	30 g
Frauenmantelkraut	30 g
Schafgarbenkraut	30 g
Myrtenblätter	30 g
Benzoe-Tinktur	eine ausreichende Menge

Kochen Sie 3 Esslöffel Pflanzen in 1/2 Liter Wasser 1–2 Minuten und lassen Sie sie dann 10 Minuten ziehen. Fügen Sie 1 Teelöffel Benzoe-Tinktur hinzu. Seihen Sie ab und lassen Sie sie 7–8 Tage an kühlem Ort ruhen. Damit sich diese Lotion besser hält, fügen Sie 1 Messerspitze Salz hinzu.

DIABETES

Bei Diabetes ist der Zuckerstoffwechsel im Körper aufgrund von Veränderungen in der Bauchspeicheldrüse oder bei den Insulinrezeptoren an den Zellen gestört. Diabetes äußert sich durch anhaltendes Durstgefühl und Hunger sowie durch eine Steigerung der Harnmengen.

Es kann zu Folgekomplikationen wie Erkrankungen von Herz, Arterien, Augen, Nerven und Nieren kommen.

Eine ausgewogene Ernährung ist wichtig, wobei Süßzucker gemieden werden soll und die zugeführten Kohlenhydrate in Broteinheiten (BE) der gespritzten Insulinmenge äquivalent sein müssen. Reizstoffe wie Kaffee oder Alkohol sind zu meiden. Regelmäßige Kontrolle des Blutzuckers ist unerlässlich. Nehmen Sie von Zeit zu Zeit einige Tage lang das **Gesundheitselixir** oder den **Gesundheitstee »Palais Royal«** (siehe S. 325 bzw. 372) und regelmäßig die folgende Pflanzenmischung ein, die seit langem bewährt ist. Insulin- oder euglukonpflichtige Diabetiker müssen den Arzt über die zusätzliche Einnahme dieses Tees informieren und dürfen ihre Medikation nicht absetzen. Der Tee ist vor allem bei noch nicht medikationspflichtigem Diabetes II nützlich.

Trinken Sie 2–3 Tassen täglich.

Odermennigkraut	10 g
Avocadoblätter	10 g

Was hilft bei welchem Leiden?

Immergrünblätter	10 g
Vogelknöterichkraut	10 g
Walnussblätter	20 g
Olivenblätter	20 g
Geißkleekraut	30 g
Kraut des Stinkenden Storchschnabels ..	30 g
Heidelbeerblätter	30 g

Kochen Sie 1 Esslöffel Pflanzen je Tasse 3 Minuten und lassen Sie sie dann 10 Minuten ziehen.

• *Geeignete Pflanzen:* Artischockenblätter, Avocadoblätter, Baldrianwurzeln, Bockshornkleesamen, Bohnenschalen, Braunwurzkraut, Brennnesselblätter, Brombeerblätter, Eukalyptusblätter, Frauenmantelkraut, Geißkleeblätter, Heidelbeerblätter, Immergrünblätter, Klettenwurzeln, Kresseblätter, Blätter des Schwarzen Maulbeerbaums, Odermennigkraut, Olivenblätter, Rainkohlblätter, Salbeiblätter, Salomonssiegel, Sauerampferwurzeln, Kraut des Stinkenden Storchschnabels, Vogelknöterichkraut, Walnussblätter.

DICKDARMENTZÜNDUNG (COLITIS)

Colitis ulcerosa ist eine nicht-infektiöse Dickdarmentzündung. Durch einen Teufelskreis kommt es zu Nervenreizungen mit krampfartigen Schmerzen, die ohne offensichtliche Ursache auftreten können.

Die Ernährung sollte ballaststoffarm sein, gereifte Käse, Quark und Stärkemehl sind zu vermeiden.

Sie können Kochkäse, sehr wenig Yoghurt, gekochte Karotten, Karottensaft, gedämpften Fisch, gegrilltes Fleisch essen. Eine Ernährung auf Getreidebasis ist bestens geeignet. Legen Sie von Zeit zu Zeit einen Vollreistag ein, richten Sie den Reis mit einem Schuss Olivenöl an. Er reinigt bei seiner Darmpassage den Darm von angehäuften Ablagerungen.

Ergänzend können Sie im Laufe des Tages Mark oder Saft der Heidelbeere trinken – Heidelbeeren wirken auf die Darmschleimhaut reizlindernd –, sowie Kapseln pflanzlicher Kohle und 1–2 Esslöffel Pollen zur Kräftigung zu sich nehmen.

Geeignete Teepflanzen sind die verdauungsanregenden und krampflösenden; sie sind wohlschmeckend und ersetzen den Kaffee nach der Mahlzeit.

Trinken Sie nach dem Essen 1 Tasse oder im Krankheitsschub mehrere Tassen täglich.

Sternanissamen	10 g
Salbeiblätter	10 g

Echte Kamilleblüten	20 g
Schafgarbenkraut	20 g
Melissenblätter	20 g
Quendelblätter	20 g
Majoranblätter	20 g
Orangenblätter	20 g
Oreganoblätter	20 g

Kochen Sie 1 Esslöffel Pflanzen je Tasse 2–3 Minuten und lassen Sie sie dann 10 Minuten ziehen.

• *Geeignete Pflanzen:* alle verdauungsanregenden und krampflösenden Pflanzen, besonders das Bohnenkraut, wirken positiv bei Störungen in der Darmflora; Blaubeerblätter, Basilikumblätter, Bergminzenspitzen, Frauenminze, Kamilleblüten, Lavendelblüten, Majoranblätter, Malvenblüten, Melissenblätter, Steinkleespitzen, Waldmeisterspitzen.

• VERSTOPFUNG BEI COLITIS ULCEROSA

Man darf bei empfindlichen Därmen nicht irgendein Abführmittel nehmen. Pflanzen wie Leinsamen und Indischer Flohsamen enthalten Schleimstoffe und wirken deshalb sehr sanft abführend.

• AGAR-AGAR

Agar-Agar ist eine sanfte Alge, sie erleichtert die Darmentleerung, ohne den Darm zu reizen.
Lassen Sie 1 Kaffeelöffel Agar-Agar-Pulver oder -Flocken je Tasse 1 Minute kochen. Trinken Sie das Ganze am Abend vor dem Schlafengehen.
Die folgende, milde Teemischung liefert gute Ergebnisse.
Trinken Sie je 1 Tasse morgens und abends, wenn nötig.

Kraut des Glaskrauts	10 g
Kraut des Seifenkrauts	10 g
Irländisches Moos	20 g
Eichenblätter	20 g
Süßholzwurzeln	20 g
Wegwartenwurzeln	30 g
Eibischblätter	40 g

Kochen Sie 1 Esslöffel Pflanzen je Tasse 2 Minuten und lassen Sie sie dann 10 Minuten ziehen.

Was hilft bei welchem Leiden?

DURCHFALL, DARMENTZÜNDUNG (DIARRHOE, ENTERITIS)

Eine Darmentzündung ist oft von Durchfällen begleitet. Die Ernährung soll leicht sein, mit gekochtem Gemüse, Karotten- oder Heidelbeersaft nach Belieben. Um eine zu starke Austrocknung des Körpers und Müdigkeit zu vermeiden, ist es wichtig, den Durchfall mit folgender Mischung geeigneter Pflanzen rasch in den Griff zu bekommen.
Trinken Sie 3–4 Tassen täglich.

Odermennigkraut	20 g
Beinwellwurzeln	20 g
Fingerkrautwurzeln	20 g
Ruhrbaumrinde	20 g
Blätter der Echten Weinrebe	20 g
Schlangenknöterichwurzeln	30 g
Blutweiderichblätter	30 g

Kochen Sie 1 Esslöffel Pflanzen je Tasse 3 Minuten und lassen Sie sie dann 10 Minuten ziehen.

• *Geeignete Pflanzen:* Bärentraubenblätter, Beinwellwurzeln, Kraut des Benediktenkrauts, Berberitzenrinde, Kraut des Berufkrauts, Blutweiderichblätter, Breitwegerichblätter, Brennnesselblätter, Buchsblätter, Eibischblätter und -wurzeln, Eichenrinde und -blätter, Erdbeerblätter und -wurzeln, Erdbeerbaumwurzeln, Eukalyptusblätter, Frauenmantelkraut, Kraut des Gänsefingerkrauts, Goldrutenspitzen, Greiskrautspitzen, Hagebutten, Heidelbeerblätter, Himbeerblätter, Hirschzungenfarn, Hirtentäschelkraut, Holunderblüten, -blätter und -wurzeln, Johannisbrotfrüchte, Blüten der Römischen Kamille, Königskerzenblüten und -blätter, Ligusterblätter, Mädesüßblüten und -blätter, Malvenblüten und -wurzeln, Mistelblätter, Myrtenblätter, Nelkenwurzkraut, Odermennigkraut, Rosenblätter und -blütenblätter, Ruhrbaumrinde, Salbeiblätter, Salomonssiegel, Wurzeln des Schlangenknöterichs, Schwarzdornblüten, Steinkleespitzen, Kraut des Stinkenden Storchschnabels, Weißdornblüten und -blätter, Wiesenknopfkraut.

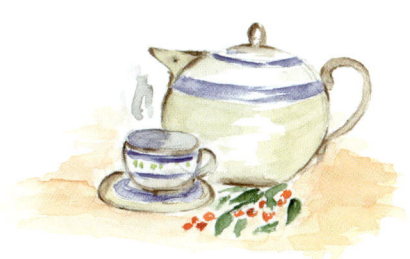

EINNÄSSEN

(Siehe: INKONTINENZ)

EITERFLECHTE (IMPETIGO)

Es handelt sich um eine bakteriell verursachte Hauterkrankung, die vor allem bei Kindern vorkommt und große hygienische Sorgfalt erfordert, damit sie nicht ansteckt oder sich zum Ekzem entwickelt. Kleine Kinder sollten von nachfolgender Pflanzenteemischung, die man auch zum Einreiben verwendet, 1 Tasse täglich trinken, größere und Erwachsene 2 Tassen.

Blätter der Großen Klette	25 g
Borretschspitzen	25 g
Stiefmütterchenkraut	25 g
Blutweiderichblätter	25 g
Kraut des Seifenkrauts	25 g

Kochen Sie 1 Esslöffel Pflanzen je Tasse 2 Minuten und lassen Sie sie dann 10 Minuten ziehen.

• *Geeignete Pflanzen:* Alle blutreinigenden Pflanzen (siehe S. 309) und Pflanzen, die unter der Rubrik Ekzeme genannt sind (siehe unten).

EKZEME

Es gibt verschiedene Formen von Ekzemen: Sie sind erblicher, mikrobieller oder allergischer Ursache, treten im Zusammenhang mit Asthma auf oder sind um ein Gelenk lokalisiert und erscheinen als trockene oder nässende, gerötete, sich mehr oder weniger ausbreitende Hautläsion.

Vermeiden Sie übermäßige Ernährung, vor allem die Reizstoffe Kaffee und Alkohol.

Bringen Sie die Haut wieder ins Gleichgewicht, verwenden Sie Pflegeprodukte auf Propolisbasis.

Machen Sie von Zeit zu Zeit, z.B. 8 Tage im Monat, eine Kur mit dem **Gesundheitstee »Palais Royal«** (siehe S. 372), um den allgemeinen Gesundheitszustand zu verbessern. Wechseln Sie diese Kur mit einer 3-wöchigen Kur oder auch, je nach Zustand, mit einer Dauerkur der folgenden Pflanzenmischung ab. Wenn Sie psychisch belastet sind, können Sie diesen Pflanzen noch 1 Teelöffel Passionsblumen je Tasse hinzufügen.

Trinken Sie 2–3 Tassen täglich, 1 davon nüchtern.

Was hilft bei welchem Leiden?

Borretschspitzen	20 g
Kraut des Tausendgüldenkrauts	20 g
Walnussblätter	20 g
Stechwindenwurzeln	20 g
Klettenwurzeln	30 g
Stiefmütterchenkraut	30 g
Kraut des Seifenkrauts	30 g

Kochen Sie 1 Esslöffel Pflanzen je Tasse 3 Minuten und lassen Sie sie dann 10 Minuten lang ziehen.

• *Geeignete Pflanzen:* Spitzen des Weißen Andorns, Artischockenblätter, Birkenblätter, Blutweiderichkraut, Borretschspitzen, Brennnesselblätter, *Centella*-Blätter, Ehrenpreiskraut, Erdrauchkraut, Fieberkleeblätter, Hauhechelwurzeln, Hopfenzapfen, Kraut der Wilden Karde, Klettenwurzeln und -blätter, Blätter der Breitblättrigen Kresse, Kresseblätter, Lavendelblüten, Löffelkrautblätter, Löwenzahnblätter und -wurzeln, Ringelblumenblüten, Salbeiblätter, Sauerampferwurzeln, Kraut des Seifenkrauts, Stechwindenwurzeln, Stiefmütterchenkraut, Tausendgüldenkrautspitzen, Kraut des Teufelsabbisses, Ulmenrinde, Walnussblätter, Wegwartenblätter und -wurzeln.

FIBROM

Ein Fibrom ist eine gutartige Bindegewebsgeschwulst, die an allen Organen vorkommen kann und regelmäßig ärztlich kontrolliert werden sollte. Uterusfibrome führen z.B. zu verstärkten und unregelmäßigen Blutungen. Trinken Sie 1 Tasse täglich der Pflanzen, die den Allgemeinzustand bessern, oder das **Gesundheitselixir »Palais Royal«** (siehe S. 325).

Nehmen Sie 1 Teelöffel Brennnesselpulver am Morgen zur Unterstützung des Organismus oder eisenhaltige Zubereitungen ein.

Wenn es zu ausgedehnten Blutungen kommt, kann Ihnen folgende Mischung adstringierender Pflanzen helfen. Trinken Sie 2–3 Tassen täglich.

Hirtentäschelkraut	30 g
Eichenrinde	30 g
Brennnesselblätter	30 g
Wasserpfefferkraut	30 g
Vogelknöterichkraut	30 g
Blutweiderichblätter	30 g

Kochen Sie 1 Esslöffel Pflanzen je Tasse 3 Minuten und lassen Sie sie dann noch 10 Minuten ziehen.

• *Geeignete Pflanzen:* Kraut des Berufkrauts, Eichenrinde, Efeublätter, Hirtentäschelkraut, Mariendistelkraut, Ringelblumenblüten, Vogelknöterichkraut, Wasserpfefferkraut, Wiesenknopfkraut.

FIEBER

Fieber ist eine Erhöhung der Körpertemperatur unterschiedlicher Ursache. Man sollte nun fasten, viel trinken und das Schwitzen anregen. Deshalb sind die schweißtreibenden Pflanzen hier willkommen.

Trinken Sie mehrere Tassen heißen Tees folgender Rezeptur täglich:

Lindenblüten	10 g
Buchsblätter	20 g
Wacholderbeeren	20 g
Wurzeln der Meisterwurz	30 g
Borretschspitzen	40 g
Holunderblüten	40 g

Lassen Sie 1 Esslöffel Pflanzen je Tasse 2 Minuten kochen, dann 10 Minuten ziehen.

• *Geeignete Pflanzen:* Artischockenblätter, Borretschspitzen, Buchsblätter, Chinarinde, Enzianwurzeln, Erlenwurzeln, Eschenblätter, Eukalyptusblätter, Holunderblüten, Johanniskrautspitzen, Kinkélibablätter, Lorbeerblätter, Wurzeln der Meisterwurz, Nelkenwurzkraut, Olivenblätter, Rainfarnblüten, Rosenblütenblätter, Rosmarinblätter, Salbeiblätter, Sellerieblätter und -wurzeln, Tausendgüldenkrautspitzen, Thymianblätter, Wegwartenblätter und -wurzeln, Weidenrinde, Wermutspitzen.

FINGER- UND FUßNÄGEL

Es ist eleganter, gesunde, kräftige, nicht brüchige oder sich spaltende Nägel zu haben, als gestylte.

Wie die Haare spiegeln die Nägel den allgemeinen Gesundheitszustand wider. Gegen brüchige Nägel helfen also die Pflanzen, die für den Allgemeinzustand empfohlen werden, sowie das **Gesundheitselixir »Palais Royal«** (siehe S. 325). Nehmen Sie morgens und abends vor den Mahlzeiten je 3 Kapseln medizinischer Hefe und Schachtelhalm wegen deren Gehalt an Vitaminen, Aminosäuren und Kieselsäure ein, oder auch Vitamin-Mineralstoff-Mischpräparate.

Nehmen Sie sich die Zeit und massieren Sie Finger und Nägel gründlich

Was hilft bei welchem Leiden?

mit nachfolgender Mischung aus ätherischen Ölen und öligen Pflanzenauszügen.

Lavendelöl	200 Tropfen
Bohnenkrautöl	100 Tropfen
Terpentinöl	50 Tropfen
Avocadoöl	50 ml

Mischen Sie die ätherischen Öle mit dem Avocadoöl.

FRIGIDITÄT

Frigidität bezeichnet einen Mangel an sexuellem Verlangen bei Frauen, dessen Ursachen vielfältig sein können: viele psychische Faktoren und vor allem emotionale Disharmonie spielen eine Rolle. Achten Sie auf gesunde Ernährung mit ausreichendem Anteil an Gemüsen, frischen oder trockenen Früchten, also auf eine ausreichende Mineralstoff- und Vitaminzufuhr; mischen Sie Weizenkeime in die Speisen.

Trinken Sie von Zeit zu Zeit den **Gesundheitstee** oder das **Gesundheitselixir »Palais Royal«** (siehe S. 372 bzw. 325) und 1–2 Tassen folgender Mischung:

Katzenminzenkraut	50 g
Wiesenbärenklaukraut	50 g
Taigawurzeln	50 g
Raukenblätter	50 g
Safranfäden	2 g

Kochen Sie 1 Esslöffel Pflanzen je Tasse 2 Minuten und lassen Sie sie dann 10 Minuten ziehen.

Im gegenteiligen Fall, bei zu starkem sexuellem Verlangen, trinkt man abends eine Tasse Weidenrinden- oder Seerosenwurzeltee.

FROSTBEULEN

Frostbeulen werden durch Feuchtigkeit und Kälte verursacht und weisen eine gerötete Hautschwellung und anschließend sehr schmerzhafte Schrunden auf.

Nehmen Sie ein Multivitaminpräparat ein und trinken Sie täglich mehrere Tassen des **Gesundheitstees »Palais Royal«** (siehe S. 372) zur Verbesserung des Allgemeinzustands und den **Kreislauftee** (siehe S. 411). Sie können beide Tees miteinander mischen, damit Sie nicht mehrere Tassen zubereiten müs-

sen. Wenn Sie für Frostbeulen anfällig sind, ist es das Beste, Anfang des Winters eine Kur zu machen.

Die Schrunden und Risse behandelt man in der gleichen Weise. Zur Linderung können Sie den **Schrundenbalsam** (siehe S. 338) auftragen.

FRÜHJAHRSKUR

Der Frühling ist da, lasst uns all die angesammelten schlechten Säfte verjagen, den Körper durchspülen, die Gifte ausschwemmen, damit wir ganz und gar fit sind. Essen Sie leichte Kost, Rohkost oder gedämpftes Gemüse, machen Sie eine Kur mit Holundersaft.

Nehmen Sie nüchtern 3 Kapseln medizinischer Hefe ein. Trinken Sie morgens nüchtern und noch 2-mal am Tag 3 Wochen lang von dieser Frühlingspflanzenmischung.

Zitronengrasblätter	10 g
Tausendgüldenkrautspitzen	10 g
Löwenzahnblätter	10 g
Sauerampferwurzeln	10 g
Wurzeln der Roten Stechwinde	10 g
Eschenblätter	30 g
Stiefmütterchenblätter	30 g
Kraut des Seifenkrauts	30 g

Kochen Sie 1 Esslöffel Pflanzen je Tasse 2–3 Minuten und lassen Sie sie dann 10 Minuten ziehen.

• *Geeignete Pflanzen:* alle diuretischen, blutreinigenden, leberwirksamen Pflanzen.

FURUNKEL

(Siehe: ABSZESSE)

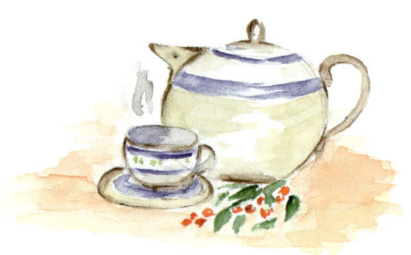

Was hilft bei welchem Leiden?

GALLENBLASE

(Siehe: LEBER)

GASTRITIS

Gastritis ist eine sehr schmerzhafte Entzündung der Magenschleimhaut, häufig verbunden mit übermäßiger Säurebildung; es kann zu Magenblutungen kommen.

Beginnen Sie Ihre Mahlzeiten mit milden Nahrungsmitteln: Butterbrot, gekochte Karotten oder Kartoffeln; vermeiden Sie es, zu Beginn der Mahlzeit Fleisch zu essen, da dies die Säurebildung anregt.

Ein Tee aus milden, schleimstoffhaltigen Pflanzen wie Malve oder Eibisch ist ebenfalls sehr gut geeignet.

Trinken Sie von Zeit zu Zeit den Gesundheitstee »Palais Royal« (siehe S. 372) zur Verbesserung des Allgemeinzustands und regelmäßig nach den Mahlzeiten den unter »Dickdarmentzündung« empfohlenen Tee (siehe S. 389)

GEDÄCHTNIS

Pflanzen können zwar kein hervorragendes Gedächtnis verschaffen, einige aber können die Konzentrationsfähigkeit etwas steigern: Essen Sie Fisch, Trockenfrüchte, nehmen Sie 2–3 Kapseln Phosphor oder Mineralstoffmischungen täglich ein. Trinken Sie 1–2 Tassen der folgenden Teerezeptur täglich.

Wegwartenwurzeln	30 g
Ginkgoblätter	30 g
Hornkleespitzen	30 g
Immergrünblätter	30 g
Thymianblätter	30 g

Lassen Sie 1 Esslöffel Pflanzen je Tasse 2–3 Minuten kochen und dann 10 Minuten ziehen.

GERSTENKORN

Das Gerstenkorn ist ein Furunkel des Lides an einem Wimpernansatz. Es ist wünschenswert, die Ausscheidungsfunktionen zu aktivieren und den Allgemeinzustand ins Lot zu bringen; trinken Sie hierfür 2 Tassen des Gesundheitstees »Palais Royal« täglich (siehe S. 372).

Machen Sie mehrmals täglich heiße Umschläge auf die Lider mit folgenden Pflanzen:

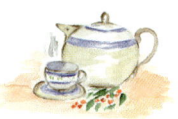

Weizenkleie	100 g
Leinsamenmehl	100 g
Holunderblüten	100 g

Geben Sie das Gemisch in einen Topf und teigen Sie die Masse mit etwas Wasser bis zu breiig-flüssiger Beschaffenheit an. Lassen Sie das Ganze auf leiser Flamme einige Minuten kochen. Streichen Sie den abgekühlten Brei auf ein feines Leintuch und legen Sie diese Kompresse 15 Minuten lang auf das Lid. Wiederholen Sie dies mehrmals im Laufe des Tages.

GEWICHTSVERLUST

Ein unnormaler Gewichtsverlust verlangt eine gewissenhafte, ärztliche Untersuchung. Eine Pflanze kann die gewünschte Gewichtszunahme sehr wirksam unterstützen: der Bockshornklee.

Trinken Sie ihn als Tee oder nehmen Sie das Pflanzenpulver zusammen mit Weizenkeimen ein: Mischen Sie 4–5 Esslöffel von jedem Pulver in Joghurt, Honig oder Marmelade. Um die Nahrungsverwertung zu verbessern, können Sie von Zeit zu Zeit den **Lebertee** trinken (siehe S. 412).

GICHT

Gicht ist das Ergebnis einer übermäßigen Harnsäurebildung (vgl. auch Harnsäurespiegel, erhöhter, S. 402) mit Ablagerung in den Gelenken, besonders im Großzehengrundgelenk. Sie ruft extreme Schmerzen hervor, sodass der Fuß nicht einmal eine leichte Bedeckung durch ein Leintuch verträgt. Die Gicht setzt schleichend ein und macht sich erst im Anfall bemerkbar, oft in Folge von Müdigkeit oder einer zu üppigen Mahlzeit.

Die Ernährung soll leicht sein: Essen Sie ausreichend gekochtes Gemüse oder Rohkost, vermeiden Sie dabei Lebensmittel mit zu hohem Oxalsäuregehalt wie Spargel und Sauerampfer; vermeiden Sie auch Alkohol.

Das Ziel der Pflanzenrezepturen gegen die Gicht ist, die Harnsäure aufzulösen, aber auch, den Schmerzanfall zu beseitigen und seine Wiederkehr zu vermeiden. Da die Gicht keine Einzelerscheinung ist, sollten Sie Ihr allgemeines Wohlbefinden verbessern. Machen Sie von Zeit zu Zeit eine Allgemeinkur mit dem **Gesundheitstee »Palais Royal«** (siehe S. 372).

Auch die kurmäßige Anwendung von Lindensplintholz (siehe S. 182) oder der nachfolgenden Teemischung liefern gute Ergebnisse.

Trinken Sie 3 Wochen lang 1 Liter täglich.

| Erdbeerblätter | 20 g |
| Wacholderbeeren | 20 g |

Was hilft bei welchem Leiden?

        Ackerschachtelhalmkraut . . . .   20 g
        Kraut des Seifenkrauts . . . .   20 g
        Birkenblätter . . . .   30 g
        Schwarze Johannisbeerblätter . . . .   30 g
        Brennnesselblätter . . . .   30 g

- *Geeignete Pflanzen:* Artischockenblätter, Bärlappkraut, Kraut des Kanadischen Berufkrauts, Besenginsterblüten, Birkenblätter, Beeren der Blasenkirsche, Bohnenschalen, Borretschspitzen, Brennnesselblätter, Brombeerblätter, Buchsblätter, Enzianwurzeln, Erdbeerblätter und -wurzeln, Eschenblätter, Fenchelwurzeln, Goldrutenspitzen, Greiskrautspitzen, Heidekrautblüten, Himbeerblätter, Hirschzungenfarnkraut, Holunderblüten, -blätter, -rinde, Schwarze Johannisbeerblätter, Katzenbartblätter, Kiefernknospen, Klettenwurzeln und -blätter, Löwenzahnwurzeln und -blätter, Mädesüßblüten und -blätter, Mannstreuwurzeln, Meerrettichwurzeln, Mistelblätter, Pappelknospen, Rosmarinblätter, Salomonssiegel, Sauerkirschstiele, Seifenkrautwurzeln und -blätter, Sellerieblätter und -wurzeln, Senegawurzeln, Stechmyrtenwurzeln, Thujenblätter, Thymianblätter, Vogelknöterichkraut, Wasserpfefferkraut, Wegwartenblätter und -wurzeln, Weidenrinde.

GRIPPE

    Als Grippe bezeichnet man eine ansteckende Infektionskrankheit mit raschem Temperaturanstieg, Gliederschmerzen, Kopfschmerzen, Husten und Bronchitis.
    Verstärken Sie die Ausscheidung durch Schwitzen mit der unter Fieber angegebenen Rezeptur (siehe S. 394), entlasten Sie die Bronchien mit dem **Bronchialtee** (siehe S. 385).
    Zur Grippeprophylaxe im Winter oder zu Zeiten der Epidemie trinken Sie 2 Tassen täglich des folgenden köstlichen Gewürztees:

        Zimtstangen . . . .   1 Messerspitze
        Lorbeerblätter . . . .   2 Blätter
        Wacholderbeeren . . . .   3 Beeren
        Gewürznelken . . . .   2 Nägel
        Lindenblüten . . . .   1 Messerspitze

    Die angegebenen Mengen reichen für 1 Tasse kochenden Wassers. Lassen Sie die Pflanzen 5–10 Minuten ziehen. Seihen Sie ab und süßen Sie gegebenenfalls mit Honig.

- *Geeignete Pflanzen:* Borretschspitzen, Eukalyptusblätter, Fenchelsamen, Kraut des Frauenhaarfarns, Gundermannblätter, Holunderblüten,

Huflattichblätter und -blüten, Blüten der Kamille, Kiefernknospen, Königskerzenblätter und -blüten, Lavendelblüten, Lorbeerblätter, Wurzeln der Meisterwurz, Orangenblüten und -blätter, Oreganospitzen, Salbeiblätter, Sellerieblätter oder -wurzeln, Tausendgüldenkrautspitzen, Thymianblätter, Veilchenblüten, Zimtstangen.

GÜRTELROSE (HERPES ZOSTER)

Die Gürtelrose ist eine Virusinfektion der Nervenenden. Sie ist je nach Lokalisation und Empfindlichkeit des Kranken mehr oder weniger schmerzhaft.

Trinken Sie so schnell wie möglich den Gesundheitstee »Palais Royal« (siehe S. 392) zur Unterstützung des Allgemeinzustands, machen Sie Umschläge mit Lindenblüten-, Eibisch-, Malven- oder Holunderblütenabkochung.

Gegebenenfalls trinken Sie von nachfolgender Mischung 1 Liter im Laufe des Tages:

Berberitzenrinde	20 g
Blüten der Römischen Kamille	20 g
Löwenzahnwurzeln	20 g
Stechwindenwurzeln	20 g
Holunderblüten	20 g
Bergminzenkraut	40 g
Buchsblätter	60 g

Lassen Sie 4 Esslöffel Pflanzen je Liter 2–3 Minuten kochen, dann 10 Minuten ziehen.

HALSSCHMERZEN, HALSENTZÜNDUNG

(Siehe: ANGINA)

HÄMORRHOIDEN

Hämorrhoiden sind Venenerweiterungen im Anusbereich, die innerlich und äußerlich sein können. Dieser Zustand der Venenschwäche kommt bevorzugt bei Übergewicht, sitzender Tätigkeit und Verstopfung vor.

Gestalten Sie Ihre Ernährung ballaststoffreich, um Verstopfung zu vermeiden; Sie können dies mit Gemüse, Vollkornbrot oder Beimischung von Weizen- oder Haferkleie erreichen. Zur Behandlung der Hämorrhoiden emp-

Was hilft bei welchem Leiden?

fiehlt es sich, die blutreinigenden Pflanzen, die das Blut auch verdünnen, mit venenkräftigenden und kreislaufanregenden zu kombinieren.

Trinken Sie von der folgenden Rezeptur 2–3 Tassen täglich 3 Wochen lang zur Kur:

Mariendistelkraut	10 g
Kraut des Seifenkrauts	10 g
Schafgarbenspitzen	20 g
Stiefmütterchenkraut	20 g
Wurzeln des Stechenden Mäusedorns . . .	20 g
Ackerschachtelhalmkraut	20 g
Blätter der Echten Weinrebe	20 g
Scharbockskrautblätter	40 g

Lassen Sie 1 Esslöffel Pflanzen je Tasse 2 Minuten kochen, dann 10 Minuten ziehen.

Bei Blutungen ist ein Arzt aufzusuchen; machen Sie mit folgender Mischung ein Sitzbad:

Zypressenzapfen	50 g
Walnussblätter	50 g
Wurzeln des Stechenden Mäusedorns . . .	50 g
Eichenrinde	150 g

Lassen Sie 6 Esslöffel je Liter 10 Minuten kochen, gießen Sie die Lösung in das Wasser des Sitzbads.

• *Geeignete Pflanzen:* Kraut des Ackerschachtelhalms, Beinwellwurzeln, Berberitzenwurzeln, Blutweiderichkraut, Dillblätter und -samen, Eichenrinde, Fingerkrautwurzeln, Kraut des Gänsefingerkrauts, Kraut des Glaskrauts, Hamamelisblätter (Zaubernuss), Heidelbeerblüten und -früchte, Hirtentäschelkraut, Holunderblüten, Königskerzenblüten und -blätter, Mariendistelkraut, Wurzeln des Stechenden Mäusedorns, Mistelblätter, Myrtenblätter, Rosskastanien, Schafgarbenspitzen, Salomonssiegel, Scharbockskrautblätter, Wurzeln des Schlangenknöterichs, Kraut und Wurzeln des Seifenkrauts, Stechmyrtenwurzeln, Stiefmütterchenkraut, Taubnesselkraut, Kraut des Vogelknöterichs, Wasserpfefferblätter, Blätter der Echten Weinrebe, Wiesenknopfkraut.

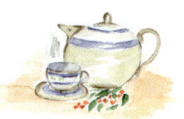

HARNSÄURESPIEGEL, ERHÖHTER (HYPERURIKÄMIE)

Hyperurikämie bedeutet eine krankhafte Erhöhung des Harnsäuregehalts im Blut (siehe auch unter Gicht, S. 398). Harnsäure ist ein Eiweißabbauprodukt und im Blut und Urin, durch den sie ausgeschieden wird, anwesend. Wenn es in Folge mangelhafter Ausscheidung durch den Urin zu einer Erhöhung des Harnsäuregehalts im Blut kommt, drückt sich dies in lediger Haut mit Juckreiz, Bluthochdruck, Problemen beim Atmen, bei der Verdauung, dem Sehen und des Bewußtseins aus.

Zu allererst ist die Eiweißzufuhr durch Fleisch oder Fisch einzuschränken, Früchte und Gemüse sind vorzuziehen. Trinken Sie 1 Liter folgender Teerezeptur am Tag.

Artischockenblätter	20 g
Rainkohlkraut	20 g
Löwenzahnwurzeln	20 g
Stechwindenwurzeln	20 g
Bärentraubenblätter	20 g
Christdornfrüchte	30 g
Kraut des Habichtskrauts	40 g

Kochen Sie 1 Esslöffel Pflanzen je Tasse oder 4 je Liter 2 Minuten und lassen Sie sie dann 10 Minuten ziehen.

• *Geeignete Pflanzen:* alle Leberpflanzen, die auch entwässernd wirken, besonders Alantwurzeln, Artischockenblätter, Bärentraubenblätter, Besenginsterblüten, Christdornfrüchte, Habichtskrautblätter, Heidekrautblüten, Katzenbartblätter, Krappwurzeln, Lindenblüten, Löwenzahnwurzeln und -blätter, Mannstreuwurzeln, Queckenwurzeln, Rainkohlkraut, Rosmarinblätter, Salbeiblätter, Sauerkirschstiele, Stechwindenwurzeln, Wacholderbeeren, Wegwartenblätter und -wurzeln.

HAUTJUCKEN, JUCKREIZ (PRURITUS)

Zur Linderung des Juckreizes reibt man sich mit Essiglotion pur oder verdünnt ein.

Im Falle von Pruritus Vulvae, Juckreiz an den Schamlippen, reibt man sich mit einem konzentriertem Absud (40 g pro Liter) des Frauenmantels ein.

• *Geeignete Pflanzen:* alle blutreinigenden Pflanzen, alle unter Ekzeme und Leber angegebenen Pflanzen.

Was hilft bei welchem Leiden?

HAUTPILZINFEKTION

Es handelt sich um eine Hauterkrankung, die mit einer leichten Schuppung verbunden ist. Es empfiehlt sich, denselben Tee zu verwenden, wie unter Ekzeme (siehe S. 392) angegeben. Ergänzend müssen Sie sich mit Vitaminen versorgen, indem Sie morgens nüchtern 3 Kapseln medizinische Hefe und 3 Kapseln Weizenkeimöl einnehmen. Verwenden Sie im Gesicht Weizenkeimcremes oder vitaminisiertes Öl.

Reiben Sie das Gesicht täglich mit folgender Rezeptur ein:

Birkenrinde	80 g
Ulmenrinde	80 g
Breitwegerichblätter	80 g

Kochen Sie 5 Esslöffel Pflanzen je Liter 5 Minuten, lassen sie 10 Minuten ziehen und seihen Sie dann ab. Um die Haltbarkeit zu verlängern, können Sie 1 Messerspitze Salz zufügen.

• *Geeignete Pflanzen:* Birkenblätter und -rinde, Borretschspitzen, Brennnesselblätter, Ehrenpreiskraut, Erdrauchkraut, Hopfenzapfen, Klettenwurzeln und -blätter, Königskerzenblüten und -blätter, Blätter der Breitblättrigen Kresse, Löffelkrautblätter, Löwenzahnblätter und -wurzeln, Ringelblumenblütenblätter, Salbeiblätter, Sauerampferwurzeln, Schöllkrautblätter, Kraut oder Wurzeln des Seifenkrauts, Stechwindenwurzeln, Kraut des Teufelsabbisses, Ulmenrinde, Wegwartenblätter und -wurzeln.

HEISERKEIT

(Siehe: STIMMLOSIGKEIT)

HERPES

Herpes äußert sich durch kleine Bläschen auf der Haut oder Schleimhaut, denen Brennen und Juckreiz vorausgehen.

Aus verschiedenen Gründen kann Herpes immer wieder an derselben Stelle auftreten.

Trinken Sie 2 Tassen täglich des **Gesundheitstees »Palais Royal«** (siehe S. 372), um den Allgemeinzustand zu bessern, in Abwechslung mit dem **Tee gegen Ekzeme** (siehe S. 392). Wenn es zu starker Müdigkeit kommt, trinken Sie Brennnessel-oder Schachtelhalmtee.

Reiben Sie die betroffenen Stellen mit einer Abkochung aus Schlangenknöterichwurzeln, Erdbeerwurzeln oder Odermennigkraut ein.

HERZKLOPFEN

(Siehe auch: HERZRHYTHMUSSTÖRUNGEN)

Herzklopfen ist ein unangenehmes Empfinden meist nervöser Natur. Die beste Pflanzendroge, die hier helfen kann, ist die Weißdornblüte, von deren Teeauszug man regelmäßig 2–3 Tassen täglich, 1 am Abend vor dem Schlafengehen, trinkt.

HERZRHYTHMUSSTÖRUNGEN (ARRHYTHMIE, TACHYCARDIE)

Es handelt sich um Störungen der Herzschlagfrequenz. Ziehen Sie den Arzt zu Rate. Tachycardie ist ein beschleunigter Herzschlag, mit dem das Herz z.B. seine eigene Leistungsschwäche kompensiert. Zur Unterstützung trinken Sie in jedem Fall 2–3 Tassen Weißdornblütentee täglich.

HEUSCHNUPFEN

(Siehe: SCHNUPFEN)

HEXENSCHUSS (LUMBAGO)

Der so genannte Hexenschuss ruft einen heftigen Schmerz in der Lendengegend hervor und kann in Zusammenhang mit einer einfachen Muskelverspannung, einem Bänderschaden oder einem Bandscheibenvorfall stehen. Für die Behandlung werden dieselben Pflanzen verwendet wie bei Arthritis und Rheuma; halten Sie diese Stelle warm, z.B. mit einem Flanelltuch, und massieren Sie sich vor allem mit dem Schmerzbalsam (siehe S. 338) oder reiben Sie sich mit Wundtinktur (siehe S. 319) ein, geben Sie Rosmarin- oder Bohnenkrautöl ins Badewasser (siehe S. 334).

HÜHNERAUGEN

Das Hühnerauge ist eine Verdickung von Hornschichten, die durch Reibung oder Druck des Schuhes auf den Fuß entstanden ist.
Lassen Sie einige Tage Efeublätter in Essig ziehen. Legen Sie ein solches Blatt auf das Hühnerauge und fixieren es mit einem Verband eine Nacht lang. Wiederholen Sie diesen Vorgang so oft wie nötig. Genauso kann man mit den Blütenblättern der Madonnenlilie verfahren.
Man kann auch mit recht gutem Erfolg Schöllkrautsaft auftupfen oder ätherisches Thujenöl.

Was hilft bei welchem Leiden?

HUSTEN

Husten ist ein Reflex, der dazu bestimmt ist, den Schleim aus Kehle, Luftröhre und Bronchien zu entfernen; er kann auch nervösen Ursprungs sein.
Die ausgewählten Pflanzen wirken reizlindernd, heilend und beruhigend.
Hier eine äußerst wirksame Rezeptur, die den Husten bei Bronchitis und Asthma, Raucherhusten sowie nervösen Husten heilen kann. Trinken Sie davon mehrere Tassen täglich und fügen Sie 1 Teelöffel Honig je Tasse hinzu.

Irländisches Moos	10 g
Klatschmohnblüten	10 g
Sonnentaukraut	10 g
Huflattichblüten	10 g
Wacholderbeeren	20 g
Ysopblätter	20 g
Gundermannblätter	20 g
Myrtenblätter	20 g
Lungenflechte	20 g
Süßholzwurzel	20 g

Kochen Sie 1 Esslöffel Pflanzen je Tasse 2 Minuten und lassen Sie sie dann 10 Minuten ziehen.

• *Geeignete Pflanzen:* Alantwurzeln, Spitzen des Weißen Andorns, Augentrostkraut, Basilikumblätter, Beinwellwurzeln, Efeu, Eibischblüten, -blätter und -wurzeln, Ehrenpreiskraut, Echtes Engelsüß, Eukalyptusblätter, Fenchelsamen, Frauenminzenspitzen, Gänseblumenblüten, Gundermann, Hirschzungenfarnkraut, Huflattichblüten und -blätter, Isländisches Moos, Kalmuswurzeln, Katzenminzenkraut, Katzenpfötchenblüten, Klatschmohnblüten, Kresseblätter, Poleiminzenspitzen, Lorbeerblätter, Malvenblüten und -blätter, Wurzeln der Meisterwurz, Myrtenblätter, Nelkenwurzkraut, Oreganospitzen, Pappelknospen, Pfirsichblüten, Senegawurzeln, Sonnentaukraut, Süßholzwurzeln, Tannenknospen, Teufelsabbisskraut, Veilchenblüten, Wacholderbeeren, Ysopblätter.

IMPOTENZ

Impotenz tritt oft vorübergehend auf und ist physischen oder psychischen Ursprungs. Die Ernährung muss ausgewogen und gut gewürzt sein mit Safran, Ingwer etc. Auch Trockenfrüchte, Mandeln, Weintrauben, Aprikosen, Weizenkeime, Algen, Meeresfische, besonders Austern, sind geeignet.
Trinken Sie von Zeit zu Zeit den **Gesundheitstee »Palais Royal«** (siehe

S. 372) für den Allgemeinzustand, den Kreislauf und die Spannkraft des Körpers sowie eine der folgenden Teerezepturen.

Trinken Sie 1–2 Tassen täglich von folgendem Tee:

Kraut des Wiesenbärenklaus	30 g
Diptamdostenblätter	30 g
Taigawurzeln	30 g
Kolanuss	30 g
Raukenblätter	30 g
Bohnenkrautblätter	30 g
Pfefferminzblätter	30 g

Lassen Sie 1 Esslöffel Pflanzen je Tasse 3–4 Minuten kochen und dann 10 Minuten ziehen.

Nehmen Sie von folgender Pulvermischung 1 Teelöffel in Honig, Joghurt oder etwas gesüßtem Wasser zu sich.

Zimtpulver	10 g
Vanillepulver	10 g
Kolanusspulver	20 g
Ingwerpulver	30 g
Bohnenkrautpulver	30 g
Weizenkeimmehl	100 g
Mandelmehl	100 g

- ***Geeignete Pflanzen:*** Bockshornkleesamen, Bohnenkrautblätter, Enzianwurzeln, Kraut des Silberblättrigen Heiligenkrauts, Ingwerwurzeln, Johanniskrautspitzen, Pfefferminzblätter, Raukenblätter, Rosmarinblätter, Safranfäden, Salbeiblätter, Selleriesamen, Taigawurzeln, Vanilleschoten, Wiesenbärenklaublätter.

INKONTINENZ

Urininkontinenz und Einnässen erschweren den Alltag, haben verschiedene Ursachen, aber dasselbe Ergebnis. Der Inkontinente kann den Urin nicht zurückhalten; der Einnässer könnte es, aber aus psychischen Gründen nimmt er sich nicht die Zeit, um zur Toilette zu gehen.

Im ersten Fall ist eine gründliche Untersuchung angeraten; im zweiten Fall ist psychologische Hilfe wünschenswert, besonders bei Kindern.

Unterstützen Sie die allgemeine Verfassung, indem Sie zu starke Übermü-

Was hilft bei welchem Leiden?

dung vermeiden, andernfalls geben Sie dem Patienten eisenhaltige Präparate; wenn er sehr ängstlich ist, geben Sie ihm krampflösende Pflanzenmischungen, damit er sich besser entspannt.

Inkontinente und Einnässende können folgende Teerezeptur verwenden: Sie sollten 1–2 Tassen 1 Stunde vor dem Schlafengehen zu trinken bekommen.

Zypressenzapfen	10 g
Brennnesselblätter	10 g
Kraut des Gänsefingerkrauts	20 g
Goldmohnkraut	20 g
Thujenblätter	20 g
Frauenmantelspitzen	30 g
Hirtentäschelkraut	30 g
Schafgarbenspitzen	30 g

Kochen Sie 1 Esslöffel Pflanzen je Tasse 2 Minuten und lassen Sie sie dann 10 Minuten ziehen.

• *Geeignete Pflanzen:* Bärentraubenblätter, Frauenmantelkraut, Kraut des Gänsefingerkrauts, Hirtentäschelkraut, Kraut des Echten Labkrauts, Odermennigkraut, Schafgarbenspitzen, Schlangenknöterichwurzeln, Zypressenzapfen.

INSEKTENSTICHE

Legen Sie so schnell wie möglich nach dem Stich ein zerriebenes Petersilienblatt, Kerbel- oder Klettenblatt auf.

Lassen Sie kaltes Wasser über die Stichstelle rinnen, tragen Sie Zitronensaft oder ätherisches Lavendelöl auf, wenn Sie nicht die **Essiglotion** (siehe S. 345) zur Hand haben, was der Idealfall wäre.

ISCHIAS

Der Ischiasnerv ist der größte Nerv in unserem Körper; er führt über das Gesäß, die Oberschenkel- und Beinmuskeln bis in den Fuß. Es ist verständlich, dass es heftigste Schmerzen auslöst, wenn dieser Nerv aus welchem Grund auch immer gereizt wird; »mechanische« Gründe sind etwa Bandscheibenvorfall, Arthritis, längere Ruhigstellung oder ein Sturz.

Sanfte Massagen oder Bäder mit folgendem Öl lindern die Schmerzen:

Öl der Römischen Kamille	5 ml
Wacholderöl	5 ml
Lavendelöl	5 ml
Oreganoöl	5 ml
Kiefernöl	5 ml
Rosmarinöl	5 ml
Kokosöl oder Sesamemulsion	250 ml

Mischen Sie die ätherischen Öle mit dem Trägeröl.
Trinken Sie mehrere Tassen täglich der folgenden Pflanzenmischung.

Wacholderbeeren	30 g
Efeublätter	30 g
Pappelknospen	30 g
Weidenrinde	30 g
Mädesüßkraut	30 g
Eisenkrautblätter	30 g

Lassen Sie 1 Esslöffel Pflanzen je Tasse 2 Minuten kochen und dann 10 Minuten ziehen.

• *Geeignete Pflanzen:* alle bei Arthritis, Arthrose und Rheuma wirksamen Pflanzen.

JUCKREIZ

(Siehe: HAUTJUCKEN)

KEUCHHUSTEN

Eine Infektionskrankheit, die sich durch starke Hustenanfälle kennzeichnet.
Die Teerezepturen, die für nervösen Husten angegeben sind, eignen sich hier hervorragend. Für Kinder passt man die Dosierung an, d.h. man nimmt 1 Teelöffel Pflanzen je Tasse und lässt sie 3 Tassen täglich trinken.

KOLIBAKTERIEN

Kolibakterien sind Keime, die zur natürlichen Darmflora gehören, ohne Krankheitsbeschwerden zu verursachen. Wenn die Darmflora einseitig aus dem Gleichgewicht kommt, nehmen die Kolibakterien jedoch überhand, ge-

Was hilft bei welchem Leiden?

langen über den Blutweg in die Nieren und können Blasenentzündungen (siehe S. 383) hervorrufen.

Damit sie im Darm im Gleichgewicht bleiben, können Sie von Zeit zu Zeit eine Kur mit dem Lebertee (siehe S. 412) oder dem Galletee (siehe S. 413) machen oder die Gesamtvitalität des Körpers mit dem Gesundheitselixir oder dem Gesundheitstee »Palais Royal« unterstützen (siehe S. 325 bzw. 372).

KOLIKZUSTÄNDE

Es handelt sich um entzündungsbedingte, krampfartige Schmerzen. Eine Kolik kann als Leber-, Nieren-, Speicheldrüsenkolik, wie unter Steinleiden besprochen, als Darmkolik u. a. auftreten.

• D*REI-MONATS-KOLIK*

Machen Sie dem Säugling zur Erleichterung lauwarme Kleieumschläge auf den Bauch und massieren Sie ihn sehr sanft, d. h. streicheln Sie ihn mit Süßmandelöl.

Orangenblütenwasser ins Fläschchen hilft sehr. Zur Vermeidung von Bauchschmerzen können Sie 3 Fenchel- oder Aniskörner 10 Minuten in 3 Esslöffel kochendem Wasser ziehen lassen und diesen Tee dem Fläschchen hinzufügen.

KOPFLÄUSE

Diese kleinen, sehr unangenehmen Tiere neigen dazu, den stärksten Behandlungen zu widerstehen.

Um solchen Verdruss zu vermeiden, können Sie sich regelmäßig mit ätherischem Lavendelöl einreiben; geben Sie alle 2–3 Tage beim Haarewaschen folgenden Rainfarnessig in das letzte Spülwasser:

• R*AINFARNESSIG*

Lavendelöl	5 ml
Rainfarnblüten (giftig)	80 g
Apfelessig	750 ml

Lassen Sie das Ganze 15 Tage lang ziehen und seihen Sie dann ab. Geben Sie 2–3 Esslöffel dieser Zubereitung in das Spülwasser.

KRAMPFADERN (VARIZEN)

Krampfadern sind eine Venenerweiterung, meist im Beinbereich. Man bekämpft sie, indem man das Blut »verflüssigt« und die Venenwände stärkt.

Wie bei allen Kreislaufproblemen sind Zigaretten und Alkohol verboten und eine leicht verdauliche Ernährung angeraten. Vermeiden Sie heiße Bäder und zu intensive Sonnenbestrahlung.

Bei Beinschwere können Sie Fußbäder mit der konzentrierten Abkochung der Echten Weinrebe machen und Massagen mit der Zitronenemulsion.

Von Zeit zu Zeit ist eine Kur mit dem Gesundheitselixir oder -tee »Palais Royal« (siehe S. 325 bzw. 372) nützlich.

Trinken Sie in 3 Wochen des Monats täglich 2 Tassen folgender Teemischung:

Hirtentäschelkraut	20 g
Taubnesselkraut	20 g
Schafgarbenspitzen	20 g
Kraut des Seifenkrauts	20 g
Zypressenzapfen	30 g
Wurzeln des Stechenden Mäusedorns ...	30 g

Kochen Sie die Pflanzen 2 Minuten und lassen Sie sie 10 Minuten ziehen.

• *Geeignete Pflanzen:* Breitwegerichblätter, Kraut des Erdrauchs, Hamamelisblätter, Hirtentäschelkraut, Klettenwurzeln und -blätter, Löwenzahnblätter und -wurzeln, Mariendistelkraut, Wurzeln des Stechenden Mäusedorns, Mistelblätter, Rosskastanien, Schafgarbenspitzen, Kraut und Wurzeln des Seifenkrauts, Stiefmütterchenkraut, Taubnesselkraut, Vogelknöterichkraut, Wasserpfefferkraut, Wegwartenblätter und -wurzeln, Blätter der Echten Weinrebe, Zypressenzapfen.

KRÄMPFE (SPASMEN)

Da Krämpfe aus einer unwillkürlichen Verspannung eines oder mehrerer Muskeln herrühren, können sie auch Organe wie den Magen, die Därme, die Harnwege betreffen.

Folgende Mischung wirkt krampflösend, erholsam und entspannt den Organismus.

Engelwurzblätter	20 g
Basilikumblätter	20 g
Bergminzenkraut	20 g
Lavendelblüten	20 g
Hornkleespitzen	20 g

Was hilft bei welchem Leiden?

Majoranblätter	20 g
Orangenblütenblätter	20 g
Passionsblumenkraut	20 g

Lassen Sie die Pflanzen leicht 1–2 Minuten kochen und dann 10 Minuten ziehen.

• *Geeignete Pflanzen:* Alantwurzeln, Anissamen, Baldrianwurzeln, Basilikumblätter, Beifußblätter, Bergminzenkraut, Dillsamen, Engelwurzblätter und -wurzeln, Frauenminzenblätter, Gänseblumenblüten, Herzgespannkraut, Hopfenzapfen, Hornkleespitzen, Blüten der Echten Kamille, Blüten der Römischen Kamille, Kraut des Labkrauts, Lavendelblüten, Lindenblüten, Majoranblätter, Kraut der Mariendistel, Mönchspfeffersamen, Orangenblüten und -blätter, Oreganospitzen, Passionsblumenkraut, Quendelblätter, Rosmarinblätter, Salbeiblätter, Schafgarbenspitzen, Schlüsselblumenblüten, Steinkleespitzen, Waldmeisterspitzen, Weidenrinde, Weißdornblüten und -blätter.

KREISLAUF

Schläfrigkeit, unnormales Schlafbedürfnis, kalte oder fleckig marmorierte Extremitäten, hochrotes Gesicht, schwere Beine – all das sind die Symptome eines schlechten Kreislaufs.

Die Ernährung sollte sehr abwechslungsreich, leicht verdaulich, aber gut gewürzt sein, vor allem mit Knoblauch und Zitrone. Sportliche Betätigung wie Spaziergänge, Schwimmen und Gartenarbeit ist sehr förderlich, übertreiben Sie jedoch nicht, wenn Sie noch nicht trainiert sind.

Wenn der Blutandrang in den Beinen zu groß wird, machen Sie mit Echter Weinrebe und Rosmarin Fußbäder und Massagen mit Zitronenemulsion (siehe S. 334).

Man verwendet venenstärkende, aber auch »blutverdünnende« Pflanzen; von Zeit zu Zeit sollten Sie die Pflanzenkur »Palais Royal« (siehe S. 372) oder eine Kur mit dem Gesundheitselixir »Palais Royal« (siehe S. 325) machen und den Körper mit einem anregenden Gel einreiben.

Trinken Sie 2–3 Tassen von der folgenden Teerezeptur zwischen den Mahlzeiten, als 3-wöchige Kur je Monat.

Hamamelisblätter	10 g
Walnussblätter	10 g
Brennnesselblätter	10 g
Zypressennüsschen	20 g
Schafgarbenspitzen	30 g
Wurzeln des Stechenden Mäusedorns	40 g
Blätter der Echten Weinrebe	40 g

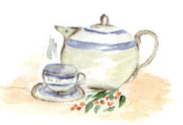

Lassen Sie 1 Esslöffel Pflanzen je Tasse 2 Minuten kochen und anschließend 10 Minuten ziehen.

• *Geeignete Pflanzen:* Arnikablüten, Hamamelisblätter (Zaubernuss), Rosskastanien, Salbeiblätter, Schafgarbenspitzen, Wurzeln des Stechenden Mäusedorns, Walnussblätter, Blätter der Echten Weinrebe, Zypressenblätter und -zapfen.

LEBER- UND GALLENBLASENERKRANKUNGEN

Die Leber ist ein Organ fester Konsistenz, sie ist die schwerste Drüse des Körpers und wiegt je nach Individuum zwischen 1 und 2 kg. Sie ist der Dirigent des physiologischen Orchesters, spielt im Zuckerstoffwechsel eine wichtige Rolle, speichert Zucker und gibt ihn wieder frei, je nach Bedürfnislage; sie baut die Eiweiße um und scheidet Eiweißabfallstoffe wie Harnsäure und Ammoniak aus; sie oxydiert die Fette, damit sie leichter in die Zellen eingelagert werden können.

Sie produziert Galle, die in Kanälen abfließt und durch den Reiz des Speisebreis beim Eintritt in den Dünndarm ausgestoßen wird. Man versteht, dass ein schlechtes Funktionieren dieses Filters eine Menge Krankheiten nach sich zieht und dass es sinnvoll ist, von Zeit zu Zeit diesem Organ Gutes zu tun. Essen Sie leichte Speisen, vermeiden Sie Übersättigung, gekochte Fette, Alkohol, Schokolade. Hier eine Mischung, die die Leber erleichtert.

Trinken Sie 1 Tasse vor den Mahlzeiten.

Artischockenblätter	10 g
Waldmeisterspitzen	10 g
Ringelblumenblüten	10 g
Boldoblätter	20 g
Blüten der Echten Kamille	20 g
Brennnesselblätter	20 g
Löwenzahnblätter	30 g
Kinkélibablätter	30 g

Lassen Sie 1 Esslöffel Pflanzen je Tasse 2 Minuten kochen dann 10 Minuten ziehen.

• *Geeignete Pflanzen:* Spitzen des Weißen Andorns, Artischockenblätter, Brennnesselblätter, Buchsblätter, Efeublätter, Ehrenpreiskraut, Echtes Engelsüß, Enzianwurzeln, Erdrauchkraut, Faulbaumrinde, Fenchelsamen, Blüten der Echten Kamille, Kurkumawurzeln, Kraut des Labkrauts, Löwenzahnblätter und -wurzeln, Kraut der Mariendistel, Melissenblätter, Odermennigkraut, Pfefferminzblätter, Ringelblumenblüten, Rosmarinblätter, Schöll-

Was hilft bei welchem Leiden?

krautblätter, Kraut des Seifenkrauts, Sellerieblätter, Tausendgüldenkrautspitzen, Waldmeisterspitzen, Wegwartenwurzeln und -blätter.

Eine Mischung, um die Gallenblase zu entlasten:

Faulbaumrinde	10 g
Berberitzenwurzeln	10 g
Mariendistelkraut	10 g
Kraut des Labkrauts	20 g
Melissenblätter	20 g
Löwenzahnwurzeln	20 g
Artischockenblätter	30 g
Boldoblätter	30 g

Lassen Sie 1 Esslöffel Pflanzen je Tasse 2–3 Minuten kochen, dann 10 Minuten ziehen. Trinken Sie vor den Mahlzeiten 1 Tasse.

• *Geeignete Pflanzen:* alle, die den Gallefluss anregen, wirken gleichzeitig auf die Leber; Artischockenblätter, Boldoblätter, Buchsblätter, Efeukraut, Echtes Engelsüß, Wurzeln des Gelben Enzians, Kurkumawurzeln, Blüten der Echten Kamille, Kraut des Labkrauts, Löwenzahnwurzeln und -blätter, Mariendistelkraut, Rhabarberwurzeln, Wegwartenwurzeln.

LIDRANDENTZÜNDUNG (BLEPHARITIS)

Bei der Lidrandentzündung sind die Lidränder wie bei einer Übermüdung gerötet. Es ist wichtig, den Allgemeinzustand zu verbessern, wofür der **Gesundheitstee »Palais Royal«** (siehe S. 372) geeignet ist.
Machen Sie mehrmals am Tag mit einer oder besser allen folgenden Pflanzen Umschläge auf die Lider.

Kornblumenblüten	20 g
Kamilleblüten	20 g
Augentrostkraut	20 g
Holunderblüten	20 g

Lassen Sie 1 Esslöffel Pflanzen je Tasse in kochend heißem Wasser 10 Minuten ziehen. Seihen Sie ab.

• *Geeignete Pflanzen:* (als Umschläge oder Augenbäder) Augentrostkraut, Blüten der Römischen Kamille, Kornblumenblüten, Steinkleekraut, Breitwegerichblätter, Holunderblüten.

MAGENSCHLEIMHAUTENTZÜNDUNG

(Siehe: GASTRITIS)

MENOPAUSE

Die Wechseljahre sind der Lebensabschnitt der Frau, in dem die Eierstöcke ihre Funktion einstellen. Es kann zu funktionellen Störungen im ganzen Körper kommen, zu Bluthochdruck, Hitzewallungen, psychische Störungen, Angstzuständen etc. Man muss sich in dieser Periode, in der der Stoffwechsel verlangsamt ist, bewusst ernähren. Trinken Sie deshalb von Zeit zu Zeit den **Gesundheitstee »Palais Royal«**, der den Allgemeinzustand bessert (siehe S. 372), nehmen Sie Algen-, Spirulina-, Blatttangkapseln ein. Wenn die Hitzewallungen trotz der Tees anhalten, machen Sie Fußbäder, eines oder mehrere täglich, mit Echter Weinrebe und Zitronenöl.

Folgende Pflanzenmischung ist bestens geeignet und tagsüber zu trinken. Am Abend trinken Sie dann einen Entspannungstee (siehe S. 423).

Faulbaumrinde	10 g
Passionsblumenkraut	10 g
Hirtentäschelkraut	20 g
Mistelblätter	20 g
Brennnesselblätter	20 g
Blätter der Echten Weinrebe	20 g
Weißdornblüten	30 g
Salbeiblätter	30 g

Lassen Sie 1 Esslöffel Pflanzen je Tasse 2–3 Minuten kochen und dann 10 Minuten ziehen.

• *Geeignete Pflanzen:* Ackerschachtelhalmkraut, Bärlauchblätter, Brennnesselblätter, Hirtentäschelkraut, Hopfenzapfen, Johannisbeerblätter, Mariendistelkraut, Mistelblätter, Orangenblüten und -blätter, Passionsblumenkraut, Pfefferminzblätter, Ringelblumenblüten, Salbeiblätter, Schwarznesselspitzen, Taubnesselkraut, Kraut des Wasserpfeffers, Blätter der Echten Weinrebe, Weißdornblüten und -blätter, Wiesenknopfkraut, Zypressenzapfen.

MIGRÄNE

Migränekopfschmerzen sind oft auf einer Kopfseite lokalisiert und von Erbrechen und Übelkeit begleitet, es kann auch zu massiven Sehstörungen kommen.

Was hilft bei welchem Leiden?

Da die Migräne häufig ihre Ursachen im Verdauungs- oder Nervenbereich hat, sollten Sie eine Kur mit dem **Gesundheitstee »Palais Royal«** (siehe S. 372) machen, um den Allgemeinzustand zu verbessern.

Um Migräne zu lindern, trinkt man gleich zu Beginn der Anzeichen mehrere Tassen täglich folgender Teemischung.

Lavendelblüten	20 g
Ehrenpreiskraut	20 g
Eisenkrautblätter	20 g
Kraut des Benediktenkrauts	20 g
Echte Kamilleblüten	30 g
Bergminzenkraut	50 g

Lassen Sie 1 Esslöffel Pflanzen je Tasse 2 Minuten kochen und dann 10 Minuten ziehen.

• *Geeignete Pflanzen:* Basilikumblätter, Kraut des Benediktenkrauts, Bergminzenkraut, Ehrenpreiskraut, Kraut des Eisenkrauts, Gänseblumenblüten, Guaranasamen, Blüten der Echten und Römischen Kamille, Lavendelblüten, Lindenblüten, Majoranblätter, Melissenblätter, Orangenblätter, Pfefferminzblätter, Quendelblätter, Rosmarinblätter, Schlüsselblumenblüten, Thymianblätter.

MILCHBILDUNG

• *Steigerung der Milchbildung*

Während der Schwangerschaft bereiten sich die Brustdrüsen unter dem Einfluss verschiedener Hormone auf die Milchbildung vor, die am 1. oder 2. Tag nach der Geburt einsetzt.

Möglicherweise wird aus verschiedenen Gründen nicht ausreichend viel oder nicht ausreichend lange Milch produziert, um den Säugling zu ernähren.

Getreideprodukte, Weizen und Weizenkeime, alkoholfreies Bier sowie folgende Pflanzenmischung wirken milchbildend.

Trinken Sie 1–4 Tassen täglich.

Dillsamen	20 g
Anissamen	20 g
Kümmelsamen	20 g
Fenchelsamen	20 g
Hopfenzapfen	20 g
Geißkleekraut	60 g

Lassen Sie 1 Esslöffel Pflanzen je Tasse 3 Minuten kochen und dann 10 Minuten ziehen.

• *Geeignete Pflanzen:* Anissamen, Dillsamen, Engelwurzsamen, Fenchelsamen, Geißkleekraut, Holunderblüten, Hopfenzapfen, Kreuzkümmelsamen, Kümmelsamen, Taubnesselkraut.

• VERRINGERUNG DER MILCHBILDUNG

Wenn Sie dagegen abstillen wollen, können Sie einige Tage lang 3–4 Tassen folgender Teemischung trinken.

Kalmuswurzeln	30 g
Faulbaumrinde	30 g
Petersilienblätter	30 g
Immergrünblätter	50 g

Lassen Sie 1 Esslöffel Pflanzen je Tasse 2–3 Minuten kochen und dann 10 Minuten ziehen.

• *Geeignete Pflanzen:* Erdbeerblätter, Immergrünblätter, Kalmuswurzeln, Kerbelblätter, Petersilienblätter, Pfefferminzblätter.

MINERALSTOFFMANGEL (DEKALZIFIKATION, DEMINERALISATION)

Wenn der Kalziumgehalt in den Knochen sinkt, ist es nötig, das Gleichgewicht im Mineralstoffhaushalt wiederherzustellen, damit dieses Mineral wieder im Knochen gebunden werden kann.

Die Ernährung soll reich an Milchprodukten und Trockenfrüchten sein. Im Sonnenlicht bildet der Körper Vitamin D, das für die Kalziumverwertung im Körper zuständig ist; in der dunklen Jahreszeit kann man 1–2 Kapseln Heilbuttöl je Tag oder Mineralstoffmischpräparate einnehmen.

Verbessern Sie den Allgemeinzustand durch Einnahme des **Gesundheitstees** oder **Gesundheitselixirs »Palais Royal«** (siehe S. 372 und 325), 1 Teelöffels Schachtelhalmpulver, das die Kalziumbindung unterstützt, oder 1 Teelöffels Dolomitgesteinsmehl, das ein sehr ausgeglichenes Kalzium-Magnesium-Verhältnis aufweist.

Trinken Sie 2–3 Tassen folgender Mischung.

Salbeiblätter	10 g
Quendelblätter	10 g

Was hilft bei welchem Leiden?

> Ehrenpreiskraut . . . .   10 g
> Wurzeln der Engelwurz . . . .   20 g
> Waldmeisterspitzen . . . .   20 g
> Alantwurzeln . . . .   30 g
> Gamanderkraut . . . .   30 g
> Ackerschachtelhalmkraut . . . .   40 g

Kochen Sie 1 Esslöffel Pflanzen je Tasse 2–3 Minuten und lassen Sie sie dann 10 Minuten ziehen.

MONATSBLUTUNGEN

Mit der Monatsblutung geht ein weiblicher Menstruationszyklus zu Ende. Das Aussetzen der Blutung ist bei einer erwachsenen Frau, die nicht schwanger ist, nicht stillt und nicht in den Wechseljahren ist, unnormal. Die Schmerzen, die die Menstruation bei vielen Frauen hervorruft, belastet ihr Alltagsleben. Es gibt eine beachtliche Anzahl an menstruationseinleitenden Pflanzen, die gleichzeitig die Schmerzen lindern. Trinken Sie 2–3 Tassen am Tag folgender Mischung, 10 Tage vor dem angenommenen Termin und auch noch an den ersten beiden Periodentagen.

> Pfefferminzblätter . . . .   10 g
> Blüten der Echten Kamille . . . .   10 g
> Rosmarinblätter . . . .   10 g
> Schafgarbenspitzen . . . .   20 g
> Kraut des Greiskrauts . . . .   30 g
> Ringelblumenblüten . . . .   30 g
> Beifußspitzen . . . .   40 g

Lassen Sie 1 Esslöffel Pflanzen je Tasse 2 Minuten kochen und dann 10 Minuten ziehen.

• *Geeignete Pflanzen:* Alantwurzeln, Spitzen des Weißen Andorns, Anissamen, Beifußblätter, Berberitzenrinde, Kraut des Berufkrauts, Engelwurzblätter und -wurzeln, Fenchelsamen, Fieberkleeblätter, Greiskrautspitzen, Hamamelisblätter, Blüten der Echten und Römischen Kamille, Kreuzkümmelsamen, Kümmelsamen, Lavendelblüten, Melissenblätter, Oreganospitzen, Petersilienblätter, Pfefferminzblätter, Quendelblätter, Ringelblumenblüten, Rosmarinblätter, Safranfäden, Salbeiblätter, Schafgarbenspitzen, Thymianblätter, Wacholderbeeren, Weidenrinde, Blätter der Echten Weinrebe, Wermutspitzen.

MÜDIGKEIT

Meist ist Müdigkeit durch körperliche Überanstrengung bedingt, sie kann aber auch die psychische Verfassung beeinträchtigen. Erholung, Frischluft und Sonne sind, wie jeder weiß, die besten Medikamente. Wenn solche Möglichkeiten fehlen und die Gefahr besteht, dass die Müdigkeit die Grenze überschreitet und in einen depressiven Zustand führen könnte, trinken Sie 1 Tasse des **Gesundheitstees »Palais Royal«** (siehe S. 372) und/oder die folgende »Aufputschmischung«:

Trinken Sie 2 Tassen täglich vor den Mahlzeiten:

Wurzeln der Engelwurz	10 g
Alantwurzeln	10 g
Enzianwurzeln	10 g
Kraut des Benediktenkrauts	20 g
Ingwerwurzeln	20 g
Rosmarinblätter	20 g
Gamanderkraut	30 g
Walnussblätter	30 g

Kochen Sie 1 Esslöffel Pflanzen je Tasse 2 Minuten und lassen Sie sie dann 10 Minuten ziehen.

Kräuterweine (siehe S. 329) wirken ebenfalls sehr regenerierend.

• *Geeignete Pflanzen:* Kraut des Benediktenkrauts, Bockshornkleesamen, Bohnenkrautblätter, Diptamdostenblätter, Wurzeln der Engelwurz, Kraut des Silberblättrigen Heiligenkrauts, Ingwerwurzeln, Wurzeln der Kondorliane, Kresseblätter, Wurzeln der Meisterwurz, Rosmarinblätter, Salbeiblätter, Tausendgüldenkrautspitzen, Thymianblätter, Walnussblätter, Wermutspitzen, Zimtstangen.

MUNDSCHLEIMHAUTENTZÜNDUNG

(Siehe: APHTEN)

MUSKELKRÄMPFE

Krämpfe in den Gliedmaßen sind sehr unangenehm, man kann sie durch regelmäßige Einnahme von Ackerschachtelhalm und den Kreislauf anregenden Pflanzen (siehe S. 411 f.) lindern.

Ergänzend können Sie Ihre Gliedmaßen abends mit dem **Schmerzbalsam** (siehe S. 338) massieren.

Was hilft bei welchem Leiden?

NAGELBETTENTZÜNDUNG

(Siehe: ABSZESS)

NASEN-RACHEN-ENTZÜNDUNG

Eine Entzündung des Rachens und der Nasenhöhlen kann infektiös oder allergisch bedingt sein, sie kommt aber auch oft von Luftverschmutzung oder Erkältung. Inhalieren Sie mehrmals täglich mit Eukalyptusblättern und Kiefernknospen, oder mit Mischungen ätherischer Öle (siehe S. 316) und gurgeln Sie mit folgenden Pflanzen.

Blüten der Römischen Kamille	10 g
Heidelbeerblätter	20 g
Brombeerblätter	20 g
Odermennigkraut	30 g
Wegraukenkraut	30 g

Lassen Sie 1 Esslöffel Pflanzen je Tasse 2 Minuten kochen und dann 10 Minuten ziehen.

NEBENHÖHLENENTZÜNDUNG (SINUSITIS)

Die Infektion und Entzündung der Nasennebenhöhlen äußert sich durch intensive Schmerzen und mehr oder weniger eitrigen Nasenfluss.

Es ist wichtig, den allgemeinen Gesundheitszustand mit dem **Gesundheitstee »Palais Royal«** (siehe S. 372) und besonders mit dem **Lebertee** (siehe S. 412) zu unterstützen, damit der Körper sich besser wehren kann.

Im Akutfall spülen Sie die Nebenhöhlen und inhalieren Sie mit folgender Mischung mehrmals täglich.

Lindenblüten	10 g
Eukalyptusblätter	50 g
Kiefernknospen	50 g
Thymianblätter	50 g

Geben Sie 2 Esslöffel Pflanzen in 1/2 Liter Wasser, bringen Sie es zum Kochen und gießen Sie alles in das Inhalationsgefäß.

Reiben Sie sich mehrmals täglich vor allem die Brust mit der **Mischung ätherischer Öle** ein (siehe S. 316). Wenn Sie eine empfindliche Haut haben, können Sie etwas Süßmandelöl hinzufügen.

NIERENENTZÜNDUNG (NEPHRITIS)

Die Entzündung der Nieren und der Harnwege kann chronisch, infektiös oder toxisch sein. Eine gründliche und wiederholte ärztliche Untersuchung ist unabdingbar.

Es ist auf eine ausgeglichene Ernährung zu achten, wobei purinreiche Nahrungsmittel wie Fleisch und Fisch zu meiden sind. Trinken Sie 1 Liter oder mehr am Tag der folgenden Mischung.

Artischockenblätter	30 g
Birkenblätter	30 g
Maisbart (Narbenfäden)	30 g
Kraut des Glaskrauts	30 g
Wasserpfefferkraut	30 g
Wurzeln des Stechenden Mäusedorns	30 g
Kraut des Habichtskrauts	30 g

Lassen Sie 4 Esslöffel Pflanzen je Liter 2–3 Minuten kochen und dann 10 Minuten ziehen.

• *Geeignete Pflanzen:* alle entwässernden Pflanzen, besonders aber Ackerschachtelhalmkraut, Kraut des Berufkrauts, Besenginsterblüten, Birkenblätter, Borretschspitzen, Eukalyptusblätter, Fingerkrautwurzeln, Kraut des Glaskrauts, Goldrutenspitzen, Holunderblüten, Kraut des Labkrauts, Mädesüßblüten und -blätter, Maiglöckchenblätter, Malvenblüten, Mannstreuwurzeln, Mistelblätter, Odermennigkraut, Pfirsichblüten, Queckenwurzeln, Sellerieblätter und -wurzeln, Tannenknospen, Wacholderbeeren.

ÖDEME

Ein Ödem (Flüssigkeitsansammlung) ist das Ergebnis eines Wasseraustritts aus den Blutgefäßen in die umliegenden Gewebe. Es kann verschiedene Ursachen haben und erfordert eine gründliche ärztliche Untersuchung.

Stärken Sie Ihre allgemeine Verfassung mit dem **Gesundheitstee »Palais Royal«** (siehe S. 372) und trinken Sie von nachfolgender entwässernden Mischung, so viel Sie wollen, wenn möglich heiß.

Birkenblätter	30 g
Sauerkirschstiele	30 g
Maisbart	30 g
Katzenbartblätter	30 g
Habichtskrautblätter	30 g

Was hilft bei welchem Leiden?

Kraut des Seifenkrauts	30 g
Holunderblüten	30 g

Kochen Sie 4-5 Esslöffel Pflanzen je Liter 2–3 Minuten und lassen Sie sie dann 10 Minuten ziehen.

• *Geeignete Pflanzen:* alle entwässernden Pflanzen, besonders Artischockenblätter, Birkenblätter, Kraut des Gottesgnadenkrauts, Habichtskrautblätter, Holunderblüten, Katzenbartblätter, Maisbart (Maisfäden), Sauerkirschstiele, Besenginsterblüten, Wacholderbeeren.

PROSTATITIS

Die Prostata hat die Form und die Größe einer Kastanie, liegt unterhalb der Blase und spielt eine bedeutende Rolle bei der Produktion der Samenflüssigkeit. Die Entzündung bringt Druckschmerz und Schwierigkeiten beim Wasserlassen mit sich.

Die Ernährung soll leicht verdaulich sein, verzehren Sie viel Gemüse, vor allem rohe Zwiebeln.

Achten Sie ab einem bestimmten Alter darauf, zur Vorbeugung oder zur Behandlung regelmäßig folgende 3 Kuren abwechselnd anzuwenden:
• Nehmen Sie 10 Tage lang morgens oder abends 1 Esslöffel Kürbiskerne zu sich.
• 2–3 Tassen Weidenröschentee, 10 Tage lang.
• 2–3 Tassen folgender Mischung, 10 Tage lang.

Dann beginnen Sie wieder von vorne.

Heidekrautblüten	10 g
Zypressenzapfen	10 g
Kiefernknospen	10 g
Bärentraubenblätter	20 g
Thujenblätter (giftig)	20 g
Goldrutenkraut	20 g
Taubnesselkraut	30 g
Blätter der Breitblättrigen Kresse	40 g

Lassen Sie 1 Esslöffel Pflanzen je Tasse 2 Minuten kochen und dann 10 Minuten ziehen.

• *Geeignete Pflanzen:* Bärentraubenblätter, Hamamelisblätter, Heidekrautblüten, Kiefernknospen, Blätter der Breitblättrigen Kresse, Wurzeln des Stechenden Mäusedorns, Mistelblätter, Myrtenblätter, Rosskastanien, Taubnesselkraut, Wacholderbeeren, Kleinblütiges Weidenröschen, Zypressenzapfen.

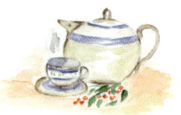

RHEUMA

Mit dem Begriff Rheuma werden Schmerzkrankheiten unterschiedlicher, meist unbekannter Ursache bezeichnet, die häufig die Gelenke betreffen und auch zu Gelenkveränderungen führen. Algenbäder, Einreibungen mit der **Schmerzlotion** (siehe S. 379), Massagen mit dem **Schmerzbalsam** (siehe S. 338) lindern die Schmerzen, ebenso folgende Teerezeptur. Trinken Sie 2–3 Tassen täglich.

Birkenblätter	10 g
Johannisbeerblätter	10 g
Kraut des Benediktenkrauts	20 g
Erdbeerblätter	20 g
Wacholderbeeren	30 g
Brennnesselblätter	30 g
Mädesüßkraut	30 g

Lassen Sie 1 Esslöffel Pflanzen je Tasse 2 Minuten kochen und dann 10 Minuten ziehen.

• *Geeignete Pflanzen:* Ackerschachtelhalmkraut, Artischockenblätter, Bärlappkraut, Kraut des Benediktenkrauts, Besenginsterblüten, Birkenblätter, Beeren der Blasenkirsche, Bohnenschalen, Borretschspitzen, Brennnesselblätter und -wurzeln, Brombeerblätter, Buchsblätter, Erdbeerblätter und -wurzeln, Erdrauchkraut, Eschenblätter, Greiskrautspitzen, Himbeerblätter, Hirschzungenfarnkraut, Holunderblüten, -blätter und -rinde, Blätter der Schwarzen Johannisbeere, Blüten der Römischen Kamille, Klettenwurzeln und -blätter, Kornblumenblüten, Kraut des Labkrauts, Löwenzahnblätter und -wurzeln, Mädesüßblüten und -blätter, Meerrettichwurzeln, Queckenblätter und -wurzeln, Quendelblätter, Rainfarnblüten, Salbeiblätter, Salomonssiegel, Sauerkirschstiele, Seifenkrautblätter und -wurzeln, Stechwindenwurzeln, Teufelskrallewurzeln, Thujenblätter, Thymianblätter, Vogelknöterichkraut, Wacholderbeeren, Wegwartenblätter und -wurzeln, Weidenrinde, Blätter des Wiesenbärenklaus.

ROSAZEA

Es handelt sich bei Rosazea um eine Hauterkrankung des Gesichts mit fleckenförmigen, oft schuppenden Rötungen, Papeln und Pusteln, die der Akne sehr ähnlich sieht.

Vermeiden Sie Überernährung und verwenden Sie nicht zu heiße Flüssigkeiten zur Gesichtspflege; keine Dampfbäder.

Um den Allgemeinzustand zu verbessern, können sie von Zeit zu Zeit eine

Was hilft bei welchem Leiden?

Kur mit dem Gesundheitstee oder dem Gesundheitselixir »Palais Royal« (siehe S. 372 und 325) oder kreislaufanregende Kuren machen.

Zypressenzapfen	20 g
Haselnussblätter	20 g
Wurzeln des Stechenden Mäusedorns ...	20 g
Löwenzahnblätter	20 g
Ringelblumenblüten	20 g
Stiefmütterchenkraut	30 g
Kraut des Seifenkrauts	30 g

Kochen Sie 1 Esslöffel Pflanzen je Tasse 2 Minuten und lassen Sie sie 10 Minuten ziehen.

• *Geeignete Pflanzen:* die Pflanzen gegen Akne und die den Kreislauf anregenden Pflanzen (siehe S. 411 f.).

SCHLAFSTÖRUNGEN

Schlaf ist für das Leben notwendig, und Schlafmangel bringt physisch und psychisch ins Ungleichgewicht. Sehr oft gibt es kein besseres Medikament, als eine Nacht gut zu schlafen.

Führen Sie ein gesundes Leben, treiben Sie Sport, machen Sie Spaziergänge an der frischen Luft, wenigstens kurze, wenn Sie es nicht anders einrichten können.

Vermeiden Sie es, abends schwer zu essen, überheizen Sie die Zimmer nicht, denken Sie daran, oft zu lüften, vertreiben Sie die Sorgen… aber das ist ein anderes Problem.

Zur Unterstützung der Körperfunktionen können Sie von Zeit zu Zeit eine Kur mit dem Gesundheitstee »Palais Royal« machen, der das allgemeine Wohlbefinden hebt (siehe S. 372).

Trinken Sie zur Vorbeugung regelmäßig von folgender Rezeptur, die eine der wirkungsvollsten ist. 1 Tasse am Abend, 2 weitere mit 1 Stunde Abstand, wenn nötig.

Weißdornblüten	10 g
Waldmeisterspitzen	10 g
Taubnesselspitzen	10 g
Schlüsselblumenblüten	20 g
Lavendelblüten	20 g
Weidenkätzchen	20 g

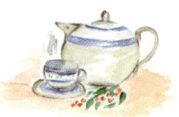

Orangenblütenblätter	30 g
Passionsblumenkraut	30

Lassen Sie 1 Esslöffel Pflanzen je Tasse 2 Minuten kochen, dann 10 Minuten ziehen.

• *Geeignete Pflanzen:* Kraut des Weißen Andorns, Baldrianwurzeln, Basilikumblätter, Boldoblätter, Frauenminzenblätter, Herzgespannkraut, Hopfenzapfen, Hornkleespitzen, Klatschmohnblüten, Königskerzenblätter, Lavendelblüten, Lindenblüten, Majoranblätter, Melissenblätter, Mönchspfeffersamen, Orangenblüten, -blätter und -knospen, Passionsblumenkraut, Schlüsselblumenblüten, Schwarznesselkraut, Seerosenblüten und -bätter, Steinkleespitzen, Taubnesselkraut, Thymianblätter, Waldmeisterspitzen, Weidenkätzchen, Weißdornblüten und -blätter.

SCHLANKHEITSDIÄT

Schlank zu bleiben ist aus verschiedenen Gründen der Wunsch vieler Frauen und Männer. Machen Sie Gymnastik, üben Sie, wenn möglich, einen Sport aus, das ist gut für Leib und Seele. Vermeiden Sie die Aufzüge und Autos, wo immer Sie können.

Eine ausgewogene Ernährung ist sehr wichtig, verbannen Sie Schokolade, Kuchen, stärkehaltige Lebensmittel und Süßigkeiten. Wählen Sie stattdessen Gemüse, roh oder gekocht, mageres, gegrilltes Fleisch ohne Soße, Fisch in magerer Brühe oder auf Backpapier gegart, pflanzliche Eiweiße, d.h. Soja, das in Joghurt, Quark oder eine Gemüsesuppe gemischt schmackhafter ist. Trinken Sie von folgender Teemischung 1 Liter am Tag.

Faulbaumrinde	20 g
Fenchelwurzeln	20 g
Mannstreuwurzeln	20 g
Süßholzwurzeln	20 g
Blatttangblätter	30 g
Efeublätter	30 g
Schafgarbenspitzen	30 g
Brennnesselblätter	30 g
Mädesüßkraut	30 g
Blasentangblätter	30 g
Blätter der Echten Weinrebe	40 g

Kochen Sie 1 Esslöffel Pflanzen je Tasse oder 4 Esslöffel je Liter 3 Minuten und lassen Sie sie dann 10 Minuten ziehen.

Was hilft bei welchem Leiden?

Es fällt Ihnen leichter, die Diät ohne Hunger- oder Müdigkeitsgefühl einzuhalten, wenn Sie 1 Liter dieses Tees 1 Glas Holunderbeerensaft hinzufügen. Nehmen Sie täglich, unter ärztlicher Kontrolle, 3–4 Kapseln Blatttang, Blasentang oder 1 Ampulle Algendestillat, so gegen 11 Uhr und 18 Uhr ein. Wenn Sie etwas Sport treiben, nehmen Sie Carnitin flüssig oder in Kapseln und Spirulin ein.

- *Geeignete Pflanzen:* Bärentraubenblätter, Blasentang, Blatttang, Brennnesselblätter, Efeublätter, Faulbaumrinde, Fenchelwurzeln, Frauenmantelkraut, Kraut des Echten Labkrauts, Mädesüßkraut, Odermennigkraut, Blätter der Echten Weinrebe.

SCHNUPFEN, ERKÄLTUNG

Als Schnupfen bezeichnet man eine mit Nasenfließen, Niesen und Tränen verbundene Entzündung der Nasenhöhlen. Wenn es sich dabei um allergischen Schnupfen handelt, können Sie die unter Allergie erwähnten Pflanzen verwenden. Denken Sie vor allem daran, den Allgemeinzustand mit dem **Gesundheitselixir** oder dem **Gesundheitstee »Palais Royal«** zu stärken (siehe S. 325 bzw. 372)

- *NIESPULVER*

Man kann diese Pulvermischung, die zum Niesen reizt, aufschnupfen, um die Nase zu befreien.

Basilikumblätter	20 g
Majoranblätter	20 g
Lavendelblütenpulver	20 g

Mischen Sie die Pulver und schnupfen Sie sie mehrmals täglich.

SCHRUNDEN, RISSE

(Siehe: FROSTBEULEN)

SCHUPPEN

Schuppen sind Ausdruck eines inneren Defizits die Verdauung, die Nerven oder die Hormone betreffend. Deshalb sollte man Schuppen bekämpfen, indem man den Körper zu allererst mit der **Gesundheitskur »Palais Royal«**

(siehe S. 372) entwässert und so für ein besseres Allgemeinbefinden sorgt; ergänzen Sie diese Behandlung, indem Sie morgens nüchtern 3 Kapseln medizinischer Hefe einnehmen.

Machen Sie 1-mal pro Woche einen Pflanzenbreiumschlag, der nicht nur die Schuppen beseitigt, sondern auch das Haar stärkt und ihm mehr Spannkraft verleiht.

- PFLANZENBAD FÜR ALLE HAARARTEN

Thymianblätterpulver	60 g
Birkenblätterpulver	60 g
Klettenwurzelpulver	60 g
Brennnesselblätterpulver	60 g
Ackerschachtelhalmpulver	60 g
Cade-Öl (Stechwacholderöl)	eine ausreichende Menge

Geben Sie 4 Esslöffel der Pulvermischung in so viel kochendes Wasser, dass sich ein nicht zu fester und nicht zu flüssiger Brei ergibt. Fügen Sie 1/2 Teelöffel Cade-Öl hinzu. Tragen Sie diesen Brei auf die sauberen, feuchten Haare auf und lassen Sie ihn 30 Minuten einwirken. Dann spülen Sie das Haar gründlich mit klarem Wasser.

- PFLEGESHAMPOO

Verwenden Sie dieses Shampoo auf Cade-Öl-Basis.

Zitronenöl	20 Tropfen
Thymianöl	20 Tropfen
Birkenöl	20 Tropfen
Lavendelöl	20 Tropfen
Cade-Öl (Stechwacholderöl)	1/2 Teelöffel
Pflanzenshampoo	2 Esslöffel

Mischen Sie die ätherischen Öle mit den anderen Zutaten und massieren Sie das Shampoo in das feuchte Haar ein. Lassen Sie es 15 Minuten einwirken, dann spülen Sie die Haare mit reichlich klarem Wasser.

Was hilft bei welchem Leiden?

SCHUPPENFLECHTE (PSORIASIS)

Die Schuppenflechte ist eine Hautläsion, die Flecken unterschiedlicher Farbe und Größe bildet. Sie kann schlimmer werden oder verschwinden, beides ohne erkenntlichen Grund. Sie verändert sich ständig im Laufe des Lebens, schreitet fort oder zieht sich zurück. Man muss sich mit der Behandlung herantasten.

Achten Sie auf Hygiene, vermeiden Sie Überernährung, schaffen Sie Entspannungsperioden.

Alle Produkte auf Propolis-Basis werden Ihnen sehr behilflich sein: Seifen, Duschgels, Shampoos, Cremes etc.

Trinken Sie am Tag 1 Liter der folgenden Mischung.

Kraut der Wilden Karde	20 g
Ulmenrinde	20 g
Sauerampferwurzeln	20 g
Stechwindenwurzeln	20 g
Ringelblumenblüten	20 g
Löwenzahnblätter	30 g
Kraut des Seifenkrauts	30 g

Kochen Sie 4 Esslöffel Pflanzen je Liter 3 Minuten und lassen Sie sie dann 10 Minuten ziehen.

• *Geeignete Pflanzen:* alle blutreinigenden Pflanzen zusammen mit den krampflösenden und besonders Artischockenblätter, Ehrenpreiskraut, Fieberkleeblätter, Goldrutenspitzen, Kraut der Wilden Karde, Klettenblätter und -wurzeln, Kresseblätter, Blätter der Breitblättrigen Kresse, Löffelkrautblätter, Löwenzahnblätter und -wurzeln, Ringelblumenblüten, Sauerampferwurzeln, Stechwindenwurzeln, Stiefmütterchenkraut, Kraut des Tausendgüldenkrauts, Kraut des Teufelsabbisses, Ulmenrinde, Walnussblätter, Wegwartenblätter und -wurzeln, Weidenrinde.

SCHWERE BEINE

(Siehe: KREISLAUF UND KRAMPFADERN)

SEBORRHOE

Seborrhoe ist eine übermäßige Talgproduktion der Haut oder Kopfhaut, es ist nötig, den Allgemeinzustand mit dem **Gesundheitselixir** oder -tee (siehe S. 325 bzw. 372) wieder ins Lot zu bringen.

Fügen Sie dem Badewasser konzentrierte Abkochungen von Salbei, Thymian oder Odermennig hinzu. Bei den Haaren geben Sie die Essiglotion ins letzte Spülwasser, machen Sie Umschläge mit Thymian-, Birken- und Klettentee und waschen Sie sich von Zeit zu Zeit mit Rassoul-Wascherde die Haare, welche stark entfettet.

SEEKRANKHEIT

Übelkeit, Schwindel, Ängste – das Übel kann gemildert werden durch 1–2 Tassen Fieberkleetee täglich, einige Zeit bevor man die Auto-, Flug- oder Schiffsreise antritt.

Während der Reise müssen Sie tief atmen und die Gegend des Sonnengeflechts (Solarplexus) mit Lavendelöl, Melissenöl oder Orangenblütenöl massieren.

SONNENBRAND

Vermeiden Sie den schmerzhaften und unangenehmen Sonnenbrand, indem Sie sich der Sonne nicht zu lange aussetzen. Beugen Sie der Aggressivität der Sonnenstrahlen vor: Regen Sie die Leber an, indem Sie viel Gemüse, insbesondere Karotten essen. Sie können auch Karottensaft trinken oder jeden Morgen 3-4 Kapseln Karottenöl zu sich nehmen.

Ernähren Sie Ihre Haut, machen Sie sie durch regelmäßige Pflege mit Weizenkeimöl, Haselnussöl, Sesamöl oder Karottenöl geschmeidig. Wenn man einen Sonnenbrand trotzdem nicht vermeiden konnte, reibt man ihn mit **Essiglotion** (siehe S. 345) oder mit **Johanniskrautöl** ein (siehe S. 356).

SPEICHELFLUSS

Aus verschiedenen Gründen kann die Speichelbildung verringert sein. Machen Sie in diesem Fall Mundbäder mit Schlüsselblumenblüten und Teufelsabbissblüten.

Im gegenteiligen Fall, dem übermäßigen Speichelfluss, verwenden Sie Odermennigkraut oder Schlangenknöterichwurzeln.

STEINLEIDEN (LITHIASIS)

Steine sind harte Gebilde, die an verschiedenen Stellen des Verdauungssystems auftreten können: Harnwege, Gallenblase, seltener Speicheldrüsen.

Bei Gallensteinen ist die Diät dieselbe wie bei Leberkrankheiten oder erhöhtem Cholesterinspiegel: leichte Mahlzeiten, gekochte oder rohe Gemüse, Früchte, Getreideprodukte, mageres Fleisch und Fisch, ohne Fett zubereitet.

Was hilft bei welchem Leiden?

Bei Nierensteinen sind Weißwein, Muscheln, Schalentiere und Käse verboten, wenn möglich sollte Milch eingeschränkt werden.

Bei allen Steinleiden genügt oft schon eine Kur mit Lindensplintholz, ansonsten sind ausgefeilte Teemischungen erfolgreich.

Steinbildung kann möglicherweise vermieden werden, wenn wir uns an die Grundregel für eine gute Gesundheit halten: durchspülen. Das **Gesundheitselixir** und der **Gesundheitstee »Palais Royal«** (siehe S. 325 und 372) helfen Ihnen dabei.

Bei allen Steinleiden nehmen Sie morgens nüchtern 1 Esslöffel Olivenöl ein und trinken 2–3 Tassen folgender Mischung täglich.

Berberitzenrinde	20 g
Boldoblätter	20 g
Schöllkraut	20 g
Kurkumawurzel	20 g
Wacholderbeeren	20 g
Löwenzahnwurzeln	30 g
Brennnesselblätter	30 g
Goldrutenspitzen	30 g

Kochen Sie 1 Esslöffel Pflanzen je Tasse 2–3 Minuten und lassen Sie sie dann 10 Minuten ziehen.

Machen Sie heiße Kleieumschläge auf die schmerzenden Stellen.

- *Geeignete Pflanzen:* alle Pflanzen für Leber und Gallenblase; Artischockenblätter, Berberitzenrinde, Boldoblätter, Borretschspitzen, Brennnesselblätter, Holunderblüten, Kurkumawurzeln, Lindensplintholz, Löwenzahnwurzeln, Mariendistelkraut, Odermennigkraut, Schwarzer Rettichsaft, Steinsamenkraut, Tausengüldenkrautspitzen, Wacholderbeeren, Weidenrinde.

Um Nieren- und Blasenablagerungen und -steine auszuschwemmen, trinken Sie 1 Liter von folgender Mischung täglich.

Hauhechelwurzeln	20 g
Bärentraubenblätter	20 g
Erdbeerblätter	20 g
Wacholderbeeren	20 g
Birkenblätter	20 g
Löwenzahnwurzeln	20 g
Spitzen der Roten Schuppenmiere	50 g

Kochen Sie 4 Esslöffel dieser Mischung je Liter 3 Minuten lang.

- *Geeignete Pflanzen:* alle diuretischen Pflanzen; Ackerschachtelhalmkraut, Artischockenblätter, Bärentraubenblätter, Birkenblätter, Christdornfrüchte, Ehrenpreiskraut, Eichenblätter, Erdbeerblätter oder -wurzeln, Fenchelwurzeln, Frauenmantelkraut, Kraut des Glaskrauts, Goldrutenkraut, Hauhechelwurzel, Heidekrautblüten, Holunderblüten, Johannisbeerblätter, Katzenbartblätter, Löwenzahnwurzeln oder -blätter, Mädesüßblüten oder -kraut, Maisbart, Odermennigblätter, Queckenwurzeln, Salbeiblätter, Kraut der Roten Schuppenmiere, Selleriewurzeln, Wurzeln des Stechenden Mäusedorns, Tannenknospen, Wacholderbeeren, Wegwartenblätter oder -wurzeln, Weißdornblüten.

STIMMLOSIGKEIT (APHONIE)

Die Stimmlosigkeit, Stimmbeeinträchtigung oder Flüsterstimme ist eine mehr oder weniger starke Lähmung der Kehlkopfmuskulatur, die bei Sängern und Leuten, die viel reden, überbeansprucht ist.

Das Gurgeln mit milden Pflanzen entspannt und beruhigt dieses Gebiet im Rachen, welches für eine schöne Stimme so bedeutend ist.

Gurgeln Sie mehrmals täglich.

Huflattichblätter	20 g
Süßholzwurzeln	30 g
Kalmuswurzeln	30 g
Wegraukenwurzel	70 g

Kochen Sie 1 Esslöffel Pflanzen je Tasse 2–3 Minuten und lassen Sie sie dann 10 Minuten ziehen.

- *Geeignete Pflanzen:* (zum Gurgeln) Brombeerblätter, Kerbelblätter, Malvenblätter und -blüten, Petersilienblätter, Sellerieblätter und -wurzeln, Wegraukenkraut.

STRESS

Die Belastungen des Alltags werden immer stärker; Nervosität, Ängste, Krämpfe, Reizbarkeit, Aggressivität und Müdigkeit sind die Folge.

Die Ernährung sollte ausgewogen sein, reich an getrockneten oder frischen Früchten, rohen oder gekochten Gemüsen, Getreideprodukten, allen vitamin- und mineralstoffreichen Nahrungsmitteln. Vermeiden Sie Reizstoffe wie Alkohol, Kaffee, Tee und Tabak. Bei Ängsten können Sie die Schläfen und den Solarplex mit dem **Balsam »Sanfte Welle«** (siehe S. 336) eincremen. Denken Sie auch daran, Dolomitgesteinsmehl in Kapseln einzunehmen, das bringt eine sehr ausgewogene Kalzium-Magnesium-Zufuhr, oder Schachtelhalm, Mi-

Was hilft bei welchem Leiden?

neralstoffkomplexe, Ampullen mit Engelwurzkonzentrat. Zur Überwindung von Stress und zur Wiederherstellung des Gleichgewichts genießen Sie folgenden Tee morgens und abends.

Herzgespannkraut	20 g
Weißdornblüten und -blätter	20 g
Taigawurzeln	20 g
Wurzeln der Engelwurz	20 g
Hornkleespitzen	30 g
Rosmarinblätter	30 g

Lassen Sie die Pflanzen 2 Minuten kochen und dann 10 Minuten ziehen.

TABAK (Raucherentwöhnung)

Es ist nicht leicht, mit dem Rauchen aufzuhören.

Eine Abkochung aus Sassafrasrinde und -blättern oder Haferkörnern kann Ihnen beim Nikotinentzug helfen.

Aber die beste Lösung ist, innerlich bereit zu sein, mit diesem »Gift« aufzuhören. Die Pflanzen tun ihr Bestes, den Entzug erträglich zu machen, der aggressiv, esssüchtig und schlaflos macht. Nehmen Sie ergänzend Mineralstofftabletten oder Mineral-Vitamin-Mischpräparate ein. Trinken Sie mehrere Tassen folgender Teemischung täglich.

Wurzeln der Engelwurz	20 g
Johannisbeerblätter	20 g
Kinkélibablätter	20 g
Blatttang	20 g
Hornkleespitzen	20 g
Rosmarinblätter	20 g
Sassafrasrinde	20 g

Kochen Sie die Pflanzen 2 Minuten und lassen Sie sie dann 10 Minuten ziehen.

• *Geeignete Pflanzen:* Ackerschachtelhalmkraut, Blätter und Wurzeln der Engelwurz; Hornkleespitzen sind besonders wirksam. Weiter sind die kräftigenden, krampflösenden und beruhigenden Pflanzen nützlich.

TRANSPIRATION

Übermäßiges Schwitzen mit feuchten Händen und Füßen und manchmal schmerzhaften Hautreizungen kann man gut mit Ysop- oder Salbeitee behandeln; trinken Sie davon nach Belieben.

Machen Sie Vollbäder oder Fußbäder mit folgender Mischung ätherischer Öle in Kokosöl. Man kann dieses Öl auch als Massageöl verwenden.

Zitronenöl	5 ml
Wacholderöl	5 ml
Salbeiöl	5 ml
Thymianöl	5 ml
Kokosölemulsion	250 ml

Folgenden Puder können Sie als Körperpuder oder Fußpuder verwenden:

Lehmerdepulver	50 g
Ackerschachtelhalmpulver	50 g
Salbeipulver	50 g
Thymianpulver	50 g

Vermischen Sie die Pulver.

UNTERSCHENKELGESCHWÜR (ULCUS CRURIS)

Das Unterschenkelgeschwür ist das Ergebnis einer wundgelegenen Krampfader.

Es ist sozusagen ein Ventil des Körpers, und deshalb muss man vorrangig den Allgemeinzustand behandeln, die Ausscheidungsfunktionen aktivieren sowie die Durchblutung fördern.

Die Ernährung sollte leicht sein, Überernährung vermieden werden. Machen Sie bei starken Blutstauungen Fußbäder mit der Echten Weinrebe.

Trinken Sie abwechselnd je 1 Woche lang das **Gesundheitselixir** oder den **Gesundheitstee »Palais Royal«** (siehe S. 325 bzw. 372) und 2–3 Tassen täglich des folgenden Tees.

Kraut des Stinkenden Storchschnabels	10 g
Vogelknöterichkraut	10 g
Blutweiderichblätter	10 g
Odermennigkraut	20 g
Walnussblätter	20 g
Stiefmütterchenkraut	20 g

Was hilft bei welchem Leiden?

Ackerschachtelhalmkraut	20 g
Erdrauchkraut	20 g
Tigergraskraut	40 g

Lassen Sie 1 Esslöffel Pflanzen je Tasse 2 Minuten kochen, dann 10 Minuten ziehen.

• *Geeignete Pflanzen:* für Pflanzenbreiumschläge sind die Pflanzen zu Pulver zu vermahlen und anzuteigen: Beinwellwurzeln, Eichenrinde, Kerbelblätter, Königskerzenblüten und -blätter, Kresseblätter, Johanniskrautspitzen, Nelkenwurzkraut, Petersilienblätter, Ringelblumenblütenblätter, Sellerieblätter. Für innerliche Teeanwendung: Ackerschachtelhalmkraut, Beinwellwurzeln, Kraut des Benediktenkrauts, Blutweiderichblätter, Bockshornkleesamen, Breitwegerichblätter, Brennnesselblätter, Ehrenpreiskraut, Eichenrinde, Kraut des Eisenkrauts, Erdbeerblätter und -wurzeln, Fingerkrautwurzeln, Goldrutenkraut, Gundermannblätter, Hamamelisblätter, Hirtentäschelkraut, Hopfenzapfen, Johanniskrautspitzen, Klettenblätter und -wurzeln, Königskerzenblüten und -blätter, Odermennigkraut, Quendelblätter, Ringelblumenblüten, Salbeiblätter, Sellerieblätter und -wurzeln, Stiefmütterchenkraut, Storchschnabelkraut, Tannenknospen, Tigergrasblätter, Vogelknöterichkraut, Wacholderbeeren, Walnussblätter, Blätter des Wiesenbärenklaus.

VERBRENNUNGEN

Machen Sie bei Verbrennungen so schnell wie möglich Umschläge oder Bäder mit Johanniskrautöl (siehe S. 356)
Sie können gleichermaßen geriebene Kartoffeln oder Karotten, Zitronenfruchtfleisch, Eischnee mit 2 Esslöffeln Olivenöl vermischt, Madonnenlilienöl oder frischen Beinwell auflegen.

VERDAUUNG

Im Verdauungsprozess wird die Nahrung verändert, enzymatisch aufgeschlossen, schließlich in der Darmwand vom Blut resorbiert.
Viele Pflanzen erleichtern diesen Vorgang. Wir empfehlen Ihnen hier eine sehr wohlschmeckende Teemischung, die Sie nach einer Mahlzeit auch zum Genuss anbieten können.

Sternanissamen	10 g
Salbeiblätter	10 g
Kamilleblüten	20 g
Kraut des Johanniskrauts	20 g

Eisenkrautblätter	20 g
Quendelblätter	20 g
Majoranblätter	20 g
Orangenblätter	20 g
Oreganokraut	20 g

Bringen Sie 1 Esslöffel Pflanzen je Tasse zum Kochen und lassen Sie sie dann 10 Minuten ziehen.

• *Geeignete Pflanzen:* Alantwurzeln, Kraut des Bärenklaus, Basilikumblätter, Kraut des Benediktenkrauts, Bergminzenspitzen, Bohnenkrautblätter, Diptamdostenblätter, Fenchelsamen, Gundermannblätter, Hopfenzapfen, Ingwerwurzeln, Kalmuswurzeln, Blüten der Römischen Kamille, Kraut der Katzenminze, Kerbelblätter, Kurkumawurzeln, Löffelkrautblätter, Lorbeerblätter, Majoranblätter, Melissenblätter, Meerrettichwurzeln, Orangenblüten oder -blätter, Oreganospitzen, Pfefferminzblätter, Rosmarinblätter, Salbeiblätter, Senegawurzeln, Steinkleespitzen, Sternanissamen, Tausendgüldenkrautspitzen, Thymianblätter, Walnussblätter, Ysopblätter.

VERSTOPFUNG

Verstopfung ist eine Verzögerung in der Stuhlentleerung. Diese Anhäufung kann verschiedene Ursachen haben: psychische, mangelnde Spannkraft des Dickdarms, schlechte Leberfunktion, zu lange Därme etc.

Die Ernährung muss ballaststoffreich sein. Wenn der Darm nicht gereizt ist, können Sie zusätzlich Weizenkleie oder Haferkleie essen. Leinsamen oder Flohsamen sind dank ihrer Schleimstoffe milder. Essen Sie Backpflaumen oder trinken Sie Pflaumensaft, vorzugsweise abends vor dem Schlafengehen.

Oft kann man die Verdauungsfunktion auch durch eine Aktivierung der Leberfunktionen unterstützen. Die den Galleabfluss fördernden Pflanzen führen wirksam und sanft ab.

Trinken Sie von folgendem Tee abends 1 Tasse, wenn dies nötig ist.

Fenchelsamen	10 g
Blätter des Gelben Blasenstrauchs	10 g
Wacholderbeeren	10 g
Löwenzahnblätter	10 g
Wegwartenwurzel	20 g
Kraut des Seifenkrauts	20 g
Malvenblätter	20 g
Süßholzwurzeln	20 g
Faulbaumrinde	20 g

Was hilft bei welchem Leiden?

Kochen Sie 1 Esslöffel Pflanzen je Tasse 3 Minuten und lassen Sie sie dann 10 Minuten ziehen.

Kleine Kinder und gebrechliche Menschen lässt man bei Verstopfung am Abend vor dem Schlafengehen Eschenmanna lutschen.

- *Geeignete Pflanzen:* Boldoblätter, Eibischblätter, -blüten und -wurzeln, Engelsüßwurzeln, Faulbaumrinde, Holunderbeeren, Irländisches Moos, Krappwurzel, Kugelblumenblätter, Leinsamen, Löwenzahnblätter und -wurzeln, Malvenblätter und -blüten, Pfirsichblüten, Rhabarberwurzeln, Röhrenkassie, Rosenblüten, Schlehdornblüten, Sennesblätter, Süßholzwurzeln, Veilchenblätter und -wurzeln, Wacholderbeeren, Wegwartenblätter und -wurzeln, Zaunwindenblätter.

WARZEN

Warzen sind gutartige, ansteckende, viral bedingte Geschwulste. Man betupft sie täglich mit Schöllkrautsaft, ersatzweise mit ätherischem Thujenöl oder zermahlenen Ringelblumenblüten.

WEISSFLUSS

Weiblicher Genitalausfluss verschiedener Ursache, deren häufigste Ängstlichkeit und Übermüdung sind. Man sollte zuerst die Ursachen bekämpfen, sich erholen und 2 Tassen täglich folgender Rezeptur trinken.

Frauenmantelkraut	10 g
Erdbeerbaumwurzeln	10 g
Erdbeerblätter	20 g
Brombeerblätter	20 g
Kraut des Berufkrauts	30 g
Taubnesselkraut	60 g

Kochen Sie 1 Esslöffel Pflanzen je Tasse 3 Minuten.

- *Geeignete Pflanzen:* Alantwurzeln, Beinwellwurzeln, Berberitzenrinde, Blutweiderichkraut, Bockshornkleesamen, Breitwegerichblätter, Brombeerblätter, Eichenrinde, Enzianwurzeln, Erdbeerbaumwurzeln, Essigrosenblütenblätter, Eukalyptusblätter, Frauenmantelkraut, Kraut des Gänsefingerkrauts, Granatapfelrinde, Hamamelisblätter, Heidekrautblüten, Hirtentäschelkraut, Hopfenzapfen, Johanniskrautspitzen, Meerrettichwurzeln, Mistelblätter, Myrtenblätter, Nelkenwurzelkraut, Odermennigkraut, Rainfarnblüten, Rosmarinblätter, Salbeiblätter, Sanikelblätter, Schafgarbenspitzen,

Wurzeln des Schlangenknöterichs, Taubnesselkraut, Kraut des Teufelsabisses, Thymianblätter, Tormentillwurzeln, Vogelknöterichkraut, Wacholderbeeren, Waldmeisterspitzen, Walnussblätter, Blätter der Echten Weinrebe, Yatay-Palmenblätter, Zypressenzapfen.

WÜRMER UND ANDERE PARASITEN

Es gibt verschiedene Parasiten, die den allgemeinen Gesundheitszustand beeinträchtigen können: die Zunge wird dick und weiß, der Mundgeruch schlecht; manchmal gesellen sich ein fiebriger Zustand oder Nervosität hinzu.

Der Gallefluss, der die Därme entkeimt und ihre Verdauungsfunktion gewährleistet, muss unterstützt werden, indem man die Leber pflegt. Machen Sie deshalb von Zeit zu Zeit eine **Kur für den Allgemeinzustand** (siehe S. 372) und für die **Leber** (siehe S. 412).

Trinken Sie von folgender Mischung je 1 Tasse morgens und abends 1 Woche lang, 4 Tage vor und 4 Tage nach Vollmond.

Samen des Silberblättrigen Heiligenkrauts	10 g
Walnussblätter	20 g
Thymianblätter	20 g
Süßholzwurzeln	20 g
Salzbeifußspitzen	30 g
Korsisches Moos (schwer erhältlich)	30 g
Granatapfelrinde	30 g

Kochen Sie 1 Esslöffel Pflanzen je Tasse 3 Minuten und lassen Sie sie dann 10 Minuten ziehen.

Das **Wurmpulver** (siehe S. 358) liefert ebenfalls gute Ergebnisse. In hartnäckigen Fällen kann man die Behandlung mit einer Darmspülung ergänzen. Diese Applikationsform verringert auch die Nebenwirkungen, mit denen bei oraler Einnahme zu rechnen ist. Im folgenden die Zutaten für eine Anwendung.

Korsisches Moos (schwer erhältlich)	30 g
Rainfarnblüten (giftig)	30 g
Salzbeifußspitzen	30 g

Lassen Sie die Pflanzen in 1/2 Liter Wasser 5 Minuten kochen, seihen Sie dann ab und lassen das Ganze vor der Anwendung abkühlen.

Was hilft bei welchem Leiden?

• *Geeignete Pflanzen:* Granatapfelrinde, Samen des Silberblättrigen Heiligenkrauts, Korsisches Moos, Pfirsichblüten, Rainfarnblüten, Salzbeifußspitzen, Schöllkrautblätter, Schwarznesselkraut, Tausendgüldenkrautspitzen, Thymianblätter.

ZAHNFLEISCHENTZÜNDUNG (PARODONTITIS)

Eine starke Entzündung des Zahnfleisches kann zum Zahnausfall führen. Es ist unbedingt der Zahnarzt zu Rate zu ziehen. Trinken Sie dieselben Tees wie bei Arthritis, außerdem Schachtelhalm zur Mineralstoffversorgung. Zusätzlich können Sie folgende Pulvermischung als Zahnpasta oder zur Zahnfleischmassage verwenden.

Rhataniapulver	50 g
Schachtelhalmpulver	50 g
Salbeipulver	50 g
Feines Meersalz	50 g
Kürbiskernöl	eine ausreichende Menge

Vermengen Sie die Pulver mit etwas Öl und Wasser zu einer Paste.

• *Geeignete Pflanzen:* Ackerschachtelhalmkraut, Artischockenblätter, Bärlappkraut, Kraut des Berufkrauts, Birkenblätter, Borretschspitzen, Brennnesselblätter, Eichenblätter, Erdbeerblätter, Heidekrautblüten, Himbeerblätter, Hirschzungenkraut, Johannisbeerblätter, Mannstreuwurzeln, Meerrettichwurzeln, Pappelknospen, Queckenwurzeln, Rosmarinblätter, Wurzeln des Salomonssiegels, Sauerkirschstiele, Sellerieblätter und -wurzeln, Stechmyrtenwurzeln, Vogelknöterichkraut, Wacholderbeeren, Weidenrinde.

ZUCKERKRANKHEIT

(Siehe: DIABETES)

ZUNGENENTZÜNDUNG (GLOSSITIS)

(Siehe: APHTEN)

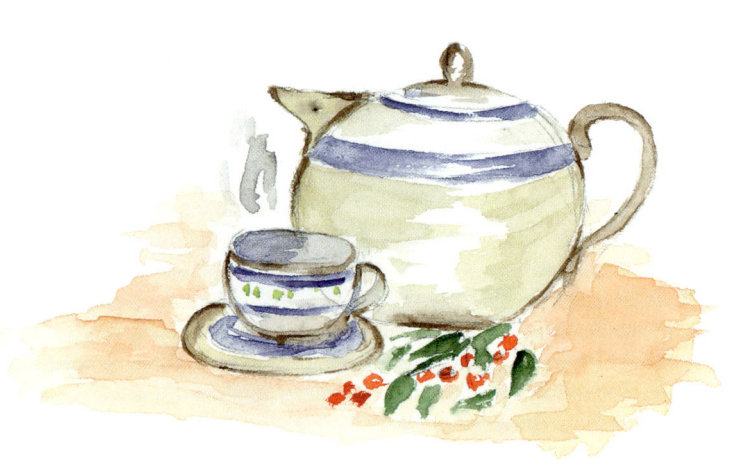

Teemischungen zum Geniessen

Ein Kräutertee schmeckt morgens ebenso wie nach den Mahlzeiten oder im Laufe des Tages. Man genießt das Aroma, bietet ihn Gästen an. Viele Aromapflanzen können bei gekonnter Mischung angenehm dem Gaumen schmeicheln. Hier eine nicht vollständige Liste der wichtigsten:

Akazienblüten, Anissamen, Basilikumblätter, Bohnenkrautblätter, Eisenkrautblätter, Engelwurzblätter, -blüten und -wurzeln, Essigrosenknospen, Estragonblätter, Fenchelblätter, entkernte und entstielte Hagebutten, Hibiskusblüten, Ingwerwurzeln, Jasminblüten, Blüten der Römischen Kamille, Kalmuswurzeln, Kardamomsamen, Koriandersamen, Kreuzkümmelsamen, Lavendelblüten, Lindenblüten, Lorbeerblätter, Majoranblätter, Melissenblätter, Nelkenblütenblätter, Orangenblüten und -blätter, Pfefferminzblätter, Rosmarinblätter, Salbeiblätter, Schwarzdornblüten, Sternanissamen, Süßholzwurzeln, Tannenknospen, Thymianblätter, Tonkabohnen, Ysopblätter, Zimtstangen, Zitronengrasblätter, Zitronenthymianblätter; getrocknete und eingemachte Früchte: Aprikosen, Engelwurz, Ingwer, Mandeln, Pflaumen, Rosinen.

(Teemischungen für die Gesundheit finden Sie auf S. 364 ff.)

Teemischungen zum Genießen

FRÜHSTÜCKSTEES

Ihr Aroma soll angenehm, frisch und anregend sein.

Basilikumblätter
Rosmarinblätter
Bohnenkrautblätter
Zitronenthymianblätter
Zitrone

Geben Sie 1 Messerspitze von jeder Pflanze und 1/2 Zitrone in 1 Tasse kochendes Wasser und lassen dies 10 Minuten ziehen.

Wohlschmeckend, würzig, anregend:

Rosmarinblätter
Salbeiblätter
Sellerieblätter
Walnussblätter
Frischer Kerbel

Geben Sie 1 Messerspitze von jeder Pflanze in 1 Tasse kochendes Wasser und lassen Sie dies 10 Minuten ziehen.

DESSERT-TEES

Dieser 3-Sterne-Tee ist von lieblichem, sehr sanftem, leicht nach Anis duftendem Aroma, eine Wohltat für den Magen:

Sternanissamen
Koriandersamen
Fenchelsamen
Engelwurzsamen
Quendelblätter

Geben Sie 1 Messerspitze von jeder Pflanze in 1 Tasse kochendes Wasser und lassen Sie dies 10 Minuten ziehen.

Und ein wenig würziger und frischer:

Basilikumblätter
Kardamomsamen

Ysopblätter
Melissenblätter
Pfefferminz- oder Estragonblätter

Geben Sie 1 Messerspitze von jeder Pflanze und 2 Körner Kardamom in 1 Tasse kochendes Wasser und lassen Sie dies 10 Minuten ziehen.

ANREGENDE TEES

Ingwerwurzeln
Zimtstangen
Bohnenkrautblätter
Kardamomsamen
Pfefferminzblätter

Geben Sie 1 Messerspitze von jeder Pflanze und einen kandierten Engelwurzstängel sowie 1/2 Vanillestange in 1 Tasse kochendes Wasser und lassen Sie dies 10 Minuten ziehen.

Zimtstangen
Kardamomsamen
Frischer Sellerie
Kandierter Ingwer
Tonkabohne

Geben Sie 1 Messerspitze jeder Pflanze, 2 Körner Kardamom und 1 Tonkabohne in 1 Tasse kochendes Wasser und lassen Sie dies 10 Minuten ziehen.

WINTERTEE

Eine Wohltat für die Bronchien, die Stimme und die Atmung:

Klatschmohnblüten
Lorbeerblätter
Quendelblätter
Eisenkrautblätter
Helle Smyrna-Rosinen

Geben Sie 1 Messerspitze jeder Pflanze und 10 Rosinen in 1 Tasse kochendes Wasser und lassen Sie dies 10 Minuten ziehen.

Teemischungen zum Genießen

FIVE-O'CLOCK-TEAS

Wohlschmeckend, frisch, säuerlich:

    Schwarze Johannisbeeren
    Hagebuttenfruchtschalen
    Ysopblätter
    Hibiskusblüten
    Essigrosenknospen

Geben Sie 1 Messerspitze von jeder Pflanze in 1 Tasse kochendes Wasser und lassen Sie dies 10 Minuten ziehen.

Ein blumiges, sehr köstliches Aroma:

    Jasminblüten
    Nelkenblüten
    Orangenblütenblätter
    Essigrosenknospen
    Veilchenblüten

Geben Sie 1 Messerspitze von jeder Pflanze in 1 Tasse kochendes Wasser und lassen Sie dies 10 Minuten ziehen.

GUTE-NACHT-TEES

Pflanzen mit Honigduft verschaffen einen guten Schlaf.

    Lavendelblüten
    Blüten der Echten Kamille
    Orangenblütenblätter
    Lindenblüten

Geben Sie 1 Messerspitze von jeder Pflanze in 1 Tasse kochendes Wasser und lassen Sie dies 10 Minuten ziehen.

Die Sanftheit der abendlichen Ruhe, leicht abführend:

    Majoranblätter
    Melissenblätter
    Myrtenblätter

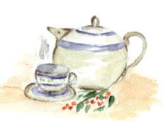

    Pfirsichblätter
    Holunderbeeren

Geben Sie 1 Messerspitze von jeder Pflanze sowie 2 Dörrpflaumen, wenn Sie eine abführende Wirkung wünschen, in 1 Tasse kochendes Wasser. Lassen Sie das Ganze 10 Minuten ziehen.

Ein köstliches und entspannendes Aroma nach dem Abendessen:

    Sternanissamen
    Süßholzwurzeln
    Heidelbeeren
    Kandierter Ingwer
    Gehackte Mandeln
    Vanilleschote

Geben Sie 1 Messerspitze von jeder Pflanze in 1 Tasse kochendes Wasser und lassen Sie dies 10 Minuten ziehen.

Anhang

REGISTER

A

Abführender Einlauf 343
Abkochung 32
Ableger 27
Absenker 27
Absinth 291
Abszess 368
Achillea millefolium 238
Ackerschachtelhalm 36
Acorus calamus 151
Adiantum capillus-veneris 275
Aerophagie 382
Aesculus hippocastanum 227
Agar-Agar 390
Agathosma crenulata 79
Agrimonia eupatoria 207
Agropyrum repens 217
Akne 369
Aknelotion 353
Alant, Echter 37
Alantwein 329
Albuminurie 370
Alchemilla vulgaris 110
Aleppokiefer 160
Alkoholische Auszüge 318
Allergie 371
Allgemeinzustand 372
Allium ursinum 49
Alnus glutinosa 100
Althaea officinalis 89
Althaea rosea 90
Amaracus (Origanum) dictamnus 85
Anämie 373

Andorn-Sirup 360
Anethum graveolens 84
Angelica archangelica 94
Angina 374
Ängstlichkeit 375
Anis 39
Anis-Fenchel-Likör 327
Anregender Tee 440
Anregendes Dampfbad 335
Antennaria dioica 157
Anthemis nobilis 153
Anthriscus cerefolium 158
Anthyllis vulneraria 294
Anti-Cellulitis-Tee 386
Antimigränetee 120
Aphten 376
Apium graveolens 247
Apothekerrose 103
Appetitanregender Wein 330
Appetitlosigkeit 377
Arbutus unedo 97
Arctium lappa 163
Arctostaphylos uva-ursi 47
Armoracia rusticana 200
Arnica montana 40
Arnika 40
Arnikatinktur 320
Aromatischer Tee 364
Aromatisches Elixier 324
Arrhythmie 404
Artemisia absinthium 291
Artemisia glacialis 119
Artemisia maritima 291
Artemisia vulgaris 51
Arteriosklerose 377

445

Arthritis 378
Arthrose 379
Artischocke 41
Arzneiweine 329
Asparagus officinalis 253
Asperula odorata 278
Asplenium scolopendrium 137
Asthma 380
Ätherische Öle 316
Ätherisches Duftöl 105
Auge 27, 381
Augenbad 381
Augentrost, Gewöhnlicher 43
Augenumschlag 193
Avocadobaum 44

B

Babybad 333
Bäder 332
Baldrian 45
Ballota nigra 243
Balsam 27
Balsam Sanfte Welle 336
Balsame 335
Balsamo Fioaventi 321
Bandwürmer 381
Bärenklau, Wiesen- 46
Bärentraube 47
Bärlapp, Keulen- 48
Bärlauch 49
Barosma crenulata 79
Basilikum 50
Beifuß 51
Beinwellbalsam 53
Belebende Lotion 353
Bellis perennis 111
Benediktenkraut 54
Bergkiefer 160
Bergminze, Echte 55

Bergwohlverleih 40
Berufkraut, Kanadisches 56
Besenginster 57
Besenheide 130
Betonie 133
Betula pendula 59
Bibernelle, Große 58
Bibernelle, Kleine 58
Bier 341
Bindehautentzündung 382
Birke 59
Birkenbalsam 337
Bitterklee 60
Bitterorangen-Sirup 362
Bitterorangenbaum 61
Bitterorangenwein 329
Blähungen 382
Blähungstee 365
Blasenentzündung 383
Blasenkirsche 62
Blasenkirschenwein 330
Blasentang 63
Blatt 27
Blattstiel 27
Blatttang 64
Blaubeere 131, 132
Blepharitis 413
Blutarmut siehe Anämie 373
Blutdruck, erhöhter 384
Blutdruck, zu niedriger 385
Blüten-Potpourri 357
Blütenköpfchen 27
Blütenstand 27
Blutreinigungs-Sirup 362
Blutweiderich 65
Blutwurz 66
Blutwurzwein 329
Blutzuckerspiegel, zu niedriger 385
Bockshornklee 67
Bockshornklee-Öl 355
Bohne, Garten 68

Register

Bohnenkraut 69
Boldo 70
Borago officinalis 71
Borretsch 71
Breitblättrige Kresse 173
Breitwegerich 72
Breitwegerich-Gesichtsmaske 73
Breiumschlag 369
Breiumschlag gegen Cellulitis 342
Breiumschläge 341
Brennnessel 74
Brennnesselessig 75
Brennnesselgebäck 346
Brombeere 76
Bronchialbalsam 336
Bronchitis 385
Brunnenkresse 77
Brusttee 365
Buchsbaum 78
Buchu 79
Bukko 79
Buxus sempervirens 78

C

Cajeput-Lavendel-Essenz 317
Calamintha officinalis 55
Calendula officinalis 224, 225
Calluna vulgaris 130
Calystegia sepium 298
Capsella bursa-pastoris 138
Carum carvi 175, 176
Cassia fistula 225
Cellulitis 386
Centaurea cyanus 172
Centella asiatica 271
Ceratonia siliqua 149
Cetraria islandica 147
Chamomilla recutita 152

Chelidonium majus 241
Chinarinden-Wein 330
Chinarindenbaum, Roter 80
Cholersterinspiegel, erhöhter 387
Chondrus crispus 165
Christdorn 81
Chrysantellum americanum 82
Chrysanthemum balsamita 195
Cichorium intybus 283
Cinchona pubescens 80
Cinnamomum ceylanicum 299
Citrus aurantium 61
Cnicus benedictus 54
Cochlearia armoracia 200
Cochlearia officinalis 183
Cola 167
Cola acuminata 167
Colitis 389
Combretum micranthum 161
Coriandrum sativum 171
Corylus avellana 128
Couperose 388
Crataegus laevigata 289
Crataegus monogyra 289
Crataegus oxyacantha 289
Cremes 340
Crocus sativus 229
Cuminum cyminum 174
Cupressus sempervirens 303
Curcuma 83
Curcuma longa 83
Curcuma zedoaria 302
Currypulver 83
Cynara scolymus 41
Cynoglossum officinale 144
Cytisus scoparius 57

D

Damaszenerrose 103
Dampfbäder 335
Darmentzündung 391
Dekalzifikation 416
Dekokt 32
Demineralisation 416
Dessert-Tee 439
Diabetes 388
Diarrhoe 391
Dickdarmentzündung 389
Dickmilch 42
Dill 84
Dipsacus silvestris 155
Diptam, Kretischer 85
Diptam-Dost 85
Diptamdost-Sirup 360
Dolde 27
Dornige Hauhechel 129, 130
Drei-Monats-Kolik 409
Drosera rotundifolia 252
Dryopteris filix-mas 295
Duftöle 316
Duftraute, Feinzähnige 79
Duftwässer 320
Durchfall 391

E

Eberesche 86
Echium vulgare 205
Echte Bergminze 55
Echte Engelwurz 94
Echte Kamille 152
Echte Nelkenwurz 206
Echte Weinrebe 287
Echte Zaunwinde 298
Echter Alant 37
Echter Ehrenpreis 88

Echter Eibisch 89
Echter Lorbeer 18
Echter Steinsame 258
Efeu, Gewöhnlicher 87
Ehrenpreis, Echter 88
Eibisch, Echter 89
Eiche, Stiel- 91
Eingeschlechtlich 28
Eingriffeliger Weissdorn 289
Einläufe 342
Einnässen siehe Inkontinenz 406
Eisenkraut 93
Ekzeme 392
Eleherococcus senticosus 263
Elixier Grande-Chartreuse 325
Elixiere 323
Engelswasser 356
Engelwurz, Echte 94
Engelwurzlikör 95
Engelwurzwein 330
Enteritis 391
Entgiftungstee 284
Entspannungstee 95
Entwässerungstee 102, 366
Enzianwein 331
Epilobium parviflorum 286
Equisetum arvense 36
Erdbeerbaum 97
Erdbeere, Wald- 98
Erdrauch 99
Erdrauch-Sirup 360
Erfrischungstee 366
Erfrischungswasser 321
Erigeron canadensis 56
Erkältung 425
Erle 100
Eruca sativa 250
Eryngium campestre 194
Erythraea centaurium 265
Esche 101
Eschscholtzia californica 120

Essig der vier Diebe 344
Essig gegen Läuse 346
Essig-Duftbad 346
Essige 343
Essiglotion 345
Essigrose 103
Eucalyptus globulus 104
Eukalyptus 104
Euphrasia rostkoviana 43

F

Faulbaum 106
Feinzähnige Duftraute 79
Feldmannstreu 194
Feldthymian 218
Feldulme 273
Fenchel 107
Fibrom 393
Ficaria ranunculoides 237
Fieber 394
Fieberklee 60
Fieder 27
Filipendula ulmaria 188
Fingerkraut, Gänse- 112
Fingerkraut, Kriechendes 112
Fingerkrautwein 329
Fingernägel 394
Five-o'clock-Tea 441
Flachs 179
Flieder 109
Flieder-Öl 355
Flohsamen 72
Foeniculum vulgare ssp. vulgare 107
Föhre 159
Fragaria vesca 98
Frauenhaarfarn 275
Frauenmantel 110
Frauenmantelcreme 340

Frauenminzenwein 329
Fraxinus excelsior 101
Fraxinus ornus 101
Frigidität 395
Frostbeulen 395
Fruchtblatt 28
Fruchtessig 344
Fruchtfleisch 28
Frühjahrskur 396
Frühlingswasser 323
Frühstückstee 439
Fucus vesiculosus 63
Fumaria officinalis 99
Fünf-Wurzel-Sirup 362
Fünf-Wurzel-Tee 366
Furunkel siehe Abszess 368
Fußbad 432
Fußnägel 394
Fußpuder 432

G

Galega officinalis 114
Galium odoratum 278
Galium verum 176
Gallenblasenerkrankungen 412
Gänseblümchen 111
Gänseblümchen-Öl 355
Gänseblümchenwein 329
Gänsefingerkraut 112
Gartenbohne 68
Gartenduftöl 317
Gastritis 397
Gebäck 346
Gedächtnis 397
Geißblatt, Wohlriechendes 113
Geißraute 114
Gelber Enzian 96
Gelbwurzel 83
Gentiana lutea 96

Geranium robertianum 261
Gerstenkorn 397
Gesundheitselixier Palais Royal 325
Gesundheitstee Palais Royal 372
Gesundheitswein Palais Royal 373
Geum urbanum 206
Gewichtsverlust 398
Gewöhnliche Goldrute 121
Gewöhnliche Hundszunge 144
Gewöhnliche Kiefer 159
Gewöhnliche Quecke 217
Gewöhnliche Pestwurz 212
Gewöhnlicher Augentrost 43
Gewöhnlicher Efeu 87
Gewöhnlicher Rainkohl 220
Gewöhnlicher Sanddorn 232
Gewöhnliches Katzenpfötchen 157
Gewürz-Potpourri 357
Gewürzduftöl 317
Gewürznelke 115
Gicht 398
Ginkgo 116
Ginkgo biloba 116
Ginseng 117
Glaskraut 118
Gletscherraute 119
Gletscherrautenlikör 328
Glossitis siehe Aphten 376
Goldmohn, Kalifornischer 120
Goldrute, Gewöhnliche 121
Granatapfelbaum 122
Greiskraut, Gewöhnliches 123
Grenadine 122
Griffel 28
Grillgewürz 248
Grindelia robusta 124
Grindelie 124
Grippe 399
Großblütige Königskerze 170

Große Bibernelle 58
Große Klette 163
Großer Sauerampfer 235
Guarana 125
Gummi 28
Gummiharz 28
Gundermann 126
Gundermann-Sirup 360
Gurgellösungen 375
Gurken-Öl 356
Gurkenkraut 71
Gürtelrose 400
Gute-Nacht-Tee 441

H

Haar 28
Haaröl 164
Haarwasser 164, 354
Haarwurzel 28
Habichtskraut, Kleines 127
Hagebutte 143
Hagebuttenkonfitüre 349
Halsentzündung siehe Angina 374
Halsschmerzen siehe Angina 374
Hamamelis virginiana 297
Hamameliswasser 356
Hämorrhoiden 400
Handlappiger Rhabarber 223
Hängebirke 59
Harnsäurespiegel, erhöhter 402
Harpagophytum procumbens 267
Harz 28
Haselnuss 128
Hauhechel, Dornige 129, 130
Hautjucken 402
Hautpilzinfektion 403

Register

Heckenrose 143
Hedera helix 87
Heidelbeere 131
Heilessig 345
Heilziest 133
Heiserkeit siehe Stimmlosigkeit 430
Heracleum sphondylium 46
Herpes 403
Herpes zoster 400
Herzgespann 134
Herzklopfen 404
Herzrhythmusstörungen 404
Heuschnupfen siehe Schnupfen 425
Hibiscus sabdariffa 135, 136
Hibiskus 135
Hieracium pilosella 127
Himmelsschlüssel 240
Hippophaë rhamnoides 232
Hirschzungenfarn 137
Hirtentäschel 138
Hochblatt 28
Holunder, Schwarzer 139
Holz 28
Honigzubereitungen 346
Hopfen 140
Hopfen-Sirup 360
Hornklee, Gewöhnlicher 141
Huflattich 142
Humulus lupulus 140
Hundsrose 143
Hundszunge, Gewöhnliche 144
Hühneraugen 404
Husten 405
Hypericum perforatum 150
Hypercholesterinämie 387
Hypertonie 384
Hyperurikämie 402
Hypoglykämie 385
Hypotonie 385

I

Ilex paraguariensis 197
Illicium verum 259
Immergrün, Kleines 145
Imperatoria ostruthium 201
Impotenz 405
Indische Senna 251
Infus 32
Ingwer 146
Ingwerbier 341
Inkontinenz 406
Insektenstiche 407
Inula helenium 37
Ischias 407
Isländisches Moos 147
Izara-Likör 328

J

Jateorhiza palmata 168
Jelängerjelieber 113
Johannisbeere, Schwarze 148
Johannisbrotbaum 149
Johanniskraut 150
Johanniskraut-Wachssalbe 341
Juckreiz 402
Juglans regia 280
Juniperus communis 277

K

Kalifornischer Goldmohn 120
Kalmus 151
Kaltauszug 32
Kamille, Echte 152
Kamille, Römische 153
Kamille-Öl 355

Kamillen-Sirup 360
Kamillenwasser 356
Kampfer-Kamille-Öl 355
Kanadisches Berufkraut 56
Kandierte Engelwurz 350
Kandiertes 348
Kapsel 29
Kapseln 347
Kapuzinerkresse 154
Karde, Wilde 155
Kardone 41
Käsepappel 192
Kassienmarmelade 349
Katzenminze 156
Katzenpfötchen, Gewöhnliches 157
Kaustoffe 348
Kelchblätter 29
Kerbel 158
Keuchhusten 408
Keulenbärlapp 48
Kiefer, Gewöhnliche 159
Kiefernknospen-Sirup 361
Kiefernknospen-Dampfbad 370
Kinkeliba 161
Klatschmohn 162
Kleine Bibernelle 58
Kleines Immergrün 145
Kleines Habichtskraut 127
Klette, Große 163
Knöllchen-Steinbrech 256, 257
Knorpeltang 165
Knospe 29
Knöterich, Wiesen- 166
Kolabaum 167
Kolawein 331
Kolibakterien 408
Kolikzustände 409
Kolombowurzel 168
Kondorliane 169
Konfitüren 348
Königskerze, Großblütige 170

Konjunktivitis 382
Kopfläuse 409
Koriander 171
Korkeiche 91
Kornblume 172
Kornblumenwasser 356
Krameria triandra 221
Krampfadern 410
Krämpfe 410
Kraut 29
Kräuterbäder 332
Kräuterbrühe 350
Kräuterschnaps des Sylvius 318
Kräuterschnäpse 318
Kräutertee 438
Kräuterweine siehe Arzneiweine 329
Kreislauf 411
Kreislaufbad 333
Kresse, Breitblättrige 173
Kretischer Diptam 85
Kreuzkümmel 174
Kriechendes Fingerkraut 112
Kümmel 175
Kürbiskerne 382
Kurkuma 83

L

Lakritze 262
Laminaria flexicaulis 64
Lamium album 264
Lanzettlich 29
Lapsana communis 220
Latwergen 350
Laurus nobilis 184
Lavandine 177
Lavandula angustifolia 177
Lavandula latifolia 177
Lavandula stoechas 177

Lavendel 177
Lavendel-Majoran-Emulsion 334
Lavendelöl 178
Lavendelwasser 322
Lebererkrankungen 412
Lein 179
Leonurus cardiaca 134
Lepidium latifolium 173
Lidrandentzündung 413
Liebestrank 324
Liguster 180
Ligustrum vulgare 180
Likör Chartreuse 328
Likör des Garrus 326
Liköre 326
Lilien-Öl 356
Lilium candidum 189
Linum usitatissimum 179
Lippia citriodora 301
Lithiasis 428
Lithospermum officinale 258
Lobaria pulmonaria 186
Löffelkraut 183
Lorbeer, Echter 184
Lotionen 352
Lotus corniculatus 141
Löwenzahn 185
Lungenflechte 186
Lungenkraut 187
Lycopodium clavatum 48
Lythrum salicaria 65

M

Mädesüß, Echtes 188
Madonnenlilie 189
Magenschleimhautentzündung siehe Gastritis 397
Magentee 366
Mais 190
Majoran 191
Majorana hortensis 191
Malva sylvestris 192
Malve 192
Manna-Esche 101
Mannstreu, Feld- 194
Marienblatt 195
Mariendistel 196
Marrubium vulgare 38
Marsdenia condurango 169
Märzveilchen 274
Massageöl 432
Mate, Grüner 197
Matricaria chamomilla 152
Maulbeerbaum, Schwarzer 198
Mäusedorn, Stechender 199
Mazerat 32
Medizinalrhabarber 223
Meerrettich 200
Meisterwurz 201
Melilotus officinalis 257
Melissen-Sirup 361
Melissengeist 319
Menopause 414
Mentha piperata 214, 215
Mentha pulegium 216
Menyanthes trifoliata 60
Meteorismus 382
Migräne 414
Milchbildung 415
Mineralstoffmangel 416
Mistel, Weiße 202
Monatsblutungen 417
Mönchspfeffer 203
Morus nigra 198
Moxas 354
Mückenmittel 354
Müdigkeit 418
Mundbad 376
Mundschleimhautentzündung siehe Aphten 376

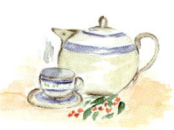

Mundwasser 324
Muskelkrämpfe 418
Myrte 204
Myrten-Sirup 361
Myrtenwasser 356
Myrtus communis 204, 205
Myzel 29

N

Nagelbettentzündung siehe
  Abszess 368
Narbe 29
Nasen-Rachen-Entzündung 419
Nasturtium officinale 77
Nebenhöhlenentzündung 419
Nelkenwurz, Echte 206
Nepeta cataria 156
Nephritis 420
Nierenentzündung 420
Niespulver 425
Nymphaea alba 244

O

Ocimum basilicum 50
Ödem 420
Odermenning 207
Ölbäder 334
Öle 355
Olea europaea 208
Olivenbaum 208
Oregano 209
Orientalisches Wasser 323
Origanum dictamnus 85
Origanum majorana 191
Origanum vulgare 209, 210

P

Paliurus spina-christi 81
Panax ginseng 117
Papaver rhoeas 162
Pappelwein 329
Parasiten 436
Parietaria officinalis 118
Parodontitis 437
Passiflora incarnata 211
Passionsblume 211
Pasten 347
Pastillen 347
Paullinia cupana 125
Persea americana 44
Persischer Wundbalsam 337
Pestwurz, Gewöhnliche 212
Petasites hybridus 212
Petersilie 213
Petroselinum crispum 213
Petroselinum hortense 213
Peumus boldus 70
Peusedanum ostruthium 201
Pfefferminze 214
Pflanzenbad für alle Haararten
  426
Pflanzenwasser 356
Pflegeshampoo 426
Phaseolus vulgaris 68
Physalis alkekengi 62
Pillen 348
Pimpinella anisum 39
Pimpinella major 58
Pimpinella saxifraga 58
Pinie 160
Pinus cembra 159
Pinus halepensis 160
Pinus mugo 160
Pinus pinaster 160
Pinus pinea 160
Pinus sylvestris 159
Plantago major 72

Register

Plantago psyllium 72
Poleiminze 216
Polygala senega 249
Polygonatum odoratum 231
Polygonum aviculare 276
Polygonum bistorta 166
Polygonum hydropiper 282
Polypodium vulgare 272
Populus nigra 210
Potentilla anserina 112
Potentilla reptans 112
Potentilla tormentilla 66
Potio paulina 329
Potpourris 357
Primula officinalis 240
Primula veris 240
Prostatitis 421
Provence-Rose 103
Prunus cerasus 236
Prunus persica 215
Prunus spinosa 239
Pruritus 402
Psoriasis 427
Pulmonaria officinalis 187
Pulpe 29
Pulver 357
Pulver »Tausend-und-eine-Nacht 357
Punica granatum 122

Q

Quecke, Gewöhnliche 217
Quendel 218
Quercus petraea 91
Quercus robur 91
Quirl 29

R

Rainfarn 219
Rainfarnessig 409
Rainkohl, Gewöhnlicher 220
Ratanie, Rote 221
Rauchen abgewöhnen 431
Rauke, Weg- 222
Rhabarber, Handlappiger 223
Rhabarber-Sirup-Komposition 363
Rhamnus frangula 106
Rheuma 422
Rheum palmatum 223
Ribes nigrum 148
Rinde 29
Ringelblume 224
Ringelblumen-Öl 356
Rispe 29
Risse siehe Frostbeulen 395
Römische Kamille 153
Rote Ratanie 221
Rote Schuppenmiere 242
Rosa x damascena 103
Rosa canina 143
Rosa centifolia 103
Rosa gallica 103
Rosazea 422
Rosella 135
Rosen-Wachssalbe 340
Rosenhonig 347
Rosenknospenkonfitüre 349
Rosenwasser 356
Rosmarin 226
Rosmarin-Bohnenkraut-Emulsion 334
Rosmarinus officinalis 226
Rosskastanie 227
Rubus fruticosus 76
Rubus idaeus 136
Rucola 250
Ruhrrindenbaum 228

Rumex acetosa 235
Rundblättriger Sonnentau 252
Ruprechtskraut 261
Ruscus aculeatus 199
Rüster 273

S

Safran 229
Salbei 230
Salben 340
Salix alba 285
Salvia officinalis 230, 231
Salzbeifuß 291
Samen 29
Samenmantel 30
Sammelkalender 22
Sanddorn, Gewöhnlicher 232
Sandelholzbaum 233
Sanftes Bad 333
Sanguisorba officinalis 293
Sanicula europaea 234
Sanikel, Wald- 234
Santalum album 233
Santolina chamaecyparissus 132
Saponaria officinalis 246
Sauerampfer, Großer 235
Sauerkirsch-Sirup 362
Sauerkirsche 236
Scabiosa succisa 266
Schafgarbe 238
Scharbockskraut 237
Schattenmorelle 236
Schlangenknöterich 166
Schlafstörungen 423
Schlankheitsbad 333
Schlankheitsdiät 424
Schlehdorn 239
Schlüsselblume 240
Schmerzbalsam 338

Schmerzlotion 379
Schnupfen 425
Schöllkraut 241
Schöllkrautsaft 358
Schönheitsseife 359
Schopflavendel 177
Schössling 30
Schrunden siehe Frostbeulen 395
Schrundenbalsam 338
Schuppen 425
Schuppenflechte 425
Schuppenmiere, Rote 242
Schwarze Johannisbeere 148
Schwarzer-Johannisbeer-Likör 327
Schwarzer Maulbeerbaum 198
Schwarzerle 100
Schwarznessel 243
Schwarzpappel 210
Schweizer Tee 367
Schwere Beine siehe Kreislauf 411 und Krampfadern 410
Seborrhoe 427
Seekrankheit 428
Seerose, Weiße 244
Seerosen-Sirup 361
Seifen 359
Seifenbaum, Chilenischer 245
Seifenkraut 246
Seifenkraut-Sirup 361
Sellerie, Wilder 247
Sellerie-Sirup 361
Selleriesalz 248
Senecio vulgaris 123
Senega 249
Senfrauke 250
Senkreis 27
Senna alexandrina 251
Senna, Indische 251
Silberweide 285
Silybum marianum 196

Register

Simarouba 228
Simaruba amara 228
Sinusitis 419
Sirupe 359
Sisymbrium officinale 222
Sitzend 30
Smilax aspera 255
Solidago virgaurea 121
Sommerlinde 181
Sonnenallergie 371
Sonnenbrand 428
Sonnentau, Rundblättriger 252
Sonnentau-Sirup 360
Sorbus aucuparia 86
Spasmen 410
Speichelfluss 428
Speiklavendel 177
Spergularia rubra 242
Spirke 160
Spitzwegerich 254
Splintholz 30
Sporen 30
Stachys officinalis 133
Stängel 30
Staubblatt 30
Stechender Mäusedorn 199
Stechwinden-Sirup-Komposition 363
Steigerung der Milchbildung 415
Steinbrech, Knöllchen- 256
Steinleiden 428
Steinsame, Echter 258
Stempel 30
Sternanis 259
Stiefmütterchen 260
Stiefmütterchen-Sirup 361
Stieleiche 91
Stimmlosigkeit 430
Stinkender Storchschnabel 261
Stipeln 30
Stockmalve 90

Stolon 30
Storchschnabel, Stinkender 261
Strandkiefer 160
Stress 430
Succisa pratensis 266
Süßholz 262
Süßholzpulver-Mischung 358
Symphytum officinale 52
Synonym 30
Syringa vulgaris 109
Syzygium aromaticum 115

T

Tabak 364
Tabletten 348
Tachycardie 404
Taigawurzel 263
Tanacetum balsamita 195
Tanacetum vulgare 219
Tänien 381
Taraxacum officinale 185
Taubnessel, Weiße 264
Tausendgüldenkraut 265
Tee für die Fünfziger 290
Teemischungen 364, 438
Teufelsabbiss 266
Teufelsabiß-Sirup 361
Teufelskralle 267
Thallus 30
Thuja 268
Thymian 269
Thymus serpyllum 218
Thymus vulgaris 269
Tigergras 271
Tigergrasbalsam 338
Tilia cordata 181
Tilia platyphyllos 181
Tinkturen 318
Tormentill 66

Transpiration 432
Traubeneiche 91
Trigonella foenum-graecum 67
Tropaeolum majus 154
Tüpfelfarn, Gewöhnlicher 272
Tussilago farfara 142

Vinca minor 145
Viola tricolor 260
Virginische Zaubernuss 297
Viscum album 202
Vitex agnus-castus 203
Vitis vinifera 287
Vogelbeere 86
Vogelknöterich 276

U

Ulcus cruris 432
Ulme, Feld- 273
Ulmus campestris 273
Ulmus minor 273
Unterschenkelgeschwür 432
Unruhe 375
Urtica dioica 74
Urtinktur 318

V

Vaccinium myrtillus 131
Valeriana officinalis 45
Varizen 410
Veilchen, März- 274
Venenbalsam 339
Venezianischer Theriak 351
Venushaarfarn 275
Verbascum densiflorum 170
Verbena officinalis 93
Verbrennungen 433
Verdauung 433
Verdauungstee 367
Veronica officinalis 88
Verringerung der Milchbildung 416
Verstopfung 434
Verstopfung bei Colitis ulcerosa 390

W

Wacholder 277
Wachssalbe 340
Walderdbere 98
Waldkiefer 159
Waldmeister 278
Waldmeisterwein 329
Waldsanikel 234
Walnuss 280
Walnusslikör 281
Walnusswein 281, 329
Warzen 435
Wasser der Königin von Ungarn 322
Wasserpfeffer 282
Wegrauke 222
Wegrauken-Sirup 361
Weide, Silber- 285
Weidenröschen, Kleinblütiges 286
Wein des Hippokrates 331
Weinrebe, Echte 287
Weißdorn, Zweigriffeliger 289
Weißfluss 435
Weißsandel 233
Weißwurz, Wohlriechende 231
Wermut 291
Wermut-Sirup 361
Wermutwein 292, 331
Wiesenbärenklau 46

Register

Wiesenknopf, Großer 293
Wiesenknöterich 166
Wilder Sellerie 247
Winterlinde 181
Wintertee 440
Wohlriechende Weißwurz 231
Wohlriechendes Geißblatt 113
Wundheiltee 367
Wundklee 294
Wundtinktur 319
Wurmabtreibender Einlauf 343
Würmer 436
Wurmfarn 295
Wurmpulver 358
Wurzel 30
Wurzelstock 30

Y

Ysop 296
Ysop-Sirup 361

Z

Zahnfleischentzündung 437
Zapfen 31
Zaubernuss, Virginische 297
Zaunwinde, Echte 298
Zea mays 190
Zichorie 283
Zimtbaum 299
Zimtweinkomposition 332
Zinnkraut 36
Zirbelkiefer 159
Zitronenemulsion 334
Zitronenmelisse 300
Zitronenverbene 301
Zitwerwurzel 302
Zuckerkrankheit siehe Diabetes 388
zungenentzündung siehe Aphten 376
Zweigriffeliger Weißdorn 289
Zweihäusig 31
Zwiebel 31
Zwitter 31
Zypresse, Immergrüne 303
Zystitis 383

LITERATUR

Bocksch, M. (2007): Das praktische Buch der Heilpflanzen. BLV, München.
Bocksch, M. (2007): Natürlich heilen und behandeln. BOD, Norderstedt.
Bühring, U. (2005): Praxis-Lehrbuch der modernen Heilpflanzenkunde. Sonntag-Verlag, Stuttgart.
Fintelmann, V., Weiss, R. F. (2005): Lehrbuch der Phytotherapie. MVS Medizinverlage, Stuttgart.
Fischer-Rizzi, S. (2000): Medizin der Erde. Hugendubel, München.
Frohne, D., Pfänder, H. J. (2004): Giftpflanzen. WVG, Stuttgart.
Hiller, K., Melzig, M.F. (Hrsg.) (2006): Lexikon der Arzneipflanzen und Drogen. Directmedia Publishing, Berlin.
Jänicke, Ch., Grünwald, J., Brendler, T. (2003): Handbuch Phytotherapie. WVG, Stuttgart.
Kreuter, M.-L. (2004): Kräuter und Gewürze aus dem eigenen Garten. BLV, München.
Leibrock-Plehn, L. (1992): Hexenkräuter oder Arznei. WVG, Stuttgart.
Marzell, H. (2002): Geschichte und Volkskunde der deutschen Heilpflanzen. Reichl-Verlag, St. Goar (erw. Nachdr. d. Ausg. 1938).
Pahlow, M. (1999): Das große Buch der Heilpflanzen. Gräfe & Unzer, München.
Rätsch, C. (2002): Enzyklopädie der psychoaktiven Pflanzen. AT, CH-Aarau.
Schauer, T., Caspari, C. (2004): Der große BLV Pflanzenführer. BLV, München.
Schauer, T., Caspari, C. (2005): Der BLV Pflanzenführer für unterwegs. BLV, München.
Scherf, G. (2007): Die geheimnisvolle Welt der Zauberpflanzen und Hexenkräuter. BLV, München.
Schilcher, H., Kammerer, S. (2003): Leitfaden Phytotherapie. Urban und Fischer, München.
Schmeil-Fitschen (2006): Flora von Deutschland und angrenzender Länder. Quelle & Meyer Verlag, Wiebelsheim.
Schubert, R., Wagner, G. (2000): Botanisches Wörterbuch, UTB. Ulmer, Stuttgart.
Stammel, H.J. (2000): Die Apotheke Manitous. Rowohlt, Reinbek.
Storl, W. D. (1997): Von Heilkräutern und Pflanzengottheiten. J. Kamphausen, Bielefeld.
Wichtl, M. (Hrsg.) (2002): Teedrogen und Phytopharmaka. WVG, Stuttgart.

Bildnachweis

BILDNACHWEIS

Alle Fotos Losange, außer den im Folgenden genannten:
Anagnostidis/NATURE: 71 o, 142 or, 145 o, 162 o
Berthon/NATURE: 45 o, 46 o, 47 o, 56 o, 89, 96 o, 112, 113 o, 129 o, 157 o, 163, 207 o, 234, 242 o, 258 o, 265 o
Berthoule/NATURE: 109, 116 o, 128 o, 208 o, 210 o, 264 o, 268 o, 273 o, 277 o, 285 o, 301 o, 303 o
Bignon/NATURE: 48 o
Chaumenton/NATURE: 42 u, 63 o, 91 o, 127 o, 138 o, 143 o, 152 o, 165 o, 179 o, 187 o, 192, 230 o, 239 o 240 o, 256 o, 260 o, 269 o, 274 o, 278 o
Coudere/NATURE: 188 o
Eisenbeiss: 159 o, 176 o, 186
Ferrero/NATURE: 192 o
Huin/NATURE: 60 o
J.-L. Lamaison: 52 o, 61 o, 85, 123 o, 171 o, 191 o, 213 o, 295 o
Labot/NATURE: 229
Lamaison/NATURE: 37 o, 39 o, 40 o, 41 o, 43 o, 49 o, 51 o, 54 o, 55 o, 57 o, 59 o, 62 o, 67 o, 69 o, 72 o, 78 o, 88 o, 94 o, 101, 103 o, 104, 112 o, 114 o, 118 o, 119, 120 o, 121 or, 122 o, 124 o, 126 o, 132 o, 133 u, 134 o, 135 o, 137 o, 144 o, 146 o, 148 o, 149 o, 150 o, 153 o, 154 o, 155 o, 156 o, 166 o, 173, 175 o, 177, 180, 183 o, 184 o, 190 o, 195 o, 196 o, 198 o, 199 o, 200 o, 201, 203 o, 204, 205 o, 206 o, 209 o, 211 o, 214 o, 215 o, 216 o, 224 o, 231 o, 236 o, 240 o, 243 o, 244 o, 247 o, 252, 253 o, 257 o, 262 o, 263 o, 269 o, 270, 275 o, 276 o, 278 u, 283 o, 286 o, 287 o, 288 o, 291, 297 o
Lanceau/NATURE: 44 o, 83 o, 86, 106 o, 110 o, 136 o, 189 o, 202 o, 237 o, 272 o, 280 o
Mayet/NATURE: 65 o, 76 o, 87 o, 100, 107, 239 o
Morin/NATURE: 77 o, 250
Pedone/NATURE: 50 o, 98 o, 140 o, 255 o
Pertin/NATURE: 181
Pforr: 36 o, 84 o, 147 o, 151 o, 158 o, 226 o, 254, 289
Polese/NATURE: 99 o, 141 o, 172 o, 220, 238 o, 261 o
Polking/NATURE: 185 o
Reinhard: 38 o, 66 o, 68 o, 93 o, 97 o, 170 o, 212, 217 o, 223 o, 266 o, 293, 296 o, 300 o
Sauer/NATURE: 74 o, 130 o, 219 o 227 o, 298 o
Seidl: 131 o, 246 o
Willner: 106 o, 222 o, 232 o, 235 o
Zeininger: 58

Wichtige Hinweise

Die Ratschläge in diesem Buch beruhen auf langjährigen Erfahrungen der Autoren. Sie sollen es ermöglichen, selbst Heilkräuter auszuwählen und in verantwortungsvoller Weise einzusetzen. Keinesfalls aber sollten Sie ernsthafte oder chronische Erkrankungen ohne Rücksprache mit Ihrem Arzt selbst behandeln.

Bitte bedenken Sie auch, dass die Reaktion auf und die Verträglichkeit von Medikamenten bzw. ihren Inhaltsstoffen individuell unterschiedlich sind. Bei Unsicherheiten oder Komplikationen ist deshalb unbedingt der Besuch beim Arzt angezeigt. Verlag oder Autoren können keine Haftung übernehmen für Schäden, die aus den im Buch gegebenen Hinweisen resultieren.

Bei dieser Übersetzung aus dem Französischen wurde mit großer Sorgfalt vorgegangen. Um die Aussagen der Autoren nicht zu verfälschen wurden die Rezepte unverändert übernommen (z.B. bei den Teezubereitungen). Bei allen vorgestellten Arten, zu denen neuere wissenschaftliche Erkenntnisse hinsichtlich der Wirkung der Inhaltsstoffe bzw. von Unverträglichkeiten vorliegen, wurden unter dem Stichwort »Achtung« entsprechende Warnhinweise aufgenommen. Diese Angaben sollten bei der Selbstmedikation unbedingt beachtet werden.

Ebenso wurden Hinweise auf mögliche Giftwirkungen bei den Artbeschreibungen aufgenommen. Bei den Rezepten werden entsprechende Angaben (giftig) nur dann gemacht, wenn von einer ernsthaften Gefährdung bei unsachgemäßer Anwendung (z.B. Dosierungsfehler) ausgegangen werden kann.

Wer nicht selbst sammeln und trocknen will, wird die Zutaten zu den Arzneimittelrezepten in einer Kräuterstube bzw. -apotheke besorgen. Dies ist unumgänglich bei einigen exotischen Drogen, die ebenfalls im Buch vorgestellt werden. Im Allgemeinen wird Ihnen der Apotheker die Zutaten leicht besorgen können. Bei wenigen etwas spezielleren Drogen haben wir bei den Rezepten den Hinweis »schwer erhältlich« gegeben, wenn dies zutrifft.

Impressum

Bibliographische Information der Deutschen Bibliothek

Die Deutsche Bibliothek verzeichnet diese Publikation in der Deutschen Nationalbibliographie; detaillierte bibliographische Daten sind im Internet über http://dnb.ddb.de abrufbar.

Titel der französischen Originalausgabe:
Secrets des plantes

Übersetzung: Lydia Riedel-Tramsek

BLV Buchverlag GmbH & Co. KG
80797 München

© 2007 BLV Buchverlag GmbH & Co. KG, München

Das Werk einschließlich aller seiner Teile ist urheberrechtlich geschützt. Jede Verwertung außerhalb der engen Grenzen des Urheberrechtsgesetzes ist ohne Zustimmung des Verlags unzulässig und strafbar. Das gilt insbesondere für Vervielfältigungen, Übersetzungen, Mikroverfilmungen und die Einspeicherung und Verarbeitung in elektronischen Systemen.

Umschlaggestaltung: Anja Masuch, Fürstenfeldbruck
Umschlagfotos: A1PIX (Vorderseite), Willner (Rückseite)

Zeichnungen und Piktogramme: Pascal Belin

Lektorat: Dr. Friedrich Kögel. Dr. Eva Dempewolf
Herstellung: Hermann Maxant

Satz: Uhl & Massopust, Aalen

Gedruckt auf chlorfrei gebleichtem Papier

Printed in Germany · ISBN 978-3-8354-0144-0

Eine kleine Auswahl aus unserem großen Programm

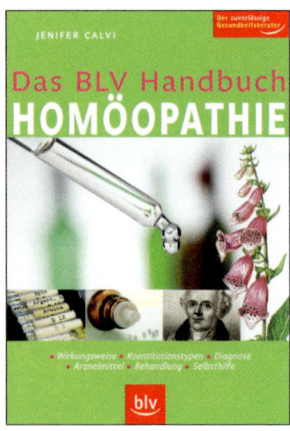

Jenifer Calvi
Das BLV Handbuch Homöopathie
Das umfassende Handbuch mit vielen Fotos: Grundlagen und Wirkungsweise der Homöopathie; die wichtigsten Beschwerden und geeignete Arzneien zur Linderung; Möglichkeiten und Grenzen der Selbstbehandlung.
ISBN 978-3-8354-0134-1

Peter Spiegel
**Peter Spiegels
Altes und neues Heilkräuterwissen**
Heilkräuterporträts mit Geschichte, vielen persönlichen Empfehlungen und Erfahrungen, Anekdoten; mit Trendthema »Schüßler-Salze«; Anwendung der Heilkräuter bei 150 Beschwerdebildern, Herstellung von Tees, Salben, Tinkturen usw.
ISBN 978-3-8354-0047-4

Gertrud Scherf/Zeichnungen: Claus Caspari
Wildpflanzen neu entdecken
Viel mehr als ein Bestimmungsbuch: die wichtigsten wild wachsenden Blumen, Kräuter, Sträucher und Bäume mit ihren Merkmalen und ihrer jeweiligen Bedeutung für den Menschen; mit phantastischen Zeichnungen von Claus Caspari, einem der besten zeitgenössischen Pflanzenmaler.
ISBN 978-3-8354-0062-7

Gertrud Scherf
Heilkräuter aus dem eigenen Garten
Anlage eines Heilkräutergartens; rund 40 der wichtigsten Heilkräuter, die für den Garten geeignet sind, in ausführlichen Porträts mit Pflegeanleitungen; Anbau und Verwendung als Hausmittel, in Küche und Kosmetik.
ISBN 978-3-8354-0146-4

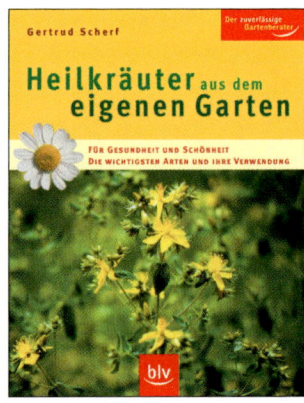

Die zuverlässigen Berater

BLV Bücher bieten mehr:
- mehr Wissen
- mehr Erfahrung
- mehr Innovation
- mehr Praxisnutzen
- mehr Qualität

Denn 60 Jahre Ratgeberkompetenz sind nicht zu schlagen!

Dass Sie sich gut beraten fühlen – das ist unser Ziel. Falls Sie Fragen und/oder Anregungen haben, schreiben Sie uns bitte:

BLV Buchverlag GmbH & Co. KG
Lektorat · Lothstraße 19
80797 München
Postfach 40 02 20
80702 München
Telefon 089/12 02 12-0 · Fax -121
E-mail: blv.verlag@blv.de

Unser Buchprogramm umfasst über 750 Titel zu den Themen **Garten · Natur · Heimtiere · Jagd · Angeln · Sport · Golf · Reiten · Alpinismus · Fitness · Gesundheit · Kochen.** Ausführliche Informationen erhalten Sie unter **www.blv.de**